Pathologie und Therapie

der

psychischen Krankheiten,

zum

Gebrauche für practische Aerzte

entworfen

von

Friedrich Bird, **Med. Dr.**,

der Leopoldinisch - Carolinischen Academie der Naturforscher, der physicalisch - medicinischen Societät in Erlangen und mehrerer anderer gelehrten Gesellschaften und Vereine, Mitglied u. s. w.

Berlin,
bei G. Reimer.

1836.

„Liebe, Güte — die moralische Behandlung der Geisteskranken ist eine der wichtigsten Theile der Psychiatrie; und diese ist wieder ein Zweig der Medicin, welcher wegen der häufigen Berührungspunkte und Beziehungen mit der Moralphilosophie und der Geschichte des menschlichen Verstandes, als einer der einflussreichsten und wichtigsten sich darstellt."

Dr. Philipp Pinel.

Vorrede.

Ich gebe hier den Versuch einer Pathologie und Therapie der psychischen Krankheiten und mehr nicht, denn diese Arbeit ist zu schwierig, als dass ich ein Mehreres zu geben fähig wäre, doch aber hoffe ich, dass practische Aerzte, für die ich schrieb, diese Schrift bei einer ärztlichen Behandlung von Geisteskranken benutzen können. —

Man wird hier Manches nicht finden, wovon in der Masse der Literatur die Rede ist und mit Recht, denn ich meide alle und jede Theorie, die ohne practischen Werth ist, und befasse mich nicht weitläuftig mit Zuständen, welche ausser den Grenzen der Kunst liegen, sowie ich denn endlich Manches nicht berühre, weil es blos das Resultat von Speculationen ist, die am Schreibetisch entstanden sind.

Auf die Gefahr hin, mangelhaft zu seyn, benutze ich zumeist nur die eigenen Erfahrungen, wie ich sie zum Theil in Schriften und Aufsätzen aussprach. — In diesen habe ich die Literatur reichlich benutzt und sehr reichlich meine Quellen da angegeben, wo dies geeignet und nöthig war; wenn also hier zahlreiche Citate fehlen, ihre Menge nicht so ganz bedeutend ist, so wird man sie in meinen früheren Arbeiten, die ich in dem Verzeichniss angebe, vorfinden.

Ich glaube also keineswegs deshalb Tadel zu verdienen, wenn ich, so ziemlich ganz gegen den bestehenden Gebrauch meine früheren Arbeiten, insoweit sie mir jetzt noch behagen, hier verzeichne, denn

1) sind sie die Hauptquellen, aus welchen diese meine Schrift hervorging;
2) geben sie die Literatur, die ich benutzte, genauer an, als es hier geschehen ist, und
3) habe ich in den einzelnen Arbeiten mich mehr theoretisch extendirt, um dies hier nicht thun zu müssen, indem ich mehr practisch schreiben wollte, und —

so wird man einsehen, dass ich meine schriftstellerischen Leistungen wahrlich nicht deshalb citire, weil ich ihren Werth hoch anschlage; das ist nicht der Fall! — vielmehr habe ich es mir hier zur Pflicht gemacht, möglichst selbstständig zu seyn, und zwar deshalb, weil nur durch selbstständige Arbeiten allein der Gegenstand reell gefördert wird; die Fehler, welche mir hier zur Last fallen, werden die Wahrheit mehr fördern, als wenn ich ein gelehrtes Opus schriebe, aus tausend Citaten componirt.

Indem ich mich nun möglichst auf meine Erfahrungen beschränkte und es mir zur strengsten Pflicht machte, practisch zu seyn, ist es mir gelungen, den Umfang dieser Schrift zu beschränken und dieses Streben, ich versichere es, war sehr mühsam, weil auf jedem Schritt die Gelegenheit zu Abschweifungen und Excursionen in fremde Gebiete lockend ist; ich habe es mit Anstrengung meiden müssen, nicht in die Gebiete der speculativen Psychologie, der Theologie, der gerichtlichen Medicin und der Metaphysik und anderer Zweige des Wissens — zu gerathen, die sich, ihre Grenzen überschreitend, der Psychiatrie nur zu oft und reichlich bemächtigt haben — aber stets rein vergeblich, und hoffen wir dagegen, dass von jener Seite aus die Grenzen der Arzneikunde nun fortan besser werden geachtet werden; was nützen übrigens auch wohl vergebliche Arbeiten? — Man wird es hoffentlich auch nicht tadeln wollen, wenn ich die Poesie und überhaupt die Romantic als hier gleichfalls unbefugte Wissenschaften an die Seite schiebe; ich habe mich also, es kurz zu sagen, hier blos mit der Psychiatrie als mit einem Zweige der practischen Medicin, als mit einer Erfahrungs-Wissenschaft befasst, und die hier B e w a n d e r t e n werden entscheiden, ob ich Gutes geleistet oder nicht. Es würde der Wissenschaft in der That sehr zu Gute kommen, wenn diese Schrift nur von practischen psychischen Aerzten beurtheilt würde, denn blosse Theoretiker können hier nicht urtheilen; gediegene Urtheile der practisch Erfahrenen aber wünsche ich mir, weil ich meine Irrthümer gar zu gerne gegen Wahrheiten austausche. —

Geschrieben zu
Bonn am 15. November
1835.

Dr. Friedrich Bird.

Verzeichniss meiner Schriften, als den Grundlagen dieser Schrift.

Im Verlauf dieser Schrift habe ich das Schriftverzeichniss mit den Buchstaben — S. V. — bezeichnet und dabei die Nummer angegeben, wodurch man die angedeutete Schrift auffindet, was das Citiren erleichtert und vereinfacht. Wie sehr ich frühere Arbeiten auch benutze, so habe ich doch geändert und verbessert, wo es mir nöthig schien; manche der früheren Arbeiten ist nicht angeführt, weil ich sie dafür nicht mehr passend hielt Ich nenne die Folgenden:

1) *De dimensionibus corporis humani inter se comparatis. Halae* 1817.

2) Ueber die relativen Maassverhältnisse des menschlichen Körpers.
„Zeitschrift für Anthropologie. Heft 2. 1823."

3) Ueber die religiöse Melancholie.
„Zeitschrift für Anthropologie. Heft 1. 1823."

4) Beobachtung eines periodischen Irreseyns.
„Zeitschrift für Anthropologie. Heft 2. 1824."

5) Aphoristische Bemerkungen zur Lehre vom Wahnsinn.
„Magazin für Seelenkunde, von Friedreich. Heft 8. 1832."

6) Factische Beiträge zu der Lehre, dass die nächste Ursache des Wahnsinns überhaupt vom Körper bedingt werde.
„Magazin von Friedreich. Heft 4. 1830."

7) Thatsächliche Bemerkungen über Sinnestäuschungen in Bezug auf den Wahnsinn.
„Magazin von Friedreich. Heft 6. 1831."

8) Das Wesen der psychischen Krankheiten.
„Magazin von Friedreich. Heft 7. 1831."
9) Bemerkungen über Krankenhäuser für Wahnsinnige.
„Zeitschrift für die Staatsarzneikunde von Henke. Ergänzungsheft XVI. Jahrgang 12.
10) Beiträge zur Lehre von den Geisteskrankheiten, von Amelung und Bird; wo von mir: „Die Lehre von der psychischen Bedeutung der Organe."
„B. 1. Darmstadt bei Leske. 1832."
„B. 2. Darmstadt bei Leske. 1836."
11) Mittheilungen über die organische Function des Hirnorgans.
„Journal von von Gräfe und von Walther. Heft 2. 1833."
12) Beobachtungen über den äusseren Gebrauch von Arzneimitteln in den psychischen Krankheiten.
„Journal von v. Gräfe und v. Walther. B. 19. Heft 4. 1833."
13) Ueber die Entzündung des äusseren Ohrs bei Verrückten.
„Journal von v. Gräfe und v. Walther. B. 19. Heft 4. 1833."
14) Nach welchen Principien bestimmen wir, ob ein Verrückter — körperlich, geistig oder gar nicht arbeiten soll?
„Zeitschrift für die Staatsarzneikunde, von Henke. Ergänzungsheft XIX."
15) Zur Lehre von der psychischen Bedeutung des Herzens und des Blutsystems.
„Journal von v. Gräfe und v. Walther. B. XX. Heft 1."
16) Einreibungen der Brechweinsteinsalbe erregten bei Verrückten niemals Ausbruch von Pusteln an den Genitalien.
„Journal von v. Gräfe und v. Walther. B. XX. Heft 1."
17) Das Wesen der psychischen Heilkunde, in zweiter Mittheilung dargestellt, in
„Magazin von Friedreich. Heft X. 1833."
18) Ueber Classification und Ausgänge der psychischen Krankheiten, mit besonderer Rücksicht auf das Wesen

der fixen Ideen und den Werth jener Zustände überhaupt, in Bezug auf die Rechtspflege.

„Zeitschrift für die Staatsarzneikunde von Henke. Heft 1. 1834."

19) Beobachtungen über epidemische und allgemeine Einflüsse überhaupt, auf Wahnsinnige.

„Journal von v. Gräfe und v. Walther. B. XX. Heft 3."

20) Ueber die Einwirkungen des körperlichen und geistigen Leidens von Eltern, Verwandten und Voreltern, sowie der psychischen Einflüsse während der Schwangerschaft auf das geistige Leben.

„Journal von v. Gräfe und v. Walther. B. XX. Heft 3.

21) Plan zur Stiftung einer Academie der psychischen Heilkunde, als eines wissenschaftlichen Vereins practischer psychischer Aerzte.

„Zeitschrift für die Staatsarzneikunde von Henke. Heft 2. 1834."

22) Könnten total veraltete Ansichten und Meinungen jetzt nicht wohl mit verrückten Ideen verwechselt werden?

„Berliner medicinische Centralzeitung von Dr. J. J. Sachs. 1834. Nr. 15."

Ebendaselbst ist abgedruckt in Nr. 33.:

a) Gesteigerte Sanguification bei Verrückten.
b) Ungeneigtheit zu Muskelbewegungen.
c) Psychische Einflüsse.
d) Ueber Erblichkeit der Verrücktheit.
e) Veraltete Ideen sind noch immer keine verrückten Ideen.
f) Körperliches Arbeiten von psychisch Erkrankten.
g) Ueber ungleiche Dimensionen der Carotiden.

Ebendaselbst ist enthalten in Nr. 35.:

a) Zur Lehre von der prävalirenden Venosität.
b) Einfluss von Fieberzuständen auf Verrückte.

Ebendaselbst ist enthalten in Nr. 36.:

a) Ueber den Einfluss der Luft auf psychisch Erkrankte.

b) Ueber Steigerung der Geistesthätigkeit durch vermehrten arteriellen Blutdrang zum Gehirn.

Ebendaselbst ist enthalten in Nr. 37.:

a) Noch Einiges über Sinnestäuschungen.

b) Ueber psychische Behandlung. —

23) Einige Bemerkungen über die psychische Bedeutung des Darmkanals.

„Journal von v. Gräfe und v. Walther. B. XXI. Heft 2.“

24) Welches sind die Gründe, in deren Folge wir einen Wahnsinnigen für dauernd genesen halten können?

„Journal von v. Gräfe und v. Walther. B. 21. Heft 2.“

25) Beobachtung eines Falls von Wahnsinn, nebst Reflexionen über denselben in Beziehung auf das Wesen der psychischen Krankheiten.

„Magazin von Rust. B. 42. Heft 2.“

26) Ueber die Unterbindung der Carotiden, ein vielleicht wichtiges Heilmittel in gewissen Formen des Wahnsinns.

„Journal von v. Gräfe und v. Walther. B. 21. Heft 3.“

27) Der Krankheitsgenius in den Jahren 1831 und 1833, beobachtet bei den psychisch Erkrankten in der Anstalt Siegburg; nebst Zugabe von Thatsachen und Folgerungen, welche aus dem Ganzen hervorgehen.

„Journal von v. Gräfe und v. Walther. B. 21. Heft 4.“

28) Einiges über Civilisation und Religion in Bezug auf Verrücktheit.

„Archiv für Psychologie von Friedreich. Heft 2. 1834.“

29) Ueber Einrichtung und Zweck der Krankenhäuser für Geisteskranke und die ärztliche Behandlung überhaupt. wie sie hier seyn muss.

I — IV. Einleitung VII — XIV. S. 130.

Berlin bei A. Hirschwald, 1835.

30) Notizen aus dem Gebiete der psychischen Heilkunde, gesammelt und dargestellt von Bird.

I — VIII. S. 160.

Berlin bei A. Hirschwald, 1835.

31) Zur Psychiatrie.

a) Witz und Scharfsinn bei Wahnsinnigen.

b) Nachrichten eines Kranken über sich selbst.

c) Zur Kenntniss der Behandlung geistig alienirter Menschen in früherer Zeit.

d) Ueber das gewaltsame Füttern der Geisteskranken.

„Berliner medicinische Centralzeitung von Dr. J. J. Sachs, Jahrgang 4, 1835, Nr. 21." Ferner:

Ebendaselbst ist abgedruckt in Nr. 23.:

e) Halbwisserei in Bezug auf Menschenkenntniss.

f) Die vier Temperamente.

Ebendaselbst ist abgedruckt in Nr. 24:

g) Zur Lehre von der psychischen Bedeutung der Organe.

h) Zur Lehre von der psychischen Bedeutung der Organe, wie sie wirklich ist.

32) Beiträge zur Kenntniss von dem innern Gebrauch der Arzneimittel in den psychischen Krankheiten.

„Journal von v. Gräfe und v. Walther. B. XXIII. Heft 2. S. 167 bis 206."

33) Aphoristische Darstellungen zur Theorie und Praxis der psychischen Krankheiten.

Enthalten:

§. 1. Eine Meinung des Paracelsus.

§. 2. Paracelsus über ausländische Medicin.

§. 3. Noch eine Meinung des Paracelsus.

§. 4. Zur Seelenlehre nach Helmont.

§. 5. Etwas über Arzneien nach Helmont's Idee.

§. 6. Einfluss von Arzneien auf Puls, Herz und Athem.

§. 7. Einfluss des Cerebellums auf das Geschlechtsleben, und ein hier bezügliches Citat.

§. 8. Zur Lehre von der Bedeutung des Hirns für das Körperleben.

§. 9. Bedeutung des Gehirns, erläutert durch einen Fall von Anencephalie.

§. 10. Die gegenwärtig in der psychischen Heilkunde beliebten Systeme.

§. 11. Formwechsel einer Geisteskrankheit; über *Mania puerperalis* und über organische Ursachen von Blutcongestionen.

§. 12. Blutfülle des Hirns als Ursache von Starrsinn, und Nasenbluten als Krise, welche den geistigen Zustand normalisirt.

„Journal von v. Gräfe und v. Walther. B. XXIII. Heft 2. S. 206 bis 226."

34) Widerlegung der materialistischen Ansichten über das Seelenleben. Unter dem Titel: „Sendschreiben u. s. w. abgedruckt, in

„Friedreich's Archiv für Psychologie, 1834, Heft 3, S. 248 bis 259."

35) Aretaei Cappadocis Leistungen im Gebiete der psychischen Heilkunde. Dargestellt und erläutert von Bird. — In

„Rust's Magazin. B. 45. Heft 2. 1835. S. 274 bis 311."

36) *Caelii Aureliani, Siccensis, medici vetusti* Leistungen im Gebiete der psychischen Heilkunde. In

„v. Gräfe's und v. Walther's Journal. B. 23. Heft 4. S. 516 bis 545."

Inhaltsverzeichniss.

Einleitung.

Ich habe bereits in der Vorrede angedeutet, dass ich diese Schrift möglichst innerhalb der Grenzen der practischen Medizin zu halten beabsichtige; sie also ganz insbesondere dafür bestimmte, den practischen Aerzten in etwas zu dienen, wenn sich dieselben mit der Cur von Geisteskranken zu befassen haben. —

Den Grundsätzen, die ich hier befolge, treu zu bleiben, habe ich manche Gegenstände nur wenig berührt, die ich in den früheren Arbeiten ausführlicher zur Sprache brachte und muss deshalb also auf jene Mittheilungen hinweisen z. B. in Ansehung von Krankenhäusern von Verrückten — S. V. 29, was ich hier natürlich nicht wiederholen durfte oder nur theilweise.

Hätte ich mich in dieser Schrift auf Discussionen über Theorien einlassen wollen: z. B. über die Ansicht, welche Verrücktheit mit Sünde gleichstellt; so wäre das theils eine Lächerlichkeit, weil nicht einmal die Verfasser solcher Redensarten daran glauben; theils wäre das unpassend gewesen, denn diese philosophisch-metaphysisch-medicinischen Meinungen interessiren den practischen Arzt nicht, und ihre Aufnahme würde diese Schrift so voluminösen Umfangs gemacht haben, dass der practische Theil in solcher Masse zu tief wäre begraben worden, um fordern zu können, der practische Arzt solle aus solcher Fülle das Brauchbare heraus suchen — ich habe das Leid, das ich hier erduldete, Anderen ersparen wollen. Der Geistliche, der Jurist, der Philosoph — haben mehr oder weniger zu der Wissenschaft der Psychiatrie eine Beziehung, sie müssen sich für dieselbe interessiren, sie innerhalb der ihnen zugehörenden Kreise bearbeiten, cultiviren, aber — die ärztliche, die medicinisch-practische Psychiatrie soll und muss ihnen fremd bleiben und erst dann, wenn das hier unberufene Einmischen ein Ende hat, erst dann ist die practisch-medicinische Psychiatrie als integrirender Theil der Arzneiwissenschaft vindicirt.

Es würde ein verdienstliches Unternehmen seyn, wenn ein erfahrener Arzt, in Schriften nachweisen wollte; wie weit Geistliche, Juristen, Philosophen und überhaupt Nicht-Aerzte fähig und berechtigt sind, in das Gebiet der medicinischen Psychiatrie einzudringen, ohne ihre Befugnisse zu überschreiten; eine Grenze ist vorhanden, man muss sie nur suchen und sie dann, zum Besten der Wissenschaft achten. Der Verrückte ist eben so gut ein Kranker, als es der Asthmatiker z. B. ist und so gut, wie hier nur Aerzte es sind, die etwas leisten können, was der physischen Existenz des Kranken erspriesslich ist, da ohne eine gesunde physische oder somatische Existenz, ein Leben nicht Dauer hat, eben so gut können auch nur Aerzte bei den Geisteskranken etwas Erspriessliches leisten. Das Gehirn hat eine doppelte Function, andere Organe haben nur eine einfache, eine blos physische oder somatische oder organische; das Gehirn fungirt organisch, was blos der

Vegetation des Körpers zu Gute kommt und dann fungirt es intellectuell; die organische Function aber, wie wir sehen werden, muss normal seyn, wenn auch die intellectuelle sich als richtig soll aussprechen. Wer aber anders als der Arzt wäre im Stande, die Anomalie der organischen Function des Hirns *in integrum* zu restituiren? — wenn Nicht-Aerzte und Aerzte, die wie Nicht-Aerzte denken und die hohe Bedeutung ihrer grossen Wissenschaft verkennen, durch ihre Gelehrsamkeit Ursache werden, dass der Moment schwindet, wo der gute Arzt die Anomalie in der organischen Hirnfunction noch aufheben könnte, so wird der Kranke chronisch verrückt und die Gelehrsamkeit, indem sie ein Wasserreis am Baum der Wissenschaft war, hat ein Seelenleben getrübt und dass hier auch der physische Tod meist bald folgt, das werden wir nachweisen. Möchte in der Folge hier noch wohl Einer sein Gewissen in Gefahr bringen? —

Dass diese Schrift mangelhaft ist, das weiss ich nur zu gut; ich gestehe aber, dass ich nicht mehr leisten kann, als ich hier gebe, denn wollte ich Besseres geben, so würde ich noch Jahre lang in practischer Thätigkeit haben verleben müssen. Indess, ich darf gegenwärtig meine Zeit ganz den literaren Bestrebungen widmen und da drängte es mich, schon jetzt zu geben, was ich vermochte. Unbedingt wird diese Eile, meiner vorliegenden Arbeit keinen dauernden Werth gestatten, inzwischen — was schadet das? — im Grunde nichts, ich glaube sogar, dass die Wissenschaft hier nur gewinnen kann, denn indem ich hier die Psychiatrie rein vom medicinischen Standpunkte aus aufzufassen strebte, so wird sich derjenige schon finden, welcher, indem er die Fehler dieses Gebäudes erkennt, ein schöneres erbauen wird; — und der bessere Baumeister soll mir herzlich willkommen seyn! —

Den Versuch, die getrennten Meinungen über das Wesen der Geisteskrankheiten zu vereinigen, konnte ich, wie oben gesagt ist, nicht machen und ich gestehe überdem, dass ich einen solchen Versuch auch nicht machen wollte, weil eine Einigung nicht möglich ist: jeder glaubt dass er Recht habe, es mag also jeder seine Ansicht nur fest halten, ich thue das in der Regel auch, und es wird also das Streiten fortdauern, bis im Verlauf der Zeit das Rechte erkannt ist und langsam sich einbürgert.

Mancher würde es vielleicht gerne gesehen haben, wenn ich die Literatur reichlicher hier angeführt hätte; was hier gethan ist, habe ich bereits gesagt, daher ich nur noch bemerke, wie es nicht an Schriften fehlt, in welchen alle Mittel geboten sind, uns hier mit der Literatur recht genau bekannt zu machen. —

Es ist nur zu wahr, dass ich mich hie und da öfter wiederholt habe; man entschuldige das, da ich mich aus Eifer für die Sache und in der Absicht, recht deutlich zu seyn, oft hinreissen liess.

Ich hätte hie und da nicht selten kürzer oder wieder ausführlicher seyn sollen — man wird einsehen, wie ich hoffe, dass es in einer so schwierigen Arbeit übrigens nicht leicht war, das rechte Maas zu halten. In Rücksicht dieses Umstandes, sowie in Rücksicht mancher anderer Irrungen, glaube ich nur dann einen ernsten Tadel zu verdienen, wenn ich auch in den früheren Arbeiten, welche das Schriftenverzeichniss angibt, geirrt habe; meine früheren Arbeiten müssen neben dieser bestehen bleiben; genug, man sieht, dass ich mich bestens entschuldige, denn ich wünsche mir über diese Schrift, die ich sehr lange vorbereitete, recht tüchtige und gründliche Recensionen, also solche Kritiken von Erfahrenen, die ich gerne, daher mit Belehrung und entschiedenem Interesse studiren kann; Schade, dass ich nicht diejenigen offen nennen darf, deren Urtheil ich mir wünsche. —

Das Schreiben einer Pathologie und Therapie der psychischen Krankheiten würde, wie es mir scheint, am besten gelingen, wenn einige tüchtig erfahrene psychische Aerzte sich mit einem geistreichen Physiologen verbänden, und diese nun vereint ein solches Werk bearbeiten wollten; ich gestehe, dass es mir sehr lieb wäre, wenn eine solche Idee realisirt würde und ich bin überzeugt, dass wenn diese meine Schrift einem solchen Vereine hätte können vorgelegt werden, so würde sie grade so vollständig seyn, als sie das jetzt nicht ist.

In Ansehung der Namenbezeichnungen in der Psychiatrie, herrscht eine grosse Verwirrung; ich halte mich hier an die Alten, an Aretäus u. s. w. und gebrauche die Benennungen jener so, wie ich sie früher als die besten, einfachsten und allein practisch bewährten — bezeichnete, wo ich auf das Schriftenverzeichniss (S. V. 18, 29, 30 u. s. w.) hinweise. —

Es ist mir wahrscheinlich, dass man die Darstellung der organischen Uebelstände des Gehirns, zu unvollständig finden werde; man wird sagen, dass hier gar Vieles nicht beachtet wurde, aber ich erwiedere: „ich habe nichts entlehnt, ich habe nichts geborgt in anderen Schriften, vielmehr habe ich das bezeichnet, was ich als leidend in den Gehirnen von Geisteskranken gefunden habe, und mehr nicht“; ich möchte fast meinen, dass die späteren Erfahrungen Anderer, hier ganz zu Gunsten des von mir Gesagten ausfallen werden. —

Was den eigentlichen practischen Theil dieser Schrift anbelangt, so ist derselbe einer Verbesserung insbesondere bedürftig, aber nur ein vereintes Streben wird uns hier tüchtige Resultate bringen.

Es ist meine Absicht, in der Folge Alles zu thun, was in meinen Kräften steht, die pracktische Psychiatrie zu fördern, und da nun eine Zeitschrift diese Absicht am besten realisiren würde, so sinne ich darauf, eine solche zu stiften, aber nur bei einer tüchtigen Unterstützung würde sie bestehen können. Und gewiss, ich bin davon überzeugt, ein solches Unternehmen wird nicht blos Billigung, sondern auch Unterstützung finden; ist es unbedingt das grösste Unglück, geisteskrank zu werden —, so kann man unbedingt auch nicht nützlicher werden, als durch die Bemühung, den Unglücklichsten sich hülfreich zu zeigen.

Cap. I.

Die Lehre von der psychischen Bedeutung der Organe, oder über das Wesen der Geisteskrankheiten.

Man hat über die psychische Bedeutung der Organe oder, was dasselbe ist, über das Wesen der Geisteskrankheiten die verschiedensten Meinungen aufgestellt und verfochten; man hat hier oft die sonderbarsten Ideen vorgetragen, aber wir nennen sie nicht, weil das nicht in unserem Plan liegt, wir bemerken nur, dass zwei Ansichten die meisten Vertheidiger gefunden haben. Die Eine, welche will, dass die Seele selbst in den psychischen Krankheiten erkranke, d. h. also verrückt werde; die Andere, welche ein Erkranken der Seele nicht annimmt, solche Ansicht als thörigt verwirft und die Ursachen der Geisteskrankheiten blos und allein in körperlichen Uebelständen sucht und mit Recht, indem die bündigsten Thatsachen es uns beweisen, dass die Somaticer Recht haben, während die Partei der Spiritualisten sich mit Theorien aushilft, die nicht einmal einer Widerlegung werth sind. Die Aerzte, welche die Ursache des geistigen Erkrankens nur in körperlichen Ursachen suchen, sind über diese auch nicht einig; suchen wir in unserer Darstellung der Wahrheit möglichst nahe zu kommen! —

a) Die psychische Dignität von Hirn- und Nervensystem.

Das Gehirn ist der Sitz des Seelenorganes; die Erfahrung aller Zeiten hat hinreichend erwiesen, dass keines der anderen Organe unseres Körpers, dem Gehirn den Vorzug streitig machen kann, der ihm gebührt und alles, was man dagegen gesagt hat, zeigte sich bald als unbewährt, dasselbe beruhte auf Irrthum und auf totalem Mangel an Erfahrung und

Kritik. — Der ganze Leib ist das Organ, dessen sich die Seele bedient, dadurch mit der Organenwelt in Verbindung zu treten, was sie ohne diese ihre Hülle nicht vermöchte; je vollständiger der Leib organisirt ist, desto besser dient er der Seele, dem eigentlichen Menschen, als Organ und je vollständiger gebildet und organisirt der Kopf und die Contenta der Hirnschale sich darstellen, desto vollständiger erfolgt die normale organische Function des Gehirns und desto vollkommener erscheint der Ausdruck des Seelenlebens, desto höher und vollendeter sind das geistige Leben, die Vernunft, die höheren Eigenschaften der reinen Moralität, welche mit der Vernunft oder dem vollendet entwickelten Seelenleben, unzertrennlich verbunden sind.

Es hat Gelehrte gegeben, welche uns gesagt haben, dass das Seelenleben an die Materie des Gehirns in der Art gebunden sey, dass Hirn und Seele fast identische Begriffe seyen; aber — solche Lehre ist falsch, da sie durch die handgreiflichsten Thatsachen widerlegt wird. Es war nie nöthig, von solcher Lehre auch nur Notiz zu nehmen, man hätte solche Theorie nie berücksichtigen sollen, aber man that es, selbst sehr gerne, besonders in Deutschland, wo man das Theoretisiren so sehr liebt; die Theorie gab den Theoretikern guten Stoff zu neuen Theorien, und ihre Phantasie schweifte lustig durch die Gebiete der Speculation, um — zu entdecken!! dass die Seele mit dem Gehirn fast gar keine Relation habe — es zankten sich Materialisten und Spiritualisten und hätten immer sich zanken mögen, wenn nur nicht die Aerzte dies unfruchtbare Gerede für Philosophie genommen und in die Arzneikunde übertragen hätten, was die Entwickelung der Psychiatrie verhinderte und tausenden Kranken zum Verderben wurde, indem vor lauter Gelehrsamkeit die Praxis fast unbeachtet blieb; man trieb den Process ins Unendliche und liess die Parteien aussterben, welche die gute Sentenz erwarteten; hoffen wir, dass eine gute Entscheidung endlich erfolge, zum Nutzen der stets sich erneuernden und dabei sehr betheiligten Parteien, der Verrückten nemlich. — Unser Denken, unser Wollen, unsere Gefühle — sind Eigenschaften der Seele, Operationen, welche im Organ der

Seele selbst statt finden, im Gehirn, aber nicht anderswo, nicht in der Brust, im Bauch, wie es in den Zeiten beginnender Wissenschaft gelehrt ist; aber richtig, wie wir zeigen werden, ist es, dass der Zustand des übrigen Organismus auf das Normale und Abnorme jener Geistesoperationen, mächtig einfliesst. Ich weiss nicht, ob es wohl nöthig ist, dass wir von höhern und niedern Seelenvermögen sprechen, mir scheint es, als ob man hier die Seele mit der Lebenskraft zu sehr vermenge, es scheint, als ob man in solcher graduellen Verschiedenheit andeute, dass Seele nichts anderes sey, als die zum höchsten Ausdruck potenzirte Lebenskraft und — das kann doch nicht seyn, und wäre es, so fehlt der Beweis. Es gibt nur ein Seelenleben, was sich in den Richtungen des Denkens, des Gefühls- und Willensvermögens ausspricht; der gesammte Organismus ist belebt, empfindlich, reitzbar und dies im normalen Leben so bestimmt und richtig vertheilt, dass in der Potenz der Seele, der Vernunft, nach ihren dreien Richtungen die Fähigkeit liegt, die Aufsicht über den mit Lebenskraft durchdrungenen Leib zu führen; die Seele beherrscht den ganzen Leib und gebraucht ihn zu ihren Zwecken.

Das Gehirn, das Seelenorgan ist das einzige Organ, welches eine doppelte Function hat, die intellectuelle und die somatische — der Einfluss des Gehirns auf den Körper ist ein geistiger und ein organischer, und nur da weilt eine reine Gesundheit, wo die Oberherrschaft des Gehirns über den übrigen Organismus, in den beiden Richtungen ungetrübt erscheint. Wohnt die Seele im Gehirn, so wohnt die *Vis vitalis* im ganzen Körper und sie ist der Oberherrschaft der Seele untergeben; wie nahe aber die Seele mit der Lebenskraft in Verwandschaft steht, das weiss ich nicht, das wusste Niemand, das wird Keiner ergründen und es ist gewiss, dass jeder Erklärungsversuch hier nichts liefert, als neue Thorheiten zu den alten, — wir werden mit unseren groben Sinnen nie in die Geisterwelt blicken und eben so scheitern, wollen wir die Sache materialistisch erklären, — an die Masse des Hirns ist die Seele auch nicht gebunden, was wir zeigen werden; die organische Function des Hirnorgans ist das Bedingende des Seelenlebens, in ihr sehen wir die äusserste Grenze, wo es mit der Forschung ein Ende hat. —

Wir haben das gesammte Nervensystem, als dasjenige System zu betrachten, welches zunächst den Sitz des Lebens abgibt. Dieses System zerfällt in drei Haupttheile: das gesammte Gehirn, das Rückenmark, — das Ganglien-System.

Das Hirn sendet, ausser andern, den Sinnorganen die Nerven, während es, wie wir wissen, das Organ der Intellectualität ist; so sehen wir, wie die Ganglien den Organen von Brust und Bauch praesidiren und unter ihrer Herrschaft erscheint zum Theil die Vegetation oder die reproductive Kraft des Organismus. Das Rückenmark sendet seine Zweige insbesondere der Haut, den Muskeln, Knochen, Geschlechtsorganen. Die Nerven, die Hirn, Rückenmark und Ganglien geben, durchdringen den ganzen Organismus und verbinden alle Theile zu einem ganzen, harmonischen Leben, dessen Verlust zur Krankheit wird. Hat das Rückenmark auf das Geschlechtsleben grossen Einfluss, so zeigt auch, nach vielen Thatsachen zu urtheilen, das *Cerebellum* hier eine bedeutende Einwirkung; wir wissen, dass das Rückenmark für das organische Gefühl von Bedeutung ist und für Muskelbewegung; — wir glauben diese Darstellung hier abbrechen zu müssen, auf die wir an den geeigneten Stellen mehr als einmal zurückkommen werden.

Haben wir das gesammte Hirnorgan nun als Seelenorgan zu betrachten, so scheint die Masse der Thatsachen zu sagen, dass unter den verschiedenen Theilen des Gehirns — das grosse Gehirn in der intellectuellen Beziehung das wichtigste ist; indess, die Bestimmung für die geistigen Beziehungen der einzelnen Hirntheile sind nicht hinreichend fest noch erwiesen — wir wollen diese Bestimmungen dem genauern Wissen einer spätern Zeit überlassen und uns vor jetzt damit begnügen, dass wir nach den vorliegenden Thatsachen das gesammte Hirnorgen als Seelenorgan betrachten müssen und hiemit reichen wir in der practischen Beziehung aus, was wie ich hoffe, der Verfolg dieser Darstellung beweisen wird.

1) Man hat in den Leichen von Verrückten häufig in den Organen von Brust und Bauch bedeutende Desorga-

nisationen entdeckt, während angeblich das Hirn normal gefunden ist und daraus geschlossen, dass die Organe von Brust und Bauch eine hohe psychische Bedeutung besitzen; man stellte solche Anomalien als *Causa proxima* der Geisteskrankheiten auf, aber mit Unrecht: Sub c, wollen wir das stattfindende Verhältniss entwickeln, wie es ist. —

2) Man hat in den Leichen von Personen, welche nie verrückt waren, bedeutende Zerstörungen im *Cerebrum* und *Cerebellum* gefunden und nun geschlossen, dass das Gehirn, zum Seelenleben ohne bedeutende Beziehung stehe.

3) Bei Verrückten dagegen, findet man selten oder nie so grosse Zerstörungen im Gehirn, wie bei Geistesgesunden oft.

Nehmen wir diese Thatsachen so, wie sie dastehn, so folgt daraus, dass wir dieses annehmen müssen:

1) Bei bedeutenden Vereiterungen und Zerstörungen des Hirns, wird der Mensch nicht absolut verrückt, aber geistige Missstimmungen erfolgen dennoch.

2) Soll der Wahnsinn oder soll Melancholie des höchsten Grades sich einstellen, so muss die organische Masse des Hirns nicht gar zu bedeutend verletzt seyn. Diese beiden Folgerungen 1. und 2. sind aus den Angaben Sub 2 und 3 zu abstrahiren, weiter keine, — Schriftverzeichniss Nr. 10. — und die Beweise geben wir weiter unten hin.

b) Die psychische Dignität des Blutsystems. Arterien und Venen; die Kopfblutgefässe.

Ich habe die hohe psychische Bedeutung des gesammten Hirnorgans so eben als entschieden herausgestellt; man wird vielleicht finden, dass ich mit Thatsachen und Gründen zu sparsam war, was aber nicht hindern soll, nach Kräften vollständig zu seyn, da ich im Verlauf der Darstellung den Gegenstand stets wieder auffasse, ohne mich an strenge Reihenfolge zu stören. Gebührt nun dem gesammten Nervensystem als Sitz des Lebens die höchste Bedeutung, und erkennen wir im Gehirn den Sitz des Seelenorgans, so scheint es, als ob für dieses wichtigste unter den Systemen unseres Organismus, das gesammte Blutsystem wieder von der höchsten Bedeutung wäre — und so ist es auch der Fall.

Das Arteriensystem ist ein constanter Begleiter des Nervensystems; Nerven und Arterien findet man stets zusammen, und wie es scheint, so sind die Nerven des Ganglien-Systems insbesondere die, welche die Arterien begleiten. Das rothe Arterienblut, roth in Folge des Oxydations-Processes in den Lungen, in welche es als dunkeles oder Venenblut eindrang; dieses rothe Arterienblut ist für das gesammte System der Nerven das normale Reitz- und Belebungs-Mittel; der Einfluss des Venenbluts ist dem Hirn- und Nervenleben feindlich, das Leben des gesammten Nervensystems wird ein abnormes, sobald eine zu grosse und anhaltende Einwirkung des Venenblutes hier stattfindet. Es scheint, als ob das belebende Princip des rothen Blutes sich dem gesammten Nervensystem mittheile, daher zwischen dem gesammten Blut- und Nervensystem eine so mächtige Correspondenz stattfindet und das kranke Leben eines dieser Systeme, stets höchst verderblich auf das andere einwirkt.

Durch die Thätigkeit des Herzens treibt das Blut in die Adern des Körpers und im Herzen liegt unbedingt das wichtigste Agens, welches die Circulation des Bluts im gesammten Organismus bedingt. Zwei *Arteriae Carotides* und zwei *Arteriae vertebrales* bringen das Blut zum Hirn; gross sind die Stämme, welche dem Hirn das Blut zu- oder es davon abführen, aber im normalen Leben ist dennoch die Marksubstanz namentlich nicht blutreich, was in chronischen Wahnsinnsfällen häufiger der Fall ist. Die Blutgefässe zertheilen sich im Hirn offenbar in die feinsten Canälchen und in keinem Organ erfolgt die Circulation des Bluts rascher als im Hirn, so dass auch kein anderes Organ so reichlich und oft, mit frischem Blute versehen wird, was für das so individuelle Leben des Hirns wichtig ist und wobei noch als sehr wichtig zu bemerken ist, dass den Hirnarterien die fibröse Haut, wie die Arterien des übrigen Körpers sie zeigen, meist fehlt. — Es scheint, dass die Blutgefässe der grauen Substanz mit denen der Marksubstanz nicht in Verbindung stehen, was gewiss bedeutend ist und eine weitere Ausforschung zu fordern scheint.

Die reichen und bedeutenden Verzweigungen der beiden *Arteriae Carotides cerebrales* und der beiden *Arteriae vertebrales*, wollen wir hier nicht speciell deduciren — man wird die Darstellung der Arterien und Venen des Hirnorgans sehr trefflich gegeben finden in Hildebrandt's Anatomie, der 4ten, von Dr. C. H. Weber, besorgten Auflage; mir scheint sie eine der Besten zu seyn, die wir besitzen. —

Die Circulation des Blutes vom Herzen, durch die Vertebralen und die Carotiden zum Kopf, die Blutcirculation im Innern des Kopfes selbst, ist für das normale und anomale Hirnleben von höchster Wichtigkeit und mithin haben wir diesem Verhältnisse hier, wo von den Geisteskrankheiten die Rede ist, entschiedene Aufmerksamkeit zu widmen. — Das rothe Blut, welches dem Hirne zuströmt, wird gar bald in ein dunkeleres verwandelt und indem die Venen dies abführen, bringen die Arterien wieder rothes; wenn die Nerven dem Blut etwas Belebendes entziehen, so erfolgt die Desoxydation des Blutes im Gehirn höchst schnell, es wird zu Venenblut und wir müssen annehmen, dass diese im Hirn statt findende Operation mit der Erzeugung der Lebenskraft in naher Beziehung steht, ohne dass wir daraus schliessen dürfen, als ob die *Vis vitalis* mit dem Sauerstoff des Blutes dasselbe sey. Ist das Blut im Hirn, in venöses Blut verwandelt, so müssen es die Venen abführen, denn stockt es, so wirkt es feindlich, paralisirend auf das Hirnorgan und das Hirn kann nur normal leben und fungiren, wenn ihm das Gebührende an Arterienblut, normal nach Qualität und Quantität beschaffen, zukommt.

Hat die Circulation des Blutes ihren Nutzen für das Gehirn, in Rücksicht der belebenden Kraft, der *Vis vitalis* so hat der Blutumlauf hier überdem noch einen zweiten Einfluss, welcher in der intellectuellen Beziehung die höchste Bedeutung hat, wie es scheint; die Circulation des Bluts im Kopf bedingt die Hirnpulse, die organische Function des Hirnorgans, welche wir als das letzte uns bekannte Hülfsmittel zu betrachten haben, die körperliche Bedingung nemlich, deren die Seele sich bedient, sich geistig darzustellen und in der Organenwelt zu manifestiren. — Die organische Function des Gehirns, welche durch den Blutdrang vermittelt wird, ist das rhythmische Erheben und Sinken des lebenden Gehirns, eine Thätigkeit, die mit der Geburt beginnt und erst im Augenblick des Todes aufhört. — Schriftverzeichniss Nr. II. *). Schon Hippocrates kannte die Erscheinung; Galenus ist der Erste, soviel wir wissen, welcher die Pulsationen des Gehirns für eine fortdauernde Lebenserscheinung annahm. Plinius, Fallopia, Riolan und auch noch Portal, läugneten mehr oder weniger jene Bewegungen des Gehirns, aber du Laurens und Schlichting sprechen für ihre Existenz, während Ravina sie deutlich bei einem Hunde beobachtet hat. Rufus von Ephesus schrieb diese Bewegungen der *Dura mater* zu, Vesalius den Gefässen derselben, Bagliv und Pacchioni betrachteten die *Dura mater* als das Herz des Gehirns, welche sich durch ihre Muskelkraft zusammenziehe und ausdehne. Das Irrige dieser Annahme erkannte man, als man die Hirnbewegungen ohne *Dura mater* dennoch erfolgen sah. Eusebius Sguari schätzt die Kraft, womit das Hirn aufsteigt, beim Erwachsenen zu 46 Pfund; jedenfalls ist es ausgemacht, dass diese Kraft bedeutend ist, so, spritzt das Blut bedeutend hoch aus den Carotiden hervor, wenn der Kopf vom Rumpf getrennt wird, der Kopf eines Fieberkranken bewegt sich in Folge eines mächtigen Blusdrangs zum Hirn, gesteigerte Hirnbewegungen treiben Blut und Eiter aus offenen Schädellücken; durch solche pressen sich Hirntheile heraus, die Hirnwindungen drücken sich in der innern Schale des Craniums aus, vergrösserte pacchionische Drüsen u. s. w. vermögen mit der Zeit den Schädel zu durchbohren u. s. w. — S. V. 11 und besonders 10, in B. 1. mehr noch B. 2. der Beiträge, wo ich insbesondere meine eigenen Beobachtungen mitgetheilt habe.

Galen schrieb blos dem Gehirne eine Bewegung zu

*) Dass wir Burdach's Werk vom Bau und Leben des Gehirns, B. 3, hier besonders benutzten, sagt Nr. 11 des Schriftenverzeichnisses und wir wiederholen hier mit Freuden diese Angaben, da uns Burdach's Leistungen werthvoll sind.

und sprach sie dem Rückenmark ab; Piccolomini nahm hypothetisch an, dass auch das Rückenmark eine Systole und Diastole habe, um die vom Gehirn empfangenen Geister in die Nerven treiben zu können.

Diemerbroeck und Vieussens schlossen analogisch auf gleiche Weise, und Peter Frank hielt es blos für wahrscheinlich, dass das Athmen auf das Rückenmark eben so wirke, wie auf das Gehirn, weil ein langes Anhalten des Athems, eine Congestion im Rückenmark verursache und eine Lähmung desselben bewirken könne. Portal hat endlich gesehen, wie die Bewegungen des Gehirns; wenn sie stärker sind, sich über den obersten Theil des Rückenmarks bis zum dritten Halswirbel erstrecken. Nach Magendie soll auch der untere Theil des Rückenmarks eine, dem Athem entsprechende Bewegung haben.

Haller und Ravina zeigten, dass auch im kleinen Gehirne die Bewegungen statt finden, sowie endlich Schlichting und Ravina gesehen haben, dass wenn sie Rindensubstanz abgeschnitten und selbst eine bedeutende Menge von der Hirnsubstanz entfernt hatten, die Hirnpulse dennoch ununterbrochen fortdauerten — eine Thatsache, die Solche übersehen haben, welche das Hirn deshalb nicht als Seelenorgan glaubten betrachten zu müssen, weil Eiterungen und sonstige Hirnzerstörungen die Normalität des Seelenlebens nicht ganz oder alsbald vernichten.

Das Aufsteigen des Hirns, sagt Burdach, geht von der Basis aus und der sich erhebende Hirnstamm muss davon mehr agitirt werden und weiter in die Höhlen hineindringen, während die Decke derselben blos eine schwache Erschütterung leidet, da sie auch so frei, meint Burdach, sich nicht bewegen könne, weil der Schädel Widerstand leistet. Geschwülste in der Schädelhöhle wirken mehr nach Aussen als nach Innen, und durchbohren den Schädel oft, was an die Berechnungen des Eusebius Sguari erinnert; Aderlass schafft Erleichterung, indem es die Hirnbewegungen mindert, durch welche z. B. Geschwülste, Schädeleindrücke, spitzige Knochenauswüchse die *Dura mater* reizen und heftige Kopfschmerzen, Delirien und sonstige Zufälle erregen. Anhaltender und heftiger Blutdrang zum

Kopf, kann ausser den so eben genannten Zufällen, sogar die Suturen der Kopfknochen auseinander treiben, wie das bei Pascal und Ramazzini soll der Fall gewesen seyn, welche Männer die heftigsten Kopfschmerzen erlitten haben — S. V. Nr. 10, 11, 22 Sub 36 b, 26, 30. —

Die Ursachen der Hirnpulse sind sehr verschieden und mitunter höchst sonderbar erklärt: Hippocrates liess sie von der in die Hirnhöhlen dringenden Luft und den aufsteigenden Dünsten entstehen; Londi glaubte mit den aufsteigenden Dünsten allein auszureichen; Riolan mit den sich entwickelnden Geistern.

Galen liess das Hirn sich selbst bewegen, und in neuster Zeit hat Dr. Steinheim dieser Ansicht gehuldigt. —

Columbus, du Laurens und Piccolomini, dem Galen folgend, liessen das Gehirn, wie das Herz, sich selbst durch eigene Kraft bewegen. Indess, man sah bald ein, dass die Hirnbewegungen vom Blutumlauf abhängig waren. Highmor und Littre wollten, dass das Blut von innen her durch Ausdehnung das Hirn bewege. Andere schrieben die Bewegungen den an dem Umkreise liegenden Gefässen zu; es müssen die peripherischen Gefässe die Hirnbewegungen hervorbringen und nicht die Venen, nur die Arterien sind fähig zur Fortpflanzung des vom Herzen empfangenen Impulses. Schon zu Galen's Zeiten war dies von einigen Physiologen erkannt, und Marchetti, Willis und Vieussens und die meisten Neuern überzeugten sich davon. Burdach stellt folgende Gründe auf:

a) Alle anderen Organe werden durch den arteriösen Blutstrom mechanisch agitirt; entweder, sagt Treviranus, in eine innerliche Schwingung versetzt oder im Raume sichtbar bewegt und ihre lebendige Thätigkeit wird durch diese Agitation mit bedingt, wie Bichat bemerkt: gleiche Erscheinungen aber, bedingen gleiche Ursachen. —

b) Die Bewegungen des Gehirns sind gleichzeitig mit dem Pulsschlag, bei der Diastole der Arterien steigt es und bei der Systole derselben sinkt es; es steht also in seinen Bewegungen in gradem Verhältniss zu den Arterien und im umgekehrten zu dem Herzen.

c) Die Stärke der Hirnbewegungen entspricht der jedesmaligen Stärke des Herzschlags und ändert sich mit dieser. Alle meine Beobachtungen — S. V. 10 — entsprechen diesen Angaben, sowie Diemerbroeck, Bartholin, Schlichting und Hunault Thatsachen für solche Erfahrungen geben, und so sah Bichat, dass die Hirnpulse in dem Verhältniss nachliessen, als das Blut aus einer Arterie abgelassen wurde und die Energie des Herzschlages sich minderte.

d) Nach Unterbindung der Carotiden oder deren Durchschneidung, hört bisweilen die Hirnbewegung auf und erscheint wieder nach Entfernung der Unterbindung — la Mure und Wedel. In anderen Fällen dauerte die Bewegung fort — la Mure, doch nur geschwächt — Richerand. Es wirkten aber die Wirbelarterien natürlich noch fort; unterbindet man aber die *Arteriae vertebrales* gleichfalls, oder gar die aufsteigende *Aorta,* so hört die Bewegung gleich auf — la Mure, Bichat, Richerand. Dr. Mussey unterband wegen einer Kopfgeschwulst erst eine, dann nach 12 Tagen die andere *Carotis* und es traten keine Zeichen von Blutmangel im Hirn ein, ja, nach circa 17 Monaten musste man wegen Blutdrang zum Kopf sogar Blut lassen, wo mithin die *Arteriae vertebrales* den Mangel der Carotiden ersetzt hatten — S. V. 26, wo dieser Gegenstand weiter exponirt ist, die gleichen Resultate gebend, wie sie hier ganz nach Burdach gegeben sind.— Siehe Cap. 19, die *Materia medica*, sub 6, —.

e) Wenn man bei einer Leiche die Schädeldecke entfernt und Luft oder Wasser in die *Carotis* treibt, so erhebt sich das Gehirn — Haller, Richerand.

Was nun den Mechanismus der Hirnbewegungen betrifft, so gibt uns Burdach hier das Folgende; wir finden, sagt derselbe, dass

1. Die Arterienstämme an der Grundfläche des Gehirns, sich in ein starkes Netz ausbreiten, welches in Flächenberührung mit dem Hirn steht und dasselbe zu erheben geeignet ist.
2. Jedes allgemeine Gebilde nimmt in der Nähe eines be-

sonderen Organs, etwas von dessen Eigenthümlichkeit an; wie die Arterien in den willkührlichen Muskeln eine stärkere Faserhaut gewinnen, so verlieren sie im Gehirn ihre fibröse Natur fast gänzlich und erhalten zartere Wandungen, daher der mechanische Impuls der Blutwelle auf das Gehirn stärker seyn muss, als auf irgend ein anderes Organ; wir finden in dieser Beschaffenheit der Arterien des Kopfes die Ursache ihrer Erweiterung nach anhaltenden Congestionen bei Wahnsinnigen — S. V. Nr. 26. —

3. In der *Carotis interna* strömt das Blut nach hinten und oben: in der *Arteria vertebralis* nach vorne und oben, und indem beide schon in ihren Stämmen sich verbinden, begegnen sich die entgegengesetzten Blutströme und ihre gemeinschaftliche Wirkung muss ihre Richtung in der Diagonale nach oben nehmen und das Hirn erheben. Merkwürdig ist es, dass ohne störenden Einfluss auf das Hirnleben, die *Arteriae vertebrales* den Verlust der *Arteriae carotides* oft ersetzen und da, wo Arterien-Erweiterungen im Schädel als Ursachen des chronischen Wahnsinns dastehn, die Unterbindung der Carotiden vielleicht nützlich wäre, weil die *Vertebrales* dann dem Kopf hinreichend Blut geben, wie das schon der so eben nach Dr. Mussey erzählte Fall zu beweisen scheint — S. V. No. 26. — auch Cap. 19.

4. Die Krümmungen der Hirnarterien sollen, wie Galen sagt, die Geister länger verweilen und sich ausbreiten lassen. Willis nahm an, dass sie den Blutdrang zum Hirn ermässigen und diese Meinung, welche sich bis jetzt erhalten hat, billigt Burdach nicht, indem er die folgenden Gründe hervorhebt:

a) Wenn die Arterien, wie man sagt, immer gleich gefüllt sind, so kann durch Krümmung der Blutdrang nicht vermindert werden, und überdem hat Bichat erwiesen, dass eine solche Schwächung nicht bemerklich ist.

b) Die Natur geht darauf aus, bei höherer Entwicklung des Gehirns, auch stärkeren Blutdrang und dadurch lebhaftere Bewegung und Thätigkeit dieses Organs zu bewirken; solch ein anhaltend aber und stets gleich wirkendes Moment zur Hemmung des Blutdrangs, würde hiermit in offenbarem Widerspruch stehn.

c) Der Carotiden-Canal fehlt bei Nagelthieren gänzlich, und ist bei den Raubthieren kurz und gerade, obgleich die Hirnbewegungen bei jenen sehr geringe und bei diesen wenigstens viel schwächer sind, als bei dem Menschen — und genug, es scheint, als ob gerade diese Krümmungen der Hirnarterien ein Mittel seyen, den mechanischen Einfluss des Herzens zu verstärken, um das Hauptmoment für die Bewegungen des Gehirns abzugeben.

Während das Gehirn im Ganzen von aussen her, durch die Blutbewegung angeregt und vom Herzen bestimmt wird, behauptet es in seinem Innern sich freier und selbstständiger, und seine einzelnen Theile erfahren keinen solchen Andrang, weil die Arterien, bevor sie in das Gehirn eindringen, in Haargefässe sich auflösen, in denen die Pulsation und die unmittelbare Herrschaft des Herzschlags, aufhört; ein normaler Zustand, der in chronischen Fällen von Wahnsinn, in Folge anhaltender Congestionen, aufhört und dessen Folgen eine der bedeutendsten Ursachen einer zerstörten Intellectualität abgeben, wie das meine Erfahrungen aussprechen — S. V. 10, bes. B. 2. — Ueber den Einfluss der Athmung auf die Hirnpulsationen, bemerken wir nach Burdach das Folgende: Schon Hippocrates spricht von einer mechanischen Einwirkung des Athmens auf das Gehirn; dass beim Ausathmen — ein Heben, beim Einathmen — ein Sinken des Gehirns statt finde, lehren die folgenden Beobachtungen:

1. Man sah es, — Ravina brachte eine Röhre mit Wasser in die Trepanöffnung, und sah das Gehirn beim Einathmen sinken, und beim Ausathmen steigen.
2. Bei abnormen Zuständen des Gehirns, sollen Kranke das selbst wohl fühlen.
3. La Mure sah selbst in todten Thieren, denen er Luft einbliess, das Gehirn sich erheben, sobald die Lungen sich ausdehnten und mit ihnen wieder sinken.
4. Der Husten vermehrt das Aufsteigem des Gehirns, daher ein heftiger Husten gewöhnlich einen empfindlichen Kopfschmerz nach geheilten Hirnwunden erregt.

5. Das Niesen wirkt ebenso.
6. Eine gleiche Wirkung des Schreiens sieht man an den Fontanellen der kleinen Kinder und an trepanirten Stellen; so werden ferner Hirnbrüche beim Weinen grösser und gespannter.
7. Lorry sah beim Erbrechen unregelmässige Anschwellungen des Gehirns, und Ravina ein Hervortreten desselben aus dem trepanirten Schädel, u. s. w.
8. Mit dem convulsivischen Einathmen beim Schluchzen ist, nach Ravina, ein sehr schnelles Herabsinken des Hirns verbunden.
9. Klein sah bei einem Kranken, wenn derselbe sehr lange ausathmete, dass das Gehirn völlig — ? — aufhörte, sich zu bewegen, indem zugleich der Puls äusserst schwach wurde und erst mit dem dritten Athemzuge fing das Gehirn an, sich zu erheben. Ravina beobachtete umgekehrt, dass bei einem Hunde die Bewegungen des Gehirns ebenfalls aufhörten — ? —, wenn die Lungen durch Einblasen von Luft in beständiger Ausdehnung erhalten wurden. Die alten Wundärzte bedienten sich schon des starken Ausathmens, um Eiter aus der Schädelhöhle zu entfernen — Marchetti, van der Wiel. Wo die gewöhnliche, dem Herzschlag entsprechende Bewegung des Gehirns zu schwach ist, um bemerkt zu werden, da tritt dieselbe, in Folge eines stärkern Athmens sichtbar hervor. Hiedurch wurden mehrere Physiologen von Schlichting an bis Portal, bewogen, die Hirnpulse einzig und allein vom Athmen abzuleiten, während schon Oribasius beide Momente anerkannt hatte; aber nur das starke und angestrengte Athmen bestimmt das Gehirn. Klein sah die Hirnbewegungen stets nur dem Pulse entsprechend. Lorry und Ravina sahen den Einfluss des Athmens bei Thieren nur, wenn diese sich heftig bewegten und anhaltend schrieen; wenn die trepanirten Thiere matt werden, hört die Hirnbewegung auf, ungeachtet das Athmen nicht unterbrochen ist, sagt Haller. Dieser Umstand wurde eine Ursache, dass einige den Einfluss des Athmens als zweifelhaft darstellten — Bartholinus; oder ihn ganz läugneten, wie Charleton.

Die Thatsachen, welche ich selbst beobachtet habe, und

welche ich S. V. No. 10, besonders B. 2 meiner und Amelung's Beiträge, mittheilte, entsprechen den Mittheilungen Burdachs im Ganzen so sehr, dass ich sie weiter nicht speciell anführe, wogegen ich im Allgemeinen anmerke, dass

1. Die Hirnbewegungen durchaus mit dem Arterienpulsen correspondiren, und
2. ein beschleunigtes Athmen nur allein fördernd auf die Hirnbewegungen influirt, aber nicht direct, sondern indem es den Umtrieb des Bluts, die Circulation, beschleunigt und somit bleibt die Hirnpulsation stets und immer von der Circulation des Bluts in den Arterien abhängig. Nach Massgabe, wie der Umlauf des Bluts

schwächer wird, mindern sich auch die Hirnpulse und die Grösse, Kraft und Stärke der Hirnpulse correspondirt immer mit Grösse, Kraft und Stärke der Blutwelle in der *Carotis*, so dass mithin der Puls der *Carotis* über die Thätigkeit des Gehirns die bestimmteste Auskunft gibt. Ein beschleunigtes Athmen, der Gebrauch von Essignaphtha, und alle Mittel, welche den Umschwung des Bluts fördern und erstarken, fördern somit secundär die organische Activität des Gehirns — ein Umstand, der in *in praxi* eben so wenig beachtet ist, als er uns wichtig seyn musste; wenn in der Ohnmacht das Athmen und der Puls schwinden, so schwinden auch die Hirnbewegungen und reicht man belebende Mittel, so erwachen zuerst der Blutumlauf und die Athmung, erst später die Hirnbewegungen und erst mit diesen erwacht der Mensch wieder zu seinem freien Bewusstseyn. — S. V. 10, besonders B. 2 der Beiträge. —

Sehr interessant und die hohe psychische Dignität des gesammten Hirnorgans, des *Cerebrum, Cerebellum* und *Medulla oblongata* ausser Zweifel stellend, und die hohen Relationen des Arterienbluts zu diesen Organen nachweissend, sind die Erfahrungen des Professors Mayer zu Bonn, welche derselbe in seinen Untersuchungen „über den Einfluss des Gehirns auf den ganzen Organismus, wenn es unverletzt des Blut-Zuflusses ganz oder theilweise beraubt ist", ausspricht. Die Resultate dieser Darstellung zeigen das Gehirn so ganz als die Quelle allen geistigen Lebens, sie correspondiren so sehr mit den bereits ausgesprochenen Thatsachen und Ansichten, dass wir sie späterhin specieller anführen wollen, — siehe: Nova Acta physico-medica A. C. L. C. Natur. Cur. B. XVI. Pars II. S. 679 usf. —

Man hat auch eine, dem Athmen entsprechende Bewegung des Rückenmarks gesehen, bei der Wirbelspalte — Ephem. Naturae Curios. Dec. 2. ann. 6. obs. 58, und Richard, Journal de Med. XXIX p. 140. welche Bewegung man dem durch Verengerung und Erweiterung der Brusthöhle gesetztem Verhältniss des Venenbluts zugeschrieben hat, was Burdach mit Recht nicht zugibt, da die Thätigkeit irgend eines Theils des gesammten Nervensystems nie unter Einfluss des Venenbluts kann statt finden, weil dessen Einfluss hier nur lähmend ist — die Beziehungen des arteriellen Systems zu dem Leben und den normalen organischen Functionen des gesammten Nervensystems aber so unerlässlich, als entschieden sind. —

Ist es nun keinem Zweifel unterworfen, dass der Einfluss des arteriellen Systems für die organische Thatigkeit des Gehirns, die Hirnpulse, der erste, wichtigste, fast alleinige ist, so erhält das Gehirn diese Fähigkeit zu seinen räumlichen Bewegungen durch die Art und Weise seiner Formation. Von Häuten umgeben und in der Hirnschale eingeschlossen, erfüllt das von *Turgor vitalis* aufgeschwellte Gehirn diesen Raum, und für die nöthigen räumlichen Bewegungen, so scheint es, sind mithin die Hirnhöhlen — vorhanden; die wunderlichen Hypothesen über die Hirnhöhlen sind mit Recht vergessen und Burdach hat L. c. § 756 das Richtige gesagt: In Rücksicht der Hirnhöhlen mussten irrige Ansichten entspringen, weil man sie nicht als übrig gebliebene freie Räume, ähnlich denen der serösen Häute zwischen Herz und Herzbeutel, Lungen und Brustwand, Baucheingeweiden und Bauchwand — annahm, sondern als Behälter eines eigenthümlich Lebenden betrachtete, und so sind hier gar wunderliche Meinungen entstanden, was Rudolphi veranlasst hat, in Absicht des Höhlendunstes zu sagen, dass, wenn er das Wesentliche wäre, so brauche der Mantel blos eine Blase zu seyn, und Autenrieth meint, dass weil die Höhlen nur Oberflächen des Gehirns sind, so läge dann gar das Seelenorgan ausser demselben.

Sehen wir nun, dass die Circulation des Bluts in den Arterien den ersten, bestimmenden Eindruck auf das Gehirn macht und dessen organische Function, die Hirnbewegungen bedingt, so sehen wir, dass der durch die Hirnhöhlen gegebene Raum, das Gehirn befähigt zu seinen räumlichen Bewegungen — eine Function, welche mit dem ersten Leben beginnt und erst im Tode aufhört: wir haben, wie schon Galen that, diese Hirnpulse als eine fortdauernde Lebenserscheinung zu betrachten, als die eigentliche organische Function des Hirnorgans, deren zwiefache Bedeutung ohne Zweifel diese ist, dass durch ihre Vermittelung die Lebenskraft sich besonders im Gehirn aus dem Blute erzeuge und von hier aus durch das gesammte Nervensystem ströme, den Körper zu beleben; die zweite Bedeutung ist die, dass diese Hirnbewegung eine Thätigkeit ist, welche vermittelnd für unser intellectuelles Leben besteht — hört in der Ohnmacht der Einfluss des arteriellen Blutes auf, steht die Hirnbewegung still, so findet kein geistiges Leben statt und erst mit der durch Vermittelung des Arteriensystems zurückkehrenden Bewegung der Hirntheile, kehrt das geistige Leben wieder; Druck auf das Gehirn, erregt durch Wasser in den Hirnhöhlen, durch Extravasate auf der Oberfläche, durch Druck auf die frei liegende Hirnsubstanz, welche aus Trepanöffnungen, aus Wunden hervorragt, indem der Finger, ein Verband nur einwirkt und die Hirnpulse hemmt — alles das hebt auch das geistige Leben auf und überzeugt uns, dass wir in den Hirnbewegungen eine arterielle Lebensthätigkeit zu suchen haben, ohne welche die geistige, das Seelenleben, nicht statt findet. Ist diese hohe Bedeutung der Hirnpulsationen nicht weiter zu verkennen, so leuchtet auch ein, dass wir dadurch für die nähere Kenntniss des Seelenlebens nichts weiter gewonnen haben: wir haben blos die Bedeutung des Gehirns gefunden, wir kennen die organische Bedingung der Denkkraft, aber die Seele kennen wir nicht! — und sehen vielmehr jetzt um so deutlicher, dass es Thorheit ist, nach ihrem Wesen forschen zu wollen. In ärztlicher Beziehung indessen reicht es hin, wenn wir die Bedingungen kennen, unter welchen ein normales Seelenleben statt findet; kennen wir die normalen Bedingungen hier, so werden wir da, wo eine Alienation des Seelenlebens statt findet, desto leichter die Anomalien auffinden, unter deren Einwirkung das normale Seelenleben verloren ging und sind wir hier im Stande mit Bestimmtheit zu forschen, dann werden wir leicht heilen können oder mindestens wissen, dass wir es nicht können: wir werden es nie versuchen wollen, ein gestörtes Seelenleben zu heilen, wo der Schädel so flach, so enge und so beschränkt ist, dass das Gehirn nie kann befähigt werden, den hinreichenden Raum für seine normalen räumlichen Bewegungen zu finden, denn neue Schädel können wir nicht geben. — S. V. Nr. 10. 11. 30. —

Die normalen Beziehungen des Arterienblutes zum Gehirn sind einleuchtend; es ist das normale Erregungs- und Belebungsmittel für dasselbe, aber da, wo es zu reichlich, zu kräftig, zu lange auf das Gehirn einwirkt, wo es qualitativ zu kräftig bereitet ist, da vermag das Arterienblut höchst schädlich auf das Hirn einzuwirken. Es wird, sagt Burdach, unter solchen Umständen selbst Auflösungsmittel für das Gehirn; eine zu grosse Abondanz desselben vermag das Hirn schon in 3 bis 8 Tagen aufzulösen oder zu erweichen, und es scheint mir, als ob ähnliche Einflüsse auf das gesammte Nervensystem statt finden. — S. V. Nr. 17. u. s. w.

Im gesunden Zustande zeigt das Gehirn eine gewisse Turgescenz, welche, wie Burdach richtig bemerkt, auf seiner normalen Blutmenge, der lebendigen Expansion seiner Blutgefässe und der Elasticität seines Dunstes beruht; im Tode ist es eingesunken, aber dieses Einsinken erfolgt nicht rasch, am geschwindesten da, wo der Körper am meisten trocken ist und Armuth an Säften statt findet. —

Bei verstärktem Kreislauf durch irgend eine Ursache und so durch Genuss von spirituösen Getränken schwillt das Gehirn auf und der Mensch wird lauter, dreister, selbst geistreicher. S. V. 11, 15, 22, wo sub Nr. 33 a, sub Nr. 35 b, sub 36 b; ferner 26, 27 und 30 — die beweisenden Thatsachen aussprechen. Wir haben bereits gezeigt, wie kräftig durch das Herz ein Auftreiben des Blutes zum Kopfe statt findet; man sah nach Enthauptungen das Blut einige Fuss hoch aus den Halsarterien hervorspringen und man erinnert sich hier an die Berechnungen des Eusebius Sguari, sowie man einsieht, wie hoch der Einfluss des Herzens auf das Hirn ist: wir erkennen hier die psychische Bedeutung des Herzens, aber wir erkennen sie als untergeordnet und suchen weder im Herzen, noch in einem anderen Organ eine directe Ursache der Geisteskrankheiten, denn die *Causa proxima* der Verrücktheit weilt nur im Hirnorgan. — So beobachtete man bei Hypertrophie des Herzens Blutergiessungen im Gehirn und Erweichungen dieses Organs, weil das Herz lange und kräftig das Arterienblut zum Hirn trieb, wo es Auflösungsmittel wurde, und die Arterien um so leichter zerrissen, da keine fibröse Haut ihre Wände erstarkt; so gesellt sich Meningitis zu einer Herzentzündung; es entzünden sich die Hirnhäute in heftigen entzündlichen Fiebern um so intensiver, wenn die Arterien selbst entzündlich gereizt sind, — S. V. Nr. 25; — Aneurismen des Herzens mit Verdickung der Aortenkammer bedingen Kopfcongestionen — wir verkennen die psychische Dignität des Blutsystems nicht, wir sehen hier den bedingenden Einfluss für das Hirnleben. —

Muskelerregungen steigern das Hirnleben, insoweit sie nemlich die Athmung und den Blutumlauf erregen — eine Wahrheit, die wir *in praxi* nie vergessen dürfen; strengen wir den Geist lebhaft an und anhaltend, so regt sich das Nervenleben auf, dieses erregt wieder die Arterien und das Blut strömt stärker zum Kopf, so dass wir auch hier *in praxi* alle Rücksichten zu nehmen haben. — Cap. 19. *Materia medica*, wo über leibliches und geistiges Arbeiten die Rede ist. — Nicht blos die Quantität, auch die Qualität des Blutes ist für das Gehirn von der höchsten Wichtigkeit und also für das Seelenleben. Das Arterienblut kann zu kräftig, zu floride seyn, aber auch zu schwach — wir sehen das bei Beobachtung der Kranken und es ist ganz gleichgültig, was hier die Chemie sagt; das Venenblut, das dunkele, schwarze Blut ist dem gesammten Nervensystem feindlich, es ist für das Leben desselben nur indirect nützlich, indem es die zu mächtige Einwirkung des Arterienbluts moderirt und der Sanguinicer, dessen Arterienblut qualitative und quantitative zu sehr prävalirt, wo der moderirende, beschwichtigende Einfluss des Venenblutes auf das gesammte Nervensystem fehlt, ist die Lebhaftigkeit selbst, und die Prävalens seines arteriösen Systems disponirt ihn zum Wahnsinn — man bemerkt, dass die Bewohner ganzer Landstriche, die hoch gelegen sind, solche Constitutionen zeigen.

Wirkt das Venenblut, nach Qualität und Quantität reichlich vorhanden, zu kräftig ein auf das gesammte Nervensystem und fehlt hier zu sehr der belebende, aufregende Gegensatz, ist nemlich das Arterienleben sehr zurückgedrängt, so erscheint der Mensch im Allgemeinen ruhig, stille — selbst finster und düster, er ist zur Melancholie geneigt, und solche Dispositionen zeigen oft ganze Völkerschaften, welche Thäler und namentlich solche Niedrungen bewohnen, die einst Flussgebiete waren oder im Verlaufe der Zeit, selbst dem Meere abgewonnen sind und sich nur wenig noch über den Spiegel des Wassers erheben. Wirkt das kräftig vorherrschende Venenblut lange und anhaltend auf das Bauchnervensystem, so wird dessen Leben zerrüttet, und wenn zuerst hypochondrische Leiden folgen, dann wird zuletzt die Melancholie der höchsten Grade eintreten, wenn der mächtige venöse Einfluss das Leben der Ganglien tief und tiefer alienirte. Kein Organ aber wird leichter und tiefer von dem venösen und schwarzen Blute verletzt, als das Gehirn; die Erfahrung hat das bewiesen; erstarrt der Melancholicer fast zur leblosen Bildsäule, so ist die Activität des arteriösen Systems tief gesunken, und indem er gelb und grau aussieht, sind Carotiden und Radialen kaum fühlbar. Das Leben des arteriösen Systems ist so erlahmt, das es von der Peripherie entwichen ist, der *Turgor vitalis* ist äusserlich verschwunden, das Aussehn des unglücklichen Melancholicers ist oft selbst mumienartig, und es ist so, als ob sich die Thätigkeit des arteriellen Lebens ins Innere zurückgezogen. Das venöse und schwarze Blut tödtet und verletzt das Gehirn früher als andere Organe; so spritzte Bichat in die Carotiden Venenblut und nur dann, als Arterienblut eingebracht wurde, kehrte das Leben wieder — S. V. Nr. 27 —; die Thatsachen, welche Mayer in Bonn, l. c., hier mittheilte, sind für jene Ansichten bestätigend und beweisend. Die hohe Bedeutung eines normalen

Blutverhältnisses für das Gehirn und somit für das Seelenleben, haben schon Viele in ihren Schriften mitgetheilt, ohne dass solche Erfahrungen im Ganzen für die Praxis nach Gebühr beachtet sind, und solche Beachtung ist *in specie* für die psychische Medizin unerlässlich. Bichat und Andere vor und nach jenem haben beobachtet, dass sobald die Athmung nach der Geburt eintritt, das venöse Blut ein oxydirtes wird, und nun Hirn und Nerven soviel lebhafter erregt werden, durch die neuen Principien, welche das Blut aus der Luft entlehnt hat, zumal weil in diesem ersten Lebensalter die Blutgefässe von Hirn und Nerven zahlreicher und beträchtlicher sind, als in dem spätern Leben, während es Erfahrung ist, dass die Gehirne von lange und oft wahnsinnig gewesenen Menschen endlich in Absicht der Grösse und Ausdehnung der Blutgefässe sich dem ähnlichen Zustande im Fötusleben und der ersten Lebensepoche nicht selten wieder nähern, so dass hier, wie in den ersten Lebensepochen sich organische Umwandlungen im Gehirne dann oft gerne und leicht einstellen.

Indem wir die wichtige Beziehung des Blutlebens für die Intellectualität also bezeichneten, wollen wir auch an 3. B. Moses 16. V. 11. und 1. B. Moses 9. V. 54. erinnern und nach Bichat in unserer Erörterung continuiren.

In der Ohnmacht hört zuerst das Herz auf zu wirken; ist somit die Circulation unterbrochen, so findet keine Erregung des Gehirns durch das Blut weiter statt, dessen Action hört auf und das ganze thierische Leben wird unterbrochen — es hören, wie ich selbst gesehen habe, die Hirnbewegungen auf und erst dann, wenn das Blut sie von Neuem erregt, erwacht das Leben. Die Asphyxie fängt in den Lungen an, die Respiration wird gestört, sie sendet dem Gehirn ein Blut zu welches dessen Action, dessen organische Function nicht weiter erregen kann, und indem somit das Gehirn aufhört, mit den Sinnen zu correspondiren, hört es auf, die willkührlichen Bewegungen zu bestimmen. Die Apoplexie entwickelt sich zuerst im Gehirn und sie unterbricht deshalb sogleich das thierische Leben; ist sie stark, so kann das Hirn die Bewegungen der Intercostalmuskeln nicht mehr unterhalten, sie stehen stille, die mechanischen und dann die chemischen Wirkungen der Lungen hören auf, die Circulation erfolgt nicht mehr und das organische Leben wird unterbrochen, von Hirn und Nerven aus, weil in der Umwandlung des Arterienbluts die Lebensquelle versiegt ist, indem es schwarz wird.

Die Beobachtungen der Aerzte über den Einfluss erkrankter Organe auf das Gehirn bleiben zahlreich auch dann, wenn man eine Masse von gehaltlosen Arbeiten mit Recht nicht beachtet. Auch hier sind von dem ächt gelehrten Burdach treffliche Zusammenstellungen gegeben, die alle mehr oder weniger die psychische Dignität des Blutes für das Gehirn und das Seelenleben hervorheben. So werden, heisst es, Kopfverletzungen gefährlicher und Aftergebilde im Hirn schmerzhafter, wenn die Verdauung gestört wird, gastrische Unreinigkeiten und *Obstructio alvina* da sind, denn — ist auch eine krankhafte Reizmittheilung durch die Nervenverbindung vorhanden, so hat die practische Erfahrung auch längst beobachtet, dass bei solchen kranken Zuständen des Unterleibs sich leicht und bald ein vermehrter Blutdrang zum Kopf einstellt, welcher meist aufhört, wenn man seine Ursachen entfernt. Bei Erweichungen des Gehirns, bei Aftergebilden, bei Hydatiden u. s. w. tritt oft mit Erleichterung ein Brechen ein, denn da, wo das Hirn also erkrankte, vermag dasselbe den Lungen und dem Magen durch den *Nervus pneumo-gastricus* nicht mehr den hinreichen den Vital-Einfluss zu geben und indem sich die Thätigkeit des Magens also mindert, entstehen Sordes, die durch die Nerven und Erregung von Blutdrang zum Hirn das Leiden steigern und eine Reinigung des Magens durch Brechen vereinfacht den Zustand, lindert ihn. — Man sah acute Hirnwassersucht in Folge kranker Zustände der Verdauungsorgane, indem nervöse und arterielle Aufreizungen des Gehirns sich in Folge jener Zustände einstellten und das Leben des Gehirns störten. Bei entzündlichen Zuständen der Schleimhäute vom Magen und Darmcanal, wenn sie ja etwa bedeutend sind und sich namentlich in Folge einer Paralyse der Thätigkeit des äussern Hautorgans einstellen, da sah und sieht man oft so starken Drang des Blutes zum Kopf eintreten, dass entzündliche Reizung von Hirn und Hirnhäuten oft unvermeidlich sind; es giebt fast keinen Zustand im Unterleib, in dessen Folge nicht Blutdrang zum Kopf eintreten und hier die übelsten Folgen bewirken könnte, wenn man es nicht versteht, den Ursachen zu begegnen, welche den so wichtigen Einfluss des Blutsystems in einen pathologischen umwandeln. So erzählt uns **Morgagni** B. 3. S. 40 den Fall, wo ein Stich in die Leber nach einer Stunde den Tod brachte; man fand das Gehirn in der Art von Blut überfüllt, als wäre der Tod durch eine Hirnentzündung erfolgt — während doch hier im Gegentheil der Tod in Folge einer Hirnlähmung eintrat, denn nach Verwundung der Leber muss ein heftiger Blutdrang zum Kopf eingetreten seyn, das Arterienblut aber reizte das Hirn so kräftig, dass eine schleunige Entmischung seiner Substanz nöthig wurde, mit welcher eine Fortdauer des Lebens nicht weiter verträglich war. Bei unterdrückten Hämorrhoiden, Menses, wenn diese nicht zu Stande kommen, findet man so leicht Congestionen zum Kopf eintreten und nicht selten findet man sogar Blutergiessungen in den verschiedensten Theilen des Gehirns. In Cachexien, wo nie eine normale Mischung des Blutes da ist, so in der Scrophulosis und Rachitis, bei Ueberfluss an Eiweisstoff und nicht gehörig entwickeltem Faserstoff, sehen wir die Masse des Gehirns verhältnissmässig gross erscheinen und erfolgt unter solchen Verhältnissen von Cachexie die Entfaltung des Gehirns zu reichlich, so wird der Mensch sich dumm, stumpf und selbst blödsinnig zeigen, je weniger das zu luxuriös entwickelte Hirn für seine Bewegungen Raum hat.

Ist das Hirn in der Art mit Arterienblut durchdrungen und in einem solchen Zustande, den man Hirnentzündung nennt und wohl nicht so ganz mit Recht, weil die Substanzen des Gehirns sich nicht entzünden können; ein Zustand, wo übrigens das Blut unter heftiger Congestion in der Substanz stockt und bald schwarz wird, wo aber die Häute eher entzündet sind, namentlich die *Dura mater*, und vom Blute strotzen, da erscheint Patient wie gelähmt und das Seelenleben ist unterdrückt, weil das so ausgefüllte, ausgedehnte und turgirende Hirn seine organischen Functionen einstellt und der *Influxus vitalis* auf den Körper sich mehr und mehr herabsetzt. Die Tobsucht oder Mania oder Raserei des Wahnsinnigen erfolgt nur unter Congestionen, welche jene so eben geschilderten bedeutenden Folgen nicht haben; und ebenso ist das Verhältniss in der Raserei eines Fieberdeliriums. —

Ist in Folge von anhaltenden Congestionen des Blutes, das Hirn erweicht, so folgt Betäubung, während da, wo solche Erweichung chronisch in dem geringern Grade statt findet, der Mensch kindisch, weichlich, läppisch wird und die männliche Haltung einbüsst; sie werden scrupulös, bigott und am Ende verrückt, wenn der Zustand der Bauchnerven in den Kreis der pathologischen Anomalien eintritt. Im Beginn einer Meningitis wird oft das Gedächtniss lebhaft, der Stumpfe zeigt sich witzig — wir sehen bei mässigem Blutdrang zum Kopf eine erhöhete Thätigkeit der Seele hervortreten, denn die organische Thätigkeit ist vermehrt, und so sehen wir, gehen die Thätigkeit und das Leben von Hirn und Blutsystem dahin, sich einander ergänzend und bedingend. — Erreicht also eine Bluterfüllung des Kopfs den höchsten Grad, so folgen Betäubung, Blödsinn, Lähmung, Schlagfluss und Tod; eine Verminderung aber des Blutdrangs zum Kopf, eine Abnahme hier unter dem Normale, und wir sehen auch Betäubung folgen, Schwindel, Lähmung, selbst schlagflussartige Anfälle und so sehen wir, wie nicht blos ein qualitatives, sondern auch ein quantitatives Blutverhältniss hier so wichtig ist; so sehen wir, dass bei alten Blödsinnigen, aber auch bei solchen, wo dieser Zustand sich in Folge acuter Hirnzustände rasch einstellte, die Carotiden leer sind, oft selbst die Pulse in den Radialen jene an Kraft und Fülle überbieten und ganz natürlich, denn es erlahmte das Hirn, weil kein Arterienblut seine Actionen antreibt; wie oft mag solcher Zustand nicht da erkünstelt seyn, wo man durch unsinniges Blutlassen glaubte, Krankheiten curiren zu können! — Gar schön sagt Reil — Fieberlehre B. 4. S. 450 — dass mit der Thätigkeit der Seele eine gleichzeitige und verhältnissmässige Thätigkeit des Gehirns verbunden sey; der Zufluss des Blutes zum Kopf nimmt zu und die Consumtion des Blutes, indem ein chemischer Prozess sich einstellt, in Ansehung dessen wir bereits oben unsere Meinung sagten. Die Carotiden, sagt Reil nach der Natur, schlagen lebhafter, der Kopf ist heiss, er dunstet stärker aus, die Augen röthen sich, es entstehen Schwindel und Kopfschmerzen, und das Gehirn befindet sich gleichsam in einem subinflammatorischem Zustande. So erzählt uns

Tissot B. 2. S. 34 von einem Manne, der 12 Stunden lang an einem wichtigen Aufsatz schrieb, und als er denselben vollendet hatte, in Raserei verfiel, die ein Ende nahm, nachdem der Schlaf seine Sinne beruhigt hatte; eine interessante Beobachtung, die uns daran erinnert, dass nicht jedes Gehirn zu normalen organischen Functionen, zu den normalen Hirnbewegungen fähig ist und also auch nicht zu dem geistigen Ausdruck in Reinheit und Güte so befähigt seyn kann, wie derselbe stets und immer mit der normalen organischen Action verbunden ist: es gibt Gehirne, die so immobil sind, dass nichts fähig ist, sie zu organischen Actionen von einer solchen Normalität zu potenziren, wie das gesunde Denken dies erfordert, so gut wie es Füsse giebt, die keine Kunst für das Seiltanzen aptiren wird — man hat gefehlt, dass man den organischen Zustand des Kopfs in seiner relativen Beziehung zum ganzen Körper nicht genug würdigte.

Es scheint mir, dass nach der vorliegenden Darstellung, die psychische Dignität des Blutsystems und die Relationen zwischen Hirn, sammt Nervensystem und dem Herzen und gesammten Blutsystem nicht undeutlich, in Rücksicht auf die Kenntniss von dem Wesen der Geisteskrankheiten, hervorgehoben ist; wir wollen, um die unter den Abtheilungen a und b dieses ersten Capitels zu verhandelnden Lehren soweit darzustellen, als uns dies möglich ist, zur stets deutlicheren Bestimmung der psychischen Dignität von Hirn und Blutsystem, noch einiges sagen, was hier am besten seine Stelle finden möchte.

Begreift, sagt der treffliche Dr. Burdach, der gemeine Menschenverstand es, dass die Seele von dem Gehirne mehr und unmittelbarer abhängig ist, als von irgend einem anderen Organ, und dass das Gehirn die Seelenthätigkeit stärker und unmittelbarer, als irgend eine andere Function, bestimmt, das Gehirn also das Seelenorgen ist, so fehlte und fehlt es doch an Gelehrten nicht, welche den Thatsachen zum Trotz, die hier bereits entschieden haben, die hohe psychische Bedeutung noch in Zweifel stellen, welche das Gehirn besitzt; man hat die Wahrheiten nicht hinreichend beachtet, welche uns bewiesen haben, dass ursprüngliche Missbildungen des Gehirns nie mit normalen Seelenleben zusammen kamen; Acephalen zeigen kein psychisches Leben; Hemicephalen, selbst bei normalen Athmen und Herzschlag, zeigen keine willkührlicheu Bewegungen und nehmen keine Nahrung — der vielen anderen Missbildungen in Hirn und Schädel hier weiter nicht zu denken, wo das reine Seelenleben immer getrübt ist. Professor Mayer zu Bonn, hat l. c., aus seinen Untersuchungen die Resultate gewonnen, dass wenn *Cerebrum*, *Cerebellum* und *Medulla oblongata* des Bluts durch Unterbindung der Arterien beraubt werden, diese Erscheinungen eintreten:

a) in der animalischen Sphäre: Abnahme des Bewusstseyns, Schwindel, Abnahme der Sinnesthätigkeit, Empfindungslosigkeit, Lähmung, Erstarrung, Tod.

b) in der vegetativen Lebenssphäre: Abnahme der Herzbewegung und Respiration, scheinbares Unvermögen zu schlingen mit *Motus antiperistalticus* verbunden, Erkaltung, Mundsperre, Tetanus, Erstarrung, Tod. Man sieht ferner aus diesen Untersuchungen, dass

1) Das gesammte Gehirn die Quelle der Lebenskraft ist und die dagegen gemachten Einwürfe sind falsch, denn

a) anatomische Facta von fehlender Hirnmasse sind falsch oder die degenerirte Hirnmasse war dazu hinreichend, die Anfänge der Nerven zu bilden.

b) es fehlt bei solchen Missbildungen das animalische Leben oder es existirt nach Maasgabe der Hirnrudimente.

c) das vegetative Leben existirt im Ei, in Folge des Nerv's für jedes Organ.

d) das vegetative Leben oder die Keimkraft verlöscht hier aber, sobald der Foetus geboren ist und er stirbt bald.

2) Das Leben des Rückenmarks dependirt vom Leben des Encephalum's.

3) Schwindel und Verlust des Vermögens aufrecht zu stehn, ist Folge der gehemmten Thätigkeit des Gehirns: das Encephalon ist Centralorgan des Gemeingefühls, und Störungen des Gehirnlebens stimmen das Gemeingefühl um; so kommt es, dass das Ich bei Verrückten metamorphosirt wird.

4) Das Gehirn erscheint nach diesen Versuchen als Leiter des vegetativen Lebensprocesses: das vegetative Leben, Nutrition, Respiration, Wärmeerzeugung u. s. w. erhalten vom Encephalum den Impuls und stehen stille, wenn das Encephalum in Unthätigkeit versinkt, das vegetative Leben verliert sich, sowie das Encephalum seine Lebensthätigkeit unterbricht; der Impuls und das Bedürfniss zu den Functionen des vegetativen Lebens, hat seinen Sitz im Encephalum, sowie denn auch die Triebe des Hungers, Durstes, Athemholens u. s. w. ihren centralen Impuls im Gehirne haben — so saugt der abgeschnittene Kopf eines neugeborenen Hundes oft 10 bis 15 Minuten an dem in den Mund gebrachten Finger und macht dazu Respirationsbewegungen. —

5) Kreislauf, Wärme, Erzeugung, Nutrition und Secretion — dependiren von der Thätigkeit des Encephalums; steht das Leben des letzteren still, so cessiren jene.

Wie entschieden nun auch Alles die Bedeutung des Gehirns und die Relationen des Blutsystems für dasselbe und das geistige Leben ausspricht, so hat man — S. V. Nr. 11 — sich bemüht, Thatsachen zu sammeln, welche uns Geschichten von zerstörten Gehirnen mittheilen, bei welchen Zuständen ein normales Seelenleben andauerte. Wir wollen, indem wir auf Nr. 11 des S. V. hinweisen, diese Thatsachen weder erneut hier mittheilen, oder nach anderen und mehreren in der Literatur nachsuchen, denn es ist in der That überflüssig; wir wollen, mit Rücksicht auf das Gesagte nach Bichat, Burdach und Andern, nur folgende Puncte erinnern, welche durchaus beweisen werden, dass alle jene Geschichten von Hirnzerstörungen — die hohe psychische Bedeutung des Hirnorgans nicht widerlegen, wohl aber beweisen, nemlich:

1) Sind unbedingt manche unter den Erzählungen von zerstörten Gehirnen mit bestehender reiner Intellectualität — wo nicht gerade gelogen, doch entstellt und übertrieben in der Art mitgetheilt, dass der Arzt, welcher fähig ist, ein Physiolog zu seyn, solche Geschichten zum Theil refüsirt; die meisten dieser Geschichten sind nicht einmal so interessant, wie die von den Gehirnen, welche vor Trockenheit in den Schädeln klapperten, wie Salmouth so herrliches be-

richtet hat in den Act. Nat. Curios D. II. ann. 5. obs. 88. pag. 56. —

2) Wir wissen ja, schon Schlichting und Ravina haben es längst gezeigt, dass die organische Function des Gehirns noch fortdauert und also auch die daran geknüpfte intellectuelle, wenn auch bedeutende Stücke der Hirnsubstanz entfernt werden und ist das nun der Fall, so schadet eine Eiterung oder sonst ein Verlust von der Hirnsubstanz — auch so besonders nicht.

3) Eiterungen verbessern eine zu mächtig prävalirende Venosität, z. B. thun das Blutgeschwüre, wenn sie reichlich sich einfinden; und könnte mithin die Vereiterung einer Hirnparthie nicht sogar den Schädel von venöser und arterieller Blutfülle befreien — also einen Wahnsinn oder eine Melancholie heilen? — so könnte eine Eiterung hier, wenn sie nur nicht zu bedeutend wäre, fast Krise werden, die Anomalie der Hirnfunction hindern und selbst aufheben — S. V. No. 10, besonders B. 2, wo Martini's und meine Erfahrungen hier Thatsachen liefern.

4) Sind die Zerstörungen und Verletzungen des Gehirns, besonders des grossen, in etwa bedeutend, so fehlen keine geistigen Anomalien S. V. No. 10 und 30; ferner chirurg. Clinik von *Dr.* Larrey, B. 1 und B. 2.

5) Theilweise Zerstörungen des Gehirns mit normal verbleibendem Seelenleben beweisen nur, dass der gesund gebliebene Theil des Hirnorgans hinreichte, die organische Hirnfunction gesund zu effectuiren; das geht mit dem Gehirne ebenso wie mit der Lunge, wo durch Hülfe unzerstörter Ueberreste die Athmung oft noch lange erhalten wird.

6) Die Hauptparthien des Gehirns sind doppelt, eben das gilt bei den Lungen, so dass Verluste in einzelnen Theilen von den anderen mehr oder minder ersetzt werden.

7) Bei ursprünglichen Missbildungen des Gehirns fehlt das Seelenleben nach dem Grade der Anomalie.

8) Alle Organe und Systeme des Körpers können organische Störungen erleiden, aber der Mensch bleibt gescheit, so lange die Action des Hirns normal bleibt — ja, also selbst das Hirn kann organisch erkranken und Patient bleibt gescheit,

stört die Hirnkrankheit, nur die organische Function nicht; also

9) sehen wir, dass der Zustand der organischen Masse des Gehirns so lange für das Seelenleben indifferent bleibt, als die hier eintretende Anomalie die Function des Gehirns nicht stört, daher wir

10) einsehen, dass eine richtige organische Hirnfunction für ein gesundes Seelenleben eben so bedingend ist, als eine Störung derselben nothwendig erst stattfinden muss, soll Verrücktheit eintreten; — ich glaube, dass die hohe psychische Bedeutung des Hirnorgans über alle Zweifel erhaben steht, sowie die bedeutenden Relationen des gesammten Blutsystems, besonders des arteriösen Theils, auf das gesammte Nervensystem und vor Allem auf das Hirnorgan, nicht im mindesten zu verkennen sind.

In Folge der Wechselwirkung zwischen Hirn und den hier bezüglichen Arterien, den *Arteriae vertebrales* und *Carotides* und deren Verzweigungen im Schädel, sehen wir unter dem Einfluss der Kraft des Herzens das Hirn seine Actionen, seine organische Function vollbringen, eine Lebenserscheinung, welche mit der Geburt beginnt und im Tode endigt; wir sehen, dass das Gehirn wie die Lungen und andere Organe in räumlichen Bewegungen lebt, welche für die individuelle Existenz der verschiedenen Organe nothwendig sind: wenn die Lunge hepatisirt, an den Thorax anwächst oder sonst beengt wird, und wenn das Gehirn durch Wasser, durch Druck irgend einer Art beengt und für seine räumlichen Bewegungen unfähig wird, so sehen wir dort die Fähigkeit zum Athmen und hier die Kraft zum Denken — nach Maassgabe der vorhandenen Hindernisse der organischen Actionen, sich mindern und da, wo die Lungen total unbeweglich werden, sowie da, wo die Hirnbewegungen absolut sistiren, ist der Tod unvermeidlich. Wollen wir die Kraft, die Grösse, die Schnelligkeit der Hirnpulsationen wissen, so fühlen wir die Pulse der Carotiden und erhalten Aufschluss; volle und kräftige Pulse zeigen entsprechende Hirnbewegungen u. s. w. — in der Ohnmacht schwinden die Arterien, dann die Hirnpulse und leben die Arterienpulse auf, so folgen diesen später die Hirnpulse, wo erst das Bewusstseyn wiederkehrt. Wenn im

Blödsinn die Carotiden leer, schwach, matt sind, so fehlt dem Hirn das ihm so nöthige Arterienblut, und indem die Radialarterien die Carotiden oft an Kraft überbieten, ist der Mensch oft keines Gedankens mehr fähig, während unter steigendem arteriellen Blutdrang zum Hirn von den ersten Graden der Lebendigkeit, das Hirn und Geistesleben bis zur ausgelassensten Wildheit gesteigert wird; noch ein Plus an Blutdrang und der Mensch wird stumpf, gelähmt, stirbt durch Hirnlähmung, in Folge der Hirnüberreizung durch Arterienblut. — Die Lunge empfängt im Prozess der Athmung das Oxygen der Luft, das Venen- oder schwarze Blut wird dessen Träger, um rothes oder Arterienblut zu werden; im Gehirne aber mag wol durch Hülfe der Arterien dieses Organs aus dem rothen Blute eine Absonderung statt finden, welche das Gehirn zur Quelle der Lebenskraft macht, die von hier aus durch das ganze Nervensystem strömt und den Körper belebt für sein Vegetationsleben, denn ein anderes ist ihm nicht nöthig, weil die Geistesherrschaft vom Hirne aus den Leib schützend bewacht; hier wäre der erste Nutzen der organischen Hirnfunction. Empfängt der Mund die Speisen und sendet sie dem Magen, so wird endlich jener Stoff erzeugt, aus welchem der Chemismus der Natur das alles ernährende Blut bereitet; es scheint, als binde uns der Unterleib an die Erde und knüpfe uns die Brust mehr an eine geistige Natur; während auch nach den psychischen Beziehungen der Brustkranke eher heiter ist, aber der Bauchkranke sich finster darstellt, und nur zu gerne seine Blicke in die Schattenseiten des Lebens wirft. Und hier möchte auch der Hauptgrund von dem Unterschied der Temperamente liegen, dem sanguinischen und dem cholerischen, von denen die anderen wohl nur Modificationen sind. — Die zweite, so hochwichtige Bedeutung der Hirnpulsationen ist die, dass sie als die vermittelnde Ursache des Denklebens, als jene organische Thätigkeit dasteht, ohne welche kein höheres Seelenleben stattfinden kann — höchstens Vegetation; wir glauben, dass man nach den gegebenen Thatsachen, die hier vorliegen — S. V. No. 10, bes. Band 2 — nicht wird abgeneigt seyn, meine Annahme richtig zu finden, während man einsehen wird, wie hier für die Ergründung des Seelenlebens selbst nichts gewonnen ist, dagegen für die ärztliche Thätigkeit mindestens Etwas, denn kann man Arzt seyn, ohne ein ärztliches Object, ein materielles also, vor sich zu haben? — man hat bei den Geisteskranken lange genug in's Blaue hineinkurirt! —

Es wird übrigens nicht genug seyn, dass die Hirnbewegungen nur stattfinden, es wird in dieser Action auch ein Rhythmus, eine Normalität müssen stattfinden; es wird hier seyn, wie in den Lungen, dem Herzen u. s. w., wo eine normale Correspondenz unter den räumlichen Bewegungen der verschiedenen Theile eines solchen Organs existiren muss, oder fehlt das, so fehlt die Gesundheit. Von diesen Organen aber schliessen wir nach der Analogie auf das Hirnorgan und glauben uns berechtigt, die folgende Annahme machen zu dürfen; in der Bewegung einer jeden der beiden Hälften des Cerebrums findet eine gewisse Normalität statt, welche sich zunächst auf die Kraft oder Grösse und die Schnelligkeit der einzelnen Bewegungen des Theils bezieht, wobei es der fernern Beobachtung anheim gestellt bleibt, zu erforschen, ob es richtig ist, dass bei ungleichen Dimensionen der Carotiden sich die Narrheit findet, vielleicht indem in Folge jenes Zustandes die Normalität der Bewegung des einen Theils des Cerebrums fehlt — S. V. 22, daselbst No. 33, g; — 30 —, denn es versteht sich von selbst, dass zwischen den räumlichen Bewegungen der beiden Hälften des grossen Gehirns eine entschiedene Harmonie stattfinden muss. Wie im grossen, so muss im kleinen Gehirn — jede der beiden Hälften sich normaliter räumlich bewegen und diese Normalität in den Actionen muss gegenseitig, also zwischen den zwei Hälften stattfinden; sowie ferner gewiss zu seyn scheint, dass zwischen den räumlichen Bewegungen des Cerebrums und Cerebellums gleichfalls ein Einklang stattfinden muss. Hat die Erfahrung gesagt, dass auch das Rückenmark seine räumlichen Bewegungen hat, so ist es einleuchtend, dass die Actionen dieses Theils mit denen vom Cerebellum und Cerebrum correspondiren müssen — genug, die Bewegungen der verschiedenen Hirntheile müssen in sich und in Rücksicht des einen Theils zum andern stets das Normale halten, während es ferner zu erforschen bleibt, in wie weit die übrigen Theile des Nervensystems gleichfalls ähnliche Actionen machen.

Die Ansicht, dass die Hirnpulsationen von Wichtigkeit sind, hat, soviel ich weiss, unter den practischen Aerzten bis jetzt nur ein Einziger beachtet — der *Dr.* von Walther nämlich, indem er sagt: es geräth die elastische Hirnmasse bei der *Commotio cerebri* in gewaltsame Schwingungen und die Hirnbewegungen werden gestört, oft unterbrochen, so dass nicht selten die bedeutendsten psychischen Nachtheile erfolgen. Der holländische Arzt, Dr. van der Haar, dessen Beobachtungen, deutsch Stendal 1794, ist auch der Meinung, dass die Hirnbewegungen sich bis in das Rückenmark erstrecken, was bekanntlich — siehe oben — Piccolomini, Diemerbroeck, Vieussens und Peter Frank auch annehmen, bis Portal, Magendie u. a. m. diese Erscheinung beobachteten, aber, wenn van der Haar sagt, dass sich jene Bewegungen bis in die Nerven erstrecken, so ist das zwar wahrscheinlich, aber erst durch Erfahrungen, wo möglich, zu bestätigen. Wenn van der Haar sagt, dass die Hirnbewegungen in einer Stunde über tausendmal erfolgen und ihrer grossen, aber wenig bekannten d. h. bis jetzt beachteten Vortheile d. h. Einflüsse wegen, der höchsten Beachtung würdig sind, so ist letzteres, wie wir gesehen haben, richtig, während erstere Angabe zu berichtigen ist, denn wir sehen, dass van der Haar nicht gewusst hat, wie im Blutsystem das Bedingende der Hirnbewegungen liegt und Hirn- und Arterienpulse demnächst stets correspondiren. Wir nehmen an, dass die Zahl der Pulse in den mittleren Lebensjahren in der Minute 70 sind, dass diess Verhältniss das normale ist und so werden in der Stunde 70mal 60 oder 4200 Hirn- und Arterienpulse stattfinden; bei 100 Pulsen in der Minute kämen 6000 Hirn- und Arterienpulse auf die Stunde u. s. w. Wir finden im Kindesalter den Puls normal beschleunigt — im steigenden Leben bis zum Alter mindern sich die Pulse und ebenso ist es also der Fall, dass in der Jugend die Hirnpulse frequenter sind als im Alter, und diess schon erläutert die Activität der Jugend und die Ruhe, welche dem Alter eigen ist. Ich habe Fälle beobachtet, wo die Pulse 140mal in der Minute schlugen und wo mithin in der Stunde 8400 Hirn- und Arterienpulse stattfanden; bedenkt man, wie wichtig das normale Hirnleben für unser intellectuelles und vegetatives Leben ist, so kann man den Nachtheil für den gesammten Organismus berechnen, wenn anhaltend 8400 Hirn- und Arterienpulse in jeder Stunde stattfinden und man wird einsehen, dass es nöthig ist, solche Beschleunigung im Lebensprocess zu moderiren, oder es erfolgt totale Zerrüttung des Körpers, doch ist gewiss, dass da, wo der Puls so sehr beschleunigt ist, die räumlichen Bewegungen mehr ein Zittern der Hirnmasse werden, was die Lebensconsumption sehr moderiren muss. — Will man den Zustand des Gehirns in Rücksicht seiner Actionen erforschen, so muss man die Radialen und Carotiden zuerst untersuchen und sich überzeugen, ob auch eine auffallende Ungleichheit in den Dimensionen derselben stattfindet, und ist das, so wird es nöthig, dass wir die rechte *Radialis* und linke *Carotis*, dann die linke *Radialis* und rechte *Carotis* zugleich betasten, wo wir über die Normalität des Blutstroms zum Hirn am besten urtheilen können — S. V. 22, No. 33, g. — Wir müssen überdem die Thätigkeit des Herzens erforschen, ob seine Actionen normal sind und wie die Kraft desselben beschaffen ist; wir fühlen die *Carotis* und *Radialis* stets zu gleicher Zeit und beachteten hier, mit Rücksicht auf das physiologische Plus in der *Carotis*, —

a) die Zahl der Pulse, um zu wissen, wie oft die Hirnpulsationen in einer Minute stattfinden;

b) intermittirt der Puls, so intermittirt auch die Hirnaction und wie momentan das auch ist, so ist es doch misslich und so misslicher, je wichtiger die Ursache ist, z. B. liegt die Ursache in Herzfehlern, so ist das übler, als wenn *Digitalis* die Ursache abgiebt, die ein bedenkliches Mittel ist;

c) wir fühlen die Kraft der Pulse — ist der Puls klein, matt und schwach und dann auch beschleunigt, so werden die Hirnbewegungen nicht kräftig seyn, die räumlichen Bewegungen sind nicht bedeutend, aber eine mehr zitternde Bewegung der Hirnmasse wird zugegen seyn, welche keine normale Action ist und mithin das Seelenleben trübt;

d) das wichtigste Resultat, welches wir aus dem Befühlen von *Radialis* und *Carotis*, soweit meine Erfahrung reicht, folgern können, ist dieses: das Ueberwiegen nämlich einer der beiden Arterien, d. h. wir erfahren, ob die Pulswelle in der *Carotis* oder in der *Radialis* am kräftigsten ist. —

In der *Radialis* überwiegt aber der Puls in der Regel da, wo das Hirnleben in Folge langer Reizung durch arterielle Congestion erlahmen wird oder bereits erlahmt ist, also in den Zuständen, wo nach der Exaltation im Wahnsinn das *Stadium melancholicum* folgt, oder wo der Blödsinn bevorsteht, indem das Hirn stets immobiler wird oder wo das Hirn bereits den Zustand von Blödsinn annahm, die räumlichen Bewegungen kaum mehr stattfinden und nur ein Zittern der Hirnmasse mag vorhanden seyn, welches hinreicht, vom Gehirne aus das vegetative Leben des Organismus zu unterhalten; der Puls in der *Carotis* mindert sich überhaupt, wenn der arterielle Blutdrang zum Kopf nachlässt und wenn die venöse Seite des Blutsystems überwiegend wird, wie das in den melancholischen Zuständen der Fall ist. —

In der *Carotis* überwiegt der Puls, wenn in den ersten Stadien des Wahnsinns bis zur *Acme morbi*, der arterielle Blutdrang zum Kopf mächtig ist, und wer hier genau beobachtet, der wird finden, dass selten der Puls frequent ist, vielmehr fühlen wir, dass die einzelne Blutwelle an Völle, Stärke und Kraft sich bedeutend zeigt und das ist das wichtigste, denn je kräftiger die Blutwelle, je kräftiger ist jede Hirnpulsation und ist Patient nicht rein ohne Besinnung, so fühlt er heftigen Kopfschmerz, indem das von Blut erfüllte, turgirende Hirn sich in die Hirnschale einengt. Hier ist der Kopf heiss, dünstet stark aus, er ist roth, er wird dick — hypertrophirt, die Augen glänzen, die äussern Ohren entzünden sich, Patient ist laut u. s. w. — wird endlich die *Carotis* strangartig, so sind die Radialen fast leer, Patient wird oft blass, stille, ruhig, der Kopf ist mit Blut überfüllt und nun folgt der Wendepunct der Krankheit auf der *Acme*; das so kräftig erregte Hirn erlahmt plötzlich, es reissen zarte Arterien im Schädel und Patient ist meist eine Beute des Todes, man sagt apoplectisch, besser durch Lähmung; oder wir sehen, dass jetzt das Arterienleben erlahmt, die Venosität wird plötzlich prävalirend, und es folgt das *Stadium melancholicum*, das in Genesung übergeht oder in Blödsinn, wenn das Hirn zu sehr gelitten hat; oder es folgt drittens nach der *Acme* ein Eintreten von Krisen, welche in die Genesung überführen, z. B. es folgen Salivationen, profuse Rotzaussonderungen, Schweisse, Abscesse an verschiedenen Theilen, Blutungen aus der Nase, Hämorrhoidalblutungen, ich sah Blutungen aus den Ohren u. s. w. u. s. w. Es bleibt hier ferner sehr wichtig, dass wir, um den Zustand des Gehirns richtig beurtheilen zu können, alle Rücksichten nehmen auf das Verhältniss, welches zwischen den Hirn- und Arterienpulsen mit dem Athmen stattfindet, denn es ist schlimm, fehlt hier normale Correspondenz. Rechnet man, dass vier Arterien- und Hirnpulse auf einen Athemzug kommen, so würden in der Minute bei 70 Pulsen — 17 und ein halber Athemzug stattfinden, in der Stunde also 4200 Hirn- und Arterienpulse und 1050 Athemzüge. Ich habe Geisteskranke beobachtet, deren Carotiden die *Arterias radiales* überwogen, wo der Puls 140mal in der Minute schlug, wo also 60mal 140, also die ungeheuere Summe von 8400 Hirn- und Arterienpulsen in der Stunde stattfanden und man kann, wenn man die Bedeutung der Hirnactionen für das geistige Leben, die Bedeutung des Hirns für das vegetative Leben und die Relationen des Blutsystems hier beachtet, abnehmen, wie sehr das geistige und vegetative Leben solcher Kranken bedroht und leidend ist, und ein blühendes Aussehen bei solcher Anomalie wird Keinen täuschen, welcher gesehen hat, wie rasch oft solche Kranke zusammenfallen. Rechnet man normaliter 4 Pulse auf einen Athemzug, so beobachtete ich bei einem solchen Wahnsinnigen dagegen 10 Pulse auf einen Athemzug, und also in der Minute 140 Pulse und 14 Athemzüge, so dass also in der Stunde 8400 Hirn- und Arterienpulse und 840 Athemzüge da waren; und welche grosse Anomalie ist das! — bei einem normalen Leben würden in der Stunde 4200 Hirn- und Arterienpulse, sowie 1050 Athemzüge zugegen seyn. Man sieht, dass in jenen Zuständen das Hirn so anhaltend und heftig gereizt, bereits in seiner Kraft zu wanken beginnt; der Vital-Einfluss vom Hirn aus durch den *Nervus pneumo-gastricus* auf die Lungen ist bedeutend gemindert, denn bei 8400 Pulsen in der Stunde sind nur 840 Athemzüge, während im normalen Leben schon bei 4200 Pulsen — 1050 Athemzüge stattfinden; man sieht, wie hier in der Harmonie der Systeme und Organe aller Einklang fehlt, wie das normale Leben des Gehirns für das geistige und vegetative Leben so hoch wichtig ist. Und auch die Thätigkeit des Magens erlahmt natürlich bei solchen Kranken; sie wollen nicht essen oder trinken, denn es fehlt der Trieb und von Rechtswegen, da auch im Magen von Seiten des *Nervus pneumo-gastricus* die vitale Einwirkung gemindert ist. Wie wichtig solche Thatsachen für die Praxis sind, das ist einleuchtend; ich will schliesslich noch bemerken, dass die uns vom Auslande gemachte Mittheilung, als ob die Zahl der Pulse in der *Carotis* in einer gegebenen Zeit bedeutender sein könne als in der *Radialis*, falsch ist — S. V. 11 und 27 — wenigstens habe ich in vielen tausenden Versuchen dergleichen nie beobachtet und die Angabe — S. V. 27 — mag entstanden seyn, indem krampfhafte Zuckungen in den Halsmuskeln mit den *Carotis*-Pulsen verwechselt sind, was bei Mangel an Aufmerksamkeit schon möglich ist.

c) Die psychische Dignität der Brust- und Bauch-Organe; das Bauch-Ganglien-System.

Ist es mir gelungen, in den Darstellungen sub a. und b. den Beweis geführt zu haben, dass das Gehirn dasjenige Organ ist, welches wir als das Seelenorgan allein zu betrachten haben, während das Gehirn überdem ausser in der geistigen Beziehung, auch für die Vegetation des Organismus einen bedeutenden, wohl den ersten Einfluss hat; wenn es mir gelungen ist zu zeigen, dass das Herz und Arteriensystem für das Hirn und das gesammte Nervensystem die höchste Bedeutung haben und ohne eine harmonische Existenz zwischen den gesammten Nerven- und Blutsystemen kein normales geistiges und vegetatives Leben des Organismus kann stattfinden, dann möchte es überflüssig scheinen, hier noch weiter von einer psychischen Dignität der Brust- und Bauchorgane zu sprechen; indess — dem ist nicht so, indem

1) Ein psychischer Einfluss der Bauch - nnd Brustorgane wohl stattfindet und besonders in der zweiten Form der Verrücktheit, in der Melancholie.

2) Man hat, indem man ohne alle Kritik verfuhr, diesen psychischen Einfluss der Brust - und Bauchorgane zu hoch in Anschlag gebracht, da man in ihm die *Causa proxima* der Verrücktheit zu finden wähnte, was falsch ist, daher wir

3) diesen Irrthum widerlegen müssen und bestimmen, wie gross oder geringe wir solchen psychischen Einfluss zu würdigen haben und solche Würdigung wird am besten dazu beitragen, dass das Wahre bestimmt hervortrete. Wenn hie und da Wiederholungen sich vorfinden, so wird man das entschuldigen; ich glaubte dadurch desto deutlicher zu werden — S. V. 10, besonders B. 1. der Beiträge. —

Man hat, indem man die Leichen verrückt gewesener Personen untersuchte, eine Menge von Anomalien in den Brust- und Bauchorganen gefunden und in den meisten Fällen im Gehirn derartige Missstände weit seltener entdeckt. Diese Verhältnisse wurden Ursache, dass man die hohe psychische Bedeutung des Gehirns herabzusetzen begann und, soviel ich weiss, hat der Dr. J. A. Unzer in seiner Wochenschrift, der Arzt genannt, hier in Deutschland den Ton angegeben; man sehe nur B. 3. Hamburg 1769, wo wir Capitel finden, z. B. S. 577: „Vom Zusammenhange des Verstandes mit der Verdauung"; S. 591: „Beweis, dass alle Arten des Unsinns durch die Verbesserung der Verdauung curirt werden u. s. w. u. s. w. — Ich gestehe offen, dass ich Dr. Unzer's Arbeiten mit Interesse studirt habe, ebenso wie Henning's Geschichte von den Seelen der Menschen und Thiere, Halle 1774, und wenn ich überzeugt bin, dass Unzer und Henning mehr benutzt als citirt sind, so habe ich bei Unzer's interessanten Arbeiten namentlich nie vergessen, dass Unzer die Erfahrungen entbehrt, die uns vorliegen, und dann, dass Unzer nur von der zweiten Form der Verrücktheit spricht, den melancholischen Zuständen, aber von der ersten Form, dem Wahnsinn, kaum Etwas sagt; es scheint, als ob der so achtungswerthe Unzer nie Zustände von Wahnsinn so eigentlich beobachtete, weil die Bewohner der niedrigen, tiefen Gegenden, wo Unzer wohnte, meist nur in die zweite Form von Geisteskrankheiten verfallen. Indem man solche nöthige Rücksichten nicht nahm, erlangte Unzer indess Einfluss, und als man nun endlich die unhaltbaren Ideen eines Nicht-Arztes, des Philosophen Plato, erneut in das Leben zurückrief und das Denk-, Gefühl- und Willens-Vermögen in Kopf, Brust und Bauch von Neuem residiren liess, da wurden Unzer's Ideen erst recht geltend und nicht blos im Magen, in allen anderen Organen, besonders im Herzen, suchte man die nächste Ursache der Verrücktheit — man trieb die Sache soweit nach dem nur genannten Unzer, dass man die vegetative Kraft des Organismus als die höchste taxirte, meinte, dass ein Heben derselben die Verrücktheit am besten heile, man sah keine Formen, keine Stadien mehr und die roborirende Methode eines Brown, längst verpönt, drohte noch einmal einen Cursus in der Psychiatrie zu machen! — wem übrigens sollte hier der Irrthum nicht deutlich einleuchten? —

Zur richtigen Würdigung der psychischen Dignität der Brust- und Bauchorgane möge die folgende Darstellung das Ihrige beitragen; hoffentlich wird meine Ansicht naturgetreu und also wahr seyn, daher mit jenen psychischen Dignitäten keine Gemeinschaft haben, von denen man in Friedreich's Magazin, Heft X, sagt, dass nach ihnen ein varicöser Magen den König Lear spiele, ein schwarzgalligtes Duodenum den Timon von Athen, ein heruntergedrücktes *Colon transversum* die Ophelia, während ein altes Fussgeschwür als Lady Macbeth debütirt! — In der That, solche Satyren waren die richtigen Resultate einer so grassen Lehre von der psychischen Bedeutung der Organe, wie die neuere Zeit sie aufleben sah und deren Ende auch erleben wird.

Es fordert eine grosse Vorsicht, wenn man die psychische Bedeutung der Organe beurtheilen will; es ist wahrlich nicht genug, die Leiche eines Verrückten zu öffnen und nun das Erkrankte zu suchen, denn findet man auch Würmer, Entzündung der Schleimhaut im Magen, Tuberkeln, Aneurismen oder kurz alle Arten von Desorganisationen, wie die dickleibigste pathologische Anatomie sie geben mag, so reicht das nicht hin und man ist nicht berechtigt, irgend eine Anomalie als Ursache der Verrücktheit in Anspruch zu nehmen, schon deshalb nicht, weil man ähnliche Missstände auch in Leichen von Personen findet, die nie verrückt waren.

Oeffnet man also die Leiche eines Verrückten, so gelten folgende Verhältnisse: Man kennt die Lebensgeschichte des Verstorbenen, kennt seinen Zustand vor dem Ausbruch der Verrücktheit, man hat eine genaue Krankengeschichte vorliegen und ein Tagebuch, welches sich als eine fortlaufende Krankengeschichte documentirt; man ist also von dem Zustande, welcher dagewesen ist, ganz genau unterrichtet. Bei der Section wird man auf solche Weise folgende Eintheilungen in den Erscheinungen zu machen suchen:

1) Man findet Anomalien, welche bereits existirten, ehe Patient verrückt wurde, wo die frühern Berichte aushelfen, z. B. Anomalien in der Formation des Körpers oder Resultate von Zuständen, welche in der geistesgesunden Zeit statt fanden.

2) Man findet Anomalien, welche man im Leben nicht erkennen konnte und stets da waren, z. B. falschen Situs von Eingeweiden.

3) Man findet Zustände, welche den Ausbruch der Verrücktheit begünstigten oder förderten — wo allerdings genaue Berichte, die Kritik unterstützen müssen: die primären Erscheinungen.

4) Man findet Zustände von Desorganisationen, die erst im Verlauf der psychischen Krankheit entstanden sind: secundäre Erscheinungen.

5) Man wird Anomalien finden, wo es stets schwierig bleibt zu entscheiden; ob sie Ursachen sind, oder erst im Verlauf der Krankheit sich ausbildeten: zweifelhafte Erscheinungen. Endlich

6) werden die Resultate der Section ganz gewaltig variiren nach dem Stadium in welchem der Patient stirbt, denn stirbt er im ersten Beginn der Krankheit, oder machte er alle Stadien durch und starb als Blödsinniger, apoplectisch, gelähmt, in Folge einer Entzündung, hectisch, hydropisch u. s. w. — so ist es einleuchtend, dass wir alles das beachten

müssen, im Falle wir es unternehmen wollen, über eine psychische Dignität der Organe zu sprechen. —

Ich bin der Meinung, dass diese Anforderungen nicht so schwierig sind, als es scheinen möchte und wenn sie auch schwierig sind, so bleibt es besser, wir subsummiren die Beobachtung sub 5) unter die zweifelhaften Erscheinungen, als dass wir Falsa begehen. Was die Anforderungen sub 1) und 2 betrifft, so sind solche ursprüngliche Bildungsfehler schon leicht zu ermitteln und Missstände, die im Verlauf der Krankheit in der Formation eintreten z. B. ein Abflachen des Kopfs, ein Schiefwerden des Thorax — dergleichen weiss man aus der stattgefundenen Beobachtung, die hier nie fehlen darf. Fälle von psychischen Krankheiten, die nicht von Anfang bis Ende genau beobachtet sind, haben durchaus keinen Werth und unbedingt entbehrt die Psychiatrie bis jezt noch am meisten der guten d. h. vollständigen Krankenberichte.

Die Anforderung sub 3) die Unterscheidung der primären Erscheinungen muss, wie die sub 4) die Rücksicht auf die secundären Zustände, aus der Kenntniss des Ganzen hervorgehen, während die Anforderung sub 6) durchaus unerlässlich ist: gelangt Patient bis in das letzte Stadium, wo sein Hirnleben total paralisirt wurde, und das geistige und vegetative Leben stets tiefer sanken, dann schreitet die Zerrüttung rasch vorwärts, was wir strenge zu beachten haben und es wird uns nie in den Sinn kommen, Zerrüttungen als Ursachen zu betrachten, welche weiter nichts sind, als die Folgen einer allgemeinen Dissolution; die secundären Erscheinungen sind die zahlreichsten. Indem man sich bei den Leichenuntersuchen von Verrückten, wohl nur selten jene Bedingungen stellte, wie ich sie so eben gemacht habe und machen musste, so kam es, dass man ursprüngliche Fehler in der Organisation, die primären, die secundären und zweifelhaften Erscheinungen, mit den Resultaten aus der Periode der organischen Zersetzung vermengte und, befangen in den Ansichten eines U n z e r u. s. w. es übersah, was Erfahrungen und Thatsachen für die hohe psychische Bedeutung des Gehirnorgans und die Beziehungen des Blutsystems bereits längst ausgesprochen hatten.

In Bezug auf eine Lehre von der psychischen Bedeutung

der Organe, welche nicht Anstand nimmt, die *Causa proxima* der Verrücktheit in einem beliebigen Organ von Brust und Bauch zu suchen, sind die folgenden Anführungen zu machen:

1) Der missliche Grundsatz: *post hoc, ergo propter hoc*; ist in dieser Lehre strenge durchgeführt, denn man fand irgend eine Desorganisation und ernanute diese ohne Umstände zu einer Ursache der Krankheit z. B. das Herz, die Milz u. s. w.

2) Man hat über die Anomalien einzelner Organe, die man bei Verrückten leidend und entartet fand, Zusammenstellungen gemacht und dazu Berichte benutzt, die nichts werth sind, weil ihnen jede Vollständigkeit fehlt; und mit solchen Zusammenstellungen wollte man beweisen, dass Herz, Milz, Leber u. s. w. als Ursache der Verrücktheit dastehn. Solche Arbeiten zeigt man am besten als nichtig, wenn man gleichfalls ohne Kritik ähnliche Zusammenstellungen über kranke Herzen, Milz, Leber u. s. w., macht, wo die Inhaber solcher Anomalien geistesgesund waren. — S. V. Nr. 10, besonders B. 1 der Beiträge S. 56 und 57.

3) Könnten Desorganisationen in den Organen von Brust und Unterleib, so aus sich selbst heraus, für sich allein und darum so leicht, eine Geisteskrankheit zu Wege bringen, dann müsste die Verrücktheit eine der häufigsten, eine der gewöhnlichsten Krankheiten seyn und dass das nicht der Fall ist, das wissen wir zwar, wollen es indess hier in etwas nachzuweisen suchen: Im Jahre 1810 rechnete man in Grossbrittanien auf 1000 Menschen einen Verrückten: auf 830 Landleute einen, sowie auf 1380 Menschen an Bergwerken und Fabrikorten auch nur einen. In neuester Zeit, sagte Dr. Casper, waren in Paris 2000 Verrückte unter 700,000 Einwohnern; in England kamen auf 12 Millionen nur 6000 Verrückte; in Schottland fanden sich 1818 unter 2 Millionen — 5000 Verrückte. In London starben 1826 in Toto 20758 Personen, von denen allein 5290 schwindsüchtig waren; im Jahre 1828 starben daselbst 21709 Menschen und hierunter waren allein 5213 Schwindsüchtige. Berücksichtigen wir nur allein diese grosse Menge von Schwindsüchtigen, welche ohne Zweifel alle Lungenschwindsüchtige waren, so mögen die chronischen Uebelstände aller Art, unter den Ent-

artungen der verschiedenen anderen Organe, einer grossen Menge der Anderen den Tod gebracht haben und — dennoch fand sich nur e i n Verrückter unter 1000 Menschen! vermöchten chronische Uebelstände einzelner Organe es, so leicht Verrücktheit zu machen, so wären die Geisteskrankheiten nicht die seltensten, sondern die häufigsten Uebelstände; nehmen wir an, dass 1828 zu London nur 20,000 Menschen starben und darunter 5000 an Phthisis, während 20 oder höchstens 25 unter jenen verrückt gewesen sind, bedenken wir, dass unter den übrigen 15,000 Todten unbedingt die meisten mit organischen Anomalien behaftet, starben, so werden wir einsehen, was die Lehre von der psychischen Bedeutung der Organe werth ist, welche ohne Umstände in jeder Anomalie eine Ursache der Verrücktheit zu finden wähnt: wir übergeben solche Lehre der Vergessenheit, denn zu Anderem ist sie nicht brauchbar! —

4) Die meisten Dosorganisationen, welche wir in den Leichen Verrückter finden, sind secundäre Zustände d. h. solche also, welche erst im Verlauf der psychischen Krankheit entstanden sind und das wundert uns nicht, weil wir wissen, dass das Gehirn für das geistige Leben die höchste und für das vegetative Leben eine wichtige Bedeutung hat: fehlt von Hirn aus der Vital-Einfluss in die Organe, so wird ihr Leben alienirt und hierin liegt die Ursache, weshalb in Folge von Hirnkrankheiten so reichlich die Desorganisationen sich einfinden — wir begreifen, weshalb die Leichen von Verrücktgewesenen die meisten pathologischen Präparate liefern müssen. Sind nun anderntheils die primären Organisationsfehler der Organe die selteneren, so leuchtet hiernach ein, dass eine bedeutende Vorsicht zur Beurtheilung unerlässlich ist. Entwickeln sich im Verlauf einer Geisteskrankheit organische Fehler, so sind sie also gewiss keine Ursachen, blos Folgen, welche höchstens den Zustand compliciren und hartnäckiger machen. Wir sehen Geisteskranke genesen, die an organischen Uebeln leiden, und wo nach der Genesung das Lungen- oder andere Uebel erst recht bemerkbar wird, die Schwindsucht macht bald dem Leben ein Ende. Manche chronische Uebel können wir nicht heilen, aber die Verrücktheit geht doch vorüber; es gibt unzählige Fälle von chroni-

schen Krankheiten, wo Organe in allen möglichen Arten entstellt werden, aber Patient wird nicht verrückt; in anderen solchen chronischen Uebeln bei denen die Empfindlichkeit des Nervensystems bedeutend gesteigert ist, wird der Kranke sogar oft geistreicher — und wie Alles das wohl erklären, wenn in organischen Uebelständen die nächste Ursache von Geisteskrankheit liegen könnte? — Wir sehen einen Verrückten, wir erkennen die organischen Anomalien in seinem Innern, wir heilen sie nicht, wir sehen neue Missstände sogar noch hinzutreten und — Patient wird genesen. Könnten die Entartungen eines oder mehrerer Organe eine Verrücktheit hervorbringen, so wäre, weil solche Zustände dauernd sind, die Verrücktheit ein stets anhaltendes Uebel, es gäbe keine Recidive und Intermissionen wären nicht möglich — ja, wir müssen nach den Thatsachen, die wir oben anführten jetzt eingestehen, dass das Gehirn sogar selbst ziemlich bedeutende organische Zerstörungen erleiden kann, ohne dass der Mensch deshalb verrückt wird. Wir sehen also, dass Anomalien eines Organes, inclusive Gehirn, nicht verrückt machen und fühlen, dass es längst Aerzte gab, welche dies einsahen, aber falsch war es, dass sie hier stehen blieben und rathlos werdend, kurz und gut annahmen, es werde die Seele selbst verrückt. —

Froriep erzählt uns in B. 23 der Notizen, dass Thiaudré einen Mann behandelt habe, der 29 Jahre alt, an Lungensucht, Lähmung der linken Seite, angeborner Contractur der linken Hand und des linken Fusses — litt. Bei der Section fand man das rechte Herz verdickt, erweitert, die rechte Lunge sehr leidend; Leber und Milz, Nieren — waren sehr zerreiblich; rechts zwischen Schädel und der Hirnhaut befand sich ein seröses Extravasat; die rechte Hemisphäre war atrophisch, durch ein häutiges Blatt ersetzt, die Hirnsubstanz hier geschwunden; die linke Hemisphäre und das kleine Gehirn waren, bis auf den etwas erweichten Lappen, gesund und — was das Beste in dieser Geschichte ist: Patient hatte sein Bewusstseyn und seine Urtheilskraft bis zum Tode nicht verloren, und — fügen wir hinzu, das von Rechtswegen denn, wie gesagt, ob 1 oder 10, oder noch mehrere Organe mögen krank seyn, so ist das gleichgültig, indem keine organischen Krankheiten der Organe, verrückt machen. Soll ein Mensch verrückt werden, so muss die organische Function des Gehirns alieniren, nur dann wird er verrückt und wenn das oft zerrüttete Hirn in seinen Resten nur richtig fungirt, so trübt nichts die Richtigkeit des Seelenlebens: es ist gewiss erfreulich zu sehen, dass die Seele nicht an die Materie gebunden ist, sich ihrer allein bedient, dass sie ihr Daseyn in der Organenwelt dadurch manifestire.

Wie wir die Sache nun auch drehen und wenden mögen, wir können in den Organen und ihren Anomalien nicht die wesentlichen Ursachen, nicht die nächste Ursache der Verrücktheit finden und wenn wir also genöthigt sind, die psychische Dignität des Gehirns anzuerkennen, so beruht dieselbe nicht auf der organischen Masse des Gehirns, sondern auf dessen Functionen, die in der Verrücktheit alienirt sind; wo die organischen Anomalien auch sitzen mögen, das ist gleichgültig, sie sind nur *Causae remotae* — die *Causa insaniae proxima* ist die Störung der organischen Hirnfunction. Was die psychische Einwirkung von organischen Anomalien in der Kopf- Brust- und Bauchhöhle betrifft, wenn sie mit Geisteskrankheit zusammenfällt, so ist sie diese; wenigstens nach meiner Erfahrung d. h. in Rücksicht der Stimmung des Seelenlebens, und solcher Einfluss auf die Stimmung zeigt sich auch da in etwa, wo der mit organischen Anomalien Behaftete, nicht verrückt ist:

1) Bei organischen Anomalien der Brustorgane ist die Seelenstimmung meist eine heitere — die Brustkranken sind leichten Sinnes, vergessen leicht ihre Qualen, sind weichmüthig, gutmüthig, sie brausen leicht auf, zürnen gerne, aber zum hassen sind sie unfähig. Die Angst des Herzkranken lösst sich auf in Wehmuth, er wird wieder munter; selbst die Noth, im Hydrothorax empfunden, beschwichtigt sich und stört die Wahrheit nicht, dass Brustkranke überhaupt — nie der Hoffnung zum Glücklichen entsagen können. In der ersten Form der Verrücktheit, im Wahnsinn, ist Pa-

tient wild, heiter, lustig in der Regel; die Section zeigt die meisten organischen Anomalien im Thorax.

2) Bauchkranke sind finster, argwöhnisch, böse, übel von Laune und indem ihr immobiles Gehirn sie der Phantasie beraubt, weben und leben sie gerne in beschränkten Ideen, aus denen Gewohnheit bei ihnen Vorurtheile macht; sie sind ruhm- und herrschsüchtig, und indem sie nur sich leben, ihr Ich am höchsten stellen, stossen sie die Welt von sich und es ist eine Qual, in ihrer Nähe zu leben. Bauchangst ist ohngleich heftiger, quälender und verzehrender als Brustangst; blickt der Bauchkranke gerne in die Schattenseiten dieses Erdenlebens, wo er immer grosse Flächen in tiefem Schatten finden wird, so sucht der Brustkranke lieber die Lichtparthien und ist nicht ungeneigt, den Himmel offen zu sehn — so, wie ich es hier darstelle, sah ich es zu oft, um der Sache nicht gewiss zu seyn. Finstere, tiefsinnige, mit Zweifel, Angst, fixirten Meinungen und Schreckensbildern geplagte Verrückte, sind Bauchkranke, sie gehören der zweiten Form der Verrücktheit, der Melancholie und eine Section ihrer Leichen, zeigt die meisten primären und secundären Uebelstände im Unterleib.

3) Menschen, welche an organischen Anomalien der Hirnsubstanz leiden, sind, insoweit ich hier richtig beobachtet habe, mehr finster, mürrisch, übelgelaunt, als das Gegentheil; es scheint, als ob der Reflex des Bauchs für den Kopf gar wichtig sey. Die Erfahrung anderer Aerzte scheint diese meine Erfahrung zu bestätigen, — Chirurg. Clinic von Larrey, B. 1. und B. 2; S. V. Nr. 30. u. s. w. Wir erinnern nur, dass nach Larrey drei berühmte Männer, die im Leben finster wurden und an Lebensüberdruss litten, bei der Section ihrer Leichen Hirnentartungen zeigten: Monge, Fourcroy und Byron, und dass diese im Leben geistreich waren, wissen wir. —

Wie es mir scheint, so haben wir die Dignität des Hirnorgans durch unsere Darstellung hinreichend erwiesen, theils positiv, indem wir Thatsachen sprechen liessen, welche die hohe psychische Dignität des Gehirns direct beweisen; theils negativ, indem wir den Beweiss führten, dass eine organische Anomalie, wo sie auch vorhanden seyn mag, eine *Causa insaniae proxima* seyn kann. Ich will den Gegenstand noch ein wenig in Anspruch nehmen, denn es kann ob der Wichtigkeit desselben nicht überflüssig seyn, dass wir jede Seite hier discutiren: wir betrachten die normale organische Hirnfunction als die bedingende Ursache eines gesunden Seelenlebens und betrachten mithin eine Störung der normalen organischen Hirnfunction, als die *Causa proxima* der Geisteskrankheiten, während wir organische Anomalien im Gehirn, wie die in anderen Organen, blos als *Causae remotae* betrachten dürfen. Es wird also Niemanden so Thörigtes weiter in den Sinn kommen, wie einst den Gelehrten passirt ist, zu glauben, dass das Gehirn, diese Masse, denke, sinne, fühle, begehre, wolle u. s. w. — das wird Niemand weiter behaupten wollen, denn es leuchtet ein, dass das Gehirn nur das Organ ist, welches das Seelenleben vermittelt. — So frage ich: kann Jemand behaupten, dass die Lunge athme, der Magen verdaue, das Herz die Circulation bewirke? — Ich meine, das könnte Niemand sagen, der nur je eine Lunge, einen Magen und ein Herz, ganz und unbeschädigt in Leichen gesehen hat, wo sie, wenn auch frisch und unzerstört, doch unthätig und todt sind. Wir können nur sagen, dass diese Organe im Leben das Athmen, die Verdauung und die Circulation vermittelten und dies selbst nur so lange, als sie nach Form und Mischung geeignet sind, die Substrate der *Vis vitalis* zu seyn, welche dann jene Organe in eine Function versetzt, in eine Thätigkeit, welche der Form und Mischung des respectiven Organs durchaus eigenthümlich ist, also: ein nach Form und Mischung individualisirtes Organ und eine entsprechende Quantität der einen Lebenskraft, welche das Ganze durchdringt, ist nöthig, dass ein respectives Organ lebe, d. h. also — thätig sey, fungire und mithin dem Zweck des Ganzen entspreche. Niemand wird behaupten können, das ein Organ andere Functionen verrichte, als diejenigen, welche als erwiesen vorhanden sind. Was Lungen, Herz, Magen, Leber, Milz, Urinblase u. s. w. functionell im Organismus zu verrichten haben, das wissen wir, aber, dass sie denken, zum Denken auch nur aushelfen oder nur in irgend einer Weise zu Gunsten eines normalen Seelenlebens thätig sind, davon ist uns nicht das Mindeste bekannt und alle die Ideen, welche das Gegentheil andeuten, sind lächerlich; es bleibt nur das Hirnorgan als Sitz des Seelenlebens übrig und blos in der Art, wie ich es bereits so oft bezeichnet habe. — Niemand ferner kann, auch selbst nicht im Traume, behaupten wollen, dass ein Organ sogleich seine Functionen einstellen müsse, weil es in etwas verletzt ist — wir haben am Krankenbette ja erfahren, dass die Functionen eines Organs oft wenig oder gar nicht zerstört werden, und wenn auch das respective Organ stark und bedeutend verletzt ist. Man denke hier nur an die Lungen, wo unter den schrecklichsten Zerstörungen das Athmen oft so gut und lange erhalten wird, wir wenigstens aus dem Grade der Athmungsfähigkeit, weil sie hinreicht das Leben zu erhalten, nicht auf den enormen Grad von Zerstörung schliessen können. Wollte man uns erzählen, dass in einer Leiche $\frac{1}{4}$, $\frac{1}{8}$ selbst $\frac{1}{16}$ Theil der Lunge nur gefunden ist, während Patient bis zum Ende hin so leidlich athmete, so würde man das wenig bewundern, weil dergleichen zu bekannt ist; wie mit den Lungen aber, so mit dem Gehirn: wie die defecte Lunge, so kann das defecte Gehirn in dem individuellen Falle immer noch eine Zeit lang richtig fungiren, hinreichend also, und dass es oft nur der Reste von Hirn und Lungen bedarf, um die Functionen dieser Organe zu erhalten, das sagt die Erfahrung. Fungiren also nur Ueberreste von Gehirn und Lungen richtig, so wird man zwar die normale Energie der Functionen vermissen, indess — die verletzten Organe fungiren: der Eine athmet leidlich gut und der Andere denkt nicht unrichtig. Findet man bei den Sectionen die Lungen und Gehirne ohne organische Entartungen, während im Leben doch Asthma und Verrücktheit da waren, so hat der Prosector entweder nicht gut gesehen oder die Ursachen, welche die Functionen jener Organe störten, sind dem anatomischen Messer unerreichbar. — Treten Ursachen ein, welche die Bewegungen der Lungen bis zu einem gewissen Grade mindern, so hört die Oxydation des Blutes auf und der Mensch stirbt durch Erstickung und Lähmung, weil das Arterienblut fehlen wird. Das edelste aller Organe aber, das Gehirn fungirt zweifach, es dient dem intellectuellen und dem somatischen Leben: stören Ursachen die Actionen des Gehirns, so verwirrt sich der Geist, stören sie die Actionen des Gehirns bedeutend, so ist der Mensch geistlos, blödsinnig, aber so lange nur noch ein Zittern, ein leises Bewegen der Hirnmasse andauert, so lange behauptet das Gehirn seinen Einfluss auf die blos vegetative Existenz des Individuums und hier ist der Grund, weshalb Blödsinnige oft so lange leben und unser Mitleid, unsere Liebe und Achtung so sehr in Anspruch nehmen, da hier gerade der traurige Fall statt findet, wo die Seele in den Banden eines kranken Organismus, wie in einem Kerker, gefesselt liegt. — Ist eine Lunge krank und theilweise zerstört, so ist es namentlich die Haut, welche zur Athmung aushilft; sind Theile des Gehirns zerstört, so entbehrt hier die Natur der Aushülfe durchaus nicht und wenn es wahr wäre, dass unter uncivilisirten Nationen weniger Verrückte existiren, als unter civilisirten, so möchte man fast versucht werden zu glauben, dass die Ursache in einer falschen Kunst läge, welche die Aushülfe, die die Natur gewährt, nicht respectirt. — Das *Cerebrum* und *Cerebellum* sind doppelt, ein Theil vermag den anderen zu ersetzen; die rechte Hälfte eines Theils ersetzt die linke, wo diese leidend wird: die Function des ganzen Gehirns muss gestört werden, ehe Verrücktheit ausbricht. Das Gehirn besteht aber nicht blos aus *Cerebrum* und *Cerebellum*, da ist noch die *Pons Varoli*, ferner die *Medulla oblongata*, sowie wir endlich das Rückenmark sammt dem ganzen Nervensystem und seinen Ganglien hier in Anschlag zu bringen haben, und wir sehen ein, dass ein Theil ergänzend auf den andern einwirkt, wo dies Anomalien erfordern: wissen wir allerdings hier noch wenig, so steht es uns zu, durch emsiges Forschen die Lücken auszufüllen. Wenn die gelindeste Hirnbewegung, ein Zittern der Hirnmasse fast hinreicht, dass im Gehirn vermittelst des Arterienblutes die Bildung des belebenden Princips erfolge und dies vom Hirn aus in die Nerven strömt; so erinnern wir uns auch, dass Nerven die constanten Begleiter der Arterien sind und unbedingt mögen die Nerven aus den Arterien das Belebende empfangen — ja, je bedeutender das Gehirn verletzt ist, je kräftiger muss die

Communication zwischen Arterien und Nerven werden und dann mag die Vitalkraft selbst aus den Nerven den Ueberresten des Gehirns zuströmen und diese Ueberreste befähigen, dass sie immer noch in etwas das geistige Leben unterhalten: ich habe nirgends wo mehr, als bei dem Gehirn die Sorgfalt bewundert, womit die *Alma mater* dieses erste und wichtigste aller Organe in Schutz nahm und Veranstaltungen machte, Schaden nicht blos zu verhüten, sondern auch zu entfernen und möglichst unschädlich zu machen, daher denn die Therapie in den psychischen Krankheiten sich am meisten als eine Dienerin der Natur zu zeigen hat, wenn sie taugen soll. Das Gehirn ist das Seelenorgan — Verrücktheit beruht ihrem Wesen nach in einer Störung der normalen organischen Hirnfunction; organische Leiden im Organismus, selbst im Gehirn, sind nur allein die *Causae remotae* der Verrücktheit und wer es unternehmen will, einen Verrückten zu heilen, der halte vor Allem das Gehirn im Auge, aber — er übersehe durchaus die *Causae remotae* nicht: er mache es wie der gute Zahnarzt es macht, welcher in Zahnkrankheiten den Zahn strenge beachtet, aber nie die Sordes der ersten Wege u. s. w. übersieht, sondern sie entfernt und er sieht, dass jetzt das Zahnübel weicht, wenn jene Sordes, die *Causae remotae*, genesen sind. Psychische Aerzte, welche blos im Kopf oder blos in den Organen die Ursachen der Verrücktheit suchen und nicht fähig sind zu individualisiren, gleichen jenen wandernden Zahnärzten, welche ihre ganze Therapie der Zahnkrankheiten, auf Zahnausbrechen beschränken.

Nachdem wir nun die psychische Dignität der Brust- und Bauchorgane, auch die des Gehirns, dasselbe als organische Masse betrachtend, gewürdigt haben, so bleibt es nun noch übrig, dass wir uns bemühen, die psychische Dignität des Bauchnerven-System's, also insbesondere der Unterleibsganglien zu betrachten, indem das wichtig ist, weil eben die Bauchganglien in der zweiten Form der Geisteskrankheiten, in der Melancholie, eine so wichtige Rolle zu spielen haben. Man hat diesen Einfluss der Bauchganglien zu wenig richtig gewürdigt und das ist die Ursache, weshalb der

Dr. Unzer und seine Nachfolger den Einfluss des Unterleibs so sehr überschätzt haben, so total einseitig und verwirrend wurden! Ich kenne bis jetzt keine Arbeit, welche mir ein genügendes über den jetzt in Rede stehenden Gegenstand gesagt hätte — finde ich sie später, so will ich sie gerne benutzen, aber jetzt gebe ich nur, was ich selbst erfahren habe, mindestens ist es mir unbekannt, wenn ich dabei Reminiscenzen einfliessen lasse, die entlehnt sind — S. V. 30. — Es gibt Menschen, namentlich am häufigsten unter den Bewohnern flacher Landstriche, von Thalgegenden und überhaupt solcher Länder, deren Elevation über den Spiegel von Flüssen und Seen wenig erhaben ist, wo schon in den ersten Lebensjahren sich die Zeichen von Unterleibsleiden einstellen und man bemerkt, dass die Kinder ängstlich, scheu und schüchtern sind. Zur Zeit der Pubertät, besonders wenn sie sich der Onanie oder dem Coitus hingeben, steigern sich die Unterleibsbeschwerden, wo verdriessliche Laune, Aengstlichkeit sich steigern und ein Heer von Beschwerden eintritt, das man so gewöhnlich mit dem Titel Hypochonderie beehrt. Dieser missliche und den freien Gebrauch des Lebens behindernde Zustand bessert in den climacterischen Jahren, oder er verschlimmert sich, je zuweilen entsteht er erst in den climacterischen Jahren, zwischen 40 und 50, in der Epoche, wo bei Weibern die Menses cessiren und bei den Männern die Absonderung des Samens sich mindert und wo das arterielle Leben zurücktritt, die Venosität prävalirend wird und sich namentlich eine venöse *Plethora* des Unterleibs einfindet, der Hämorrhoidalzustand, bei welchem nie Verstimmungen des Unterleibsnervensystems fehlen, weil das nach Qualität und Quantität abondirende Venenblut das Leben des Bauchnervensystems feindlich verletzt. — Wie frühe oder wie spät ein solcher Zustand nun eintritt, und bei den Bewohnern der niedrigen Landstriche tritt er oft frühe ein, so beobachten wir, dass die unbehaglichen Gefühle des Unterleibs sich langsam steigern; unter dem perversen Leben der Bauchnerven sehen wir die Störungen in dem Leben der Bauchorgane in organische Entartungen übergehn, namentlich in: Erweiterungen des Darmkanals, die Lufterzeugung im Darmkanal wird oft ungeheuer, der Magen verdaut nicht, es folgen Magenschmerzen, die Sedes sind gehindert, irregulär und — kurz, der Kranke leidet unausprechlich. Mehr oder minder rasch beginnt Patient zu fühlen, dass er die Kraft verliert, sich zu beruhigen; er vermag stets weniger seinen Gesundheitszustand richtig zu würdigen und er wird oft plötzlich laut, wild, wie toll — aber das geht vorüber und nun sieht der Mensch ein, dass er krank ist. Steigt der Zustand, so beginnt Patient anhaltend ein Gefühl, das ihn peinigt, in der Magengegend zu empfinden; dasselbe verliert sich, wenn Sedes da waren und Winde von oben und unten entleert sind. Steigt der Zustand noch höher, so wird das peinigende Gefühl in der Magengegend zu einem Angstgefühl und dasselbe steigt oft zu einer enormen Höhe: Patient klagt nicht mehr über Körperleiden, er fühlt sie nicht mehr, er fühlt nur noch Angst und ist weit davon entfernt, die körperliche Ursache derselben mehr zu empfinden wie früher, Patient schiebt die Ursachen seiner Angst auf Sünden, die er nie begangen hat — er hält sich für einen Verbrecher oder ist er sonst ein muthiger Mensch, so wird er seine Angst fremden Einflüssen zuschreiben, aber auch der Feige thut das klagend.

In solchen Zuständen erreicht das Gemeingefühl des Unterleibs eine bedeutende Höhe und die Nerven, namentlich die Ganglien und hier besonders das Sonnengeflecht erwachen zu einer oft enormen Lebendigkeit, daher die lebhaftesten Gefühle auch grade in der Magengegend residiren. Vielleicht, dass da, wo dieser Zustand zu Hause ist, eine überkräftige Entwicklung des Bauchnervensystems diesen Zustand begünstigt und er unter dem Einfluss der Venosität gleich lebhaft erwacht; im Allgemeinen aber scheint es, dass in den Zeiten der erwachenden Pubertät, bei Ausschweifungen in Venere und vor dem Eintritt der climacterischen Periode, ein kräftiger, erregender und aufreitzender Einfluss des Arteriensystems auf die Bauchganglien und Nerven stattfinde; ihr Leben muss pervers werden und wird es mehr und mehr, unter dem venösen Einfluss. Es ist nicht leicht zu bestimmen, in welcher Art und Weise das Leben der Bauchganglien pervers erscheint, denn mit der Annahme eines gesteigerten oder herabgesetzten Lebens in den Ganglien, ist für die Praxis nichts gewonnen und alle heftigen Mittel, die Blausäure enthalten, *Aqua lorocerasi* u. s. w. ferner die *Narcotica* — sie helfen nichts, aber schaden, indem sie das Arterienleben herabsetzen, die venöse Prävalens fördern, die Säfte entmischen und die Naturheilkraft lähmen — gewiss ist hier Vorsicht nöthig. Wir bemerken, dass in solchen Zuständen eines anomalen Lebens der Bauchnerven, das organische Hirnleben sich nach und nach in der Art mindert, dass der intellectuelle Ausdruck desselben stets mehr niedersinkt — es gewinnt den Anschein, als ob die Vitalität des Gehirns in dem Grade mindert, als die Lebendigkeit des Bauchnervensystems sich steigert und wir finden hiervon die Ursache in dem Umstande, dass die Prävalens des Venensystems sich immer weiter ausdehnt und seinen lähmenden Einfluss auf das Gehirn ausübt. — Und ist nun das Hirnleben gesunken, ist das Leben der Ganglien einmal pervers, so würdigt der geistig so tief herabgesetzte Mensch seinen Zustand nicht weiter, er ist geistig gestört d. h. geschwächt und die kranken Gefühle des Unterleibes beherrschen ihn — erst da, wo solche Zustände von Melancholie die höhern Grade erreichen, wird Patient rein wesenlos, er wird zur Salzsäule, oder er wird völlig verrückt, indem unter climatischen und anderen Einflüssen, oft plötzlich das Arterienleben erwacht und nun heftige Congestionen zum Kopf eintreten, welche das ohnehin erlahmte Hirnleben rasch zerrütten: die Melancholie ist nun difinitiv in das Gebiet der Geisteskrankheiten eingetreten. —

Wenn sich die bezeichneten Anomalien der Bauchnerven einstellen, so greifen solche Personen fast instinctartig zu Schnaps und Wein; sie werden sich gerne durch Spirituosa berauschen und Opium ist ihnen lieb, da es sie auch berauscht. Dieser Trieb ist ganz richtig, denn Wein, Schnaps und Opium wirken direct ein auf das Arterienleben, der Umschwung des Bluts mehrt sich und es wirkt dann kräftig ein auf Hirn und Nerven, diese Organe werden jetzt reicher an Arterienblut, turgiren wieder und leben demnächst kräftiger auf. Ist auf solche Weise die Action des Hirns gesteigert, so ist auch alsbald die Denkkraft gehoben und wir bemerken, dass eine halbe Flasche Wein, am besten einige Gläser

Champagner, den trübsinnigen Menschen lustig machen — er denkt so lebhaft, dass er seine Bauch-Angstgefühle würdigt und selbst vergisst. Sehen wir, dass uns der Wein als Heilmittel dienen muss, so sehen wir auch, dass Uebermaass durch wiederholte Hirnreizungen, den Uebergang in Verrücktheit fördern wird. —

Ich begreife sehr gut, dass ich hier die psychische Dignität der Ganglien und Nerven des Unterleibs nur unvollständig schilderte — ich wünschte, das Bessere bald anderswo zu finden, doch soviel scheint wohl gewiss zu seyn: das Leben des Bauchnervervensystems wird in den melancholischen Zuständen ein perverses, und je krankhafter es alienirt ist, desto mehr wird, man möchte sagen antagonistisch, das geistige Leben des Gehirns herabgesetzt, und je mehr letzteres der Fall ist, desto tiefer sinkt die Energie des Seelenlebens und indem somit die Einheit des Seelenlebens zerfällt, ist das geistige Uebergewicht des Hirnorgans verloren; solche Menschen sind zu den unsinnigsten Handlungen fähig, aber Niemand wird hier solche Handlungen als Verbrechen characterisiren wollen, welche allein aus einer Entzweiung des Seelenlebens hervorgehn, die organisch begründet ist. S. V. 30, meine Notizen und daselbst S. 96 u. ff.; S. 79 u. ff. —

d) Ueber die Wechselbeziehungen der verschiedenen Organe und Systeme unter einander überhaupt.

Wir haben es versucht, in den ersten drei Abtheilungen dieses ersten Capitels durch Thatsachen die psychischen Beziehungen des gesammten Nervensystems, Blutsystems und der Organe überhaupt, aus welchen der Organismus construirt ist, zu bestimmen — wir versuchten es mindestens zu thun, soweit wir dazu befähigt waren. Der Leib des Menschen ist ein Ganzes, das aber aus vielen einzelnen Theilen componirt ist; jeder einzelne Theil lebt sein individuelles Leben, aber das Leben des einen Organs harmonirt mit dem Leben des andern und so steht das eine Organ in harmonischen Beziehungen zu allen und alle wieder zu dem einen; je vollständiger die Harmonie in den Beziehungen der verschiedensten Organe sich darstellt, je entschiedener erscheint der so reich componirte Leib als ein Ganzes und desto gesunder ist er nach Leib und Seele, und jemehr jene Harmonie den Leib verlassen hat, desto misslicher ist sein Zustand, sowie da der Tod unvermeidlich ist, wo der harmonische Einklang ein Ende nimmt. Eine Störung der harmonischen Beziehungen zwischen den Systemen und Organen ist eine reiche Quelle von Krankheiten, und ohne solche Störungen entstehen niemals Desorganisationen. — Wir müssen, denn dafür sprechen alle Thatsachen, das gesammte Nervensystem als das erste und wichtigste aller Systeme betrachten, während die Organe, welche es componiren, das *Cerebrum, Cerebellum, Medulla oblongata, Medulla spinalis*, Ganglien und Nerven in ihrer Wichtigkeit verschieden sind, doch so, dass ein Theil, welcher gesund lebt, den anderen, welcher erkrankt, ersetzt — mindestens zum Theil. Im Nervensystem behauptet das Gehirn die erste Stelle, denn es fungirt doppelt, einmal als Seelenorgan und dann als die erste Quelle der Lebenskraft, welche von hier aus in die Nerven strömt und die Belebung aller Organe fördert, während in der Verbindung zwischen Arterien und Nerven eine andere Quelle zur Erzeugung der Lebenskraft stattfindet, die um so ergiebiger ist, je weniger das Gehirn geeignet ist, seine zweite Bestimmung zu erfüllen. Durch die Vermittelung des Nervensystems werden die vielen Theile, aus welchen der Organismus componirt ist, ganz insbesondere zu einem organischen Ganzen verbunden. Erkranken Hirn und Nerven, so wird die Harmonie des Ganzen am leichtesten gestört; jedes Organ hat sein individuelles Leben, wo Form und Mischung desselben, die besondere Function bestimmen, welche durch das belebende Princip vermittelt wird, und fehlt nun die normale Einwirkung vom Hirne aus, so wird das Leben des einzelnen Organs zu individuell und seine Vegetation nimmt eine Richtung, die mit der Harmonie des Ganzen nicht in Einklang steht; entbehren z. B., um nur eines zu erwähnen, Lungen und Magen den guten *Influxus vitalis* durch den *Nervus pneumo-gastricus*, so sind krankhafte Zustände in diesen Organen unvermeidlich und hier ist wahrscheinlich die erste Quelle von Desorganisationen, auf deren Entstehung das Blutsystem mehr einen secundären Einfluss hat. Nach dem System der Nerven behauptet in der thierischen Oeconomie das Blutsystem einen bedeutenden Rang. Das Arterienblut ist für das Hirn und Nervensystem das alleinige Reiz- und Belebungsmittel; das Arterienblut bedingt die Actionen oder Bewegungen des Gehirns, welche diejenige organische Thätigkeit ist, die als die materielle Bedingung des Seelenlebens dasteht; aus dem Arterienblut wird namentlich im Gehirn, aber auch in den Nerven die Lebenskraft abgesondert. Das Venenblut ist dem Hirn und Nervensystem feindlich, es nützt diesem Systeme nur indirect, indem es den Einfluss des Arterienbluts moderirt, dessen zu kräftige Einwirkung das Hirn und die Nerven zerrüttet, während endlich das Venenblut Stoffe aufnimmt, welche dem Organismus nur bedingt nützen, — doch aber werden Säfte aus demselben abgesondert, welche für die Vegetation dienlich sind. Die Lunge verrichtet den Process der Athmung, wodurch aus dem Organismus feindliche Stoffe entleert, aber auch lebensnöthige zugeführt werden, denn der Sauerstoff der Luft wandelt in den Lungen das schwarze Venenblut in rothes Arterienblut; so bedingt die Function der Lunge in ihrer normalen Beschaffenheit, die normale Function des Blutsystems und letztere ist nöthig, soll eine normale Existenz des Hirn- und Nervenlebens stattfinden; — wir sehen, wie Eines das Andere bedingt und wie ein Wissen, welches das Ganze in Stücke schneidet, zu nichts helfen kann. — Ist der Mund das Organ, welches der Lunge als Eingang dient, so dient er auch als Eingang zum gastrischen System — er sendet dem Magen die Speisen, die hier und im Darmcanal zersetzt werden. Wird das Unbrauchbare *per anum* entleert, so wird das Brauchbare als Nahrungssaft aufgesogen und durch eigene Gefässe dem Blute zugeführt, das sich den Nahrungssaft aneignet und somit seine Verluste ersetzt, während das Blut die Ersetzung der verbrauchten Massen, die Vegetation bewirkt. Die venösen Organe, besonders die Leber sondert die Galle aus dem Venenblut, und die Galle ist ein wichtiges Agens für die Thätigkeit des gastrischen Systems. Die Haut lebt, indem sie Stoffe ausleert, die nicht mehr dienlich, aber sie athmet auch und dient hier nicht wenig dem Lungenorgan. Wenn die Leber so wichtig ist für das Venensystem, so sehen wir auch die Dienste des uropoëtischen Systems als Reinigungsorgan bedeutend und verkennen den grossen Einfluss nicht, welchen das Geschlechtssystem auf Nerven-, Blut- und die anderen Systeme ausübt. Das Knochensystem ist die Base des Ganzen, die Grundlage für die minder edlen und wichtigen Organe; aber Hülle ist es für die wichtigeren Organe, für das Herz, die grossen Blutgefässe und Lungen, die der Thorax einschliesst — das wichtigste aller Organe aber, das Gehirn, umschliesst der Knochenbau völlig und in der Sorgfalt des Schutzes, womit die Natur für das edelste Organ besorgt war, sprach sie allein schon die hohe Bedeutung des Gehirns aus, seine Bedeutung als Seelenorgan. — Und lassen wir es bei dieser Darstellung ein Bewenden haben; ich würde doch nur ermüden, indem ich Bekanntes wiederhole und Jeder weiss ja, dass der Organismus ein Ganzes ist, wenn auch aus Theilen bestehend, die aber so enge in einander greifen, dass kein Glied der Kette fehlen darf, wenn nicht anomales Leben folgen soll. Dass ohne eine normale Wechselbeziehung der verschiedensten Organe und Systeme, keine normale Existenz des Organismus möglich, ist einleuchtend — und fragen wir nun, in wie weit solche Wahrheit für die psychischen Krankheiten wichtig ist? — so gilt diese Antwort: wissen wir, wo die *Causa proxima* der Geisteskrankheiten weilt, so beachten wir sie tüchtig, aber vergessen nie und nimmer, dass der Leib ein Ganzes ist, die verschiedenen Organe und Systeme zu einander in den genauesten Relationen stehen und wir den Zustand eines einzelnen Organs nur falsch würdigen können, wenn wir seine Beziehungen zu allen anderen Organen und dieser aller zu dem Einen nicht beachten; solches Verfahren ist beim Gehirn besonders nöthig, aber allenthalben und nur der, welcher hier tüchtig ist, kann mit Segen als Arzt wirken, allein nur psychischer Arzt seyn.

Cap. 2.

Was ist also Verrücktheit? — Was sind Geisteskrankheiten? — Strenges Trennen der *Causa proxima* von den *Causis remotis.* — Die Resultate der Sectionen, nach den Stadien u. s. w.

Was wir unter psychischer oder Geisteskrankheit oder Verrücktheit zu verstehen haben, das ist eine Frage, die man leichter stellen als beantworten kann, insoweit man eine Antwort, die den Begriff erschöpft, verlangen wird. Bis jetzt ist es keinem gelungen, uns eine entschieden gute Definition zu geben — keine existirt, die gut wäre und ich gebe also auch keine, weil ich keine zu geben weiss. Wie es mir scheint, so entbehren wir eine bündige, erschöpfende Definition der Verrücktheit sehr gut, dabei ist kein Verlust; wir thun am besten, wenn wir den Gegenstand seinem innern Wesen nach stets tiefer und tiefer erforschen, ihn somit kennen lernen und statt Definitionen zu suchen, Beschreibungen geben, die naturgetreu sind. Niemand ist im Stande zu sagen, was wir unter „Gescheitseyn" so ganz bestimmt zu verstehen haben; es giebt Menschen, die in einer Sache gescheit, in einer anderen ungescheit, hier klug und dort unklug sind und handeln — wir Alle, ich glaube R e i l sagt es und von Rechtswegen, machen Bockssprünge und Dummheiten, und der von uns kann zufrieden seyn, welcher sich rühmen kann, dass er mehr Klug- als Dummheiten beging — jeder kann vom Glück sprechen, wenn er sich nur immer recht weise zu präsentiren weiss. Gehen die zu weit, welche die ganze Welt ein Narrenhaus nennen und die Menschen sammt und sonders für verrückt halten; geht jener überhoch gelobte und überstark getadelte französische Dichter zu weit, wenn er den Menschen ein närrisches Thier nennt, so wollen wir doch nur eingestehen, dass die Melange von Sinn und Unsinn gross und ungeheuer ist; die Vollkommenheit aber existirt in keinem Menschen! Wir müssen einsehen, dass es sonach nicht möglich ist, eine Definition von einem absolut vernünftigen Menschen zu geben — es finden nur Uebergänge, Stufen statt, und wir halten den für den Gescheitesten, welcher den wenigsten Unsinn treibt, und den für den Ungescheitesten d. h. also für einen Verrückten, welcher am seltensten etwas Gescheites sagt und thut; es finden also nur Uebergänge statt, keine schroffen Trennungen und Alle haben Etwas von Pascal, der äusserst gelehrt war — aber in einer Idee ein Narr. — So lang und so breit das Feld ist, auf welchem wir Alle die Leute placiren, welche klug oder gescheit sind, so lang und breit ist das Feld, wo wir die placiren, welche wir unklug oder ungescheit oder verrückt nennen und so bleibt es wahr: *ils ne different entre eux, que du plus ou du moins.* — Genug, eine strenge, logisch richtige Definition der Verrücktheit zu geben, das ist nicht möglich und eine Beschreibung muss genügen und sie thut das auch; hier geben wir aber diese Beschreibung blos und allein in der ärztlichen Beziehung, in keiner anderen, denn diese Schrift muss in der practischen Richtung strenge verharren, weil sie dann nur werthvoll seyn soll, wenn sie dazu beiträgt, nicht den Theorien zu dienen, sondern jener Praxis, welche Geisteskranke zu genesen hat.

Was ist also Verrücktheit? — Was sind die psychischen oder die Geisteskrankheiten? —

Wir haben aus der Darstellung im ersten Capitel gesehen, dass die organischen Entartungen der verschiedensten Organe, wie sie heissen mögen und wo sie auch sitzen, alle mit einander nicht als die unmittelbare Ursache einer Geisteskrankheit sich aussprechen, wogegen wir gesehen haben, dass das Gehirnorgan eine zweifache Function verrichtet, deren eine und dasselbe als Seelenorgan darstellt und qualificirt. Die organische Function des Gehirns, die Hirnbewegungen, müssen normal beschaffen seyn, wozu sie durch den Bau des Gehirns selbst und durch eine normale Einwirkung des Blutsystems befähigt werden, während ein gesundes Leben sämmtlicher Organe und Systeme gleichfalls erfordert wird, denn, wir sahen das, die Anomalien hier reflectiren sich gerne im Gehirn, durch die Vermittelung der Arterien, Venen und Nerven sammt Ganglien, deren normaler und anomaler Einfluss auf das Gehirn, im Guten und Schlimmen bestimmend ist. Müssen wir nun annehmen, dass die Hirnbewegungen die organische Thätigkeit sind, welche als die letzte materielle Ursache dasteht, die das Denken vermittelt, ohne dass wir deshalb das Wesen der Seele somit näher kennen lernen; so müssen wir nach den Thatsachen auch annehmen, dass das geistige Leben nur richtig sich aussprechen kann, wo die organische Action normal stattfindet — und also folgt: Verrücktheit ist ihrem Wesen nach eine Krankheit, welche auf einer Störung der normalen organischen Hirnfunction beruht; diese Störung also ist die Ursache, und zwar die nächste, aller Geisteskrankheiten von dem niedrigsten bis zum höchsten Grade.

Die Störung der normalen Action des Gehirns erfolgt in zwei Richtungen — direct oder primär und hier weilt der Wahnsinn, und indirect oder secundär, und hier weilt Melancholie.

In der ersten Form „Wahnsinn" influirt das Arterienblut zu kräftig auf das Gehirn, nach Quantität und Qualität, daher geräth die Action des Gehirns total in Unordnung, wird tumultuarisch und die Kranken sind wie toll, absolut verrückt, toben und rasen, wenn die Hirnreizung hoch gesteigert wird; die Form ist acut — ihre Folgen sind chronisch.

In der zweiten Form „Melancholie" liegt das Arterienleben nieder, fehlend ist dessen wohlthätiger Einfluss, aber das prävalirende Venenleben übt seinen lähmenden Einfluss auf Hirn und Nerven aus; die Action des Hirns erlahmt in dem niederen Grade bis zum höchsten, wo Patient wie zur Bildsäule wird. Hier hat sich die Vitalität des Hirns vermindert und jemehr sie mindert, je höher erwacht und lebt die Vitalität der Ganglien und Nerven des Bauchs, — die geistige Oberherrschaft des Gehirns geht verloren und Patient fühlt Angst, da sein unthätiges Gehirn den Zustand, in welchem er lebt, nicht mehr würdigen kann. Rein toll, verrückt, wird der Melancholiker erst dann, wenn intercurrirende Anfälle von Wahnsinn, das blos erlahmte Hirnleben total alieniren. In diese zweite Klasse fallen alle die Zustände von Sonderbarkeiten, die so zahlreich sind und sich nach ihrer Stärke dem Wahnsinn *plus minus* nähern.

Verrückt oder psychisch erkrankt ist also derjenige, bei

welchem die organische Function des Hirnorgans aufhörte eine normale zu seyn; Verlust der normalen organischen Hirnfunction ist also die *Causa proxima* aller Geisteskrankheiten und zwar so, dass diese Anomalie in der ersten Form, dem Wahnsinn, sich als eine totale Störung zeigt, eine Unordnung der Actionen, während diese Anomalie sich in der zweiten Form anders zeigt; die Actionen des Gehirns sind unterdrückt, gemindert, erlahmt. Wir sehen jetzt ein, weshalb der Wahnsinnige sich als rein verrückt darstellt; der Melancholiker erscheint anders, denn wie tief sein Hirnleben auch sinkt, wie wunderlich, wie abgeschmackt er auch, dem Standpunkte seiner Erziehung nach, seine Bauchangst mag aussprechen, so spricht er doch nicht lauter Unsinn und erwacht durch irgend eine Ursache sein Hirnleben, so erscheint er für länger oder kürzer gescheit, sowie denn nach Maassgabe des Zustandes — bald Sinn, bald Unsinn hier vorherrschend sind. —

Wenn man mir zugiebt, dass meine Definition oder lieber gesagt, Beschreibung der Krankheit, die wir Verrücktheit nennen, in der practischen Beziehung gut und brauchbar ist, dann wird man es zugeben, wenn ich nicht weiter um gelehrte Definitionen mich bekümmere.

Wie nöthig es ist, dass wir in ärztlicher Beziehung die *Causa proxima* von den *Causis remotis* trennen, wird nach dem Gesagten einleuchtend seyn. Kennen wir die *Causa proxima*, wie sie in zwei Richtungen sich darstellt und wissen wir, dass sie in einer steten und absoluten Relation zum Gehirnorgan steht, so haben wir die *Causae remotae* allenthalben im Organismus zu suchen, und wir finden sie immer, wenn wir erst zu suchen wissen und erkennen dann auch den Einfluss, welchen sie ausüben zur Hervorrufung der *Causa proxima*.

Die *Causae remotae* bei der ersten Form finden wir insbesondere in Anomalien im Leben des Arteriensystems, der Nerven, und Herz und Lungen befinden sich oft leidend z. B. Adhäsionen, Tuberkeln, Hypertrophie des Herzens; im Unterleib können die verschiedensten Organe und Systeme, auf die verschiedenste Weise krankhaft ergriffen seyn und Leberknoten, Hämorrhoidalzustand, Entzündung der Schleimhäute — können hier als *Causae remotae* thätig seyn — ich würde in der That eine bedeutende Menge von Namen hier verzeichnen müssen, wollte ich alle die krankhaften Zustände anführen, wollte ich alle *Causae nocentes* nennen, die hier möglich sind.

Bei der zweiten Form finden wir die *Causae remotae* am meisten und zuerst im Unterleib; wir finden hier ein Zurücktreten des arteriösen und ein Prävaliren des venösen Systems, während hier das alienirte Leben der Ganglien und Nerven des Unterleibs eine bedeutende Rolle spielen und wohl ist es zu wünschen, dass wir in der Folge diesen Organen bei den Sectionen eine Aufmerksamkeit schenken, die ihnen bis jetzt mit Unrecht versagt ist, während die Sectionen schon nachweisen, dass ein Vorherrschen des schwarzen Blutes hier stattfindet. Soweit meine Erfahrungen reichen, zeigen die Leichen der Melancholiker stets die grössten Entartungen in ihrem Innern und natürlich, denn das Gehirn, so wichtig für die Vegetation, ist hier gleich von Anfang gelähmt, und indem sein Einfluss fehlt, fehlt die Harmonie des organischen Lebens, daher die Vegetation der Organe leicht eine falsche Richtung nimmt. Sterben Wahnsinnige frühzeitig, so zeigen ihre Leichen die wenigsten Anomalien; geht ihr Zustand in Hirnlähmung über, wird das Gehirn immobil, werden sie stumpf und blödsinnig, so mehren sich die Desorganisationen — sind Wahnsinnige und Melancholiker im Zustande des Blödsinns veraltet, so variiren die Resultate der Sectionen nicht weiter und bei so veralteten Fällen wird es sehr schwierig, zu bestimmen, ob eine Entartung oder Anomalie eine Ursache oder Folge der Krankheit abgiebt. — S. V. 10, besonders B. I. der Beiträge. Derjenige Arzt, welcher die *Causa proxima* der Geisteskrankheiten und die Art und Weise, wie dieselbe im Gehirn sich darstellt, verkennt, der wird nie einen Geisteskranken heilen können, und wenn er nun sogar die *Causae remotae*, welche in den drei Cavitäten weilen und im ganzen Körper überhaupt, mit der *Causa proxima* verwechselt, solche falsche *Causa proxima* als bedingende nächste Ursache ansieht und darnach ärztlich verfährt, so ist das gewiss etwas Trauriges! —

Wir wollen jetzt in Ansehung der Resultate der Leichenöffnungen noch Einiges aussprechen:

Wir müssen vorerst Formationsfehler des Körpers, Zustände, welche als Ursachen der Krankheit dastehn, sowie Zustände, die eine Folge der Krankheit sind und in ihrem Verlaufe sich bildeten, wohl unterscheiden, wenn man Sectionen mit Nutzen machen will, und hierzu gehört, dass uns das ganze Bild der Krankheit bekannt sey.

Der Zeitraum, worin Patient stirbt, ist, wie gesagt, auch bedeutend und so werden darnach die Resultate der Sectionen variiren, ebenso, wie es nicht gleichgültig ist, ob Patient wahnsinnig oder melancholisch war — wir sagten das so eben!

Betrachten wir die Resultate der Sectionen nach den Haupttheilen:

Anomalien des Kopfs. Was die knöcherne Hülle betrifft, so weise ich auf Cap. 4, bemerke aber hier, dass Fracturen, Eindrücke, Exostosen an der innern Fläche, Verdickung des Schädels und Missbildungen aller Art stattfinden können, wo die Beobachtung uns sagen wird, ob hier Ursachen oder Folgen da sind. Bei den Missbildungen ist die wichtigste die, ob nemlich die Cavität des Schädels hinreichend gross ist, d. h. wir sehen zu, ob der Kopf überhaupt nach allen Dimensionen in Rücksicht des übrigen Körpers gross genug ist; ist das nicht der Fall, so ist das schlimm, aber noch schlimmer wird die Sache, wenn es sich gar zeigt, dass die Schädelparthie im Verhältniss zur Gesichtsparthie zu klein ist, denn ist das, so ist die Cavität des Schädels absolut zu enge, und also ist das Gehirn in relativer Beziehung zum ganzen Körper zu klein und der Mensch ist geistesarm — in dem höhern Grade blödsinnig geboren, und dass hier die Prognose schlecht steht, ist natürlich; hier kann von einer Heilung nicht die Rede seyn, wo das Gehirn nicht einmal für seine Actionen Raum hat und zu klein ist. — S. V. 30, wo Thatsachen nach Larrey u. s. w. — Bei Wahnsinnigen, wo heftige Congestionen stattfanden, die lange anhielten, sind hypertrophirte Schädel nicht selten und sie werden dann Ursachen von Beschränkung des Raums im Schädel und so entstand der Blödsinn; nach langen Congestionen finden wir den Schädel auch verdünnt, absorbirt, wo Patient meist überhaupt vermagert ist; im Innern des Schädels sehen wir Furchen, welche die Blutgefässe einnehmen und einprägten, so lange sie von Blut strotzten; dicke pacchionische Körper haben nicht selten die Hirnschale fast durchbohrt und wir bemerken die Stellen, wo die innere Fläche der Hirnschale mit der *Dura mater*, im Verlauf des *Sinus longitudinalis* am stärksten verwachsen war; je weiter entfernt von der acuten Periode, jemehr schwinden die Resultate des acuten Zustandes. —

Die Hirnhäute. Die Anomalien in den Hirnhäuten sind da, wo lange und starke Congestionen stattfanden, am bedeutendsten, daher also bei den Wahnsinnigen, während sie bei den Melancholikern fehlen oder in Folge acuter Wahnsinns-Anfälle vorhanden sind; in veralteten Fällen beider Formen verwischt sich der Unterschied. — Wie im Innern des Schädels, so finden wir auf der Oberfläche der *Dura mater* Reste der Adhäsionen mit dem Cranium, oft so stark gewesene, dass das obere Blatt der *Dura* durch das Abtrennen der Schädeldecke abgerissen ist; stellenweise, nie ganz, ist die harte Hirnhaut verdickt. Je frischer der Fall, je acuter die Erscheinungen waren, je heftiger die Congestion, je blutreicher, je zahlreicher und grösser sind die Blutgefässe und als ein Netz auf der Oberfläche verbreitet; gross sind die pacchionischen Körper und selbst die *Dura mater* erscheint als entzündet, wenn der Wahnsinnige in der acuten Periode starb; ich habe in einem Falle eine eiternde Stelle auf der *Dura mater* gefunden und entfernt davon ein Blutextravasat, ohne die zerrissene Arterie finden zu können; es ist auffallend, dass die oft so strotzenden Kopfarterien nicht häufig zerreissen, da sie doch kaum eine fibröse Haut haben — ich will hier noch anmerken, dass alle die Zustände, welche ich hier schildere, von mir selbst beobachtet sind, ich entlehnte nichts, und derjenige, welcher die hier nothwendig stattfindenden Lücken ausfüllen und seine historischen heftige Congestionen stattfanden, die lange anhielten, sind hypertrophirte Schädel nicht selten und sie werden dann Ursachen von Beschränkung des Raums im Schädel und so entstand der Blödsinn; nach langen Congestionen finden wir den Schädel auch verdünnt, absorbirt, wo Patient meist überhaupt vermagert ist; im Innern des Schädels sehen wir Furchen, welche die Blutgefässe einnehmen und einprägten, so lange sie von Blut strotzten; dicke pacchionische Körper haben nicht selten die Hirnschale fast durchbohrt und wir bemerken die Stellen, wo die innere Fläche der Hirnschale mit der *Dura mater*, im Verlauf des *Sinus longitudinalis* am stärksten verwachsen war; je weiter entfernt von der acuten Periode, jemehr schwinden die Resultate des acuten Zustandes. —

Die Hirnhäute. Die Anomalien in den Hirnhäuten sind da, wo lange und starke Congestionen stattfanden, am bedeutendsten, daher also bei den Wahnsinnigen, während sie bei den Melancholikern fehlen oder in Folge acuter Wahnsinns - Anfälle vorhanden sind; in veralteten Fällen beider Formen verwischt sich der Unterschied. — Wie im Innern des Schädels, so finden wir auf der Oberfläche der *Dura mater* Reste der Adhäsionen mit dem Cranium, oft so stark gewesene, dass das obere Blatt der *Dura* durch das Abtrennen der Schädeldecke abgerissen ist; stellenweise, nie ganz, ist die harte Hirnhaut verdickt. Je frischer der Fall, je acuter die Erscheinungen waren, je heftiger die Congestion, je blutreicher, je zahlreicher und grösser sind die Blutgefässe und als ein Netz auf der Oberfläche verbreitet; gross sind die pacchionischen Körper und selbst die *Dura mater* erscheint als entzündet, wenn der Wahnsinnige in der acuten Periode starb; ich habe in einem Falle eine eiternde Stelle auf der *Dura mater* gefunden und entfernt davon ein Blutextravasat, ohne die zerrissene Arterie finden zu können; es ist auffallend, dass die oft so strotzenden Kopfarterien nicht häufig zerreissen, da sie doch kaum eine fibröse Haut haben — ich will hier noch anmerken, dass alle die Zustände, welche ich hier schildere, von mir selbst beobachtet sind, ich entlehnte nichts, und derjenige, welcher die hier nothwendig stattfindenden Lücken ausfüllen und seine historischen

Kenntnisse in dieser Beziehung mehren will, für den hat Friedreich gesorgt: dessen Diagnostik der psych. Krankheiten, Würzburg 1832, S. 162 u. ff. — In den Schädeln der Melancholiker sind die Gefässe der *Dura mater* meist mit schwarzem Blute erfüllt — bei alten Blödsinnigen überhaupt; die grossen Sinus bei jenen meist erweitert, voll schwarzes Blut — aber bei frischen Wahnsinnsfällen zuweilen leer und mit hellem Gerinsel wohl zuweilen ausgefüllt. Die *Arachnoidea* ist meist nur stellenweise bei Wahnsinnigen verdickt; die Gefässe auf der *Pia mater* sind desto strotzender und umfangsreicher, je frischer der Wahnsinnsanfall da war. Was die Ansammlung von Wasser betrifft, so findet man sie am stärksten da, wo die Fälle alt sind — je früher Patient starb und je rascher die Leiche bei kühler Temperatur geöffnet wird, je unbedeutender sind die Wasseransammlungen zwischen den Hirnhäuten, während ich da, wo die Blutfülle im Schädel reich war, oft galatinöse Massen unter der Arachnoidea erblickte, wobei die *Dura mater* auf der oberen Fläche, besonders im Verlauf des *Sinus longitudinalis*, nicht selten zahlreiche kleinere Granulationen zeigte.

Das Gehirn. Bei Missbildungen des Schädels erscheint die Form so verschoben, wie es der Schädelhöhle entsprechend ist. Wir finden die Windungen, die Gyren des Gehirns einmal sehr tief, einmal das Gegentheil; es schien mir, als ob da tief gespaltene Windungen waren, wo im Leben der Wahnsinn weilte und der Melancholiker nicht tief getrennte Gyren zeigte, was, wenn es sich so verhielte, dort die Fähigkeit zu kräftigen Hirnbewegungen, hier Unbeweglichkeit der Hirnmasse zeigen würde — aber ich kann nicht entscheiden, was einer fortschreitenden Erfahrung demnächst überlassen bleibt. Man hat das Gehirn gewogen, aber die Resultate sind nutzlos; man muss erst wissen, wie gross das Hirn in relativer Beziehung zu dem einzelnen Organismus seyn muss — kennt man erst für jeden Fall solche Maassbestimmung, so mag man das Gehirn wiegen, aber auch dann mag solches Wiegen noch wenig leisten, wenigstens sehe ich den Nutzen nicht. — Bei dem Gehirn, dem grossen besonders, beachten wir die pathologischen Zustände der grauen und dann der weissen Substanz, worauf wir das Innere des in selbst kurzer Zeit erweicht das Hirn, wenn der Blutdrang heftig war; man findet also Erweichung des Hirns da, wo Wahnsinn stattfand und Patient bald nach der Acme starb, nach dem Eintritt der Tobsucht; er wurde paralisirt, denn das weiche Hirn taugt nicht weiter zur Erhaltung des vegetativen Lebens. Bei Melancholischen findet sich eher, ob der geminderten Energie im Hirnleben eine Erschlaffung der Hirnsubstanz, die nicht Erweichung ist; wird es hier auch erweicht, so waren Wahnsinnsfälle unter arterieller Aufregung und Congestion da gewesen. Ist das Hirn zu hart und fest, so findet sich der Zustand meist in alten Blödsinnsfällen und das Gehirn war einst in geringem Grade erweicht gewesen; so ist es wenigstens, wie ich die Sache glaube beobachtet zu haben. In Bezug auf Blutreichthum und Zustand der Häute, verhält sich das Cerebellum meist als das Cerebrum; weitere Auffallenheiten sind mir nicht vorgekommen als ein kleines Cerebellum und kleine Genitalien. S. V. 17. — Gehirnvereiterungen werden selten gefunden. Wasseransammlungen im Gehirn, besonders in den Hirnhöhlen, findet man häufig in den Schriften angegeben und F r i d r e i c h giebt hier l. c. 187 uff. eine Zusammenstellung. Nach meiner Erfahrung findet man das Wasser im Gehirn am reichlichsten, wenn man die Leichen recht lange liegen lässt; es ist am sparsamsten da, wenn man zeitig die Section macht, wo die Ausschwitzung aus den serösen Häuten noch am geringsten ist; auch da ist das meiste Wasser in den Höhlen, wo der Tod nur langsam unter langem Kampfe vom Gehirne aus eintritt. In den Leichen von Wahnsinnigen, die bis zum Tode aufgeregt waren unter Congestionen, findet sich bei rasch angestellter Section selten viel Wasser. Da, wo im Leben sich reichlich Wasser in den Ventrikeln findet, übt das Wasser Druck aus und die Action des Hirns ist nach Maassgabe, wie der Druck stark ist, unterdrückt, daher die Störung der Hirnthätigkeit durch Wasser blödsinnig macht. Ist Wasser in einem Ventrikel reichlich da, wird es stets von Neuem abgesondert, so dehnt es den Ventrikel aus und stört chronisch die Intellectualität, S. V. 17; — es ist sehr zu bedauern, dass die Sectionsberichte aus frühern Perioden so wenig nützlich und todten Verzeichnissen pathologischer Raritäten auch gar zu ähnlich sind. Sand oder harte Körnchen in der Zirbeldrüse fand ich und fand sie nicht; so ist es auch in den Leichen geistesgesunder Personen der Fall. Was den *Plexus choroideus* betrifft, so findet man ihn aufgetrieben, gross, klein, collabirt, mit oder ohne helle Bläschen; und ich muss bekennen, dass ich nicht hinreichend beobachtet habe, um zu entscheiden, wie der Zustand in Melancholie oder Wahnsinn ist, unter venösem oder arteriellem Einfluss, denn mir kam es vor, als ob hier keine bestimmten Unterschiede wären, selbst dann nicht, wenn ein Ausgang der Hauptformen in den Blödsinn stattgefunden hatte. Indem ich auf die von mir mitgetheilten Sectionen, die im S. V. unter den dort angezeigten Arbeiten sich befinden, verweise, endige ich hier; ich glaube die Hauptabsicht dieser Darstellung ohnehin nach Kräften erfüllt zu haben und meine Absicht war, die Bedingungen zu zeigen, unter deren Einfluss diese oder jene Anomalien sich einfinden und wenn ich nicht Hinreichendes leiste, so wollen die, welche später arbeiten, ergänzen — meine Vorgänger haben mir wenig geholfen.

Den so eben bezeichneten Zweck bei dieser Darstellung im Auge haltend, kann ich auch in der folgenden Mittheilung mich kurz fassen:

Was das Rückenmark betrifft, so habe ich es nie untersucht — ich war hierin stets gehindert. In einem Falle fand ich dasselbe oben in den Halswirbeln weich, und reichlich floss helles Wasser aus dem Kanal des Rückgrats; irre ich nicht, so war hier auch das Hirn erweicht und in den Höhlen desselben sass reichlich Wasser, daher es scheint, als ob Erweichungen der *Medulla spinalis* und Hydrops dieses Organs, die gleichen Ursachen und Verhältnisse erkennen, wie wir sie beim Gehirn angegeben haben. Der Zustand des Nervensystems ist bei Verrückten wenig beachtet; mit Rücksicht auf die Form und Stadien gar nicht. Auch hier fehlt mir eine hinreichende Erfahrung, doch glaube ich aus zweien Beobachtungen schliessen zu dürfen, dass sich da, wo die Verrücktheit in Folge bedeutend entzündlicher Hirnreizung sich einstellt und heftiges Entzündungsfieber da war, eine bedeutende Entwickelung des Nervensystems finden wird, z. B. sah ich nach solchen Zuständen mindestens, die Schenkelnerven, den *Plexus brachialis* und Armnerven so bedeutend entwickelt, wie ich sie nie glaube gesehen zu haben. Auch den *Nervus vagus* und andere Nerven sah ich auffallend kräftig entwickelt, aber ich weiss nicht mehr, unter welchen Umständen; jeden Falls bleibt eine Untersuchung unter gehöriger Kritik hier wünschenswerth, und solche Untersuchung ist in melancholischen Zuständen für die Bauchganglien besonders noch zu unternehmen. Fridreich hat l. c. S. 190 bis 194 mehreres aus den Schriftstellern mitgetheilt.

Berücksichtigen wir die Beziehungen des Blutsystems zum Gehirn, so beachten wir jetzt zuerst dasselbe. Man findet einen falschen Situs des Herzens, was, wenn sonst das Herz nur gut fungirt, nichts bedeutet, wie S. V. 10, bes. B. 1 meiner und Amelung's Beiträge, hinreichend erwiesen, daher wir das übergehen. Man findet das Herz kräftig entwickelt, was es von Natur ist oder es wurde nach und nach hypertrophirt; ist das Gehirn disponirt, treibt das starke Herz das Blut nun zu stark und anhaltend zum Kopf, so wird die Geisteskrankheit bei Disposition desto leichter ausbrechen und andauern. Zu kräftige Herzen findet man meist bei Wahnsinnigen; wenn in Folge des Blutdrangs, vom Bauch aus zur Brust erregt, endlich das Herz hypertrophirt, dann zeigen auch Melancholiker grosse Herzen und diese fördern zuletzt Wahnsinnsanfälle, wodurch der innere Habitus sich mächtig variiren wird. Mehr oder minder starke Verklebungen des Herzens mit dem Herzbeutel werden sich da finden, wo das Herz entzündlich gereizt war, daher bei arterieller Prävalens, bei Wahnsinnigen und bei Melancholischen, wo sich öftere bedeutende Wahnsinnsanfälle gezeigt haben. Das Wasser im Herzbeutel ergiesst sich zum Theil nach dem Tode, ist in alten Leichen am reichlichsten da und wir finden es mehr in den Leichen von chronischen Verrückten, als bei Wahnsinnigen, die in den frühern Stadien starben und wo das Arterienleben prävalirend blieb.

Blutgerinsel, lymphatische Gerinsel — findet man im Herzen und in den Arterien am meisten da, wo der Tod recht langsam sich einstellt, sonst ist mir dabei nichts vorgekommen, was anders wäre, als in den Leichen von nicht Verrückten.

Erweiterungen in irgend einem Theile des Herzens, Klappenfehler u. s. w. — Zustände, welche einer kräftigen Circulation nicht günstig sind, findet man nicht in frischen Wahnsinnsfällen, eher bei dem lebensarmen Melancholiker und überhaupt in Blödsinnsfällen, wo das intellectuelle und vegetative Leben lange und tief gesunken war, sowie denn da, wo das Hirn lange erlahmte, überhaupt die ärgsten Entartungen stattfinden z. B. Aneurysmen, Erweiterungen der Arterien, die Arterienwände werden dick, zeigen Granulationen wie Ossificationen auf der innern Fläche. Zuweilen sah ich die innern Flächen der Aorta stellenweise roth, carmoisin, es war keine Entzündung, ich konnte diese Färbung abwaschen und die untere Fläche war unverletzt. Namentlich bei alten Melancholikern, die blödsinnig wurden, findet man die *Vena cava*, die *Venas iliacas* oft sehr weit; dieselben, aber auch die Sinus und Gefässe des Kopfs, sowie die anderen Venen, selbst die Arterien hie und da, enthalten ein schwarzes Blut, das oft sehr dick ist und uns an die *Atra bilis* erinnert, wovon man in der frühern Zeit soviel gesprochen hat und worunter wir eine nach Qualität und Quantität vorherrschende Venosität zu verstehen haben, welche selbst eine Section in ausgezeichneten Fällen nachweisst. Man findet das Blut in den frischen Wahnsinnsfällen nicht dunkel, mehr helle und roth; sterben die Kranken sehr langsam, vom erlahmenden Gehirn aus, so zeigt sich das Blut dunkel, aber nicht ganz schwarz, wie es dort der Fall ist; — gehört das rothe, kräftige Arterienblut der ersten Form der Verrücktheit, und gehört das schwarze oder dunkele Blut, die *Atra bilis*, der zweiten Form, so verkennt man diesen Unterschied in den Sectionen desto weniger, je frischer die Fälle sind — in den Ausgangsstadien wird das schwieriger; bedingt im Leben das arteriöse das Venenblut und so umgekehrt d. h. moderirt eines den Einfluss des andern, dann können wir schon daraus abnehmen, wie tief da der Organismus zerrüttet ist, wo ein System mächtig vorherrscht, und da nun solche Kenntniss in der practischen Beziehung einstweilen ausreicht, so übergehen wir feinere Untersuchungen, zumal, weil sie bei den Sectionen sich nicht bemerkbar machen.

Einen interessanten Aufschluss geben uns die Sectionen

von Verrückten über Congestionen. Je frischer die Leichen von Wahnsinnigen, bei denen Blutdrang zum Kopf bis zu Ende statt fand, sind, desto bedeutender sind Kopf- Hirn- und Halsgefässe von Blut strotzend und ich habe hier Fälle gesehen, wo Bauch und Extremitäten fast total arm an Blut waren. In Leichen von Melancholikern ist der Bauch oft reich an schwarzem Blut; je länger bereits Ausgang in Blödsinn da war, oder wo grosse Abondanz an Blut ist, oder die Kranken cachectisch starben, z. B.: an Phthisis, Hydrops, da sieht man seltener das Blut in einem Theile angefüllt und in anderen fehlend; nur bei den Leichen kräftiger Subjecte, kühlem Wetter und schneller Section, gilt hier die Untersuchung, sonst nicht, denn das Blut lösst sich auf und sinkt abwärts, je nachdem die Leiche ruht. —

Beachten wir die Resultate der Leichenöffnung in den Athmungsorganen, die so wichtig für das Blutsystem im Leben sind, so finden wir hier in den Leichen der Verrückten alle nur möglichen Anomalien; darf ich meinen Beobachtungen trauen, so sind Adhäsionen der Lungen, Tuberkeln und andere Zustände, welche die Respiration behindern, nicht selten bei Melancholikern. Die bedeutendsten Zustände von Anomalien der Lungen finden sich, wo das Hirn lange oder stark erlahmte. Wo der Wahnsinn unter heftigen entzündlichen Erscheinungen eintritt, und rasch verläuft mit übeln Ausgang, also Blödsinn eintritt, da folgen die verschiedensten Zerstörungen der Lungen oft rasch — S. V. 25. — Repetiren sich die Anfälle von Wahnsinn, steigen bis zur Tobsucht, so hindert nichts diese Kranken oft recht laut zu seyn, es ist fast unbegreiflich, wo sie die Luft zum steten Schwatzen hernehmen, aber dieses Leben consumirt sich auch desto rascher und der Tod kann schnell eintreten, theils durch Lähmung vom Hirne aus, theils von der Lunge aus, die endlich den Dienst versagt; alle Wahnsinnige sind in den Tobsuchtsanfällen nicht laut, nicht schreiend, sie bezeichnen ihre Unruhe verschieden und ein relativ zu kräftiges Herz ist hier bedeutend; ebenso gut, wie da das Leben des Gehirns erlöschen muss, wo das Herz für den Organismus zu klein und unkräftig ist, wie in einem Falle soll statt gefunden haben.

Was die Resultate der Sectionen des Unterleibs betrifft, so fehlen leider die Untersuchungen der Ganglien und Nerven, was überhaupt und besonders für die zweite Form der Verrücktheit zu bedauern ist. Wir finden bei der Untersuchung der Bauchorgane, alle nur mögliche Anomalien, die ich hier nicht wiederholen kann; man muss Bildungsfehler, die Zustände gleichfalls, welche der Verrücktheit vorausgingen, von denen unterscheiden, welche als Folgen und im Verlauf der Krankheit sich einfanden. Wenn wir in den Leichen von Melancholikern nicht stets Uebelstände im Magen finden, da im Leben Schmerzen und Angst in der Magengegend doch so oft da waren, so ist das natürlich, indem die nervösen Zustände nicht stets materielle Ursachen anzeigen; es wäre, wie gesagt, nöthig, den Zustand der Ganglien und Nerven genauer zu erforschen. Im übrigen findet man im Magen zuweilen verschiedene Anomalien, deren Zusammenhang mit der psychischen Anomalie aus der Krankengeschichte bekannt ist, da bekanntlich hier und allenhalben Desorganisationen statt finden können, ohne dass im Leben geistige Krankheit da war, wo also die Desorganisationen keine *Causae remotae* waren. Wie dort, so im Darmkanal; ich habe in dem Darmkanal einer vermagerten, melancholischen Frau mehrere hundert Spulwürmer gefunden und neben Bildungsfehlern, organische Fehler aller Art, wie sie in den Sectionsberichten S. V. 10 u. s. w. reichlich mitgetheilt und gewürdigt sind nach dem Einflusse, den sie in den individuellen Falle zeigten und das hat man stets auszumitteln. Wir finden die Schleimhäute in den Ohren und Nasen nebst Nebenhöhlen oft dick, gereizt, entzündet da, wo Ohrenfluss und Rotzaussonderung im Leben da waren; solche Zustände zeigen Leichen von Personen, die an arteriellen Hirnentzündungen litten, also Wahnsinnige oder auch Melancholische, wo dann Wahnsinnsfälle eintreten — S. V. 30, Larrey beachtete den Umstand sehr gut und auch den Alten war er bekannt. Auch die Lungen zeigen solche Zustände; gleiches zeigen die Schleimhaut von Magen und Darmkanal. Bei Melancholikern findet dieser oft an das entzündliche streifende Zustand der Schleimhaut in den gastrischen Organen, seine Ursache in dem anomalen Leben der Bauchnerven, welches ferner Winderzeugung und sonstige Uebelstände im Darmkanal fördert; aber auch da, wo das Hautleben tief daniederliegt, folgen gereizte Zustände der Schleimhäute durch Antagonismus, sie reizen das Arterienleben auf, das Blut dringt zum Kopf und so wird der Melancholiker von primärem Hirnzustande ergriffen und dann rein verrückt. Sonst findet solcher Zustand der Schleimhaut auch bei Wahnsinnigen statt, doch seltener; wenn da, wo solcher Zustand der Schleimhaut ist, die Haut nicht hinreichend beachtet wird, man den Kranken anhaltend den Erkältungen exponirt, z. B. durch kalte Bäder, dann entartet die Mucosa oft bedeutend und Pocken, Geschwüre, selbst ganze verhärtete Stellen bedecken hie und da innere Flächen des Darmkanals. Mehr im Leben als bei der Section, findet man die Haut oft spröde, trocken, rauh und nun fungirt, respirirt sie nicht; dies ist bei Melancholikern der Fall und fördert die so nachtheilige venöse Prävalens. Die in den Flächen der Lombardei einheimische Hautkrankheit, das Pellagra genannt, stört das Hautleben, die Kranken werden melancholisch, es treten später Hirnentzündungen ein und der Selbstmord wird versucht; die Section zeigt meist Uebelstände, wie in den Leichen von Verrückten, nach den Angaben von Rochi und Allioni, bei Sprengel in seiner Pathologie, B. 3. S. 532. — Im Zustande von Leber, Gallenblase, Milz, Nieren, Pancreas, Netze, Gebärmutter — kurz in diesen und allen anderen Organen ohne Unterschied, findet man die verschiedensten Entartungen, wie gesagt ist; man findet das Eine oder Andere dieser Organe und Systeme überwiegend z. B. das Geschlechtssystem, was besser im Leben als in der Section zu beobachten ist, sowie dies von jenen Anomalien gilt, welche sich in den functionellen Thätigkeiten aussprechen, z. B. Menses und wo eine Section nur zuweilen die Ursachen von dergleichen Störungen anzeigt. — Wie nöthig, wie gut, wie bildend es für den Arzt ist, die Leichen von Verrückten zu öffnen, so werden sie doch nur dem eine nützliche Erklärung geben über die im Leben des Kranken da gewesenen Verhältnisse, wenn er diese grade eben im Leben des Kranken studirt hat und nun zeigt ihm die Section seine Irrungen oder bestätigt die Diagnose, welche er gestellt hat. Zeigen die Leichen von Melancholikern, die in diesen Zustand soweit geriethen, wo er in das Gebiet der Verrücktheit tritt, häufige Anomalien im Unterleib, ja selbst auch im Schädel, und zeigen die Leichen der Wahnsinnigen oft Brustübel, besonders im Herzen, und anomale Zustände im Schädel gleichfalls, so wissen wir auch, dass alle diese Entartungen statt finden können ohne Wahnsinn und Melancholie, wenn auch geistige Misstimmung nicht fehlen wird, aber die ist noch nicht Verrücktheit; man denke nur an den Fall von Thiaudré in Frorieps Notizen B. 23. — Dass die anomalen Zustände in den Leichen der Verrückten meist da am reichlichsten vorhanden sind, wo Blödsinn tief und lange weilte, also der vitale Einfluss vom Gehirne aus bereits lange und stark erlahmte, das dürfen wir nicht vergessen, um primäre Zustände von den secundären zu trennen und so wird es auch einleuchten, wie wichtig die Rücksicht auf die Stadien ist, wo Patient starb. — Uebrigens wird eine Section uns nie das Wesen oder die *Causa insaniae proxima* verrathen, denn dieselbe gehört nicht vor das anotomische Messer: die anomale Action des Gehirns ist, wie die normale, im Leben nur vorhanden, mit dem Tode aber entwichen, und Sectionen zeigen nur die *Causae remotae*, was in der practischen Beziehung eben das Rechte ist und weil man das vergass, die *Causa proxima* suchte, so entstand namentlich in neuerer Zeit in der Psychiatrie eine Verwirrung, welche Aretaeus, Cälius Aurelianus und noch viele spätere Aerzte nicht gekannt haben, da sie sich durch keine pathologische Anatomie blenden liessen, sowie Praxis und trockene Gelehrsamkeit zu trennen wussten. —

Cap. 3.

Schädliche Einflüsse, welche diese Krankheit begünstigen.

Die schädlichen Einflüsse, welche psychische Krankheiten hervorbringen können, sind eben so reichlich vorhanden, als sie verschieden sich darstellen. Solche Einflüsse sind entweder fähig, den Wahnsinn hervorzurufen, oder sie sind Ursachen der Melancholie; oft sind beide Zustände die Folgen, indem sich dieselben so durchaus nahe stehen, sich wechseln und gegenseitig bedingen, wie wir besonders später zeigen wollen. —

a) Erbliche Anlage, Diposition, das männliche und weibliche Geschlecht, Alter, Lebensart, Ausschweifungen, Krankheiten u. s. w.

Was die erbliche Anlage und die Disposition zu den psychischen Krankheiten betrifft, so ist über den Gegenstand manches gesagt, aber nichts entschieden; der Gegenstand aber ist wichtig und schwierig und es ist sicher, dass auch wir nicht im Stande sind, etwas Entscheidendes geben zu können. Was nun zunächst die Disposition betrifft, so hat dieselbe allein da ihren Sitz, wo auch die *Causa proxima* weilt, also im Gehirn; es mögen so viele *Causae remotae* in einem Individuum sich einfinden, als deren nur möglich sind und sie bleiben Anomalien, Desorganisationen, und Ursachen der verschiedensten Krankheiten, aber nur dann werden sie *Causae remotae* der Verrücktheit, wenn das Gehirn in Folge seiner Organisation einer anomalen Function fähig ist und fehlt solche Disposition, so mag das Herz das Blut noch so heftig zum Gehirn treiben, der Mensch wird nicht wahnsinnig: wie bei Rammazini und Pascal mag es die Suturen der Kopfknochen trennen, das Gehirn mag sich entzünden, und Schlagfluss und Lähmung werden den Kranken vernichten, er wird stumpf werden, aber nie wahnsinnig. — Und wenn das Ganglienleben und das der Bauchnerven noch so leidend wird und die Präponderans der Venosität bedeutend, so wird der Mensch leidend, elend, hypochondrisch, trübsinnig, er wird cachectisch, stirbt an Hydrops, Schwindsucht — aber verrückt, melancholisch wird er nicht, wenn sein Hirn ohne Disposition ist.

Diese Disposition des Gehirns spricht sich in zwei Richtungen aus: in der einen ist das Gehirn zu turbulenten, heftigen und unregelmässigen Bewegungen fähig und wenn das arterielle Blut mächtig auf das Hirn einwirkt, so treten die

Wahnsinnsdelirien ein; in der zweiten Richtung ist das Gehirn nicht zu lebhaften Actionen befähigt, es ist träge, und wenn das Leben des Bauchnervensystems lebhaft erwacht, wenn der venöse Einfluss auf das träge Hirn bedeutend wird, so erlahmt das Hirnleben tiefer, die Denkkraft sinkt und der Mensch ist melancholisch, beurtheilt seine kranken Gefühle, seine Bauchangst nicht richtig, sein Gehirn ist der geistigen Oberherrschaft beraubt. Es fragt sich, ob wir im Stande sind, aus Leichenbefunden solche Thatsachen hervorheben zu können, welche uns sagen, bei welcher Formation des Gehirns eine Extravaganz und bei welcher eine Minderung seiner organischen Action möglich ist und da nothwendig wird, wo *Causae remotae* die *Causa proxima* in das Leben rufen, welche *Causae remotae* schweigend zu erhalten, eine grosse Aufgabe des Arztes ist. In den von mir mitgetheilten Sectionen — S. V. 6, 7, 8, 10, 17, 25, 27, 30 u. s. w., treffen wir auf Angaben, welche hier vielleicht Bedeutung haben: die Rindensubstanz ist zu helle, zu sparsam vorhanden; das *Cerebrum* ist auffallend gross, das *Cerebellum*, die *Pons Varoli*, *Medulla oblongata* sind klein, es fehlt eine Harmonie in Ansehung der Grösse zwischen den verschiedenen Hirntheilen; die Hirnschale ist durch Hypertrophie der Knochen oder ursprüngliche Missbildung zu enge, ist verschoben; eine oder mehrere oder alle Ventrikel sind zu enge oder zu weit; die Gefässbildung ist bedeutend entwickelt in einzelnen Theilen z. B. den Häuten oben oder an der Basis, oder auch in der Marksubstanz; die Carotiden sind zu weit, zu enge oder von ungleichen Durchmessern; die Hirnwindungen sind zu tief oder zu flach oder zu schmal oder zu breit; wir haben gesehen, dass Auswüchse und sonstige Hindernisse, die Actionen des Gehirns mindern oder beeinträchtigen.

Ich begreife sehr gut, dass wir solchen Erscheinungen noch erst eine tüchtige Aufmerksamkeit zu widmen haben, bevor wir mit Sicherheit vergleichen und dann Schlüsse zu machen berechtigt sind; indess, es gilt einen Anfang zu machen und wenn ich nach meinen hier nicht sehr reichen Beobachtungen schon Resultate ziehe, so wird ihren Werth eine fortlaufende Beobachtung bestimmen, also:

Wo Wahnsinn soll ausbrechen, muss das Gehirn dazu

disponirt seyn durch seine Befähigung zu lebhaften Bewegungen, welche dann unregelmässig werden und hier möchten als organische Ursachen gelten: eine schwache Rindensubstanz, wodurch vielleicht die Marksubstanz der nöthigen Festigkeit entbehrt; starke Entwickelung der Kopfarterien; grosses *Cerebrum;* der Schädel ist in Relation zum Gesichtstheil des Kopfs und zum ganzen Körper, weit; die Hirnhöhlen sind weit und die Hirnwindungen sind tief, so dass nach Maassgabe der Menge oder Wenigkeit solcher Verhältnisse, auch die Mobilität oder die Disposition des Gehirns zum Wahnsinn gross oder klein ist, während ein Mittelmaass solcher Zustände den geistreichen Kopf machen und ein minus unter dem Mittelmaass den geistig-beschränkten Kopf formt.

Soll Disposition zur Melancholie, welche in das Gebiet der Geisteskrankheiten gehört, vorhanden seyn, so ist das Gehirn träge und solche auf Mangel an Mobilität beruhende Trägheit, mag sich organisch also charakterisiren: Die Rindensubstanz ist zu kräftig, die Marksubstanz zu sparsam entwickelt; das *Cerebrum* ist klein, aber die andern Theile als die *Pons, Medulla oblongata,* das *Cerebellum* sind alle oder einzeln zu gross; die Gefässentwicklung ist zu sparsam, das *Cranium* ist relativ zu enge, im höchsten Grade eines solchen Engeseyns ist der angeborene Blödsinn vorhanden; die Hirnhöhlen sind zu enge, die Hirnwindungen sind zu sparsam da, sie sind zu breit und zu flach, es fehlt die normale Tiefe — kurz hier gelten Druck, sowie alle Hindernisse, welche die normale Lebhaftigkeit der Hirnbewegungen beeinträchtigen; eine über die Norm gehende Festigkeit der weissen Substanz ist hier auch eine bedingende Ursache, während wir hier nach den Einfluss einer prävalirenden Venosität, wie dort beim Wahnsinn, den Einfluss einer prävalirenden Arteriellität in Anschlag zu bringen haben.

Da nun, wo die Formation des Gehirns in der einen oder der anderen Weise von der Norm abweicht, ist die Disposition begründet zum Wahnsinn oder zur Melancholie und einer von den beiden Zuständen muss nothwendig zum Ausbruch kommen, wenn *Causae remotae* in der Art concurriren, dass durch ihren Einfluss, vermittelst des Blut- und Nervensystems zunächst, ein Reflex im Gehirn statt findet, welcher die bis dahin schlummernde Disposition in das Leben ruft und mithin die Geisteskrankheit zum Ausbruch bringt.

In den körperlichen Verhältnissen von Personen, die zum Wahnsinn disponirt sind, finden wir Erscheinungen, welche an die ersten Epochen des Lebens erinnern und indem wir in der Kürze andeuten wollen, ist der berühmte Bichat zum Theil unser Gewährsmann: das Gehirn und das Herz gehen in ihrer Entwicklung den übrigen Organen sehr voraus und man möchte sagen, sie seyen die Fundamente der Organisation. Lebt das Herz sogleich in einer ununterbrochenen Thätigkeit, so ist die des Gehirns, mit Ausnahme seines Einflusses auf die Vegetation, blos Null und das Gehirn lebt für seine intellectuellen Verrichtungen in höchstens dunkelster Wirksamkeit und erwartet erst den spätern vollständigen Impuls, der nach der Geburt erst hinreichend beginnt. Das Gehirn des Fötus ist äusserst weich, es zeigt einen grossen Reichthum an Gefässen und eine röthliche Farbe — so sehen wir, wie im Fötus, das Gehirn des Wahnsinnigen gefässreich und das Einschlafen des Hirnlebens bei dem Melancholischen, erinnert an das höchst dunkele geistige Leben des Hirns beim Fötus, wo hier wie dort die Arteriellität so bedeutend fehlend ist. Die Nerven des Fötus zeigen eine dem Gehirn entsprechende kräftige Entfaltung, sind sehr dick und man bemerkt das um so auffallender, weil die übrigen Systeme weit weniger entwickelt sind; und solche Präponderans der Nerven zeigen oft Wahnsinnige — es fragt sich, ob nicht auch im Fötus eine Präponderans der Bauchganglien zugegen ist und sich hier eine Analogie mit dem Zustand der Ganglien in der Melancholie, zeigen wird, wenn wir erst ernstlich nachforschen. Die Marksubstanz der Nerven ist weich, wie die des Gehirns und Rückenmarks, und sahen wir nicht dem Aehnliches oft in den Leichen von Geisteskranken? — wir wissen, dass eine kräftige und anomale Einwirkung des Blutsystems, Hirn und Nerven erweicht und sehen somit abermals eine Analogie mit den ersten Lebensepochen. — Noch lange nach der Geburt bleiben, fast die Zeit des Wachsthums hindurch, Hirn und Nerven in ihrer Entwickelung den übrigen Systemen überlegen und es scheint, als ob erst in der Zeit der Pubertät, unter Entfaltung der

Geschlechtsorgane und Entwickelung der Geschlechtsreife, das Gleichgewicht zwischen dem gesammten Nervensystem und den übrigen Systemen eintritt, indem jetzt der arterielle Einfluss auf Hirn und Nerven mindert, der Blutdrang mehr den Geschlechtstheilen zueilt und die Kräftigkeit des Arterienblutes normal sich durch die Samenabsonderung mindert, so dass eine Anomalie dieser Function nur für Hirn und Nerven schädlich ist. Erfolgt keine Ausgleichung im Leben der Systeme zur Zeit der Pubertät, bleibt der Einfluss des Arterienbluts auf Hirn und Nerven zu mächtig, bleibt das Gehirn vorherrschend entwickelt, so bleiben seine Actionen, wie seine Formation, auf der jugendlichen und nur dort normalen Stufe und — die Disposition zum Wahnsinn ist begründet. — Sollte, wenn die jugendlich normale Prävalenz der Nerven in das spätere Leben übertritt, hier nicht die Anlage zu Nervenkrankheiten begründet werden? — genug, wenn das Gehirn und das Nervensystem krankhaft vorherrschend in das spätere Leben hinübertreten, so bleibt auch in ihnen das Arterienleben prävalent, es steigert als Erregungsmittel ihr Leben und der lebhafte, leicht auflodernde, leicht exentrische Mensch — ist in guter Disposition, wenn eine hinreichende Menge entfernter Ursachen hier Einfluss gewinnt. Kinder, wie Wahnsinnige, zeigen oft weite Schädel. — Berücksichtigen wir also, wie Hirn und Nerven beim Fötus und dem Kinde so sehr über die anderen Systeme vorherrschen, wie sich letztere erst nach und nach entwickeln, während Hirn und Nerven sich gleich vollendet darstellen, so begreifen wir, dass die Natur es für nöthig erachtete, das Gehirn oder Seelenorgan nicht den Zufälligkeiten bei einer langsamen Entfaltung Preis zu geben, sondern dasselbe rasch zu vollenden, damit es desto sicherer sich als den Sitz der Vernunft constituire. Das ganze psychische Verhalten des Kindes entspricht ganz dem in ihm vorherrschendem Hirn- und Nervenleben: sein Thun, sein Treiben, seine Sensationen sind höchst lebhaft, wie wir wissen und es ist lohnend, die Schilderungen zu lesen, welche uns der treffliche B i c h a t hier gegeben hat. Das lebhafte Thun und Treiben des Kindes, würde den Erwachsenen als gecklich oder närrisch characterisiren, und so sehen wir in der That, dass in dem Verhalten von Hirn, Nerven, Arterien und der Lebhaftigkeit des Kindes und des Wahnsinnigen — eine auffallende Harmonie existirt, die wir zu bekämpfen haben, wollen wir den Wahnsinnigen heilen und so sieht man, dass die Aufgabe nicht klein ist: es gilt nur zu oft, eine Irrung in der Entwicklung der Organisation zu entfernen, wo es schon viel ist, wenn wir nur fähig sind, die nachtheiligen Einflüsse moderiren zu können. S. V. 11. —

Gilt diese Darstellung nun zunächst für die Disposition zu der ersten Form der Verrücktheit: für den Wahnsinn, so wollen wir jetzt nachsehn, was sich noch sagen lässt für die Disposition zur zweiten Form, der Melancholie:

Bei geborenen Blödsinnigen, namentlich bei den Cretins, finden wir unförmliche Schädel, wie das aus den Thatsachen in den zahlreichen Mittheilungen der Schriftsteller über diesen Gegenstand, hervorgeht, und diese Unförmlichkeit erscheint dadurch nachtheilig, dass die Capacität der inneren Höhle des Schädels vermindert ist, so dass deshalb das Gehirn zu klein ist und theils nicht Raum hat für seine organischen Functionen; und so sehen wir, dass die Unthätigkeit des Gehirns in minderem Grade sich in der Melancholie zeigt, wie sie im Cretinismus hoch entwickelt sich darstellt. Wenn die Köpfe geistreicher Menschen in der Form wohl äusserlich eine Abweichung zeigen, so war die innere Höhle hinreichend gross und das zu dem übrigen Organismus relativ normale Gehirn, hatte den richtigen Raum für seine normalen Actionen. Die Thatsachen, dass bei zu engen Schädeln das geistige Leben unterdrückt war, sind in Menge vorhanden und wir wissen selbst, dass jenes statt findet, wenn starker Blutdrang den Turgor des Hirns anhaltend mehrt, so dass es bei der Section aus dem Schädel oft mächtig hervorquillt. Was den Zustand des Nervensystems betrifft, so stehen mir hier weniger Thatsachen zu Gebote als dort, und es bleibt also zu erforschen übrig, ob nicht auch eine Ueberstimmung des Zustandes der Ganglien des Fötus mit denen des Melancholischen sich nachweisen lassen, während die Unthätigkeit seines Hirnlebens nicht undeutlich an jene des Fötus zu erinnern scheint. Mekel, der in seiner pathologischen Anatomie B. 1. so vieles erzählt von mangelhaften Gehirnen, sagt nichts über den Zustand der Ganglien und in B. 2. Abtheilung 2 finde ich blos die hier bezügliche Angabe, dass Weichheit des Nervensystems nicht selten, auch bei fast normaler Beschaffenheit des Gehirns vorkomme, wie wir das schon oben bemerkt und angezeigt haben. Finden wir nun in den somatischen Verhältnissen des Fötus und des Kindes so Manches, was uns an die Verhältnisse in der Körperbeschaffenheit des Wahnsinnigen erinnert, ist selbst zwischen dem Kinde und dem Wahnsinnigen eine geistige Aehnlichkeit in etwas da, so erinnert doch auch Manches an eine Beziehung zwischen dem Zustande des Fötus und eines tiefen Melancholikers, während die Unthätigkeit des Hirns des letzteren uns an den Zustand von Unthätigkeit mahnt, in welchen das Leben des Hirns eines Cretins durch die Schädelform versetzt ist. Die Disposition zu Geisteskrankheiten beruht also offenbar auf ein Plus oder Minus in der Activität des Hirnorgans, unter einer Concurrenz der entfernten Ursachen: nur da, wo das Gehirn organisch zu einer exaltirten Thätigkeit befähigt ist, kann Wahnsinn eintreten, und nur da kann Melancholie folgen, wo das Gehirn zu bedeutender Depression, organisch befähigt ist.

Nächst der Disposition zu Geisteskrankheiten, ist die Lehre von einer Erblichkeit derselben sehr wichtig, und sie reiht sich gleich an jene von der Disposition. S. V. 10, wo B. 1 u. B. 2, S. V. 20, 22, wo Nr. 33 d; u. s. w. — Die Lehre von der Erblichkeit der Verrücktheit ist deshalb schon wichtig, da sie in das bürgerliche Leben eingreift und in ihrer Uebertreibung das Wohl solcher Familien beeinträchtigt, in deren Kreisen die eine oder andere Person geistig erkrankt ist. — Es gibt viele Umstände, welche solche Dispositionen auslöschen z. B. Heirathèn in gesunde Familien, Wohnungsänderungen und Aufenthalt in Gegenden, die der einen oder andern Form der Verrücktheit nicht günstig sind. Suchen wir in den Blättern der Geschichte, so finden wir eine Menge von Beispielen, wo die Verrücktheit nicht in den Familien forterbte und so lebt noch eines der glänzendsten Geschlechter, das unter seinen Vorfahren im sechszehnten

Jahrhundert viele verrückte Personen zählte, wo aber diese Krankheit sich nicht nur nicht weiter vererbte, sondern sich sogar im siebzehnten, achtzehnten Jahrhundert und dauernd in der Descendenz die ausgezeichnetesten Köpfe hervorhoben. Es gibt noch eine berühmte Familie, wo die extravagantesten Charaktere, neben Wahnsinnigen existirten, aber die geistreichen Köpfe sind auch in diesem Geschlechte zu Hause gewesen und der Wahnsinn vererbte nicht regelmässig, nur selten; ich bin überhaupt der Meinung, dass man diese Erblichkeit wohl zu hoch in Anschlag brachte und ist es erst gelungen, das Wesen der Geisteskrankheiten richtig aufzufassen, so wird es auch nicht so ganz schwer werden, durch eine geregelte Lebensweise und sonstige nöthige Aufsicht die *Causae remotae* schweigend zu erhalten, wo dann die *Causa proxima* nicht ausbricht. —

In Rücksicht der Erblichkeit gebe ich diese Resultate, welche ich aus den von mir aufgestellten Thatsachen abstrahirt habe: aus 62 Fällen von Geisteskrankheit, wo auf die Unterschiede der beiden Formen, den Wahnsinn und die Melancholie keine Rücksicht genommen ist, ergeben sich diese Resultate:

1)	Während der Schwangerschaft der Mutter mit dem spätern Geisteskranken, fanden schädliche Einwirkungen statt — in . .	13 Fällen.
2)	Der Vater war verrückt oder sonst krank, in	25 -
3)	Die Mutter war verrückt oder sonst krank, in	35 -
4)	Unter den Grosseltern waren einer oder mehrere verrückt oder sonst leidend oder krank, in	20 -
5)	Seitenverwandte waren verrückt oder sonst leidend, kränklich in	24 -
6)	Gesund angeblich, d. h. ohne chronische Uebel waren alle Verwandte in	11 -
7)	Die Mutter wurde in der Schwangerschaft gesund, in	2 -
8)	Schrecken der Mutter in der Zeit, wo sie den spätern Geisteskranken säugte, in . . .	1 -
9)	Erst nach Aderlass spürte die Mutter das Leben des Kindes in	1 -

Wenn man bedenkt, wie die Berichte über die Familienverhältnisse der Kranken aus den verschiedensten Ursachen der Vollständigkeit entbehren; wenn man also bedenkt, dass solche Nachweisungen, wie ich hier gebe, nur approximativ richtig sein können und also ein ferneres Forschen hier nothwendig ist, so möchten dennoch jene Thatsachen andeuten, dass

1) chronische Krankheitszustände mit oder ohne Verrücktheit, in der Regel in solchen Familien einheimisch sind, wo einzelne Mitglieder späterhin verrückt werden.

2) Je gesunder eine Familie ist, je sicherer sind deren Mitglieder bewahrt vor Geisteskrankheiten.

3) Nach den Angaben sub 1 und 3 oben, so scheint es, ist der krankmachende Einfluss seitens der Mutter am bedeutendsten.

4) Je länger und stärker in einer Familie die chronischen Zustände sind, je eher wird die Disposition des Gehirns sich bilden, in deren Folge spätere Mitglieder der Familie — verrückt werden.

Rechnet man übrigens, dass die Geisteskrankheiten die seltensten sind, so möchte die Erblichkeit nicht zum Erschrecken gross seyn — die Phthisis vererbt offenbar sicherer und gewisser; es wäre interessant, wenn ein Geschichtskenner uns aus historischen Familien nachzeigen wollte, wie die Disposition zu Geisteskrankheiten sich verloren hat, denn ein solcher Nachweis würde entschieden belehrend seyn. Einen grossen Unterschied in Rücksicht der Erblichkeit mag der Umstand abgeben, ob Jemand das Kind von Eltern ist, die erst verrückt wurden, als jenes geboren war; der umgekehrte Fall ist misslicher. Man ist bekanntlich mit dem Prädicat: verrückt, nicht eben karg, was aber unrichtig ist und es ist also wohl zu forschen, ob auch da in der That Verrücktheit war, wo man es angibt — Sonderbarkeiten, welche dem Gewöhnlichen sehr zuwider sind, sind noch nicht Geisteskrankheit und wenn Personen nach Hirnentzündungen und sogenannten Nervenfiebern, die oft Hirnentzündungen, entzündlich gereizte Zustände des nervösen und arteriösen Systems sind, oder nach Apoplexien, sich geistesarm, stumpf, gelähmt zeigen, so gehören diese Zustände nicht in das Gebiet der Verrücktheit und es wird eine solche auf früher geborene Kinder also auch nicht vererben können. Man hat uns recht vielerlei von einer *Mania puerperalis* erzählt, eine Krankheit, die nicht im mindesten eine selbstständige ist; wenn Anomalien im Wochenbette eintreten, der Blutfluss unterdrückt wird, Metritis eintritt, so hat man Metritis und wenn Blutdrang zum Hirn eilt, es reizt, so hat man Delirien und wenn im Kopfe Entzündungen eintreten, so hat man Hirnentzündung — zu behandeln, wobei der aparte Name einer *Mania puerperalis* rein überflüssig und selbst schädlich ist, im Falle man einer besonderen Krankheit hier mit besonderen Heilmethoden begegnen will: ist das Gehirn einer Wöchnerin für Wahnsinn disponirt, so wird sie im Wochenbette sehr leicht wahnsinnig; aber nicht, fehlt die Disposition, und es war Unrecht, dass man solche acute Zustände in das Gebiet des Wahnsinns so leicht brachte und eine Furcht vor Erbschaft einer Krankheit erweckte, die nicht existirte oder nicht immer da war, wo man *Mania puerperalis* abhandelte. Allgemeine Darstellungen über Erblichkeit, wie diese hier, können indess nicht in dem einzelnen Falle entscheiden, wo das individualisiren nöthig bleibt; übrigens scheint es, als ob man die Idee der Erblichkeit doch eher zu stark, als zu schwach aussprach und mehr Sorgen erweckte, als nöthig ist.

Was die Frage betrifft, ob das männliche oder weibliche Geschlecht am meisten zu Geisteskrankheiten disponirt sey, so sind hier verschiedene Rücksichten zu beachten, nemlich:

1) Wenn bekanntlich in manchen Gegenden die erste, in andern die zweite Form der Verrücktheit zu Hause ist, so mag das auf die Geschlechter influiren — es fehlt an Kunde, um hier bestimmt schon entscheiden zu können.

2) In Landstrichen, die meist Ebenen sind und wo bedeutende Höhen fehlen, da erscheint der Wahnsinn nur selten, bei einer zweckmässigen Behandlung, in seiner furchtbarsten Höhe, die Wuthanfälle sind nicht gar zu häufig und nur von langer Dauer, wenn eine unpassende Behandlung da ist; die meisten Kranken neigen der zweiten Form zu und

hierzu treten dann Tobsuchtsanfälle, so dass in den bezeichneten Landstrichen die gemischten Fälle von den beiden Formen am häufigsten stattfinden und — so, wie ich es hier sage, so habe ich es beobachtet. Unter diesen Verhältnissen nun habe ich beobachtet, dass

a) mehr Männer verrückt werden, als Frauen, und

b) die *Potentiae nocentes* im Ganzen für beide Geschlechter ziemlich gleich stehn, daher die Ansicht, dass in den Jahren der Decrepidität mehr Weiber als Männer verrückt werden, nicht haltbar ist. Wenn gegen die Fünfziger hin die Menses cessiren, so nimmt auch die Samenbereitung zu der Zeit gewiss nicht zu und bei beiden Geschlechtern erfolgt in dieser Periode, was das Wesentliche ist, ein Zurücktreten der Arteriellität und nun wird das Venensystem vorherrschend, dessen Einfluss wir gezeigt haben. Auf Männer hat das Leben nach seinen Schattenseiten mehr Einfluss als auf Weiber, und das verdient Rücksicht. — Was das Alter betrifft, so ist der Umstand, dass die Kranken selten oder nie in den Monaten, wo sie leidend werden, in den Anstalten Aufnahme finden, ein misslicher Umstand, welcher die Sicherheit von tabellarischen Mittheilungen trübt — Wahnsinnige und besonders Melancholiker verbergen sich oft lange und ihr drohender Zustand wird verkannt. Nach meinen Forschungen S. V. 10, erfolgen

1) zwischen dem 20. und 40. Lebensjahre die meisten Fälle von Geisteskrankheiten, was für die Diagnose wichtig ist;

2) zwischen dem 40. und 50. Lebensjahre erfolgt die Verrücktheit, gleichfalls in beiden Geschlechtern, häufiger als zwischen dem 10. und 20. Lebensjahre;

3) zwischen dem 50. und 70. Lebensjahre werden die Fälle stets seltner;

4) über 70 Jahren erlebte ich keinen Fall; in einem indess sah ich eine tiefe Melancholie bis über 70 fortdauern.

Die Lebensart behauptet unter den schädlichen Einflüssen eine bedeutende Stelle; eine Lebensart, wo Anstrengungen und Strapatzen sehr stark sind z. B. forcirte Märsche u. s. w. werden bei Disposition den Eintritt von Wahnsinn fördern, während ein träges, faules, sitzendes Leben die Disposition zur Melancholie zum Ausbruch aufweckt, so dass eine Mittelstrasse zwischen Anstrengung und Trägheit zu empfehlen ist. In Gegenden, wo Fabriken sind, in denen die Arbeiter anhaltend sitzen, eine unreine Luft athmen, die Reinlichkeit versäumen und Sorgen häufig sind, da entsteht Hypochondrie, die in Melancholie oft übergeht, sogar in eine verrückte Melancholie und diese trübsinnigen Verrückten befassen sich gerne mit den abgeschmacktesten Begriffen, die aus übler Auslegung der Lehren der Religion entspringen; besonders da, wo diese Personen in Onanie, Coitus und Spirituosa ausgeschweift haben, findet eine Bauchangst von oft bedeutender Grösse statt und nun glauben sie sich von Gott verlassen, wähnen sich ewig verdammt, vom Teufel besessen oder die Beute des Satans; andere sind verzweifelt über Mangel an Schwarzbrod und so tauft jeder seine Angst nach seinen Begriffen. Der Genuss von Spirituosa reizt das Blutsystem auf und durch dieses wird das Gehirn gereizt, es turgirt, der Blutdrang dahin mehrt sich, es erfolgen Delirien und der Mensch ist wie toll, berauscht; ist das Rauschdelirium vorüber, so erfolgt Abspannung im Hirn- und Nervensystem, was wieder auf das Blutsystem zurückwirkt und in dem misslichen Gefühl der Erschlaffung greift der Mensch stets von Neuem zu Spirituosa und da sind die Fälle nicht selten, dass solche Unglückliche durch ihre Sauflust sich unter das Vieh herabwürdigen. Ist es soweit gekommen, dann bewirkt der enorme Genuss von Spirituosis eine ungeheuere Aufreizung im Arteriensystem und nicht blos das Gehirn wird entzündlich gereizt, auch die Bauchganglien, und es folgen Delirien, die mehrere Tage anhalten, worauf, nachdem auch die Reizung in den Bauchganglien endigte, ein *Stadium melancholicum* folgt, wo die Bauchangst sich als Reue ausspricht oder auch, wie ich beobachtet, Sorge für Vergiftung da war, indem der Magen schmerzte; wenn solche unglückliche Menschen zu Wahnsinn oder Melancholie disponirt sind, so wird dieser

Zustand nothwendig und oft für immer eintreten, fehlt die Disposition, so genesen sie, aber nach öftern Repetitionen folgen Cachexien und endigen diese traurige Existenz. Man hat uns einen Säuferwahnsinn geschildert, eine *Melancholia potatorum* meist genannt, soviel ich weiss; eine Annahme der *Mania* und *Melancholia potatorum* als selbstständige Krankheit, um dieselbe mit aparten Mitteln, z. B. Opium, zu bekämpfen, ist eben so unnütz, als die Annahme einer *Mania puerperalis* — wollte man so viele Species von Wahnsinn existiren lassen, so würden eine *Mania menstrualis*, eine *haemorrhoidalis*, eine *cardiaca* und kurz so viele Manien da seyn, als *Causae remotae* möglich sind und welche Verwirrung giebt das in der Nosologie; die *Causae remotae* so wenig als das Geschwätz der Kranken können bezeichnende Namen abgeben. Es giebt Menschen von kräftigen Constitutionen, wo eine starke Disposition da ist zur Samenbereitung, sogenannte Seminal-Constitutionen S. V. 33. §. 7. — und die in Venere sehr ausschweifen, sie leiden oft wenig; solche aber, wo eine geile Phantasie blos reizt und die physische Anlage fehlt, wenn sie sogar durch Stimulantia das sinkende Geschlechtsleben aufwecken, solche ruiniren sich und so sehen wir hier besonders, dass Onanie und Coitus verrückt machen, besonders noch, je früher im Leben diese Ausschweifungen begonnen sind. Der anhaltende Reiz in den Genitalien lockt das Arterienblut dahin, es wird dem Gehirne entzogen, das Bauchnervensystem wird gereizt und indem Hirn und Nerven endlich erlahmen, folgen meist Zustände von Melancholie, die in Phthisen übergehn, nachdem zu Zeiten noch wahnsinnige Hirnaufreizungen stattfanden. Wenn eine zu thätige Lebensweise bedingsweise und eine zu träge z. B. bei Fabrikarbeitern, Schustern u. s. w. gleichfalls bedingsweise schadet, wenn Uebermaass im Genuss von Getränken und ein die Körperkräfte übersteigender Gebrauch des Geschlechtstriebes bezugsweise so nachtheilig werden können, dann ist Mangel an Rücksicht auf die Güte und Menge der Speisen auch sehr bedeutend. Wer ein Leben führt, wo der Magen leicht seine Kraft verliert, z. B. ein sitzendes, besonders unter Kopfarbeiten, der hat nie starken Appetit und genug, es ist daher nöthig, dass nie mehr ge-

gessen werde, als dies den Kräften der Verdauung entsprechend ist. Wer rohe, schlechte oder feine, delicate Speisen mehr nimmt, als sein Magen verdauen kann, wer gar Spirituosa, Amara nimmt, die Digestion zu beleben oder durch Emetica und Purgantia Platz machen muss für die folgende Mahlzeit, der thut etwas, was seine Bauchnerven ruinirt, deren anomal werdendes Leben, anomal auf die Bauchorgane reflectirt und ihre Function abnorm macht; es entstehen Cruditäten, Unreinigkeiten, Verschleimungen, gereizte Zustände der Intestinal-Schleimhäute, es entwickelt sich *Plethora abdominalis venosa*, Hämorrhoiden folgen, Congestionen zur Brust treten ein, zum Kopf; — die Hypochondrie geht in Melancholie über und ist das Gehirn nur in etwas disponirt, so wird der Mensch verrückt. Wie die Leidenszustände sich hier vielfach verbinden, in einander greifen, liegt klar zu Tage und ich würde unendlich weitläuftig werden, wollte ich hier die Verhältnisse erschöpfend deduciren; man wird den Einfluss von Verkehrtheiten in der Lebensweise, die ich etwa nicht bezeichnete, nach dem Gesagten schon zu würdigen wissen.

In die Reihe der schädlichen Einflüsse, welche Geisteskrankheit begünstigen können, gehören Krankheiten verschiedener Art; wir wollen hier Folgendes bezeichnen: Vorerst haben wir entzündliche Fieber zu beschuldigen, besonders solche, in welchen Arterien- und Nervensystem, sowie die Hirnhäute entzündlich ergriffen werden. Das entzündliche Stadium geht um so rascher vorüber, je heftiger Hirn und Nerven ergriffen waren und es folgt bald der lähmungsartige Zustand; das grosse Heer der Nervenfieber spielt hier seine Rolle und genesen solche Kranke, so bleibt oft lange Zeit geistige Apathie zurück, oft bleiben sie blödsinnig; die scheinbar Genesenen werden später oft wahnsinnig oder melancholisch.

Bei Personen, die vom Wahnsinn genesen sind oder dazu disponiren, sind entzündliche Zustände in den Nasen- und Stirnhöhlen bedenklich, denn leicht pflanzt die Reizung sich auf die Hirnhäute fort, indem die nahen Beziehungen der mucösen und serösen Häute bekanntlich gross sind; Erkältungen und ihre Folgen sind hier wichtige schädliche Einflüsse. Hirnreizungen, mögen Spirituosa, Wochenbette, Schnupfen, kranke Bauchnerven oder sonstige Ursachen sie erzeugt haben, werden leicht die Ursachen geistiger Anomalien und diese sind um so unheilbarer, je bedeutender die nachfolgenden organischen Entartungen sind. Wechselfieber, wo im Stadium der Hitze das Blut mit Macht zum Hirn dringt, begünstigen den Ausbruch von Wahnsinn und es ist nicht gut, dass man hier das Wechselfieber für besonders hülfreich ausgab. Bei tief gesunkenem Hautleben der Melancholiker sehen wir im Frühjahr und Herbst sich Fieber einstellen, welche durch den Zustand der Haut und die antagonistisch erkrankte Mucosa im Unterleib unterhalten werden; diese Fieber, mit Frost beginnend, genesen oft den Melancholiker, indem sie das Hautsystem beleben, aber — dringt das Blut stark zum Kopf, so bricht oft Wahnsinn aus und dies am meisten, wenn aus Unwissenheit gegen das vermeintliche Wechselfieber, China oder Chinin gereicht werden. Unter den krankhaften Zuständen, deren Folgen für das normale Hirnleben oft so nachtheilig sind, nennen wir noch die folgenden:

Krankheiten von Magen, Leber, Milz; überhaupt gastrische Zustände; *Plethora abdominalis venosa*, Hämorrhoidalzustand, Anomalien in der Menstruation, Unterdrückung eines Lochialflusses, Entzündungen in den Brust- und Bauchorganen, organische Entartungen in denselben u. s. w. Die krankhaften Zustände, deren Concurrenz durch Vermittelung von Blut- und Nervensystem, die im Gehirn bis dahin schlummernde Disposition zu Geisteskrankheiten wecken können, sind mannigfach verschieden, und da wir diesen Gegenstand in dieser Schrift so oft berühren, endigen wir hier diese Darstellung; wir werden nie die Bedeutung übersehen, welche Krankheiten für das Seelenleben haben können und es also nie versäumen, heilend einzuwirken.

b) Climatische Einflüsse, Witterung, Jahreszeiten; die geographische Verbreitung nach den Formen. Civilisation.

Nach meinen Beobachtungen — S. V. 10 — ergiebt sich, dass

1) In den heissen Sommermonaten die meisten Fälle von Erkrankungen eintreten — es bricht zumeist Wahnsinn aus, und Melancholiker, deren Zustand bis dahin gelinde war, werden jetzt wahnsinnig, also melancholisch-verrückt, für immer, wenn Natur und Kunst nicht helfen.

2) In den Wintermonaten erfolgt der Ausbruch von Geisteskrankheiten selten.

3) Im Frühjahr treten häufig Zustände von Wahnsinn ein — weniger doch als im Sommer.

4) Im Herbste entwickeln sich meist Zustände, wo Melancholie vorherrscht. — Wenn man diesen Einfluss der Jahreszeiten bedenkt, so erstaunt man mit Recht über jene Gelehrten, welche ein idiopathisches Seelenleiden annehmen, indem sie somit auf den eigentlichen Menschen, auf die Seele, einen Einfluss der Jahreszeiten statuiren und das ist doch gar arg! —

In Rücksicht der Einflüsse von Witterung, Temperaturwechsel, Wärme, Kälte, Electricität, Mond, Winde, Trockene, Feuchtigkeit u. s. w., wollen wir — S. V. 19 — 27 — die folgenden Thatsachen detailliren, die auf eigenen Anschauungen beruhen und wir wollen uns möglichst genau aussprechen, indem der Gegenstand wenig entschieden und dennoch äusserst wichtig ist, da er auf die therapeutische Behandlung so bedeutend influirt. —

Man muss Zustände bei Verrückten, welche allgemeinen Einflüssen zuzuschreiben sind, nicht mit solchen verwechseln, die aus besondern Verhältnissen hervorgehn z. B. von Arzneien, Misshandlung, Strafen, Heimweh u. s. w., denn übersieht man solche Rücksichten, so werden sonderbare Meinungen nicht nur unterhalten, sondern auch mit neuen psychiatrischen Phantasiestücken vermehrt. Der Arzt für Geisteskranke muss den *Genius morbi*, der herrscht, stets genau wissen, denn nur dann wird er die Zustände bei seinen Kranken kennen und richtig beurtheilen lernen; kennt der Arzt diese Zustände des Krankheitsgenius, so wird er Kranke einer Anstalt möglichst vor den üblen Einflüssen sichern und ich schreibe es diesem Umstande zu, wenn ich einmal catarrhalisch-rheumatische Leiden, oft bis zur Entzündung sich steigernd, die Verrückten verschonen sah, die zu der Zeit stille im Hause lebten und ebenso sah ich nervöse Fieber und Entzündungen im Publikum häufig, während bei Verrückten sich nur Reflexe auf Hirn und Bauchganglien zeigten, also die Wahnsinnigen mehr aufgeregt waren und die Melancholiker mehr Angst und Noth zeigten, wobei ich noch anmerke, dass, wie entzündlich gereizt auch die Hirnhäute der Wahnsinnigen seyn mochten, selten Durst da war, wohl in Folge der tiefen nervösen Zerrüttung, aber es ist nöthig, dass man diese Kranken zum Trinken auffordere, was ihr Blut abkühlt.

Gastrische Zustände sind unter Verrückten nicht selten, besonders wo der Unterleib leidet, und den Gastricismus sieht man nicht blos im Herbst unter allgemeinen Einflüssen auftreten, sondern auch dann, wenn Aerger, Verdruss, Heimweh u. s. w. einfliessen. Ich beobachtete *Status gastricus*, wo stinkende, schleimigte und selbst blutige Sedes eintraten, und Erkältungen des Bauchs den gereizten Zustand der Mucosa sehr gesteigert hatten, solche Zustände wohl zugleich unter den Verrückten und im Publicum. Gastrische Zustände im Herbst machen die Leiden der Melancholiker zunehmen; Wahnsinnige neigen seltner zu gastrischen Zuständen; er bewirkt hier am ersten Blutdrang zum Kopf und es folgen Ohnmachten, selbst, apoplexie-artige Zufälle, wo Purgantia und Emetica rasch und sicher helfen, aber Aderlass den Blödsinn fördert, daher er meist zu meiden ist.

Man hat von dem Einfluss des Mondes auf Krankheiten gesprochen, und besonders auf Geisteskranke und selbst Aerzte haben, indem sie nur flüchtig beobachteten, diesen Aberglauben in Ansehen erhalten; ich habe mir alle Mühe gegeben, hier einen Einfluss zu entdecken — nie und nimmer habe ich einen gesehen und ich hätte ihn sehen müssen, wenn einer da wäre — das ist Alles Aberglauben.

Kommen Stürme, wechselt die Temperatur, wird das Wetter feucht und erfolgen solche Wechsel plötzlich und nicht langsam, so empfinden das die Kranken — ihre Nerven werden ergriffen, das Blut geht reichlicher zum Kopf, die Wahnsinnigen werden lauter, aber auch bei Schwindsüchtigen sehen wir unter solchen Einflüssen den Blutdrang zur Brust steigern und sie werden leidender. Tritt plötzlich trocknes und warmes Wetter ein, wird es heiss, besonders unter electrischer Spannung der Atmosphäre, so wird der Blutdrang zum Kopf desto ärger, die Wahnsinnigen sind sehr gereizt und nur die sorgfältigste Beachtung hindert Ausbruch von Manie oder Tobsucht. Hier erwacht das paralysirte Arterienleben des Melancholikers oft nicht wenig, das Blut treibt zum Kopf und der Finstere wird laut, munter, aber — sein Hirnleben wird in solchen, oft kleinen Wahnsinnsanfällen nur um so tiefer zerrüttet und der Ausgang in Blödsinn wird hier prognosticirt. Uebergang von heissem zu kaltem Wetter berührt die Kranken auch feindlich.

Wechselfieber sind bei Verrückten selten und wenn sie im Publicum auch häufig stattfinden. Leiden Verrückte, besonders in den melancholischen Zuständen, nur zu oft an einem Daniederliegen des Hautlebens, werden solche Personen den Erkältungen ausgesetzt, so bewirkt der Reiz einer tief erkrankten Haut im Blutsystem Reizungen und die fieberhaften Anfälle beginnen mit Frost, der bei dem kranken Nervensystem oft um so heftiger auftritt. Da, wo der Blutumlauf so gerne sich in Congestionen zum Kopf äussert, wenn irgend ein Reiz einwirkt, da wundern wir uns nicht, wenn in jenen catarrhalisch-rheumatischen Zuständen auch Hirn und Hirnhäute gereizt werden — wie heftig aber hier auch der Frost ist, so dürfen wir solche complicirte Zustände nie mit Wechselfieber verwechseln und China reichen, denn sie macht hier rasend. — Sind die Kranken bei Witterungswechsel, wo trockene, heitere Luft mit Sturm, Regen wechselt, um so unruhiger, so sind sie am ruhigsten bei gelinder, heiterer, mässig warmer Witterung — überhaupt immer am ruhigsten, wenn das Wetter beständig ist und nicht wechselt.

Melancholiker sind überhaupt im Herbst am leidendsten und in den trüben Tagen des Winters; die Wahnsinnigen leiden mehr im Frühjahr und Sommer; wenn im Frühjahr das Leben in der Natur erwacht und dieses Leben im Sommer kräftig sich ausspricht, dann gewinnt bei den Melancholikern die Arterie das Uebergewicht über die Vene und es treten, wie gesagt, nur zu oft Hirnreizungen ein, die verderblich sind. Wenn solche arterielle Hirnreizung eintritt, so wird der Melancholiker rein verwirrt, und indem diese Verwirrung, diese Exaltation im Hirnleben sich mit der Bauchangst verbindet, ist der Zustand solcher Menschen wahrhaft fürchterlich und sie — werden Selbstmörder; passt man genau auf, bewacht solche Personen strenge, so werden sie jeden Gedanken an Selbstmord verloren haben, wenn die wahnsinnige Exaltation des Gehirns eine gewisse Höhe erreicht, denn nun vergessen sie die Bauchangst und dieselbe verschwindet selbst, indem das gesteigerte Hirnleben antagonistisch das Leben der Bauchganglien herabsetzt. Sprachen wir oben von catarrhalisch-rheumatischen Zuständen der Haut und ihren Folgen, so sehen wir dadurch bei Verrückten auch Catarrhe der Lungen, Zahnschmerzen, Nasencatarrhe mit Nasenbluten, ferner Schleimsedes u. s. w. bewirken. Im Frühjahr und Herbst bemerkt man Hämorrhoidalzustände sich steigern; man sieht nach rheumatischen, nach intermittirenden und selbst gelinden Reizfiebern lange verhaltene Menses eintreten und Hämorrhoiden fliessend werden.

Wir wollen, weil der Gegenstand für die Nosologie und Therapie der Geisteskrankheiten von entschiedener Wichtigkeit ist, hier aus unseren Beobachtungen des Jahres 1833 specielle Anführungen mittheilen, welche eine genauere Uebersicht gewähren, als diese bei ganz allgemeinen Darstellungen möglich ist.

1. Monat Januar 1833.

Husten, Lungencatarrhe, rheumatische Gliederschmerzen und in den Brustmuskeln, kurz — catarrhalische Zustände mit und ohne Fieber, waren unter den circa 200 Kranken in der Irrenanstalt Siegburg häufig, doch so, dass diejenigen Personen am meisten von solchen Zuständen ergriffen wurden, welche sich am wenigsten geistig alienirt zeigten. — Einer litt am Wechselfieber. — Frostbeulen an Händen und Füssen waren sehr häufig; und bei einem, der sehr vollblütig war, dessen Kopf von Blut strotzte und der sich in dem Zustande eines Blödsinnigen darstellte, waren die Perniones an den Händen so arg, wie ich das nie heftiger jemals gesehen habe, die Hände waren blau, oft fast schwarz. Als es sehr kalt wurde, zeigten sich die Kranken im Allgemeinen sehr unruhig, aber nicht lange; am anhaltendsten unruhig sind sie im Sommer, in der Hitze mit electrischer Spannung der Luft, wodurch Blut- und Nerven-System am heftigsten aufgeregt werden. — Die tiefen Melancholiker zeigten sich andauernd im schlimmen Zustande. Am 27., 28. und 29. Januar sind die Wahnsinnigen, welche insbesondere zu tobsüchtigen Aufregungen geneigt waren, sehr laut und unruhig gewesen, denn das Wetter hatte sich geändert; der Frost hatte aufgehört, es war Thauwetter gefolgt und der mitunter ziemlich starke Wind blies aus Süd-West. Am 30. und 31. waren die Kranken auch nichts weniger als ruhig — es war Schnee gefallen, das offene Wetter wandelte sich in Frost und der starke Westwind hatte dem Ostwind weichen müssen.

2. Monat Februar.

Wie immer, so sah ich im Januar und Februar keinen Einfluss des Mondes. Der Wechselfieber-Kranke aus Januar leidet offenbar zugleich an einer entzündlichen Reizung der Hirnhäute. Merkwürdig correspondirt der Witterungs- und Temperatur-Wechsel mit der Ruhe und Unruhe der Kranken; bald regnet es, bald scheint die Sonne, bald ist Windstille, bald stürmt es aus Westen, bald bläst der Wind aus Nord-Ost, und die Kranken sind ruhig oder unruhig. Ein Frühlingswetter von mehreren Tagen empfanden besonders die Melancholiker nicht wohlthätig. Wind, Sturm, heiteres Wetter, rauhe Luft, Schnee — die Kranken blieben ruhig, wenn nur langsame Uebergänge stattfanden und keine raschen Wechsel.

3. Monat März.

Am 2. März erhob sich Wind mit Regen, er wurde ein heftiger Sturm aus Westen und die zu tobsüchtigen Aufwallungen Disponirten, zeigten Blutdrang zum Gehirn in verstärktem Grade und waren unruhig. — Zwei Kranke litten an catarrhalischen Ophthalmien, wo Zugwind und feuchte Fussböden mir als Ursachen erschienen.

Seit dem letzten Drittel des Februar bis Beginn von März war der Eintritt des Frühjahrs erfolgt, die Wärme stieg bis zu 10 Graden und die Vegetation erwachte. Ich fand, während so das neue Leben in der Natur erwachte, bei den Kranken diese Erscheinungen: Es wurden sechs tief melancholische Personen mit Zunahme des Frühlings, tiefer leidend und ganz natürlich, denn das Erwachen der Natur belebt zunächst das Nerven- und arterielle System und das bei dem tiefen Melancholiker nach Qualität und Quantität prävalirende Venensystem setzt dem Aufleben der Arteriellität grosse Hindernisse entgegen und so erfolgt ein Kampf, welcher den Zustand des Melancholikers nur elender macht. Unterstützt eine reelle Kunst die *Vis medicatrix naturae*, so genesen Melancholiker am ersten im Frühjahr, aber bekommen wohl im nächsten Herbst Recidive. Auch beobachtete ich, dass die mit Gehörtäuschungen behafteten Kranken jetzt mehr als jemals litten, indem ein gelind vermehrter arterieller Blutdrang zum Kopf die Ursache eines gereizteren Zustandes des *Nervus acusticus* wurde. Wenn der primär Hirnkranke oder Wahnsinnige, in Folge gesteigerten arteriellen Blutdranges zum Kopf, jetzt in höhere Grade von Aufregung fällt, so sehen wir hier auch ein Heilmittel, das unter guter Leitung dem Melancholiker gedeihlich wird. Ich beobachtete einen Kranken in dieser Zeit, der vom 20. Februar bis reichlich Anfangs März die folgenden Erscheinungen darstellte, welche uns deutlich sagen, wie unter dem Aufleben der Natur das Belebende auch diese Organisation durchdrang, das Arterienleben erwachte und der Zustand in Aufregung überging; Patient, primär hirnkrank oder wahnsinnig seit längerer Zeit, 45 bis 46 Jahre alt, erschien seit ohngefähr Mitte des Winters geistig und leiblich sehr gebessert, daher sein Benehmen durchweg verständig und ruhig war. Mit dem Eintritt des Frühlingswetters wurde es mit dem Manne anders, er wurde unruhig, und sein Verständigseyn steigerte sich in der Art, dass er zuerst geistreicher wurde, witzig, launig — in der steigenden Exaltation aber ging das Vernünftige bald unter und die sich wirbelnden Ideen wurden unsinnige; sowie Patient lauter, gesprächiger, munterer wurde, lachte er gerne und sein Auge gewann an Glanz, Leben und Ausdruck. Indem die Exaltation zunahm, wurde der Mann also witzig, declamirte — er übertrieb in seinen Erzählungen, er detaillirte Alles im grössern Maassstab und in dieser Uebertreibung entwickelte sich der Unsinn. Mit steigender Zunahme des Augenglanzes wurde der Blick mehr dreist, stolz, anmaassend, die Wangen wurden roth, der Kopf wärmer als normal ist und Hände und Füsse wurden kälter — Patient, bis hierhin in seinem Zustande gesteigert, zeigte in seinen Scherzen und Bemerkungen nun Scharfes, Bitteres, er war beissend, fast impertinent, er tanzte und lachte zu gleicher Zeit und — als am 24. Februar der östliche Wind scharf war und am Abend sich plötzlich Südwind mit Regen einstellte, da wurde der Mann so laut, so wild und wüst, so toll, dass seine Gehirn-Exaltation einen ziemlich bedeutenden Grad von Tobsucht oder Mania darstellte. Der Aufruhr im arteriellen System entsprach genau der Hirnaufregung und das hier sich Beziehende und Bedingende sah man in der Steigerung des Leidens, denn der Puls, Anfangs 75, stieg bis 80, hielt sich eine Weile auf 80 und es folgte nun mehr oder minder rasch eine Steigerung bis 103; dann fehlte meist der 30. Pulsschlag und zwischen dem 30. und 103. fehlten 3, sicher 2 Pulsschläge, und es schien mir zuweilen so, als ob die fehlenden Pulswellen sich gleichsam verwischten, zu leise erschienen; die Carotiden überwogen an Kraft und Fülle die Radialen immer mehr, und die Kraft des Blutdrangs in den Carotiden war am vollendetsten, als Patient in der Acme war, also Manie hatte; der Herzschlag wurde natürlich an Schnelle und Kraft auch vermehrt, aber eine so bedeutende Kraft, wie in frühern Anfällen, zeigte das Herz nicht mehr, denn das Hirnleben hatte hier bereits zu lange gelitten, die Vegetation hatte sich sehr gemindert und so fehlte dem ganzen Anfall die Energie der frühern, wo der Mann noch kräftiger war. Bei 75 Hirn- und Arterienpulsen ruhig und gescheit, bei 80 exaltirt, bei 103 tobend; also bei 4500 Hirn- und Arterienpulsen in der Stunde, gescheit — bei 4800 in der Stunde schon nicht mehr gescheit, weil Hirn- und Arterienpulse zu kräftig agirten, sehen wir den Mann bei 6180 Hirn- und Arterienpulsen total toll und verrückt, wobei die kräftige Blutwelle in der Carotis die Macht der Hirnpulse andeutete. Eine von selbst eintretende Blutung *ex ano* that das Beste, den Sturm für diesmal zu beschwichtigen — übrigens, keine Kunst hinderte es, ging der Zustand in Blödsinn über. Aus den Bemerkungen im Monat März noch die folgenden Thatsachen: am 4. März wurde die Witterung etwas kälter, der Wind wehte mehr aus Osten und viele Kranke waren bei diesem

Wechsel unruhig. Ein Blödsinniger von reichlich 40 Jahren, schlagflüssigen Anfällen unterworfen, hatte sich sehr gebessert, nachdem eine starke Schleimausleerung aus der Nase erfolgt war, und wohler, heiterer, geistesfreier sah ich den Mann kaum je, als am 4., nachdem die reichliche Schleimausleerung aus der Nase sich mit Blut untermengt dargestellt hatte und die Beimengung an Blut war reichlich, hatte also Blutfülle im Hirn vermindert.

Am 6. und 7. Regenwetter, Schnee, dann Frost; am 13. Thauwetter — Wahnsinnige zeigten sich aufgeregt, Durchfälle fanden sich ein, bei fünf Kranken zeigten sich catarrhalische Ophthalmien, einige litten an Schnupfen, einer hatte Zahnschmerzen und erleichterndes Nasenbluten, einige litten an Husten — in Folge der Erkältungen litten Mehrere an Bauchschmerzen und Durchfall. Drei Wahnsinnige waren in Folge von Blutdrang zum Kopf aufgeregt und ein Melancholicus zeigte sich etwas heiterer in Folge arterieller Aufregung, sowie ein anderer Melancholicus auch heiterer war, nachdem Erkältung ihm einen fieberhaften Zustand zugezogen hatte. — Einigen Kranken war Scabies mitgetheilt und zwar nur solchen, deren Haut gesund zu fungiren schien, fast wohl zu lebhaft fungirte und sie gehörten mehr oder minder unter die Zahl der Wahnsinnigen. —

Gegen den 18. laxirten mehrere Kranke in Folge einer Erkältung des Unterleibes. Der Blutdrang zum Kopf, unter wahnsinniger Exaltation, befiel einen Jüngling, der Onanie trieb und hieran lange Zeit verhindert wurde; wo, wie hier, solche Congestion leicht eintritt, hilft ein mechanisches Hindern solcher Ausschweifungen nichts, es schadet oft sogar, sobald der Blutdrang zum Kopf dann stärker eintritt — eine sorgfältige ärztliche Behandlung ist hier nothwendig.

Das Fortdauern catarrhalischer Zustände fand statt, während es bald regnete, schneite, nasskalt war und die Witterung sich überhaupt sehr unfreundlich zeigte. Indem Frost, Schnee, Regen wechselten, trat am 24. März gelindes und schönes Wetter ein, aber Abends folgten wieder Schnee und Regen. Wenn in der Stadt Siegburg und in der Umgegend sich catarrhalische Beschwerden zeigten, so dauerten sie auch unter den Geisteskranken fort und manche primär Hirnkranke wurden unter vermehrtem Blutdrang zum Kopf, laut und unruhig. — Unter den Wahnsinnigen starb einer am 30. März, der unter dem Einfluss des neu erwachenden Lebens in der Natur, auch aufgeregt wurde und wo dann nach so langem Leiden, der Reiz des Arterienblutes das kranke Hirn mehr und mehr erlahmte, bis der Tod dem Leiden ein Ende machte. Patient hatte lange Zeit an heftigen arteriellen Hirnaufregungen gelitten, die in vermindertem Grade Jahre lang fortdauerten und sich von Zeit zu Zeit unter allgemeinen und besondern Einflüssen mehrten oder steigerten. Es scheint mir, dass ich die Thatsachen, welche auf diesen Kranken Bezug haben, hier am besten einschalte — ich halte sie für so bedeutend, dass ich sie nothwendig in dieser Schrift nicht übergehen darf: In den letztverflossenen 1½ Jahren hatten sich, bei heftigem Blutdrang zum Kopf, statt Aufregungen, wie früher, öfters Zustände von Betäubung eingestellt, die einen apoplectischen Anstrich zeigten und nothwendig, denn das so lange gereizte Hirn widerstand nicht mehr dem Blutdrang, es war bereits zu sehr erlahmt und lebte immer mehr in dem Zustande von Passivität, die der letzten Katastrophe zuvorgeht. Am 29. März blieb Patient als Apoplecticus zu Bette liegen und, nie an Plethora leidend, hatte sich das Blut im Kopfe des Mannes, der von Temperament ein entschiedener Sanguinicus war, angehäuft. Nachdem, ob auch Mangel an Plethora da war, eine Venäsection war veranstaltet worden, da besuchte ich den Kranken zum ersten Mal und fand ihn sprachlos, und anscheinend bewusstlos daliegen. Ich fand die Pulse zu 84 in der Minute, indem die sonst immer so volle, kräftige und die Radialis überwiegende Carotis sich leer zeigte, wobei die sonst meist so leeren und kleinen Radialarterien — voll erschienen und die *Arteria Carotis* vollständig überwiegend, sich darstellten. Ich blieb eine halbe Stunde am Bette des Kranken sitzen und beobachtete dieses: nach 5 bis 10 Minuten begann das in tiefer Blässe des Todes sich darstellende Gesicht des Kranken, roth zu werden, die Augen wurden etwas belebter, der kalte Kopf erwärmte sich und — ich fühlte zugleich die Kraft der Blutwelle in der Carotis zunehmen, rasch aber schien sich hier die Blutfülle wieder zu mindern, von Neuem erblasste das Gesicht,

Patient wurde wieder bewegungslos und so wechselten Aufleben und Hinsterben.

Als ich beim zweiten Besuche 84 Pulse in der Radialis fühlte, aber die Pulse in der Carotis 180, so fand ich die Ursache solcher Täuschung in einem Zittern oder Pulsiren der Halsmuskeln, ein Umstand, der vielleicht oft kann getäuscht haben; erst dann entdeckte ich die Pulse in der Carotis tief unten auch zu 84, aber eben so matt und schwach, als die Radialen kräftig waren und Patient erschien wie leblos, sein Athem war etwas weniges laut oder rasselnd. Eine Weile später zeigte die volle Radialis 80 Pulse, unter denen einige intermittirten; und indem ich vergeblich die Carotis suchte, wurde Patient völlig leichenblass, die Kälte verbreitete sich vom Gesicht bis vorne über den Hals, das Gesicht wurde fast grau, das offene, matte und starre Auge schien zu brechen — ich wähnte den Eintritt des Todes jetzt nahe, durch Erlahmung das seit Jahren gereizten Hirns, aus welchem das Blut entwichen und dem das Herz keines mehr zuführen zu können schien. Nach circa fünf Minuten sah ich zuerst die graue Farbe des Gesichts verschwinden, dann die Blässe; es kehrten nun sogar Röthe und gelinde Wärme zurück in das Gesicht, und indem Patient sich bewegte, schien das hinsterbende Leben von Neuem zu erwachen, während abermals Arterienblut zum Hirn drang. — Erst jetzt konnte ich, ohne den Kranken zu belästigen, den Herzschlag untersuchen, den ich leise fand, aber regelmässig, noch Kraft zeigend und mein Ohr vernahm den Herzschlag an allen Theilen der vorderen Fläche der Brust. Wenn uns Bichat und andere gezeigt haben, dass die Activität des Herzens nicht unter der unmittelbaren Einwirkung des Gehirns stehe, so sehen wir hier diese Angabe bestätigt; — das Gehirn stirbt nur ab durch Vermittelung des schwarzen Blutes, indem von ihm aus Haut und Lungenleben paralysiren und die Arteriellität vernichten, so dass, wie wir sehen, ein Organ das andere, ein System das andere bedingen — Cap. 1 d. — Um halb zwölf Uhr Mittags fand ich die Pulse zu 80, in Carotiden und Radialen gleich stehend, wobei Patient eine gleichmässige Vertheilung der Temperatur zeigte, wohl kühl war, aber nicht kalt, sein Gesicht, die Augen lebhafter erschienen und nirgendwo Muskeln zuckten; es traten Sedes ein; ich rief den Kranken laut bei seinem Namen und er bewegte die Augen etwas nach rechts, indem er mich anzusehn schien. — Als ich den Kranken um halb 1 Uhr besuchte, fand ich die Pulse der Radialis zu 80, die Radialis war enorm kräftig, die Carotis war nicht zu finden, das Gesicht war kalt, collabirt, in grauem Anflug mit gelb um das Auge, Auge starr, kein Rufen des Namens wurde percipirt; etwa 10 Minuten vor 1 Uhr aber begann Patient aufzuleben, Kälte des Kopfs, Collapsus, Blässe, Aschfarbe verloren sich, das Gesicht bekam wieder Röthe, das Auge wurde etwas belebter und als ich jetzt den Kranken anrief, da bewegte er sein Auge. Wein, den man einflösste, hörte ich prasselnd niedersinken. — Des Nachmittags zwischen 4 und 5 Uhr fand ich den Kranken rein wesenlos, röchelnd; die Carotiden waren nicht zu finden, kein Herzschlag mehr su vernehmen. — Die Pulse der Radialis untersuchte ich lange, fand sie leer, wie erlöschend, dann wieder etwas voller, aber höchst schnell und klein zu 128 in der Minute und der Tod schien nothwendig, aber — Abends 8 Uhr lebte der Kranke noch und es wechselten das Hirnsterben und das momentane Aufwachen des Lebens, wie früher. — Am folgenden Morgen d. 30. März lebte der Kranke noch, und noch dauerte in dieser einst kräftigen Individualität der Kampf zwischen Leben und Tod. Wie gestern, nur schwächer, continuirte das Spiel der Organe und Systeme: bald finde ich die Carotiden und den Herzschlag, bald nicht; indem das Blut dem obern Theile fehlt, stirbt Patient dahin, es füllen sich die Radialen — indem Patient wieder auflebt, fühlte ich Herz und Carotiden wieder, wo dann das Gehirn wieder erwachte, um recht bald, in stets längeren Zwischenräumen, von neuem einzuschlummern. Etwas nach 1 Uhr des Mittags wurde das Gesicht noch einmal sehr roth, die Muskeln zuckten; seitdem erfolgte kein so starkes Auflodern des Lebens wieder, Kälte verbreitete sich allgemeiner über den Körper, besonders an Kopf und Extremitäten; das Blut schien sich im Truncus zu concentriren und der Bauch blieb der wärmste Theil. Gegen 3 Uhr des Nachmittags waren weder Herz- noch Pulsschläge mehr zu fühlen und — jetzt war das Leben fort: wir sehen, wie hart und lange der Kampf ist, wo der Tod vom Hirne aus statt findet und wie erst langsam das Leben der Systeme erlöscht, bevor das Hirnleben zu Ende geht.

4. Monat April.

Es fehlte greller Wechsel der Witterung und die Kranken zeigten keine auffallenden Erscheinungen. Am 6. April, nach einer kühlen Nacht, schönes Wetter, nachdem Wind und Regen früher da waren: mehrere Kranke litten an Catarrhen, Rheumatismen und Augenentzündungen, während unter den Einwohnern der Stadt Siegburg und Umgegend, viele Personen an Entzündungen erkrankten.

17. April. Regen, Ost-, West- und Nordwinde wechseln, bald ist es kalt, bald ist es temperirt warm und in diesem meist so unfreundlichem Wetter bleiben die Kranken im Ganzen ruhig, selbst die mit den so mobilen Arteriensystemen behafteten Wahnsinnigen und das ist nur dem Umstande zuzuschreiben, weil der Witterungswechsel nicht rasch war. Aufregungen unter gesteigerter Herzthätigkeit bei überwiegenden Carotiden, zeigten besonders vier Wahnsinnige, aber nicht bedeutend. An Rheumatismen, Catarrhen, catarrhalischen Ophthalmien und an Erkältungsfiebern mit folgenden Schweissen, litten immer noch mehrere Kranke. — Ein wahnsinnig gewesener zeigte drohende Lähmung, die Melancholiker lebten in dem wechselnden Wetter übel und einer versuchte den Selbstmord, was verhindert ist. S. V. 30. — Ein Melancholicus wird stets geistig freier, er hat transspirirt und indem seine Haut sich belebt, ist der Einfluss auf das Blutleben unverkennbar. — Als mit dem 20. das schöne Wetter entschiedener eintrat, fand bei Wahnsinnigen ein vermehrter Blutdrang zum Kopf statt, was sie aufregte. Ueberhaupt entwickelten sich mit dem steigenden Frühjahr noch diese Erscheinungen, deren Erwähnung hier noch passend scheint: mehrere Melancholiker wurden heiteterer; Nasenbluten, Hämorrhoidalblutungen, Eintreten der Menses erleichterten und besserten manche Kranke, hinderten und beschwichtigten arterielle Aufregungen; ich sah die schlaffe Haut sich beleben und wieder transspiriren, oft unter leisen, vorausgegangenen Fieberbewegungen; in Fällen, wo der Natur eine Belebung der Haut nicht gelang, wurde an-

tagonistisch die Mucosa der Lungen ergriffen, wo starker Schleimauswurf eintrat und die Kranken mehr besonnen erschienen, welches letztere auch sehr der Fall war, wie ich früher oft beobachtete, wenn Massen von Schleim aus der Nase ausgeleert sind, aber solche Krise bleibt ohne Kunsthülfe nie hinreichend.

5. Monat Mai.

Seit den letzten Tagen des April wurde das Wetter wieder etwas rauh, bei ziemlich starkem Nord-Ostwind, wobei die Kranken im Allgemeinen nicht unruhig erschienen und als mit Mai das Wetter warm, endlich sehr warm wurde, so wurden Manche laut, allein nicht sehr und nicht allgemein, denn die Witterungswechsel waren nicht rasch erfolgt und bei der eingetretenen Wärme fehlte die electrische Spannung der Atmosphäre. — Noch leiden einige Kranke an catarrhalischen Ophthalmien.

In der Nacht vom Sonntag d. 4. auf Montag d. 5. Mai, litten reichlich 120 Kranke von circa 200 am Durchfall, wo die bessere Kost am Sonntag und Erkältung die Ursachen waren; z. B. am Sonntag, wo die Kranken im Freien waren, war kühles Wetter bei Nordwind eingetreten und Menschen, deren Gehirn leidend ist, werden leicht Durchfall bekommen, denn solche Erscheinung benutzt die Natur gerne als Krise.

Am 11. Mai stieg die Hitze auf $22\frac{1}{2}$ Grad R. und gegen Mittag formirte sich ein Gewitter, die Luft war sehr electrisch. Gegen Abend trat Nordwind ein und das Gewitter kam nicht zum Ausbruch; bei so schroffem Wechsel erschienen die Wahnsinnigen sehr aufgeregt und einer wurde selbst ohnmächtig, bekam Krämpfe, sein Bauch war aufgetrieben. Die Kranken, welche bei 23 Grad R. Hitze im Freien waren, sich hier beschäftigten, zeigten ein sehr wallendes Blut, es erschien wie allgemein expandirt und daher kam es wohl, wenn die Carotiden die Radialen nicht heftig überwogen, aber bei den grossen und kräftig vollen Pulsen mussten die Hirnbewegungen doch mächtig seyn; dies aber und ein so aufgeregtes Arterienblut schaden der Gehirnthätigkeit. Kranke, in sehr warmen Zimmern ruhig weilend, zeigten überwiegende Carotiden; das Fehlen der Electricität mindert offenbar den Einfluss der Hitze, denn wo beide sich verbinden, sind Ausbrüche von Wahnsinn und Steigerung bis zur Tobsucht am häufigsten.

Wenn mehrere Kranke an entzündlichen Augenkrankheiten litten, so gelten hier blos locale Ursachen, die Hitze auf den Terassen; in Stadt Siegburg und Umgegend fehlten Ophthalmien.

Bei mehreren Kranken entstanden in der Hitze Hämorrhoidalknoten, ich untersuchte sie, denn bei mehreren hatten sich blutige Sedes eingestellt. Am 17. Mai bezog sich Mittags der Himmel, es wurde kühler, 17 Grad Wärme, Abends ein unbedeutendes Gewitter und endlich ein wenig Regen; viele Kranke mehr agitirt; später Abends 15 Grad Wärme, die Kranken ruhig, auch die folgende Nacht. Am 18. grosse Hitze, die Wahnsinigen sehr unruhig; Herz kräftig und Blutdrang zum Kopf sehr stark — selbst ein kräftiger Blödsinniger wurde wild und noch einer, der gleichfalls eine derbe Constitution zeigte; — Abends Gewitter, Regen, es wurde kühl und die Aufgeregten erschienen ruhiger. Die Melancholiker zeigten sich heiterer, aber einer wurde unter arterieller Congestion zum Kopf sehr aufgeregt und die geistige Apathie wurde desto grösser, als jene Aufregung vorbei war, besonders sank Patient geistig um so tiefer, als im folgenden Herbst die Prävalens der Venosität einen stärkern Einfluss ausüben musste.

6. Monat Juni.

Die Augenentzündungen dauern fort, selbst Wärter sind davon befallen — die Ursachen bleiben locale. Die Beobachtungen, welche ich im Juni und Juli anstellte, ähneln den frühern zu sehr, um sie ferner noch angeben zu wollen. Wenn ich keine speciellen Data über die Erscheinungen im Herbst und Winter bis December gebe, so kommt das, weil sie mir fehlen, doch darf ich versichern, dass sie denen gleichen, die ich theils allgemein und theils auch speciell in Ansehung der bezeichneten Jahreszeiten angegeben habe. — Die Kenntniss des *Genius morbi* in Stadt und Umgegend von Siegburg, verdankte ich stets den practischen Aerzten in Stadt Siegburg, Herrn Dr. Nokherr senior und Dr. Nokherr junior, die mir jede Gelegenheit zu Selbstanschauung verschafften und alle Kunde gaben, was ich immer nur mit Dank anerkennen kann. —

Betrachten wir nun den Zustand der Geisteskranken in Rücksicht ihrer Theilnahme an dem *Genius morbi* in der Stadt und Umgegend, wie ihn die Herrn Dr. Nokherr beobachteten, so scheinen sich für die beiden ersten Quartale insbesondere, diese Resultate herauszustellen:

1) Im ersten Quartal sehen wir unter den Geisteskranken ziemlich häufig die catarrhalisch-rheumatischen Zustände z. B. Lungencatarrhe, Ophthalmien u. s. w., während wir sonst Leiden erblicken, welche der durch ein erkranktes Hirnleben begründeten Individualität der Verrückten zugehören.

Unter den Bewohnern der Umgegend fanden sich rheumatische Zustände mit Anfangs gastrischer Complication, später catarrhalische, die wohl in Entzündungen übergingen und dann Wechselfieber.

Immer also, wir bemerken es, finden Beziehungen statt, aber wir erkennen auch die Wahrheit, dass die Individualität der Verrückten eigenthümlich modificirt ist — so möchten z. B. darum Entzündungen bei Wahnsinnigen seltener eintreten, weil der so leicht eintretende Blutdrang zum Kopf, das Blut von andern Organen ableitet, die Hirnhäute, selbst das Gehirn sind ja oft und anhaltend entzündlich gereizt und wenn Melancholiker selten active Entzündungen erleiden, so liegt die Ursache in der venösen Prävalens.

2) Im zweiten Quartal waren catarrhalisch-rheumatische Zustände unter den Verrückten vorhanden; ich sah fieberhaften Zustand mit folgendem Schweiss, Lungencatarrhe, wo einer als *Catarrhus phthisicus* auftrat, ich sah Durchfälle in Folge von Erkältung, heftige, entzündliche Hirnaufregungen, die oft den Tod brachten.

Unter den Personen der Umgegend waren auch catarrhalisch-rheumatische Zustände vorhanden, Gastricismus herrschte und Wechselfieber dauerten fort; also wieder Einklang und die Unterschiede bedingt durch die Individualität der Geisteskranken.

Man geräth, sagte der herrliche Pinel, in Verwunderung, wenn man die Wirkungen, welche der Einfluss der Sonne auf die Rückkehr und den Gang der meisten Anfälle des Wahnsinns hat, so zu sagen mit den Augen verfolgt: — und also thun wir das und halten uns ferner nur allein an Naturanschauungen, was allein zum Ziele führt.

In Rücksicht der Beachtung der Witterung, Jahreszeiten, epidemischer, localer und anderer Einflüsse auf Geisteskranke, wird man, wie ich glaube, zugeben, dass sie nützlich sind, denn

1) entfernen solche Beobachtungen viele unhaltbare Ideen, die der Psychiatrie lästig sind, die nichts nützen. —

2) Sie erleichtern unser Urtheil über den Zustand des Kranken. —

3) Sie fördern eine rationelle Therapie.

4) Sie zeigen uns die Ursache der Stimmung des Kranken.

5) Sie überzeugen uns, dass solche Stimmung nöthig ist, nicht Laune oder Bosheit, wo wir strafen dürfen.

6) Sie zeigen uns nicht blos Data zur ärztlichen Praxis, auch unser psychisches Verfahren lehren sie uns passender anwenden.

Die geographische Verbreitung der Geisteskrankheiten nach ihren beiden Formen, dem Wahnsinn und der Melancholie, sowie der gemischten Zustände aus beiden Formen, ist ein Gegenstand, den man nicht genug beachtet hat, und wie misslich war das! — Sieht einer eine Form, der andere die zweite und will nun jeder ein Bild des Ganzen entwerfen, so entsteht eine Einseitigkeit, welche kein gutes Resultat zulässt und indem sich somit Zank über das Wesen der Verrücktheit nothwendig entwickelte, war kein Resultat, war keine Schlichtung des Streits möglich und die reinen Theoretiker deducirten, was ihnen beliebte — die Verwirrung wurde complet und derjenige Geschichtschreiber, welcher diesen Gegenstand einst pragmatisch durchführt, wird ein köstliches Buch liefern. Die mangelhaften und offenbar falschen Nachrichten über Geisteskranke in fernern Ländern, selbst europäischen, sind einer guten Darstellung hier durchaus hinderlich; wir müssen hier das Bessere und Nöthige erst abwarten, und vorerst folge ich hier den wenigen Erfahrungen, die ich selbst machte; manches ist entlehnt, ein Resultat meiner Studien und wenn ich nicht entschieden richtig mich ausspreche, so ist das nicht meine Schuld, weil man kaum die Hauptformen je gut in den Mittheilungen bezeichnet hat, wohl aber Wahnsinn und Melancholie mit den Stadien, Ausgängen, Verhalten der Kranken, einzelnen Erscheinungen, *Causis remotis* u. s. w. meist so durcheinander würfelte, dass man blos oft nur rathen kann, welche Form hier oder dort am meisten einheimisch ist.

1) Wahnsinn. Warmes, heisses Wetter; warme, heisse Climate — die scheinen Wahnsinn zu begünstigen und wenn im Sommer, wie wir sehen, das Arterienleben gerne lebhaft erwacht, so sind Menschen, deren Blutsystem von Haus aus mobil ist, also die Sanguiniker vorzugsweise zum Wahnsinn disponirt. Länder, deren Elevation über die Meeresfläche bedeutend ist, die mehr oder weniger gebirgigt sind, südlich liegen, gelinde Winter haben, reine heitere Luft, wo die Sommer heiss sind, warme Winde wehen —, in solchen Landstrichen wird Wahnsinn vorherrschen. Da, wo das Gebiet solcher Länder an Flüssen und Meeresgestaden sich abdacht und über dem Spiegel des Meeres und selbst der Ströme nur wenig noch erhoben ist, da mögen die reinen Wahnsinnsfälle seltener seyn und eine Vermengung mit der zweiten Form wird statt finden. Betrachten wir diese Umstände, so möchten in den südlichen Landstrichen die Bewohner am meisten zum Wahnsinn disponirt seyn, also in Portugal, Spanien, Frankreich, Italien, Dalmatien und in der europäischen Türkei u. s. w., wo dann wieder allerdings die flachen Ebenen und Landstriche am Meere und an den Strömen, die zum Theil einst Wassergebiete und diesem Elemente abgewonnen waren, seltener reine Wahnsinnsformen zeigen werden, in der Regel Vermengungen mit der zweiten Form.

2) Melancholie. Im Winter, auch im Herbst herrscht der Wahnsinn minder, bricht selten aus, mindert sich selbst, aber ungünstiger ist diese Zeit den Melancholikern, der Einfluss der Venosität ist jetzt am bedeutendsten und solche Menschen, wo die Vene vorherrscht, die Choleriker, selbst Phlegmatiker sind insbesondere zur Melancholie disponirt und wenn hier eine Quelle von trüber Seelenstimmung

liegt, so lieben solche Menschen die sie erheiternden Spirituosa, deren der sanguinische Südländer nicht bedarf, wenigstens minder. Länder, die wenig über dem Wasserspiegel erhaben sind, bedeutende Flächen haben, wo es mehr kalt als warm ist, viele Nebel, feuchte Winde herrschen, oft kalte Winter, wo Frost und Schnee häufig sind, im Frühjahr das Land sehr leicht von Wasser bedeckt, oder morastig ist, die mehr oder weniger nördlich liegen, wo die Landstrecken am Meere, an Landseen und Flüssen einst weite See- und Stromgebiete waren, in solchen Ländern mag die zweite Form, die Melancholie, vorherrschen. Im Allgemeinen möchte daher die reine Form der Melancholie sich zumeist finden in den Niederlanden, in England, Schottland, Irrland, den Landstrichen von Deutschland an der Nord- und Ostsee, Dänemark, Norwegen, Schweden, Preussen, Polen, vielleicht auch in Russland, so wie in Deutschland in den Stromgebieten der Weichsel, des Rheins u. s. w. In solchen Gegenden, wo die Höhen bedeutend sind, auf Gebirgen, da mag wohl der Wahnsinn sich zeigen, oder Melancholie mit Wahnsinnsanfällen vermengt, sowie in den tiefen Thälern z. B. von Salzburg, der Schweiz u. s. w. jene unförmlichen Menschen zu Hause sind, die sich in Folge ihrer übelen Organisation rein stupid zeigen. — In den mittleren und höhern Landtheilen von Deutschland scheint überhaupt jener Zustand vorzuherrschen, wo Wahnsinn mit Melancholie vereint erscheint.

Sehen wir jetzt, was für diese Ansichten spricht, wobei uns noch einige Data begegnen werden, welche sich auf nicht europäische Länder beziehen, wo aber die Kunde noch weit mangelhafter ist. — Ich folge hier zum Theil den Thatsachen, wie sie uns F r i e d r e i c h in seiner Diagnostic der psychischen Krankheiten, 2te Auflage, S. 90 und folgende aufstellte: aus den von F r i e d r e i c h zusammengestellten Thatsachen ergiebt sich, dass die Mehrzahl der Geisteskranken in England sich ruhig verhält, also Melancholie vorherrscht; in französischen Anstalten herrscht die Aufgeregtheit des Wahnsinns vor, während in den italienischen finstere Stimmung mit Exaltirungen oft vereint sich dastellt, und somit in der Mehrzahl der Kranken sich die localen Einflüsse des Landes zeigen. Im südlichen Italien sind Hypochondrie, Hysterie und Melancholie, bis wohin erstere Zustände sich steigern, häufig, unbedingt in den flachen, tiefen Landstrichen am häufigsten und wenn die hinzutretenden Wahnsinnsanfälle unter dem Einfluss südlicher Gluth hier sehr heftig sind, so ist es nicht zu wundern, dass der finstere Ernst, das Misstrauen und die Rachsucht, dem Bauchkranken eigen, sich oft sehr drohend aussprechen und so sehen wir, dass englischer Ernst, französische Extravaganz und italienische Mischung von Ernst mit Extravaganz — auch bei den Geisteskranken fortdauern, aber es ist Unrecht, wenn man Zustände von Bosheit und Hinterlist, die gewiss in Italien äusserst zu Hause sind, häufige krankhafte Anomalien sind, dem ganzen Volke zuschreibt — dass ist mir nicht denkbar. Wenn durch Luxus, Ausschweifungen, Leidenschaften u. s. w. körperliche Zerrüttungen eintreten, wenn in der Folge Verrücktheit eintritt, indem Disposition da ist, so wird der Engländer vorzugsweise melancholisch, der Franzose wird wahnsinnig und der Italiener zeigt den gemischten Zustand; wenn ein Mensch endlich, welchem Volke er auch gehöre, melancholisch wird, wenn seiner Bauchangst sich ein Anfall von Wahnsinn zugesellt, so wird er in dem Wirbel der Bauchangst und Exaltation des Gehirns gerade dann, wo beide Zustände fast egalisiren, leicht den Selbstmord begehen, was er nicht mehr thut, hat erst der Wahnsinn die Ueberhand. S. V. 30. — Bewohner von feuchten, neblichten Ländern, die eine dicke Luft athmen, wo also die Melancholie vorherrscht, da mögen bei Zutritt von Wahnsinn, also im Frühjahr und Sommer besonders, Selbstmorde häufig seyn; scheint hier England nachtheilig zu seyn, so wissen wir, dass Frankreich und Italien gleichfalls Landstriche haben, welche der Lage von England ähnlich sind, daher wahrscheinlich die Zahl der Selbstmorde in den verschiedenen Ländern sich um so mehr gleich steht, jemehr die localen Verhältnisse egalisiren. Grosse, dumpfe, volkreiche Städte — mögen selbst in südlichen Ländern geeignet seyn, die Nachtheile eines feuchten und dumpfen Climas hervorzubringen, wozu der deprimirende Einfluss noch zu rechnen ist, der Noth und Elend in den dichten Volkshaufen hervorbringt, je mehr eine gute Erziehung fehlt und Luxus den Wohlstand verdirbt. Der Deutsche, sagt Friedreich S.

97, hält einen glücklichen Mittelweg zwischen der Aufgeregtheit des Franzosen und dem melancholischen Ernste des Engländers und das ist im Allgemeinen richtig, daher in Deutschland, wie in Italien, die gemischten Zustände von Melancholie und Wahnsinn die häufigsten sind, doch mit dem Unterschied, dass Deutschland nicht die südliche Gluth von Italien hat, daher in Deutschland die wahnsinnige Exaltation nicht so heftig ist, als in Italien und mithin die bösen Extravaganzen der Verrückten in Deutschland selten das sind, wie sie in Italien sich zeigen sollen. Ueber die Verhältnisse der Geisteskranken in Russland, fehlten mir hinreichende Nachrichten, wenigstens kenne ich keine guten, denke aber, dass in Russland die Verrückten nicht fehlen, da doch in Moskau von 1811 bis 1819 — 1356 Kranke in einer Anstalt waren. S. V. 29. — Was die Türkei anbetrifft, wo Dr. Madden die Autorität machte, davon später; — in Arabien und Indien soll die Melancholie zu Hause seyn, welche Länder zum Theil flach sind, in den Küstenlandstrichen namentlich. Es ist in der Melancholie gleichgültig, wie die Angst sich ausspricht, indem Erziehung hier Alles macht — wer den Teufel sieht, glaubt in der Angst von ihm sich besessen und tritt Selbstmord ein, so ist die Ursache allenthalben dieselbe. Die Menschen im hohen Norden von Europa und Asien sollen an einer grossen Empfindlichkeit der Nerven leiden und der leicht lustige Kamschadale soll leicht und aus unbedeutenden Ursachen zum Selbstmord übergehen, so dass also in Indien, Arabien und dem hohen Norden von Europa die melancholische Form offenbar vorherrscht, welches, wie es mir scheint, auch in den russischen Staaten wird der Fall seyn. — Was Amerika betrifft, so wird es dort wie in Europa beschaffen seyn, daher in den hohen und südlichen Landtheilen der Wahnsinn — in flachen, feuchten, nördlichen Gegenden dagegen, die Melancholie prädominirt; hinreichende Kunde fehlt hier, wenigstens kenne ich keine, die mir genügte, was Reisende sagen, genügt nicht — selbst Aerzte belehren nicht und der amerikanische Arzt, Professor Rush in Pensylvanien schrieb ein Buch, wo von Mania, Manicula und Manalgia u. s. w. die Rede ist und was überhaupt nichts giebt, was besonders belehren könnte. —

In Rücksicht des Vorkommens der Formen von Verrüktheit in verschiedenen Ländern, gibt uns der Dr. Bergmann — in Friedreich's Magazin, Heft 7, S. 109 u. ff. gute Kunde, indem er uns Folgendes sagt:

Vorzüglich fand ich, sagt Bergmann, in französischen Irrenanstalten viele Prahlsucht, Hochmuth, Streben nach Würden und Glanz, Eitelkeit, thörigte Einbildungen, Rodomontaden; ferner starke Demoralisation, und Frechheit in Gesten und Geberden, aber auch viel höfliches, gutmüthiges, naives, witziges, leichtsinniges, possierliches und frivoles Wesen, der Nationalcharakter findet sich auch im Irrenhause wieder, von seiner guten, aber auch von seiner bösen Seite. — Und betrachten wir das Gesagte, so sehen wir, dass in Frankreich der Wahnsinn vorherrscht, wo in den geringern Graden der Exaltation ganz natürlich noch Verstand weilt, während die höhern ihn mehr verwischen und in der Tobsucht davon keine Spur mehr ist — und so ist es natürlich, dass Sinn im Unsinn weilt, bis die hohe Exaltation den Sinn vernichtet. Schon Pinel — über Manie S. 2 — sah eine gesunde Urtheilskraft mit vollen Aufwallungen verbunden, während er sonst Nullität bis zum stumpfsten Blödsinn erblickte, aber auch Tiefsinnige, so dass schon Pinel ein Vorherrschen des Wahnsinns in seinem Lande nachweisst. Solche Aufgeregte sah Bergmann auch in Deutschland, aber sehr richtig bemerkt er, dass sie häufiger und stärker ausgesprochen, in Frankreich gefunden werden.

In England fand Bergmann die Melancholie häufiger, die Kranken sind verkehrt, von übeler Laune, verschlossen, einsilbig; — da ist mehr Selbstanklage, Zerknirschung und Lebensüberdruss. Wenn wir lesen, dass bei den Franzosen der Geist, bei den Engländern mehr das Herz leide, so kann das passiren, aber es wäre besser hier rein ärztlich zu sprechen und zu sagen: Bei wahnsinnigen Franzosen leidet das Gehirn primär und bei melancholischen Engländern leidet das Gehirn secundär, aber die Nerven und Ganglien des Bauchs sind sehr krank und leidend. — Sehen wir, dass ohnstreitig in England die Melancholie am meisten vorherrscht, so erfahren wir auch, dass Wahnsinnsfälle oft hinzutreten; und wie in England, so ist in den Niederlanden die Melancholie die vorherrschende Form. Die neusten Nachrichten aus den Niederlanden sind die des Dr. Löwenhayn in Moskau — Archiv für Psychologie, Heft 2, S. 197, wo in Ansehung der Häuser, wo man Verrückte bewahrt, gesagt wird, dass unzweckmässige Einrichtung, Unordnung, barbarische Behandlung und Unwissenheit hier sich einigen und ihr Unwesen treiben, und nur die Leistungen eines Arztes werden gelobt, des Professors Schröder van der Kolk in Utrecht und gewiss mit Recht, indem ich aus schriftlichen Mittheilungen dieses Arztes, sehr Treffliches ersah. Wo es sey — in den Niederlanden oder in Norwegen, prügelt man den Aufgeregten oder den Melancholischen, so wird man ihn gar oft rasend machen und wenn in solchen Ländern, wo die primäre Form vorherrscht, allerdings die Anfälle von Manie nicht zu hindern sind, so sind sie selten da in jenen Ländern, wo Melancholie vorherrscht, aber Barbarei — die reizt oft bis Manie oder Tobsucht eintritt. Namentlich in deutschen Anstalten vermag ein guter Arzt die Tobsuchts-Anfälle in der Regel zu beschwichtigen; in den Niederlanden und England sicher auch. — Ausser Bergmann hat uns Amelung noch manche interessante Mittheilung gemacht: Ueber den Einfluss der Atmosphäre u. s. w. in der Zeitschrift für Anthropologie 1826, Heft 2, S. 201 und folgende. Amelung sagt, dass in Rücksicht des Einflusses der absoluten Schwere und des davon abhängenden Grades der Elasticität der Luft, ein grosser Unterschied zwischen den Bewohnern höherer Gegenden, wo der Druck der Luft und der Grad ihrer Elasticität nicht gross ist, und zwischen den Bewohnern der Thalgegenden und niederen Ebenen, stattfinde, wo dieser Druck weit bedeutender ist. Eine freiere, schnellere Circulation des Bluts, grössere Agilität und Contractilität des Muskelsystems, höhere Spannung des Nervensystems, Trieb des Bluts nach der Peripherie, und daher röthere Farbe der Haut und insbesondere des Gesichts, grössere Neigung zu entzündlichen Krankheiten — das sind so im Allgemeinen die Folgen der Bergluft, die wir zum Theil dem geringeren Druck der Atmosphäre zuschreiben müssen; in psychischer Hinsicht bemerken wir eine grössere Thätigkeit des Geistes, doch, wie es scheint, ohne Dauer in Bezug auf einen Gegenstand, ferner leichten und frohen Sinn, sowie eine gewisse Energie des Charakters.

Die Wirkungen der grösseren Schwere der Luft in niedrigen Gegenden, lassen im Allgemeinen Folgendes bestimmen: eine langsamere, trägere Circulation des Bluts und grössere Neigung zu Stockungen desselben, namentlich in der Pfortader, trägerer Charakter der Muskelactionen, geringere Spannung und Empfindlichkeit des Nervensystems, Geneigtheit zu asthenischen und chronischen Krankheiten; — in Ansehung des geistigen Lebens ist hier eine grössere Ruhe oder in ganz tief liegenden Gegenden selbst Trägheit der Verstandesoperationen, aber dafür auch längere Ausdauer bei einem Gegenstande, tieferes Forschen und Grübeln, im Allgemeinen grössere Gemüthsruhe, die aber, einmal erschüttert, auch desto tiefer und anhaltender ergriffen wird.

Man wird eingestehn, dass diese Ansichten mit den meinigen und den so eben gegebenen Thatsachen harmoniren und da die Belege, die Amelung folgen lässt, im gleichen Geiste sich aussprechen, so wollen wir sie nach dem Interessantesten hier weiter anführen: An Belegen zu diesen Erfahrungssätzen kann es uns nicht fehlen, wenn wir uns der Eigenthümlichkeiten der Bewohner von Tyrol, Savoyen, der Schweiz, im Gegensatz der Bewohner der Ebenen von Deutschland und Frankreich, der verschiedenen Nüancen im Charakter der Ober- und Niederdeutschen und wiederum der noch tiefer gelegenen Niederländer, der Bewohner kleiner Gebirgszüge z. B. des Schwarzwalds, Odenwalds u. s. w. im Gegensatz der Bewohner der benachbarten Ebenen, des auffallenden Unterschieds in dem Charakter der Bergschotten vor den Bewohnern der Ebenen von Schottland u. s. w. erinnern. — Wer in der Schweiz reiset, wird mit grösserer Leichtigkeit in den Muskelactionen, mit geringerer Ermüdung, als in flachen Gegenden, weiterkommen und eine gewisse Leichtigkeit und Fröhlichkeit des Gemüths empfinden, welche desto mehr zunimmt, je höher man steigt und ein verminderter Druck der Luft wird hier gewiss mit in Betracht kommen.

Höchst interessant sind die Beobachtungen über die Beschleunigung des Pulses nach Maassgabe der Erhöhung des Standpunktes über der Meeresfläche, welche Parrot gemacht hat. Mein Puls, sagt Parrot, schlug auf dem Gipfel des Mont-perdù 110mal in der Minute, und vier Tage zuvor, bei meinem ersten Versuche der Ersteigung dieses Berges, waren 100 Schläge in der Minute da. Auf dem Gipfel des Maledetto hingegen schlug der Puls 103mal die Minute, und wenige Tage darauf in Bagnéres de Lüchon — nach Charpentier 314 Toisen über dem Meer — zählte Parrot nur 70 Schläge. Amelung bestätigt Parrot's Beobachtungen, sie harmoniren genau mit dem Gesetz über die zunehmende Schnelligkeit des Pulses bei wachsender Höhe des Standpunkts, welches aus den Beobachtungen, die Amelung in verschiedenen Gebirgen und auf sehr verschiedenen Höhen bei sich selbst anstellte, hervorgeht: Mein Puls, sagt Amelung, welcher in der Höhe der Meeresfläche im Durchschnitt 70 angibt, zeigt bei 1000 Meter 90, bei 2500 Meter 95, bei 3000 Meter 100, bei 3500 Meter 105 und bei 4000 Meter, 110 Schläge in der Minute.

Also eine Höhe von 4000 Meter zeigt uns einen gereizten, fieberhaften Zustand der Arterien, der nach Maassgabe der steigenden Höhe zunehmen und einen durchaus kranken Zustand bewirken würde, und so könnte man annehmen, dass der Pulsschlag abnehmen müsste, je tiefer unter der Meeresfläche man hinabstiege, so dass bei einer möglichen Tiefe von 4 bis 5000 Meter der Puls fast stille stände. — In Beziehung der ätiologischen Momente der Geisteskrankheiten bemerkt nun Amelung, dass ein geringerer Druck der Atmosphäre, also die Bergluft, zur Verrücktheit eine Veranlassung gibt, die meist mit dem Charakter der Exaltation auftritt — hier werden die Menschen also wahnsinnig, während bei grösseren Druck der Luft, mehr Melancholie vorherrscht und nicht selten der angeborene Blödsinn, wie oben bemerkt ist, sich vorfindet.

Hederich in Horn's Archiv, Heft 4, 1824 sagt, dass der Wahnsinn bis zur Steigerung in Tobsucht häufig vorkomme in der 2000 Fuss circa über der Meeresfläche gelenen Gegend von Frauenstein bei Dresden; — genug, Amelung bestätigt durch fremde und eigene Erfahrungen die Ansichten als richtige, welche ich über die Verbreitung der beiden Formen der Geisteskrankheiten aufstellte.

Betrachte ich meine vaterländische Gegend, die flachen Landstriche, welche einst zum Theil Stromgebiet des Rheins waren, vielleicht in weit entlegenen Zeiten selbst Meergebiet und wo die Grenzen durch Hügelreihen gebildet sind, die im Bergischen und oberhalb Bonn, im Siebengebirge erst mehr den Namen von Bergen allenfalls verdienen, so herrscht hier die melancholische Form vor und die tiefsten Melancholiker kamen aus den flachsten Gegenden, die den Niederlanden zunächst liegen; selbst die Bewohner der mehr höheren Landstriche disponiren meist zur Melancholie und wenn in einzelnen Fällen sich ausgesprochene Formen von Wahnsinn zeigen, so sind sie doch selten nur von einer bedeutenden Heftigkeit und diese ist im Ganzen leicht zu mässigen. Unter den bezeichneten Einflüssen und bei unpassender Behandlung durch Reizmittel und Strenge, da geht die vorhandene Neigung zu wahnsinniger Exaltation, leicht in Tobsucht über, was man also verhindern kann; es scheint, als ob die Kranken, bei welchen sich hier zu Lande der Wahnsinn sehr bestimmt ausspricht, ihr mobiles Blutsystem von ausländidischen Voreltern ererbt haben — im Allgemeinen bleibt bei den Bewohnern dieser flachen Landschaft die melancholische Form vorherrschend und die Wahnsinnsform tritt meist erst zu jener. —

Betrachten wir nun diese Data über die geographische Verbreitung der Formen von Wahnsinn und Melancholie, nach Ländern und einzelnen Landstrichen, Bergen und Ebenen u. s. w. so resultirt daraus Wichtiges über die Lage von Anstalten, die also da, wo Wahnsinn vorherrscht, in der Ebene liegen müssen und da, wo Melancholie zumeist ist auf Bergen zu erbauen sind, während da, wo beide Formen durcheinander greifen, wie in Deutschland, die höheren Ebenen für Anstalten sich eignen, wo ich auf meine frühere Arbeit S. V. 29 hinweisen muss. Dass wir solche Erfahrungen auch benutzen können, um Kranke in Gegenden zu schicken, die dem Wahnsinn oder der Melancholie nicht günstig sind, ist einleuchtend und man sollte das ebenso so gut mit Verrückten thun, wie mit Schwindsüchtigen, nur aber mit Umsicht. In dieser Beziehung fiel mir neulich in den Blättern für liter. Unterhaltung Nr. 202, Juli 21, 1834, S. 840, eine Mittheilung sehr auf, deren Richtigkeit ich nicht annehme, die aber in ärztlicher Beziehung möchte wahr seyn, denn man könnte das benutzen: „Es ist, heisst es, eine merkwürdige Angabe von vielen Reisenden, dass man auf den Bergen der südlichen Hemisphäre, Zufällen unterworfen ist, die denjenigen, welche man auf den Höhen der nördlichen Erdhälfte verspürt, gerade entgegengesetzt sind. Wer den Montblanc erklimmt, empfindet heftige Congestionen zum Kopf und das Blut dringt durch Nase u. s. w. hervor. Südlich vom Aequator hingegen zeigen sich in gleicher Höhe, entgegengesetzte Phänomene, nemlich: das Blut drängt sich nach den untern Theilen des Körpers, die Züge werden bleich, schlaff, es stellen sich Mattigkeit, Schwindel, Ohnmachten, Erbrechen ein, und die Mittel, so entgegengesetzte krankhafte Zustände zu bekämpfen, sind natürlich ebenfalls ganz verschieden“. Nicht Luftverdünnung, sondern die Electricität wird als Ursache hier angegeben, indem die electrischen Pole auf den beiden Hemisphären verschiedene Punkte des Körpers einnehmen. Nach Scott sollen auf den nicht höchsten Punkten der Cordilleren diese Zufälle am bedeutendsten seyn und das Electrometer bedeutend sinken. Es wäre in der That merkwürdig, wenn hier das Blut nach oben, dort nach den Extremiäten oder doch abwärts getrieben würde, abwechselnd apoplectische Symptome und Ohnmachten die Folgen wären und — wäre hier Wahrheit, so sehen wir, dann würde manche unserer Angaben für jene andere Hälfte nicht passend seyn. Wie dem auch sey — that ich Unrecht diese Bemerkungen hier aufzunehmen, so entschuldigt mich mein Streben, das Nützliche zu erforschen und eine Entscheidung vermag ich nicht zu geben, nur von Anderen erwarte ich sie. — Könnte hier ein A. von Humboldt nicht entscheiden? —

Nachdem wir nun alles dasjenige gesagt haben, was wir in Rücksicht des Vorherrschens von Wahnsinn, von Melancholie und der aus beiden Zuständen gemischten Formen — in einzelnen Landstrichen, beizubringen wissen; so scheint es passend, dass wir hier noch Einiges mittheilen über Civilisation und Religion in ihren Beziehungen zu den Geisteskrankheiten. S. V. 28., indem hier ein Gegenstand ist, welchen die blosse Theorie, die ohne Naturanschauung nach Büchern sich Urtheile erlaubt, nur zu reichlich als Thema für Abhandlungen benutzte, deren Werth wir nur sehr bedingt anerkennen können, zumal, weil man sich hierbei nicht über die Ansichten aussprach, die man mit den Begriffen von Civilisation und Religion verbunden hat. Länder, wo eine dichte Bevölkerung ist, wo viel Handel, viele Fabriken, grosse Armuth und eminenter Reichthum zu finden sind, der Luxus ungeheuer ist — solche Länder sind nicht die Civilisirtesten, wie wir wissen; nur die sind civilisirt, wo die Bildung bis in die unteren Klassen dringt und jeder fähig ist, seine Pflichten abzuwägen, dann aber die Mehrzahl auch hinreichend moralisch gesinnt ist, die erkannten Pflichten zu erfüllen und wo das ist, da ist auch Religion, wobei ihre äussere Form um so gleichgültiger ist, wenn die Pflichten erfüllt werden die sie fordert, denn: nicht die Schwätzer sehen dereinst das Himmelreich, allein die, welchen den Willen des Vaters in der That ausüben — also heisst es und das wissen wir Alle. Und sehen wir nun, ob es Recht war, dass Civilisation und Religion so miserabel tractirt sind, dass sie den Menschen sogar sollen toll machen! — ich weiss, dass das nicht wahr ist, aber sehen wir: Man hat die Behauptung aufgestellt, dass die Verrücktheit in den katholischen und mahomedanischen Ländern seltener sey, als in den protestantischen Ländern; man sagt, dass die höheren Stände weniger Geisteskranke liefern als die niederen und, dass Gewerbe, welche die Geisteskräfte wenig in Anspruch nehmen, mehr Verrücktheit begünstigen, als geistige Beschäftigung. Man sieht gleich, dass die beiden letzten Behauptungen mit der ersten durchaus im Widerspruch stehen, denn die höheren Stände zeichnen sich vor den niedern durch Bildung aus und nun muss man gestehen, dass Bildung in den Ländern, wo die meisten Protestanten wohnen, mehr zu Hause ist, als in katholischen und mohamedanischen Ländern z. B. in Spanien, Portugal, der Türkei und das wundert uns nicht, denn die Protestanten haben religiöse Freiheit und ihre religiösen und wissenschaftlichen Meinungen gelten nur als solide, wenn sie unter Leitung der Vernunft stehen; sie laufen keine Gefahr, sollte auch eine Meinung nicht strenge dogmatisch seyn. Man hat also der protestantischen Kirche einen Vorwurf gemacht, der rein falsch ist und denselben, wie Recht war, gleich zurückgenommen, indem der weitere Satz aufgestellt ist, dass: „in civilisirten Staaten besser für Verrückte gesorgt ist, als in den minder civilisirten," und so ist es, da haben wir die Wahrheit! — in den weniger civilisirten Staaten bekümmert man sich um keine Geisteskranken, man kennt sie nicht und leugnet nun ihre Existenz, um der Civilisation sagen zu können, dass sie toll mache, da man ihr doch für die Liebe danken sollte, mit welcher sie sich der Unglücklichsten erbarmt; man hat der Civilisation und einer geläuterten Religion schon genug Sünden aufgebürdet, gegen den Verdacht, dass sie toll machen, müssen wir sie vertheidigen, weil nur das Gegentheil wahr ist, was ja schon Aretäus wusste — S. V. 31. a. —

Wenn wir wissen, dass in den am wenigsten civilisirten Staaten die Verrückten kaum beachtet, in Klöstern und andern wenig zugänglichen Orten, in Pest- oder Siechenhäusern aufgespeichert, eingesperrt und einsam bewahrt werden; wenn wir bedenken, dass nur die Regierungen im Stande sind, die Zahl der Geisteskranken zu ermitteln, dann sehen wir ein, was uns Reisende sagen können — ich habe auf Reisen nie anders Verrückte gesehen, als in Anstalten, und wo die nun fehlen, wo trifft man sie? — selbst reisende Aerzte haben uns hier Berichte aus fernen Ländern gegeben, die wunderlich sind und meist nicht mehr werth, als die Berichte reisender Mineralogen, Maler, Schiffskapitaine u. s. w. Clima, Lage, Höhe, Tiefe u. s. w. eines Landes, die bedingen allerdings eine Form der Verrücktheit mehr als die Andere, aber, dass sie vor Geisteskrankheiten irgendwo durchaus schützen sollten, das ist unrichtig, man hört, dass Neger, Türken, Kamschadalen u. s. w. verrückt werden können und es ist nur dem Mangel an Kunde beizumessen, wenn man die Zahl nicht kennt und kennt man sie erst, so wird sich wahrscheinlich ein Verhältniss herausstellen, was eine ziemlich gleiche Vertheilung dieses *Genus morbi* andeuten wird, so dass Uncultur dann keine Ehrenstelle weiter in der Nosologie zu erwarten hat. —

In den Niederlanden, inclusive dem katholischen Belgien, hat man wenigstens die Zahl der Geisteskranken gezählt, man hat Siechenhäuser da und beginnt zu sorgen; in England, Schottland, den preussischen Staaten und in Sachsen — da haben die Regierungen für das Wohl der Geisteskranken sich am eifrigsten bemüht und das Ausland, indem es das Gute einsieht, sendet seine Kranken in die Anstalten jener Länder, weil es keine hat oder nur schlechte. Rechnet man nun hiebei noch, dass in den protestantischen Ländern oft $\frac{1}{4}$, $\frac{1}{3}$ selbst die Hälfte der Einwohner katholisch ist, und diese so viele Kranke nach Verhältniss, als die Protestanten, in die Anstalten senden, dann fällt der Einfluss des Glaubensbekenntnisses fort und zwar um so mehr, wenn man sich nur die Mühe giebt, in alte Klöster, Siechenhäuser und andere alte Stiftungen zu sehen, wo oft guter Vorrath weilt; in den preussischen Rheinlanden sollen Anno 1824 — 2015 Verrückte existirt haben unter 2,067,104 Einwohnern, und von jenen 2015 Verrückten gehörten 1566 zu katholischen, 419 zu protestantischen, 6 zu menonitischen und 24 zu jüdischen Familien. — Da nun mehr als $\frac{3}{4}$ der Gesammtzahl katholisch ist, und weniger als $\frac{1}{4}$ protestantisch, so sehen wir — erscheinen Alle der gleichen Uebel theilhaftig und wie hier, so ist es überall, daher es gut wäre, wenn man fortan minder leichtsinnig mit Nachrichten wäre, die nicht genau constatirt sind und das ist schwierig, aber nöthig, denn sind Clima, Lage und andere Verhältnisse eines Landes von Einfluss, so macht keine Religion krank oder gesund, eher noch letzteres, indem sie uns gegen das Leben waffnet und unsere Hoffnungen in tröstender Liebe wach erhält. — In Frankreich, wo meist alle Bewohner katholisch sind, und in der Lombardey, wo kaum Protestanten existiren, da existirt ein gleiches Verhältniss in Absicht der Zahl der Geisteskranken, wie es in protestantischen Ländern der Fall ist, und weshalb nun? — Macht die römische Religion verrückt? — Gewiss nicht; und weshalb denn existirt das gleiche Verhältniss? — Ich sehe keine andere Ursache, als die, dass die französische Regierung sogar in der wilden Revolution die Grundsätze eines so herrlichen Mannes als P i n e l ist, achtete und in Frankreich und in der eroberten Lombardey mit Wohlwollen für die Geisteskranken sorgte, sowie in England, Schottland, Sachsen und Preussen geschehen — ja es ist nicht zu leugnen, dass die Franzosen hier zum Theil als Muster vorangingen. Kaiser Leopold *II.* hatte in Italien bereits in Liebe für die Pflege der Geisteskranken gesorgt, die Franzosen hielten das Gute hier fest, mehrten es selbst und als die Lombardey wieder an Oestreich kam, da liess man das Gute nicht nur bestehen, man that das Mögliche und — so war man im Stande, die Zahl der Verrückten in der Lombardey, wie in Frankreich, in den preussischen Staaten, in Sachsen und England genau angeben zu können und fand, dass die Zahl in allen diesen Ländern gleich stand! — Wird man nun noch behaupten können, dass das Bekenntniss zur römischen Kirche mehr Verrücktheit verhüte, als das zur evangelischen? — In der That, Protestantismus und Katholicismus haben auf das Verrücktwerden keinen Einfluss, einen Extra-Einfluss also auch nicht, indem, um es zu wiederholen, trotz der religiösen Meinungsverschiedenheiten in England, Preussen, Schottland, Sachsen, Frankreich und der Lombardey — sich die Zahl ziemlich gleich steht und somit fällt nur scheinbar ein Makel auf Civilisation und Religion, deren Auswüchse und Anomalien nicht jenen zur Last zu rechnen sind, nur denen, die sich mit solchen Auswüchsen und Anomalien befassen und in Ansehung welcher die Religion der Liebe uns befiehlt, Mitleiden zu haben, weil das Befassen mit dem Sinnlosen, schon Anlage zum Unsinn und diesen selbst voraussetzt. Die Regierungen jener protestantischen und katholischen Länder, welche so liebevoll für die geistig erkrankten Unterthanen sorgen und dadurch den Statistikern Gelegenheit geben, die Zahl der Verrückten in ihren Staaten nummerisch auffassen zu können, verdienen unsere Liebe, unseren Dank und unsere Verehrung in dem höchsten Grade, und nur da gilt es zu tadeln, wo man die Unglücklichsten der Verborgenheit und somit dem Elende Preis giebt, aber nicht soll man folgern, dass die aus solchem Verfahren resultirende Unkunde über das nummerische Verhältniss der Verrückten, den halb- oder nur kaum civilisirten Ländern einen Vorzug gebe vor den Civilisirten. Aus den möglichst unvollständigsten Nachrichten geht die sonderbare Berechnung hervor, dass in

Irrland	nur 1 Verrückter sich befinde unter					12,500	Pers.;	in
Modena	- 1	-	-	-	-	6,300	-	in
Lucca	- 1	-	-	-	-	7,200	-	in
Neapel und Sicilien	- 1	-	-	-	-	9,368	-	in
Norwegen	- 1	-	-	-	-	13,141	-	in
Spanien	- 1	-	-	-	-	22,115	-	

Man wird bei derartigen Aufstellungen versucht, zu glauben, dass in Portugal nur 1 Verrückter sich befinde unter 50,000 Personen, aber es Keinem verargen, wenn er annimmt, dass der Irrthum für blossen Irrthum etwas zu excentrisch ist; wir können nur sagen, dass uns in Bezug auf jene Länder alle Kunde fehlt, wir sie also noch zu erwarten haben, wo es sich zeigen wird, dass in der Regel auf 1000 Menschen einer kommt, der geisteskrank ist — ja, es wird sich unbedingt herausstellen, dass da, wo ächte Civilisation ist, die Zahl der Geisteskranken sich mindert und ganze Völker, die in Dummheit leben, ebenso die reichste Menge an Verrückten haben, wie Gewerbe, die den Geist wenig in Anspruch nehmen, besonders sollen verrückt machen. — Werfen wir einen Blick in die Geschichte des Mittelalters, so sehen wir, dass es damals mehr Verrückte gab, als heut' zu Tage und damals Zustände existirten, welche uns als epidemische Geisteskrankheit nur erscheinen können und dergleichen ist jetzt nicht mehr, nur ein Beispiel ist mir bekannt, nemlich in den medic. Jahrbüchern des österr. Staates B. VI. St. 1. Wien 1834, erzählt Dr. Maffei, Kreisarzt in Oestreich ob der Enns, die Geschichte eines epidemischen Wahnsinns. Die Kriegsdrangsale von 1800 bis 1811 trafen eine Gegend, deren Bewohner in Wohlstand und Ruhe erzogen, in den Ideen der entflohenen Jahrhunderte fortlebten und also das Mittelalter noch nicht verlassen hatten. Unglücklich geworden, hülflos, wähnten sie von Gott sich verlassen, sie dachten ihn zürnend und jedes Opfer, selbst das des Kindes, sey nöthig, den zürnenden Gott zu versöhnen; einer, Pöschl, war der Unsinnigste und die tolle Meinung nannte man den Pöschlianismus. Dieser Unsinn, frage ich, war er religiösen Ursprungs? — Nein, Noth und Elend hatten die Leute krank gemacht und ihr mittelalterigter Glaube an einen Gott der Rache, den die Religion der Liebe nicht kennt, gab ihrer Verzweiflung den bösen Anstrich. Dieser Unsinn breitete sich aus, er dauerte 10 Monate, und wo nur wirklich Geistesschwache — sagt Dr. Maffei — ergriffen sind, meist Männer in kräftigem Alter, also Personen mit schwachem Gehirn und kräftigem Arteriensystem; nur ein Mann wurde tief melancholisch, er tödtete sich — wir sehen, dass die moralische Anomalie nur da Wahnsinn und Melancholie ins Leben rief, wo Disposition war — sonst blieb es bei der tollen Meinung und Polizei und Strenge waren hier gewiss die beste Arznei. Dr. Maffei giebt das Bild eines Kranken. Ein kräftiger, thätiger, wohlhabender Bauer, 45 Jahre alt, Vater von 4 Kindern, wurde schwermüthig und sprach nun von Busse u. s. w. Sein Gesicht wurde zusehens düster, schmutziger, die Augen glänzten mehr. Nach 6 Wochen wird der Mann wüthend, hält sein Kind fest und spricht von Abraham's Opfer, aber ein Messer hatte man bereits entfernt. Man rettete das Kind, schloss den Kranken fest, bemerkte eine entzündliche Steigerung seines Leidens — Uebergang von Melancholie in Wahnsinn mit entzündlicher Hirnreizung also — und gebrauchte Aderlass und Purgantia. Unter Repetitionen der Heilmittel genass der Mann — durch Mund und After waren gelbe und zähe Flüssigkeiten in Menge abgegangen; seine Haut wurde reiner. Der Mann blieb gesund; nach acht Jahren starb er apoplectisch. Also — eine Epidemie von Verrücktheit! — wo aber, wie Dr. Maffei uns so schön nachweisst, nur da der Zustand in Geisteskrankheit überging, wo Disposition war — sonst blieb der Unsinn ausser den Grenzen der Verrücktheit, er blieb eine abgeschmackte Meinung und die von Dr. Maffei gewählte Arznei — die Polizei war da die beste; es ist angenehm zu lesen, wenn Aerzte den Kranken von dem verschrobenen Kopf trennen, was nicht Alle können, wie bekannt ist. — Hatten nun Civilisation und Religion auf diesen epidemischen Wahnsinn — Einfluss? — ich sehe keinen und bin der Meinung, dass wenn in jener Gegend das Mittelalter mit den

Menschen, die dem Mittelalter gehörten, ausgestorben wäre, so würden nur die zu Wahnsinn und Melancholie Disponirten verrückt geworden seyn, aber die Anderen hätten nicht phantasirt und der Polizeistock hätte nicht daran erinnern dürfen, dass das Mittelalter vergessen werden muss — S. V. 31. c. — In Demuth dem Gott der Liebe zu vertrauen, das lehren Civilisation und Religion der ächten Art — sie dulden nie und nimmer, dass tolle Phantasien in den Köpfen der Menschen spucken. — Dass eine gesunde Organisation übrigens nöthig ist, die Wechselfälle des Lebens zu ertragen, das ist gewiss und fehlt sie, so ist körperliche Zerrüttung unvermeidlich und der Mensch wird verrückt, wenn er disponirt ist; ich kenne hier ein merkwürdiges Beispiel, das ich erst im späteren Leben geben darf — hier ist ein anderes, das ich aus Horn's Archiv entlehne, 1834, Heft 2, S. 257 uff. Der Dr. Biermann behandelte einen Jüngling von 22 Jahren, der geistreich war und gut erzogen, aber in einem unaufhörlichen Wechsel verhängnissvoller Begebenheiten einige Zeit lebend, dann getäuscht, in Trauer versetzt — melancholisch wurde, wobei periodische Congestionen zum Kopf eintraten, die aus dem kranken Zustande des Unterleibs resultirten. Offenbar, sagt Biermann, beruhte die Krankheit auf einer Anomalie des Gangliensystems, welches die Function des Gehirns zu übernehmen strebte. Die Sphäre des Gehirnlebens nahm von der Sphäre der Ganglien bereits Gesetze an, und empfing nach diesem anomalen Zustande die Einwirkungen der Aussenwelt, daher die anomale Thätigkeit des Vorstellungsvermögens, der Urtheilskraft und Phantasie. Das kranke Leben der Ganglien störte die Function der Unterleibsorgane, woraus der Blutdrang zum Kopf resultirte. Zu den disponirenden Momenten rechnet Dr. Biermann den Aufenthalt des Kranken in der düstern Nebelluft von London; in der liebevollen Pflege der Seinigen ist Patient genesen — das Cerebralsystem erlangte allmählig wieder das Uebergewicht über das Gangliensystem und somit die ihm gebührende Herrschaft in geistiger Hinsicht. Auch Dr. Biermann verdient unseren Dank für die geistreiche Auffassung des Gegenstandes; diese Thatsache aber, sowie die von Dr. Maffei beweisen evident, dass geistige Einflüsse nur da zu geistigen

Anomalien führen, welche innerhalb des Kreises der Verrücktheit liegen, wo Disposition ist, und da, wo dieselbe ist, da wird das, was im Mittelalter geistreich war, es jetzt aber nicht mehr ist, den Ausbruch der Krankheit fördern und ungebildete Menschen in einen Zustand bringen, der wie toll ist; im Mittelalter müssen mehr verrückte Menschen existirt haben als jetzt, und es war ein Glück, dass das Ersäufen und Verbrennen der Hexen nicht mehr Mode ist, sonst wäre es den Kranken des Dr. Maffei gewiss schlimm ergangen. —

In der That, man sollte doch die Lehre von den Geisteskrankheiten mit der Religion ausser Spiel lassen; was soll die *Melancholia religiosa?* — Ein Mensch ist melancholisch, hat die fürchterlichste Angst, nichts als den Catechismus studirt und daraus am besten die Lehre vom Satan behalten; ist es ein Wunder, wenn er seine Angst auf den Satan schiebt? — ihn glaubt — ? — Kannte er den Teufel nicht nach den erhaltenen Lehren, er würde seine Angst auf jeden andern Gegenstand beziehen, z. B. electrische Anziehungen oder Magnetismus oder sonst beliebte Gegenstände. Wenn man lesen muss: N. N. Maniacus, katholischer Religion, oder Quäker u. s. w. — so ist's zum erbarmen! — ist ein Maniacus d. h. ein Wahnsinniger in der *Acme morbi* denn auch ein Quäker, Protestant, Jude? — Er ist weiter nichts, als verrückt, und wenn man mit Gram, Durchfall, Schnupfen, Narcotica, *Obstructio alvina*, Clima und andern krankmachenden Potenzen, so etwas von Religion denn absolut benutzen will; so lasse man Civilisation und geläutertes Christenthum doch in Ehren und spreche von dem Nachtheil der Aberrationen, wenn man es kann.

Wie die rohe Bevölkerung von Spanien sich bis heute durch Uncultur so auszeichnet, dass es kaum Verrückte besitzt, wie man sagt, so theilt die Türkei diese Gunst der Meinung und mit Recht. Indess, sehen wir einmal zu:

Die Nachrichten kommen von Reisenden, denen es an Zeit, Talenten und Gelegenheit mangelte, uns hier Kunde zu geben, da sie nicht in alle Winkel gehen können, die Verrückten zu zählen, was für Spanien und die Türkei Jahre forderte, wenn es anders noch dabei gelingen könnte; indess es ist soviel gewiss, dass die Reisenden keine Verrückten auf den Landstrassen sehen und nun existiren keine, was man repetirt ausspricht und so lange, bis es geglaubt wird. Dr. Oppenheim war 3 Jahre in der Türkei und liess dann Nachrichten über den Zustand der Heilkunde in jenem Lande, zu Hamburg im Jahre 1833 abdrucken. Soviel ich weiss, hat nun der Dr. Oppenheim in der Türkei viele Hypochondristen und Hysterische gefunden, Geisteskranke nur wenige, Blödsinnige und Narren noch am häufigsten. Aus solchen Angaben folgt, dass der Dr. Oppenheim in 3 Jahren in der Türkei keinen Wahnsinnigen und keinen Melancholischen gesehen hat und nicht folgt, dass sie nicht existiren, weil sie nicht gesehen sind; man ruft auch dort keinen Reisenden in sein Haus, ihm Verrückte zu zeigen, man verbirgt das Unglück vor den Augen der Menschen und mit Recht; nur die Regierungen, nicht Reisende, können die Zahl der Geisteskranken ermitteln. Geisteskranke giebt es nur wenige; also — es existiren doch dergleichen! — aber Blödsinnige und Narren sind nicht selten. Wie ist das nun zu verstehn? — Sind hier Cretin's, durch Geburt blödsinnige Menschen gemeint? — Sind die Narren solche, die das durch anomale Organisation von Jugend auf sind? — Wir müssen das annehmen, denn sonst wäre Dr. Oppenheim nicht treu, denn er sagt: Geisteskrankheiten sind selten. Wissen wir aber, dass Blödsinn und dessen Varietäten z. B. Moria oder Narrheit, meist die Resultate der acuten Stadien der Geisteskrankheiten sind, so müssen, wenn die Narrheit und Blödsinn nicht dort Geburtsübel sind, in der Türkei die Geisteskrankheiten häufig seyn, weil ihre Folgen so häufig sind, dass Dr. Oppenheim die Blödsinnigen auf seiner Reise so häufig gesehen hat. Wir sehen, dass der Bericht des Dr. Oppenheim den Beweis führt, dass Geisteskrankheiten in der Türkei kein seltenes Uebel sind — der Wahnsinn dort vorherrscht und seine Folgen häufig bemerkt werden.

Der so überoft citirte Dr. Madden ist durch seine bekannte Schrift die Ursache, dass man die Geisteskrankheiten als eine Civilisationskrankheit fast betrachtet hat, weil derselbe diese Krankheit unter den Türken nicht will gesehen haben. Abgesehen davon, dass in der entvölkerten Türkei und dem dicht bevölkerten Frankreich, England, Deutschland — die Zahl der Krankheitsfälle sich nach der Zahl der Menschen richten muss, so bemerke ich noch dieses: die Türken lieben die Ihrigen so gut, wie die Abendländer dies thun, und nur die Aermsten werden ihre Geisteskranken in jene Löcher schicken, die dort Anstalten sind. Bei uns, besonders in England, wo ein übertriebener Luxus bereits für Anstalten die Mode wurde, da sendet man gelind nur Erkrankte in die Irrenhäuser, man macht mit ihnen volle Tabellen und — predigt über die übeln Folgen der Civilisation, wo die Türkei dann nothwendig glänzen muss, ja, es steht zu erwarten, dass der türkische Glanz hier stets zunehmen muss, denn es wird wohl mit der Zeit die Sitte, sich in Anstalten zu begeben, an die Ordnung kommen, man wird sich in solchen Instituten durch Diät, Arbeit, strenge Lebensordnung u. s. w. von chronischen Nervenübeln wollen heilen lassen und so drohen Anstalten den Badeörtern nicht wenig, was Dr. Hahnemann mit zu verantworten hat, weil er den Patienten die dicken Arzneidosen verleidet — die statistischen Tabellen könnten dann aus Irrthum dahin kommen, dass man die Tabellen, siehe oben, total möchte umdrehen, doch, man wird sich hüten! —

Dr. Madden's Beschreibung des Tollhauses in Alexandria ist so köstlich, dass man sich nicht wundert, wenn der an den Fatalismus glaubende Türke sogar seinen Unsinn lieber zu Hause verbirgt, als seinen Rücken einer Hausordnung unterwirft, die das *Fatum per excellentiam* abgiebt. Genug, nichts sagt es, dass in den uncultivirten Ländern die Verrücktheit selten sey, das Gegentheil findet statt und dieselbe ist eine Krankheit, auf welche keine Religion einen Einfluss hat, selbst die türkische nicht, da auch sie ihre Anhänger liebend tröstet; wir sehen nur, dass in den türkischen Anstalten die Zählungen ohne Werth sind. — In Bezug auf Geisteskrankheiten in Spanien, Portugal und den asiatischen und afrikanischen Ländern, die einst unter der Herrschaft der Kalifen zu Bagdad, Alexandria, Granada u. s. w. standen, würden wir in den Schriften der alten maurischen Aerzte gewiss schöne Nachrichten finden, die uns noch fehlen. Schon das, was uns Curt Sprengel hier mittheilt, ist nicht viel, aber interessant. Der berühmte arabische Arzt Avicenna, der bereits 1036 starb, spricht von Wahnsinn, Melancholie und Hypochondrie, er schrieb über Schwermuth aus sehnsuchtsvoller Liebe und empfahl eine Maschine zur Heilung der Melancholie. Der spanische Arzt Ebn Roschid oder Averrhoes von Cordova, schon 1217 gestorben, verehrte die Ideen des Platon und wollte das Herz nicht blos als Quelle der Blutadern, sondern auch als Sitz der Empfindung betrachtet wissen. Als die Kalifate in Asien, Afrika und Spanien endlich untergingen, so versank zugleich mit ihnen die Cultur der Wissenschaften, Barbarei verbreitete sich über jene Länder und so wurde auch die Arzneikunde nicht mehr, wie früher, gepflegt. Schrieben maurische Aerzte einst und mitunter gut über unsern Gegenstand, also offenbar nach Naturanschauungen, und schweigen die Nachrichten, seit die Cultur der Wissenschaften gesunken ist, so sagt das nichts von dem Verschwinden eines Uebels, das in der That so lange existiren muss, als es Menschen giebt. Ein Holländer, Cornelius de Bruyn, gab Reisen durch Kleinasien u. s. w., Delft 1698 heraus; das Werk ist interessant und B. 1. erzählt uns de Bruyn, dass er am 4. December 1678 aus Smyrna abreiste und am 5. zu Magnesia oder Manassia ankam, wo das einzige *Gekkenhuis* d. h. das einzige Narrenhaus in der Türkei sich befinde und daher sey der Ausdruck: „Er muss nach Manassia!“ in der Türkei sehr bezeichnend. Wie dem nun auch sey, soviel ist gewiss: Civilisation und Religion hindern Geisteskrankheiten, wenigstens sind sie nie deren Ursachen. S. V. 31, a und c. —

c) Psychische Einflüsse, Leidenschaften, Erziehung, obsolete Ideen, Missbrauch der Studien, Arzneimittel u. s. w.

Die psychischen Einflüsse sind von der höchsten Wichtigkeit, da ihr Einfluss so tief und bestimmend auf die Organisation einwirkt, aber nicht direct auf die Seele — das ist falsch; die psychischen Einflüsse influiren stets und immer auf den Organismus, wirken sie oft, anhaltend, stark und heftig ein, so zerrütten sie denselben und bewirkt diese Zerrüttung einen Leidenszustand, der entsprechend ist, so erfolgen Anomalien im Seelenleben, die nach einer der beiden Formen der Geisteskrankheiten auftreten müssen. — Die psychischen Einflüsse sind entweder aufregende oder deprimirende; sie sind langsam oder plötzlich einwirkende, und daraus resultirt eine Verschiedenheit ihres Einflusses. Die Constitution des Menschen bedingt einen Unterschied der Einwirkung, nemlich: Menschen, deren Nerven- und Arteriensysteme vorherrschen, sind nach psychischem Einfluss zuerst aufgeregt, erst später folgt die Depression nach; dann sind sie leicht plötzlich ergriffen und die heftigen Eindrücke sind hier die misslichsten.

Menschen, deren Venensystem vorherrscht, die wenig activ, stille, ruhig sind, da deprimiren psychische Einflüsse, regen später erst auf und solche sind für langsam einwirkende Einflüsse am empfänglichsten, die sie langsam dann, aber sicher zerrütten; wird die Zerrüttung so vollständig, als es für den Ausbruch von Geisteskrankheiten nöthig ist, so folgt dort Wahnsinn — hier entwickelt sich Melancholie, wobei wir an die oben nach Dr. Maffei und Dr. Biermann gegebenen Thatsachen erinnern wollen. Wirken psychische Einflüsse plötzlich ein, so sehen wir diese Erscheinungen: Der venöse, kalte, gleichmüthige Mensch empfindet den Eindruck selten tief, er geht meist bald vorüber, aber mit dem Sanguinischen ist das anders. Der Sanguiniker wird, ist der Einfluss nur gelinderer Art, mehr aufgeregt, das Blut steigt empor, das Gesicht wird roth, die Augen werden lebhafter, er wird laut und lebhaft seinen Verdruss, seinen Zorn, seine Freude, je nachdem freundlich oder feindlich eingewirkt, aussprechen. Wirkt Freude oder Leid heftig ein, ist der Eindruck heftig erschreckend, so erfolgt zunächst eine Art Erstarrung, worauf Zittern, selbst Zuckungen folgen, und indem die momentane Paralyse im gesammten Nervensystem mindert, folgt eine Aufregung, die sogleich das Blut ergreift: Das Blut turgirt, die Circulation wird beschleunigt, sie wird anomal, das aufgeregte Herz treibt das Blut gewaltsam zum Kopf, der Mensch erscheint wie wüthend und erblasst später, wo er in Ohnmachten verfällt, die oft lange dauern, denn sie sind eine Folge der Hirn- und Nervenlähmung, die nothwendig eine Folge der furchtbaren Reizung durch das Arterienblut ist; ja, man sah den Tod plötzlich eintreten und hier muss das heftig turgirende und besonders das Gehirn überfüllende Blut in einem Momente die Vitalkraft aus Hirn und Nerven absorbirt haben, und so war der Tod nothwendig, weil das Fundamentalsystem der *Vis vitalis,* derselben entbehrte. Wenn gelinde psychische Eindrücke freundlicher Art Nerven und Blut beleben, die Vegetation steigern und leibliches Wohlsein fördern, so vernichten sie in den höhern Graden und es wird gleichgültig, ob der heftige geistige Eindruck ein freundlicher war oder ein trauriger. Regen heftige Einflüsse oft und anhaltend auf, dann wird das Hirnleben immer verlezt, endlich tief und tiefer gelähmt und ist nur die mindeste Disposition da, so wird der Wahnsinn die Folge.

Venöse Menschen ertragen heftige psychische Eindrücke in der Regel am besten, wogegen deprimirende und langsame Einflüsse tief und langsam einwirken z. B. Aerger, Verdruss, Gram u. s. w. Man bemerkt zuerst Abnahme des Appetits, Eckel, Ueblichkeit, sie klagen Magenschmerzen, die Sedes werden irregulär, es entwickeln sich Flatus, früher und rascher entwickelt sich Hämorrhoidalzustand, die Bauchganglien und Nerven erkranken, das Leben der Haut erlahmt, das Nervenleben wird überhaupt alienirt, die Athmung wird abnorm — es wird sich bei Disposition die Melancholie entwickeln; das Hirnleben mindert und das Leben der Ganglien nimmt eine unpassende Stärke ein, wo dann arterielle Aufregungen folgen, das Blut zum Kopf dringt und der Zustand in das Gebiet der Geisteskrankheiten tritt.

Wenn deprimirende psychische Eindrücke in mässigem Grade den arteriellen Menschen herabsetzen, moderiren; wenn gelinde aufregende Einflüsse den venösen Menschen aufwecken, so hat hier der gewandte psychische Arzt ein Heilmittel, das bedeutend wichtig ist — wer Takt hier mit practischer Erfahrung zu einen weiss, der kann es brauchen; wo das fehlt, da wird das Mittel blos Gift und in der *Materia medica* kann man es leider nicht abhandeln. Die Annalen der Medicin erzählen Thatsachen von den alten Aerzten, die hier sehr interessant sind.

Der Kummer, sagt Pinel, bewirkt endlich das Gefühl einer allgemeinen Mattigkeit, Abnahme der Muskelkraft, Verlust des Appetits, Kleinheit des Pulses, Zusammenschrumpfen der Haut, Blässe des Gesichts, Kälte der Extremitäten, das Leben von Herz und Arterien mindert, vermindertes Athemholen, Seufzen, Schluchzen; es folgt Hang zum Schlafen, selbst Starrsucht; die Leidenden lieben keine Bewegungen mehr, zuweilen entsteht ein lebhafter Schmerz im Magen, eine geschwächte Circulation in den Abdominal-Eingeweiden, woraus Marasmus und eine Art von Abzehrung entsteht, so oft der Kummer d. h. also Melancholie, der gewöhnliche Gemüthszustand wird, wo nicht selten der Uebergang in Wahnsinn stattfindet oder Patient schreitet wohl zum Selbstmord. —

Die Freude, nach ihren verschiedenen Graden hat sehr ausgezeichnete Wirkungen auf die animalische Oeconomie, und sie wirkt auf das Nerven- und Blutsystem als Reizmittel, daher, wie wir oben sahen, in höchster Potenz ihr Einfluss so gefährlich ist.

Ist die Freude mässig, so heben sich die Puls- und Herzschläge, die Ab- und Aussonderungen werden vermehrt, die Vegetation steigt, und Kräfte und Munterkeit nehmen zu. Genug, wir sehen, wie psychische Einflüsse, die traurigen und angenehmen, bedeutend auf den Körper influiren; wir sehen, dass heftige Eindrücke den arteriellen und langsame den venösen Menschen zu meist schaden, — wir sehen überhaupt, dass die Leitung der psychischen Eindrücke höchst wichtig ist, und deshalb muss also

1) der psychische Arzt seine Kranken gütig behandeln, und

2) nie glauben, dass er durch Strafen, Rohheiten u. s. w. heilen könne.

Der achtungswerthe Dr. von Lenhossek — Darstellung des menschlichen Gemüths B. 1. S. IX. u. X. sagt: Betrachtet man den Arzt in Hinsicht seiner moralischen Beziehungen zu den Kranken, die sich seiner Hülfe anvertrauen, so findet man ihn nur dann jener Achtung werth, die ihm als Wohlthäter der leidenden Menschheit gebührt, wenn die Bildung seines Geistes und Herzens seinem ehrwürdigen Amte vollkommen entspricht, wenn seine Gefühle mit seinem heiligen Beruf in Einklang stehn. — Wahre Theilnahme und Mitleid sind dem Leidenden die vorzüglichste Arznei, das kräftigste Linderungsmittel seiner Schmerzen, der heilsamste Balsam für seine Wunden. Dagegen schwinden alle Hoffnung, alles Vertrauen, aller Muth von dem Kranken, wenn ihm sein Arzt kalt und gefühllos begegnet, wenn dieser sein herzloses Handwerk mit Unwillen und Rohheit, oder gar mit einer Art von Grausamkeit an ihm übt, die den Namen eines Arztes oder Wundarztes entheiligen.

Ist der Arzt diejenige Person, von welcher aus auf den Geisteskranken die ersten und wichtigsten psychischen Einflüsse einwirken müssen, so mag er sich jene Lehren eines Lenhossek immer nur einprägen und sich die Reue ersparen, welche die Folge eines anderen Benehmens seyn wird.

Auch der brave Pinel — siehe Cap. 20 — hat längst den Einfluss des Arztes hier gewürdigt, und für die Geisteskranken eine Behandlung im Sinne der reinsten Menschenliebe gefordert, von Aerzten, von Dienstleuten, von Allen.

Ist der Arzt ohne Takt, ohne Liebe, herzlos, ein Heuchler, so wird er der personificirte Eindruck einer bösen Art; — aber er, die Dienstleute und Alle, welche den Kranken nahe kommen, müssen, mit Chaptal zu reden, von dem heiligen Gefühl des Mitleids und dem Sinne für praktisches, allein ächtes Christenthum, was sich durch wohlthätig seyn ausspricht, durchdrungen seyn; — und wenn der Arzt in einzelnen Fällen mit Strenge verfahren muss, so wird er nie lieblos, nie tyrannisch und straft nie in Barbarei mit den bösen Maschinen. —

Was nun die psychischen Eindrücke ferner betrifft, so haben einzelne bestimmte, die in dem Leben der Menschen stets waren, sind und sein werden, in der Psychiatrie eine gewisse Berühmtheit erlangt, die ihnen nur sehr bedingt zukommt z. B. die geringsten Menschen, denen oft aller Unterricht fehlt, erhalten doch einigen in der Religion wenigstens; machte derselbe einigen Eindruck und wird ein solches Subject melancholisch oder wahnsinnig, so werden in der

Angst und Verwirrung religiöse oder dahin einschlagende Ideen vorgebracht, was gleichgültig ist, wie wir gesehen haben. Für die Lehre der Liebe ist keine Exaltirung, d. h. für sie ist kein Fanatismus möglich; — man kann sie vertheidigen, nicht sich exaltiren, denn sonst entweichen die Ruhe und ihre Quelle, die Vernunft. Fanatismus existirt nur bei falschen religiösen Begriffen und er wird ein psychischer Einfluss, welcher aufregt, das Gehirn zerrüttet und sogar verrückt macht, wie wir oben nach Dr. Maffei erzählten.

Eine andere Leidenschaft, welche den Menschen zumeist in den Blüthejahren belästigt, heisst man Liebe, und die, mässig benutzt, alle Vortheile der Freude gewährt, die aber als Leidenschaft nichts taugt; sie regt den Einen oft auf, bis er wahnsinnig ist, und deprimirt den Andern, bis er melancholisch ist — je nach der Disposition. Da ich mich hier der Poesie nähere, deren unschickliches Einmischen in die Psychiatrie ich — S. V. 29 — bereits rügte, da hier — die Liebe — die Pforte macht, durch welche die Poesie in die Psychiatrie einschlich, so will ich, um nicht total mir Ungunst zu holen, nichts von *Melancholia amatoria* sagen, nichts von deren Cur. — Regen Fanatismus, Liebe auf — kurz, was es ist, es ist einerlei, die Folgen bleiben in zwei Richtungen dieselben, und so geht es auch mit jenen Menschen, die vor lauter Sehnsucht nach Hause erkranken; sie werden melancholisch oder wahnsinnig, wo man sie curirt, hier wie dort, den Einen schickt man nach Hause, den Andern lässt man heirathen oder man braucht Arzneien, wenn die Folgen der psychischen Eindrücke bereits zu tief eingewurzelt waren, um durch ein ganz psychisches Mittel „Reisen" und durch ein somatisch-psychisches Mittel „Heirathen" noch heilen zu können; übrigens sind Wahnsinn und Melancholie nichts als Wahnsinn und Melancholie und also anders nichts und es ist gleichgültig, welche Ideen als die *Causae remotissimae* einwirkten, da sie fort sind, wenn sich bereits organische *Causae remotae* zu behandeln finden, um die *Causa proxima* zu entfernen — Nostalgie, Heimweh, *Melancholia amatoria, Daëmonomania* u. s. w. sind nichts als Melancholien, wo Sehnsucht nach Hause, geile Verliebtheit und unsinnige religiöse Begriffe, indem sie Leidenschaft wurden, den Leib ruinirten.

In Ansehung der Verrücktheit, wo zuerst Heimweh sich zeigte, hat uns Larrey S. V. 30. ein Bild gegeben, das ich hier abermals mittheilen muss, weil es nicht genug citirt werden kann, da es so schön zeigt, wie psychische Einflüsse in excentrischer Macht den Menschen schneller oder langsamer zerrütten; in Cap. 12. ein Mehreres. Naturgetreu schildert Dr. Larrey den Einfluss, welchen psychische Eindrücke auf den Leib und durch diesen vermittelnd auf die Seele gewinnen; Dr. Larrey hält es nicht für möglich, dass man bei psychischen Einflüssen den Leib könne unbeachtet lassen, es nur wähnen, als ob solche Einflüsse direct auf die Seele wirken — nein! das wähnt Larrey nicht, denn er ist ein Arzt und glaubt nicht an eine Psychiatrie des Brown, der sich wahrscheinlich einen schottischen Bauer von herculischer Gestalt, von dem Dr. Gregory erzählt, zum Muster nahm, und dieser Bauer curirte Geisteskranke, indem er sie als Lastvieh brauchte und tüchtig prügelte — S. V. 29 und Pinel über Manie S. 67; in der That, der Dr. Larrey kennt solchen Nutzen der psychischen Einflüsse nicht, er sagt uns das Wahre, daher ich unten Cap. 12. den Gegenstand, wie gesagt, noch einmal berühre. Die erste Wirkung des heissen Wunsches zur Rückkehr nach Hause ist Unruhe, welche anhaltend zunimmt und es scheint, als ob zuerst die Peripherie des Gehirns krankhaft ergriffen würde; und so geht es bei allen Leidenschaften, deren Einwirkung in gleichem Maasse erfolgt. Ohne Zweifel wird als Wirkung dieser Gemüthsaffection, eine Art von Ausdehnung der Hirnsubstanz, eine Verstopfung und Anfüllung ihrer Gefässe und allmählig auch der sie umhüllenden Häute erfolgen und von Rechtswegen, denn die Aufreizung von Hirn und Nerven lockt und treibt das turgirende Blut zum Kopf — und so werden in Irrenhäusern die Kranken recidiv, wenn man ihre Sehnsucht nicht beachtet und sie aus Furcht vor Recidiven zu lange festhält. — Die ersten krankhaften Erscheinungen, die sich hier zu erkennen geben, sind eine Schwäche oder Störung der intellectuellen Thätigkeiten. Diese Wirkungen verbreiten sich allmählig auf die tiefer gelegenen Organe des Gehirns, welche die Sinnes- und Bewegungsorgane mit Nerven versehen, bis auch diese gestört erscheinen; wir sehen die Folgen des Einflusses, den das arterielle Blut auf das Hirn ausübt und verkennen die Folgen der Venosität gleichfalls nicht, die uns Clarus — Beiträge zur Erkenntniss und Beurtheilung zweifelhafter Seelenzustände, Leipzig 1828, S. 132. 133 — so herrlich geschildert hat in jener Schrift; wir verkennen nicht die lähmende Macht des Venenblutes auf Hirn und Nerven, nachdem mächtige arterielle Aufreizung da gewesen, welche bald störend auf den gesammten Organismus einwirkt und Sinnestäuschungen, Functionsstörungen in Brust- und Bauch-Organen, sowie Trägheit zu Muscularbewegungen, ja eine Unfähigkeit dazu vermittelt.

Wie bei den meisten Verrückten, sagt Larrey weiter, erscheinen bei diesen Kranken zuerst die Geistesthätigkeiten getrübt und nachher mit mehr oder minderer Schnelligkeit die Functionen des animalischen Nervensystems verändert, was uns wieder andeutet, wie mächtig zerrüttend ein Gehirnleiden auf den gesammten Organismus einwirkt. Die Kranken sehen nun in Rücksicht auf ihre Heimath alles in einem rosigten Licht, dort nur ist es gut — so mahlt der Andere sich seine herrschende Idee anders aus, der Fanatiker thut so und jeder Verliebter wird ein Werther oder ein Don Quichot, die in Charlotte und Dulcinea das höchste wähnen und es vergessen, dass die Welt deren gar Viele hat.

In dieser ersten Periode ist Patient exaltirt, aufgeregt; die Wärme seines Kopfs ist gesteigert, der Puls ist voll, namentlich in der Carotis, das Herz pulsirt kräftig, ungeregelte Bewegungen, Röthe der Conjunctiva, unsicherer Blick, die Sprache ist hastig und undeutlich; hiezu kommen nun ferner Athmungsbeschwerden, ein Dehnen der Glieder, häufige Seufzer, Verstopfung und herumschweifende Schmerzen in verschiedenen Körpertheilen; der fieberhaften Aufregung folgen Beschwerden in allen Organen.

Magen und Zwergfell des Nervenreizes vom pneumo-gastrischen Nerven beraubt, sobald nämlich das Hirn in Folge der arteriellen Aufregung erlahmte und die Venosität prävalent wurde, fallen deshalb in eine Art von Stupor, denn es fehlt ja der *Influxus vitalis* vom Hirn aus und es zeigen sich sofort die Symptome einer entzündlichen Affection des Magens, die stets eine consecutive Erscheinung des Hirnleidens, aber auch zum Theil Folge des erlahmten Hautorgans sind, wodurch namentlich und zuerst die Magenschleimhaut antagonistisch aufgeregt und gereizt wird. Sind der Magen, die Verdauungsfunction erst bedeutend gestört, so wird der fieberhafte Zustand intensiv heftiger. —

In der dritten Periode tritt Schwäche mit Lähmung ein, Patient fällt in Trübsinn, seufzt, vergiesst Thränen, zeigt Eckel vor Speisen, selbst vor Flüssigkeiten, die durchsichtig sind und er ist wie wasserscheu. Erfolgt in diesem Zustande von Melancholie, wo das Hirnleben erlahmte, seine Bewegungen ein Zittern wurden, die Radialis der stärkste Puls ist, die Carotis nicht oder kaum zu fühlen ist, das Venenleben total in dem stumpfen Kranken vorherrscht und die Vitalität vom Hirn sich auf die Bauchganglien zu mächtig hinzog; erfolgt hier, wie so leicht, ein plötzliches Erwachen der Arteriellität, oft nur für kurze Zeiten, treibt das Blut vom Bauch zur Brust, treibt das auflebende Herz das Blut mächtig zum Kopf, wird die Radialis leer, die Carotis kräftig überwiegend, so geräth das kaum bisher zitternde Hirn in mächtige Pulsationen — Patient geräth in ein Wahnsinnsdelirium und die Verwirrung verbindet sich momentan mit der Bauchangst, der Zustand ist fürchterlich und — Selbstmord endet die Scene, wenn Patient nicht so lange bewacht wird, bis das Delirium entwickelt ist, wo die Bauchangst endigt, indem das gesteigerte Hirnleben das der Ganglien herabsetzt. Wo der Zustand indess so hoch sich steigerte, da, Larrey hat Recht, wird Hirnlähmung nothwendig, es schwinden die Kräfte und Patient versinkt abermals in tiefe Apathie, wo er bewusstlos stirbt.

Wie ich schon bemerkte, solche Zustände von Melancholie, wo die Sehnsucht nach Hause zu einer heftigen Leidenschaft wird, befallen nicht selten Personen in Irrenanstalten, welche von Wahnsinn genesen sind, wenn sie lange einbehalten werden; und das darf uns nicht wundern, denn das Gehirn ist empfindlich in Folge der stattgehabten arteriellen Aufregungen und das *Stadium melancholicum*, durch welches die Genesung oft schreitet, wird sich leicht erneuern, wenn die Sehnsucht nach Hause auch nur unbedeutende arterielle Hirnreizung erneute. Erreicht die Bauchangst in solchen Irrenhaus-Heimweh-Kranken einige Höhe, wird die erneute arterielle Hirnexaltation nur in etwas bedeutend, so sind solche Kranke zu Selbstmord und Rache — S. V. 30 — sehr geneigt und man staunt über den Mangel an Aufsicht in Charenton, wo der eine der dortigen Aerzte, der Dr. Calmeil, unserem trefflichen Dr. Bergmann erzählte, dass sogar zwölf Selbstmorde in einem Jahre vorfielen, was Bergmann erzählt in seinen Reiseerinnerungen S. 108, in Friedreich's Magazin, Heft VII. — Man kennt dort. S. V. 22, b. gewiss nicht die Grundsätze eines Lenhossék, verführe man also, es wäre anders. Wer das menschliche Gemüth genau erforscht hat und sich in diesem Felde des menschlichen Wissens hinlängliche Erfahrung und Gewandheit zu verschaffen wusste, dem steht das grosse und wichtige Geheimniss zu Gebot, wie er den Traurigen und Betrübten zu trösten, den Niedergeschlagenen aufzuheitern, den Furchtsamen zu ermuthigen, den Verzweifelnden aufzurichten, den Erzürnten zu besänftigen habe. Wer neben dem ärztlichen Verfahren, solche moralische Mittel nicht tüchtig zu administiren weiss, der wird in der psychiatrischen Praxis nie Glück haben; nicht umsonst wollen wir uns von Larrey haben belehren lassen, dass psychische Einflüsse total somatisch influiren, die Seele nur durch leibliche Zerrüttung gestört wird und moralische und medicinische Hülfsmittel nie in den bestimmten Perioden zu versäumen sind.

Welche bedeutende Zerrüttungen im Organismus sich als Folgen da zeigen, wo heftige Leidenschaften den Leib zerrütteten, das sagen uns die Resultate von Larrey's Sectionen: die Oberflächen der vorderen Gehirnloben waren in einem stark entzündeten Zustande, mit Eiterpunkten dazwischen, deren Sitz und Ausbreitung verschieden war; die *Arachnoidea* und *Pia mater* nahmen an dieser entzündlichen Reizung Theil; die Gehirnsubstanz war verhärtet; ihre Gefässe waren mit schwarzem und flüssigem Blute überfüllt. Lungen ebenfalls mit Blut infarcirt; die Herzhöhlen ungewöhnlich erweitert und mit *Coagulum* oder schwarzem Blute angefüllt. Magen und Darmkanal durch Gas ausgedehnt, ihre Schleimhaut geröthet, ohne Zeichen einer wahren Entzündung; wir sehen, wie sehr organisch begründet die melancholischen Zustände oft sind und begreifen, dass es einer grossen Gewandtheit bedarf, moralische und ärztliche Heilmittel gut und richtig verbinden zu können.

Ich habe an mehreren Stellen dieser Schrift gezeigt, dass nur da, wo Disposition ist, psychische und somatische Ursachen als *Causae remotissimae* und *Causae remotae* einwirken und die *Causa proxima* hervorrufen können, weshalb wir jene *Causae* auch so strenge zu beachten haben, damit eine Alteration des Hirn- und Ganglienlebens vermieden werde. Larrey theilt offenbar dieselbe Ansicht, indem er somatische Zustände richtig angibt, welche eine Anlage zur Melancholie begründen, wo sie nun als Nostalgie oder anders sich zeigen mag, was gleichgültig ist, indem ein Schweizersoldat, ein Monge, Fourcroy und Byron in ihrer Melancholie individuell psychisch afficirt werden und sich darstellen. So meint Larrey, dass frühzeitige Verknöcherung der Suturen des Schädels und der Gehirnarterien, zur Melancholie disponiren. Der berühmte Monge litt vor dem Tode an Melancholie mit Lebensüberdruss und wenn hier moralische und ärztliche Hülfe umsonst waren, so wundert man sich nicht weiter, denn Larrey fand in dem Schädel des berühmten Monge verknöcherte Gehirnarterien; ähnliches zeigte Fourcroy, der frühe starb und tief melancholisch war und der Schädel des noch jugendlichen Lord Byron zeigte weder Suturen noch Diploe, das Gehirn und dessen Häute zeigten eine starke und ausgebreitete Entzündung und man fand die Gyren des Cerebrums, wie es schien, vervielfältigt und die Furchen vertieft. Larrey hat solche Zustände oft beobachtet und ein Zustand des Gehirns, wie ihn Byron, zeigte, muss — S. 69. — eine grosse Mobilität des Hirns bewirken und zu lebhafter Geistesthätigkeit fähig machen. Menschen, welche durch Leidenschaften, geistige Anstrengungen in hohem Grade sich reizen, können in Folge der Nerven- und Arterienreizungen, wahnsinnig werden; bei den Meisten wird das Unterleibsnervensystem zerrüttet und bewirkt endlich dann Congestionen zum Kopf, welche das Hirnleben aufreizen, geistig exaltiren und eine so lebhafte Vegetation im Kopf zu Wege bringen, dass Suturen und Arterien verknöchern und verhärten und andere Anomalien entstehen, welche Melancholie und Selbstmord hervorrufen. Auf jene bezeichnete Weise geschieht es also, dass viele geistige Alienationen formirt werden, und ausser Zweifel steht es, dass bei einem Manne, wie Lord Byron war, dessen unruhiger und sprudelnder Geist eine gegen das gewöhnliche Maass unendlich erhöhte Thätigkeit des Hirn- oder Denkorgans und seiner Gefässe voraussetzen lässt, dieser entzündlichen Thätigkeit der Hirngefässe — die erwähnten krankhaften Erscheinungen im Schädel und Hirn, welche sich langsam ausbildeten, zuzuschreiben sind. Betrachten wir, wie tief und furchtbar zerrüttend für die Organisation die nachtheiligen psychischen Einflüsse sich zu erweisen vermögen, sehen wir, wie organische Anomalien wieder das Seelenleben alteriren und Wahnsinn und Melancholie begründen, dann eröffnet sich der Forschung ein weites Feld und es scheint mir, als ob einst es dahin kommen werde, dass man Verbrechen meist nur als Folgen einer unglücklichen Organisation werde ansehn — nicht so leicht mehr als freiwillige Handlungen unserer Seele, die, könnte sie freiwillig je nur Böses thun, nie göttlichen Ursprungs seyn könnte. Und nun glaube ich, hier Hinreichendes gesagt zu haben: wir sehen, dass psychische Einflüsse den Körper zerrütten, und der zerrüttete Leib unser geistiges Leben mannigfaltig ändert, und so werden wir einsehen, wie und wo psychische Einflüsse uns als Heilmittel dienen müssen und wo es Zeit ist, dass wir ärztlich einschreiten — alles das aber in Güte und Liebe! —

In das Gebiet der psychischen Einflüsse und der Schädlichkeiten, die in Ansehung der Lehre von den Geisteskrankheiten höchst wichtig sind, gehören nun ferner die Erziehung und die obsoleten oder verschollenen Ideen — Gegenstände, die man kaum nur in dieser Beziehung gewürdigt hat — S. V. 22. — Wenn man nur allein das Gehirn in den jüngeren Lebensjahren exercirt, indem man es anstrengt und somit anhaltend dahin das Blut lockt, was das Gehirn eben mobil macht, wenn es nur in etwas dazu organisirt ist und im Schädel Raum hat, so kann man Gedächtnissmenschen bilden, aber wird sich nicht wundern, wenn die Geistreichen die seltensten bleiben, es ist aber natürlich: man kann den Kopf ja nicht zum Bessern umgestalten; eine solche Erziehung aber, cultivirt höchstens den Verstand, was nicht hinreicht, man muss das Gemüthliche, das Gefühl erwecken in den ersten Lebensjahren und das Gehirn nur mässig üben — man sollte die Knaben besonders, bis zum sechsten Lebensjahre blos von Frauen erziehen lassen, die auf das Gemüthliche am besten einwirken und es gäbe der kalten Menschen vielleicht weniger, als es jetzt der Fall ist. Durch Rücksicht auf das Gemüthliche wird das Gefühl für Recht und Unrecht lebhaft erweckt und erhalten, und der Mensch besitzt im spätern Leben Etwas, das man Gewissen nennt, und welches der beste Zügel ist, womit er seine Leidenschaften bändigt — thut er aber das, so sorgt er stillschweigend für seine Gesundheit, zerrüttet seinen Leib nicht und präcavirt sich vor Geisteskrankheiten, denen der nicht gemüthlich Erzogene, der Mensch mit dem blos dressirten Gehirn, um so eher ausgesetzt ist, weil blos dressirte Hirne gerne in Hochmuth verfallen und der Hochmuth macht leicht verrückt, fast so leicht, als Heimweh es immer nur thun kann. Indem ich den Pädogogen diese Meinung zur Prüfung vorlege, fahre ich fort: Ansichten und Meinungen, welche ein und selbst mehrere Jahrhunderte vor uns geltend waren, und nur bei Einzelnen im Anfang für dumme und unsinnige erkannt wurden, die wurden erst nach und nach allgemeiner als unsinnige erkannt, und ich rechne dahin namentlich den Glauben an Hexen, Zauberei, Geistererscheinungen, Wahrsagerei u. s. w. — Ideen, die, so toll sie sind, doch noch heute existiren und namentlich da, wo grosser Reichthum und tiefe Armuth, Bildung und totale geistige Uncultur — dicht neben einander hausen. Es ist übrigens bekannt, dass solcher Unsinn in verschiedenen Nüancirungen sich immer und allenthalben zu erneuern sucht, aber im Allgemeinen doch ohne brillanten Erfolg, weil die Zahl der Empfänglichen abnahm, und treibt einer hie oder da noch so etwas, wobei er den Teufel braucht — lacht man in der Mehrzahl darüber und hat ein Amüsement mehr. —

In Gegenden indessen, in Landstrichen, welche entfernt von grossen Städten liegen, wo kein starker Verkehr ist, die Schulen schlecht bestellt sind und für die Jugend nur als Nebensachen betrachtet werden, da ist auch der Umschwung der Ideen träge und es ist zum Erstaunen, wie man unter den Einwohnern oft noch Ideen findet, die unsere Zeit im Allgemeinen nur noch historisch kennt: ich erinnere hier blos nur an die Kranken des Dr. Maffei — oben S. 126. — Man setze nun den Fall, dass ein Mensch, der solche veraltete und heut als unsinnig erkannte Ideen durch seine Umgebung in der Jugend als Wahrheiten aufgenommen hat, sie also glaubt — verrückt wird und dann Heilung findet, jetzt nach der Genesung von Hexen, Anthun, Bezaubern, bösen Einflüssen und ähnlichen abgeschmackten Dingen schwatzt, die wir nothwendig für das lächerlichste Zeug halten müssen; wenn ein solcher Mensch in seiner oft nur gelinderen Stufe von Wahnsinn oder Melancholie, durch so dummes Geschwätz sich nothwendig sehr marquiren muss — da frage ich: geräth man nicht in die Gefahr, den Menschen während der Krankheit für toller zu halten, als er es ist? — ja, könnte der Genesene nicht am Ende noch für recht verrückt passiren? — Man muss den Unsinn eines solchen Menschen, in welchem er vielmehr seine absonderliche Weisheit nur ausspricht, durchaus richtig zu würdigen streben und somit eine Ungerechtigkeit, welche in früherer Zeit gewiss oft statt fand, indem man auf die Erziehung nicht Rücksicht nahm, strenge meiden und verhüten. Um dies zu können, müssen wir die Lebensverhältnisse eines also Zweifelhaften genau kennen, und aus der erhaltenen Erziehung den Ideengang desselben und seine Meinungen, durchaus zu würdigen wissen.

Spricht man mit solchen Personen über ihre Ansichten, streitet mit ihnen, so ereifern sie sich, zeigen sich hartnäckig, denn die Grundsätze der ersten Erziehung sind unvertilgbar; straft man solche Personen wegen Handlungen, welche eine Folge ihrer sonderbaren Meinungen sind, so wirkt man äusserst schädlich ein und macht Recidive — diejenigen, welche sich zu fassen wissen, verheimlichen ihre Meinungen, weil sie dann desto zeitiger eine Gesundheits-Erklärung und die Entlassung aus einer Anstalt erwarten. — Hat man einen Verrückten vor sich, dessen Zustand, wie es eine Untersuchung des Körpers zeigt, sich besserte und lässt der Mensch anhaltend sonderbare Reden fallen und ist man ungewiss, was Krankheit, was Fehler der Erziehung ist, so sehe man zu, ob die Ideen nicht blos lächerlich, unschuldig, gleichgültig und unschädlich sind, man sehe, ob der Mensch nicht gutmüthig ist, das Böse verabscheut, sich sanft und nachgiebig benimmt, dann ist es in der Regel am besten, in eine Entlassung einzuwilligen bevor man Heimweh und andere psychische Einflüsse zulässt, welche einen Rückfall und in ihm die Unheilbarkeit bedingen.

Ich habe zuweilen Gelegenheit gehabt zu zweifeln, ob der Unsinn von Personen, welche als Geisteskranke declarirt waren, nicht oft zu einem bedeutenden Theile den lächerlichsten Erziehungs-Ideen beizumessen war und ich gestehe gerne, dass es mir grosse Mühe machte, der Wahrheit auf die Spur zu kommen, aber ich wünschte das und erlaubte deshalb einem solchen Menschen den häufigen Zutritt zu mir, so wenig angenehm es war, Unsinn und Plumpheiten eines Ungehobelten zu ertragen; hier sah ich, dass selbst der möglichst vertraute Umgang nicht alle Schwierigkeiten besiegen hilft und man *en vivant au milieu des aliénés* mit den *Connaissances précises*, noch immer Schwierigkeiten findet: Ein junger Mann, dessen Vater verrückt ist, und der der ganz geringen Klasse angehörte und also nie Erziehung genoss, wurde in Folge heftiger Anstrengung und dabei stattfindender Erkältung — wahnsinnig und unter acuten, sehr heftigen Erscheinungen. Sein Zustand besserte sich bedeutend, er sprach über die Angelegenheiten seines Handwerks, über gewohnte Arbeiten und Verrichtungen, sowie über die Nachtheile seiner langen Entfernung von Hause, durchaus verständig, ohne Tadel, zeigte sich resignirt und er arbeitete gut in gewohnten Verrichtungen. Wurde er böse, ärgerlich, unzufrieden, war er unwohl, wo die Thätigkeit seines Herzens sich sehr steigerte und das Blut stärker zum Kopf drang, dann war er dreist, beklagte sich über Gefangenschaft und nun kramte er seinen Unsinn aus; sprach ich auch nur mit ihm über mehr bedeutende Gegenstände, fand er seine Ansichten berührt, so erfolgte gleichfalls eine Melange von Sinn und Unsinn, rein lächerlich: da hörte ich sprechen von Hexen und Zaubereien, von Wettermachen, von Anthun oder krankmachenden Einflüssen böser Menschen, ja — wurde er sehr übel gelaunt, so behauptete er, dass auch ich nichts tauge und gleichfalls das Talent besitze, zu bewirken, dass grosse Menschen kleine würden, also Kinder u. s. w. — kurz, der junge Mann schwatzte so unsinnig, als man je nur mag geschwatzt haben in früherer Zeit, wo Balthasar Becker sich veranlasst sah, seine *Betoverde Weereld* d. h. bezauberte Welt, zu Leuwarden 1690 erscheinen zu lassen. Was ich auch dem jungen Menschen sagte, wie ich ihm es schilderte, dass sein Geschwätz ihn für ungescheit anhaltend müsse passiren lassen — es half mir nichts und durfte ich das tadeln? — besseres erwarten? — nicht im mindesten, denn ein Mensch von reichlich 26 Jahren lässt sich nicht mehr corrigiren, wo die Anlage fehlt und dann hatte er für seine Ideen Autoritäten, die über die meinige standen: seine hoch bejahrte Grossmutter und andere alte Leute hatten ihm die Wahrheit gesagt und konnte ich dagegen etwas einwenden? — man wird in der Psychiatrie sich die Behandlung der Kranken ungeheuer erschweren, wenn man die Erziehungsideen nicht beachtet und wer dieselben zu bekämpfen strebt, der treibt das *Verberare lapides*. Man beachte das Beispiel, gegeben S. V. 31, c. — Ein anderer Mann, etliche 30 Jahre alt, zeigte sich immer abergläubisch, furchtsam, dienstfertig, gutmüthig und fürchtete Hexen, Gespenster u. s. w., er hatte wenig oder gar keinen Unterricht genossen, nur grobe Arbeiten verrichtet und wurde, nachdem er bereits in früher Jugend einige Monate sich verwirrt gezeigt, im spätern Leben wieder verwirrt, wo Furcht vor Hexen und Gespenstern sich zeigte, wogegen er Amulete trug. Der Mann genas bald von der wahnsinnigen Exaltation, belachte seine begangenen Thorheiten, zeigte sich dienstfertig und gutmüthig, sprach und that nichts Verkehrtes und er war genesen, ich war davon fest überzeugt. Wenn ich, weil er mir vertraute, ihn in Gespräche verwickelte, so verheimlichte er mir seine Erziehungsideen nicht und wenn ich ihn auf das für ihn Nachtheilige in solchen Redensarten aufmerksam machte, so sagte er lachend, dass ich der Einzige sey, dem er dergleichen sage und sich sonst zu hüten wisse. —

Beachtet man die Thorheiten einer übelen Erziehung, die obsoleten Ideen, selbst Ungezogenheiten und andere missliche Folgen einer unbeachteten Jugend nicht strenge, so wird man das Gebiet der Geisteskrankheiten leicht in zu weite Grenzen setzen, während übrigens ein Mensch mit verschollenen Ideen im Kopf, wie wir sehen, leicht verrückter erscheinen kann, als er ist. So erzählt uns Sprengel — Geschichte der Arzneikunde B. 3. S. 374, dass Luther oft den Teufel zu sehen glaubte, so als Mönch mit Vogelklauen, wo er ihm Syllogismen vorlegte. Damals war dergleichen nicht auffallend; jetzt, weiss man solche Phantasietäuschungen zu würdigen, aber wo das nicht thunlich ist, könnte Jemand risquiren — *brevi manu* für verrückt erklärt zu werden. Eine gute und eine schlechte Erziehung und die daraus resultirenden Ideen und Gesinnungen, zeigen sich noch dann im Menschen, wenn er verrückt ist und in den meisten Fällen wird der Charakter sogar in der Acme des Wahnsinns, in der Tobsucht, nicht verläugnet: der gemeine, rohe, freche und böse Mensch ist in der Tobsucht ekelhaft und gefährlich, der, bei dem die Richtung die entgegengesetzte ist, zeigt sich ohngleich freundlicher, so heftig anders sein Zustand auch seyn mag, wie ich das in einer Menge von Beispielen erfahren habe.

Unter die Einflüsse, die zuerst psychisch mit Nachtheil einwirken, haben wir noch den Missbrauch der Studien zu rechnen; es wäre im Grunde nicht nöthig, den Gegenstand noch besonders zu beachten, weil ich mehr als einmal in vielem von dem, was schon gesagt ist, darauf hindeutete, aber der Gegenstand ist so bedeutend, dass man mir eine kurze Darstellung wohl noch erlauben wird: Wird zu frühe oder zu eifrig die Geisteskultur betrieben, so taugt das nichts. Herrscht der Kopf bedeutend vor, ist das Hirn in dem grosen Schädel sehr mächtig entwickelt, so reizt das geistige Anstrengen das Gehirn, das Blut strömt reichlich dahin, die Kinder werden geistreich, aber indem eine Hypertrophie des

Cerebrums erfolgt und die starke Vegetation im Kopf oft den Schädel verdickt, presst sich das Gehirn fest ein, verliert seine Mobilität und die jugendlichen Weisen werden Dummköpfe, wenn die nicht in Geisteskultur übereilten — klug und gescheit sich darstellen. Herrscht der Kopf nicht vor, so ist die Folge minder bedenklich, aber doch nachtheilig, denn es werden Hirn, Nerven und arteriöses System doch zu stark gereizt und je mehr, je jünger der Mensch ist, weil jene Systeme dann naturgemäss vorherrschen und vor den anderen Organen entwickelt sind. Treten späterhin zu den angestrengten Studien besonders noch, wenn selbst dazu die Nächte angewendet werden, gar Ausschweifungen im Geschlechtstrieb, so entwickelt sich eine oft bedeutende Empfindlichkeit der Nerven, besonders der des Unterleibes, die nun oft so krankhaft hoch steigt, dass die Function der Bauchorgane leidend wird und der Mensch wird hypochondrisch, sogar melancholisch, er geräth in einen Zustand, wie wir oben die Folgen des Kummers, nach Pinel, schilderten; es treten Congestionen zum Kopf ein und sodann wird ein solcher Mensch melancholisch verrückt. Gelingt die Genesung, so sichert nur eine höchst sorgfältige Lebensweise vor Rückfällen. In Fällen, wo das Uebel nicht so hoch steigt oder man die Anstrengungen einstellt, büsst der Mensch oft durch ein kränkliches Leben für eine frühzeitige und übertriebene geistige Anstrengung, und nicht selten sind die Menschen, welche entschieden geistreich sind und deren gelehrte Werke ihren Namen ausgezeichnet machen, wegen ihres leidenden Befindens entschieden zu bedauern. — Es giebt Fälle, wo der Missbrauch der Studien so heftig auf blutreiche, lebhafte, sanguinische Menschen einwirkt, dass sie äusserst bald in einen Zustand von Exaltation verfallen, sogar complett wahnsinnig werden; in einem Falle förderte der Genuss von Spirituosa den Ausbruch des Wahnsinns. Ich sah einen anderen Fall, wo der überstudirte Mensch durch jede Kleinigkeit gereizt, aufsprudelte — wie dem auch sey, ein zu frühzeitiges, zu angestrengtes Cultiviren des Geistes, geschieht nur auf Kosten der Vegetation und der Pass zu einer Reise in die Republik der Gelehrten, kostet den Meisten sehr viel: die Gesundheit nemlich, wofür sie in der Regel doch nur unter dem grossen Haufen bleiben, aus dem Wenige sich emporheben, und wer das mit Gewalt durch Studien erzwingen will, nie ruht, der muss sich zerrütten, oft ohne das gewünschte Ziel zu erreichen — das erreicht nur der tüchtige, normal organisirte Kopf, in welchem das Hirn normal fungirt; hier ist die Gelehrsamkeit nie angeboren!

Was den Missbrauch von Arzneien betrifft, so handle ich denselben hier ab, weil er sich in seinen Folgen zunächst als psychisch ausspricht. —

Nur wenige Schriftsteller giebt es, welche einen motivirten Gebrauch der Arzneien, in den Geisteskrankheiten angeben. — Mat hat, sagt Pinel, besondere Geschichten, isolirte Thatsachen mitgetheilt, wobei ihre Verfasser kaum andere Absichten hatten, als gewisse Arzneimittel geltend zu machen, wie wenn die Behandlung von jeder Krankheit ohne genaue Kenntniss der Symptome und ihres Ganges, nicht ebenso gefährlich als täuschend wäre. So spricht Dr. Locher in Wien, sagt Pinel weiter, blos von Versuchen mit gewissen Mitteln, blos von Curen und weiter sagt er nichts — und das ist anders nichts, als die blindeste Empirie ausüben; leider trifft dieser Tadel, welchen Pinel über Locher ausspricht, noch heute gar viele und, was das ärgste ist, für solche Arbeiten gibt es noch Leute, die das Werthlose zu loben wagen! —

Nicht blos Locher, auch Andere haben Versuche mit Arzneien gemacht, die in der That ohne Werth sind, oft dazu noch Menschenquälereien. Da gab man Moschus, Campher, Campheressig, Digitalis, Digitalisessig und Narcotica aller Art u. s. w. an eine gewisse Anzahl Kranke, und continuirte damit lange Zeit, wo dann am Ende gesagt wurde: so viele geheilt, so viele ungeheilt, so viele sind gebessert! — Ist das aber ein Verfahren? — gibt es keine Formen der Verrücktheit, keine Stadien, keine Verwicklungen, gibt es nicht zahlreiche Verhältnisse, die man zu berücksichtigen hat? — Gibt man hier eine Arznei blos deshalb, weil sie empfohlen ist, so verfährt man á la Locher; aber Dr. A. braucht nie deshalb ein Heilmittel, weil es Dr. B. empfohlen hat — das thun, heisst den Kranken verderben! Man hat das Unpassende eines solchen Verfahrens seit Pinel zwar eingesehen, aber doch kein rationelles aufgestellt, weil man über das Wesen der psychischen Krankheiten nicht ins Reine kommen konnte und der Missbrauch der Arzneien wurde in neuerer Zeit sogar noch misslicher, als die Lehre von der psychischen Bedeutung der Organe in der Art aufkam, wie wir sie nur tadeln können — S. V. 10. —

Die Folgen, welche aus einem Missbrauche der Arzneien hervorgehen, sprechen sich zuerst als psychische aus, erst später offenbaren sich die mehr körperlichen, aber in den Sectionen hütete man sich, Folgen von Missbrauch der Arzneien aufzusuchen: man fand nur Resultate der Krankheit und machte aus ihnen nächste Ursachen der Geisteskrankheiten, so dass die crasse Lehre von der psychischen Dignität der Organe scheinbar erwiesen war.

Sehen wir nun zuerst die Mittel, welche im Allgemeinen in den psychischen Krankkeiten zu brauchen sind und dann, welche Folgen in etwa statt finden.

In der ersten Form, dem Wahnsinn, wo das arterielle Leben vorherrscht, dienen zumeist herabstimmende Mittel, als solche, welche die Arteriellität mindern und secundär somit Hirn- und Nervenleben moderiren, daher Aderlass, als das höchste Temperans und solche, welche minder kräftig eingreifen u. s. w.

In der zweiten Form, Melancholie, wo die Vene prävalirt, dienen im Allgemeinen auflösende und später gelind reizende Mittel, denen oft die kräftigeren nachfolgen u. s. w.

Es giebt Fälle, wo wir direct auf das Nervensystem einwirken, es in seiner Thätigkeit hemmen müssen, um auf solche Weise eine Beruhigung des Blutsystems herbeizuführen und somit eine arterielle Prävalens zu mindern, wo wir indess mit der grössten Vorsicht verfahren; wir brauchen hier mit Vorsicht Narcotica. — Indem die nähere Exposition für später verbleibt, wollen wir hier in der Kürze sehen, wie der Missbrauch schadet:

1) J. B. van Helmont, sagt Pinel S. XIV. bemerkte eine gänzliche Umkehrung seines Gemüthszustandes, als er die Wurzel von *Aconitum Napellus* kostete.

Gibt man Narcotica in grossen Dosen, besonders anhaltend und steigend, dann bleibt es nicht bei einer Umänderung des Gemüthszustandes, sondern man lähmt das Nervensystem, der Puls wird ruhig, er wird intermittirend und der beruhigte Kranke wird stumpf und je stärker das, je bedeutender die arterielle Aufregung war, bevor Patient reichlich Narcotica erhielt — Cap. 16. 17. und 18. 19 — lit. a. — Narcotica, kräftig gebraucht, lähmen erst das Nerven- dann das Blutsystem, sie wirken, ist die Vitalität bis zu einem gewissen Grade gesunken, um so sicherer auflösend auf das Blut ein, die Venosität nimmt zu und indem die Säfte mehr und mehr sich zersetzen, wird der indess bettlägerig gewordene Kranke sich wund liegen, die Wunden greifen unaufhaltsam um sich, werden brandig und nun folgt der Tod; also: in melancholischen Zuständen reicht man keine Narcotica; im Wahnsinn braucht man sie mit Vorsicht und mit noch grösserer Vorsicht in Fällen, wo Zustände von Melancholie und Wahnsinn in einander übergehn. Selbst auf den Zustand des Herzens haben solche Mittel schädlichen Einfluss. Unser trefflicher Henke erzählt in der 7ten Auflage seiner gerichtlichen Medizin — S. 163, dass in England ein Kanonier durch Gaben von *Veratrum album* zu 1 bis 2 ʒ, bei mehreren Personen den Anschein von organischen Herzkrankheiten zu Wege brachte; — ich rathe, dass man bei Untersuchungen des Herzzustandes, sich keines Rohrs bediene, sondern das Ohr auf die Brust des Kranken lege, nachdem man zuvor nachgeforscht, was für Arzneien Patient einnahm oder einnimmt und ob der Unterleib in guter Verfassung ist oder man wird oft arg getäuscht und erlebt Lächerliches.

2) Reicht man im Wahnsinn reizende, roborirende Mittel, so wird der Tumult im arteriösen System heftiger, dauernder, das Herz treibt das Blut kräftiger zum Kopf, die Kopfblutgefässe erweitern sich schneller, die Vegetation im Schädel nimmt zu, die Entartungen beschleunigen sich, Patient wird stets toller und sinkt durch den oft lange dauernden Zeitraum von Blödsinn, in den Todesschlaf.

3) Benutzt man in der zweiten Form die kühlenden und herabstimmenden Mittel zu kräftig und ohne strenge Rück-

sichten, so wird das Hirnleben stets tiefer sinken und der Melancholicus wird tief stumpf und blödsinnig und jede Aussicht auf Heilung ist vorbei.

Sehen wir nun, wie der nicht motivirte Gebrauch von Arzneien, das körperliche gute Verhältniss vernichtet und dadurch das Seelenleben trübt und mehr alienirt; so übersehen wir gewiss die folgenden übelen Folgen nicht: Auflösung des Bluts, Zersetzung der Säfte überhaupt, tiefere organische Zerrüttung des Gehirns, sinkenden Vitaleinfluss vom Hirn aus auf den Körper, Ausbildung und Zunahme der Entartungen in den verschiedensten Organen und beschleunigt wird also durch unpassenden Arzneigebrauch der letzte Augenblick, welcher dem Leiden ein Ende macht.

Hier, wo von dem Missbrauch der Arzneien die Rede war, ist es nun auch passend, dass wir die nachtheiligen Folgen des Missbrauchs der spirituösen Getränke in Anregung bringen, wobei wir auch über den Genuss des Biers sprechen wollen. Wir werden schon aus dieser kurzen Darstellung entnehmen, das *Mania potatorum* eben so wenig, als die *Nostalgia* oder die *Mania puerperarum*, die *Melancholia religiosa* und andere Zustände, die ich schon anregte oder noch anregen werde, ferner in unseren Nosologien als selbstständige Krankheiten aufzustellen sind und man wird es billigen, wenn wir es vorziehen, zu vereinfachen, denn das erleichtert das Studium, bringt hellere Begriffe und man wird den Kranken nützlicher; auch über den Gebrauch des Mercur's ist einiges speciell anzuführen.

Was den Wein betrifft, so wird er in der Melancholie nicht selten mit Vortheil den Kranken zugestanden; man erlaubt dem hypochondrischen, melancholischen Menschen, wenn sein Arterienleben sehr darniederliegt, gerne ein Glas Wein, so Mosel-, Rheinweine und selbst mussirende Weine, einheimische oder den aus der Champagne; sogar kleine Gaben reinen Spiritus sah ich mit Vortheil nehmen, aber natürlich, alle diese Mittel dienen nur bei einem mässigen Gebrauch und bei diesem, da beleben sie Arterien und Nerven, ermuntern das Gehirn und Patient, indem er lebhafter wird, fühlt sich freier und seine Angst wird moderirt. Braucht man solche Mittel, so müssen Magen und Darmkanal rein seyn, der Zustand ist ein rein apathischer und versäumt man neben Wein es nicht, den Kranken in die durchaus schickliche Situation zu bringen, so entbehrt man oft andere Arzneien, was Nichtärzten oft recht gut bekannt ist. Trinkt ein Melancholicus den Wein zu reichlich, wird er sogar ein Säufer in Schnaps, so ruinirt er seine Organisation stets tiefer, es tritt der gemischte Zustand beider Formen ein, ja endlich folgt die erste Form und Patient wird wahnsinnig.

Menschen, welche an einer Verstimmung der Unterleibsnerven leiden, häufig nach geschlechtlichen Ausschweifungen, finden sich durch den Genuss von Wein, am meisten von Branntwein, erleichtert; das Trinken, indem es behaglicher, wohler macht, wird Bedürfniss und jemehr und öfter sie trinken, je heftiger treibt das Blut zum Kopf, sie phantasiren und wird kein Einhalt gethan, so treten zuletzt entzündliche Reizungen der Hirnhäute ein, das Herz treibt das Blut stets mächtiger zum Kopf, die Carotiden überwiegen die Radialen stets bedeutender; kräftig wie die Carotidenpulse pulsirt das Gehirn und nun erscheint ein solcher Mensch oft so toll, als ein Wahnsinniger in seiner Acme. Nun endigt allerdings das Saufen, Patient wird, indem der Blutlauf sich wieder regulirt, ruhig, aber das so mächtig gereizt gewesene Hirn erlahmt und es folgt eine Abspannung, die als ein *Stadium melancholicum* sich charakterisirt. Lässt dieses nach, sind Vene und Arterie wieder im Gleichgewicht, ist die Circulation ganz normalisirt, dann reflectirt der Mensch, er begreift das Unrichtige in seiner Lebensweise, er übersieht die Folgen und verspricht Besserung — und er hält sein Wort, bis die Anomalie im Leben des Bauchnervensystems wieder eine gewisse Höhe erreicht, unfreundliche Gefühle in der Magengegend eintreten, die endlich bis zur Angst sich ausbilden. Und diese unheimlichen Gefühle nun sucht Patient, da Erfahrung ihn belehrt hat, durch Spirituosa zu mindern, er will nicht, aber unwillkührlich berauscht er sich von Neuem und so repetiren sich immer solche missliche Zustände. Wird der Mensch endlich total elend oder steigen die Jahre, so ändert er wohl seine Trunklust, indem das Bedürfniss fehlt; endet er nicht, so tritt Wahnsinn ein, der bald in Melancholie übergeht, wo Cachexien, Phthisen u. s. w. das

Leben zu Ende führen. — Auch hier, man sieht es, ist kein selbstständiges Uebel; man hat kein Specificum nöthig und Opium ist hier so wenig angezeigt, als Walporzheimer-Ahrbleichart in Pneumonie. —

Was das Bier betrifft, so schadet dünnes Bier nicht, aber schwere Biere sind schädlich, machen vollblütig, fett, erhitzen; dem Wahnsinnigen schaden sie wie Wein oder Branntwein, und in jenen tiefen, feuchten und flachen Landstrichen, den alten Fluss- und Meergebieten, wo die zweite Form vorzugsweise zu Hause ist, da versagt man den Melancholikern gleich den Genuss von Bier und erlaubt ihnen eher kleine Gaben Spirituosa, insofern nicht *Contraindicantia* eintreten. —

Der Gebrauch des Quecksilbers ist wichtig, was man namentlich in Bezug auf den Sublimat nicht hinreichend beachtet hat; wenn man die von Rust empfohlene Methode eines äusseren Mercur-Gebrauchs, diese gelinde angewandt, häufiger wollte anwenden und somit den innern Gebrauch mindern, so würde unbedingt die Praxis der psychischen Aerzte einigen Abbruch erleiden.

Ein Mensch wird mit einem Schanker behaftet, man reicht ihm Sublimat u. s. w., sichert ihn durch Nachkuren und er ist kurirt. —

Dieser Mann wird 40 bis 50 Jahre alt, die Arterie tritt naturgemäss zurück, die Vene wird prävalent und, gleichfalls im Laufe der Natur als richtig, tritt einige Verstimmung ein, allein — wir sehen hier nicht selten eine Hypochondrie auftreten, die kräftig ist und selbst in Melancholie übergeht; in seiner Unruhe und ängstlichen Stimmung klagt Patient oft gewaltig über begangene Sünden und Ausschweifungen. — Wäre ein solcher Mensch nicht oft so dreist mit Sublimat behandelt worden, so wäre er in der Periode des jezt wechselnden Lebens nicht melancholisch geworden und er dächte schwerlich an Jugendsünden, träumte nicht von *Lues larvata*, ja — er sähe und fühlte nicht, wie er nun thut, Schanker im Halse, er löge in der Angst nicht zehnmal mehr, als wahr ist, um Hülfe zu erflehen. Lässt ein Arzt sich hier täuschen, wittert er hier *Lues larvata*, welche erst nach Jahren aufhörte eine latente zu seyn, ja — gibt der Arzt gegen das vermeintliche Uebel *Mercurialia*, besonders Sublimat, so wird eine Zerrüttung des Lebens der Bauchganglien vollendet, die Melancholie wird stets tiefer und Patient wird nimmer genesen. — Es würde in der That zu weit führen, wenn wir die Gegenstände alle, die hier zu nennen wären, detailliren wollten; es scheint, als ob ich in Ansehung der schädlichen Einflüsse, welche Geisteskrankheiten begünstigen, ein so Hinreichendes gegeben hätte, als es dessen bedarf, das nicht Berührte allenfalls würdigen zu können. —

Cap. 4.

Zustände, die hier auszuschliessen sind, da sie ausser den Grenzen der Kunst liegen z. B. Cretinismus. Die Lehre von den Dimensionen. —

Ich habe in den früheren Abschnitten manche Zustände z. B. Nostalgie, *Mania puerperarum*, *Delirium tremens* u. s. w. unter eine der beiden Formen der Geisteskrankheiten, Wahnsinn und Melancholie, subsummirt, weil man mit Unrecht hier die Nosologie mit blossen Varietäten, als ob es selbstständige Zustände wären, nicht bereichert also, sondern blos belästigt hatte; hier sprechen wir zuerst von einigen Zuständen, die wir mit Recht aus dem eigentlichen ärztlichen Gebiete der Psychiatrie ausschliessen, denn Zustände, welche ausser den Grenzen der ärztlichen Kunst liegen, die kann ich hier nicht bearbeiten. Ein Cretin aber kann von uns so wenig genesen werden, als der Wundarzt ein Bein machen kann, wenn eins abgeschnitten ist, also fehlt; beim Cretin fehlt auch etwas, nemlich der normale Kopf, selbst der ganze Körper ist nicht normal entwickelt und was ist da zu machen? — Solche unförmliche Menschen, die man allenthalben findet, besonders in Gebirgsländern mit tiefen, finstern und feuchten Thälern, müssen gütig gepflegt und besorgt werden; weiter ist nichts zu thun. — Das Merkwürdigste an dem vollendet Missbildeten, ist der Kopf, dessen Schädelparthie zur Gesichtsparthie zu klein ist, so wie der Kopf zum übrigen Leib nicht in normaler Relation steht und je stärker dies Missverhältniss ist, je blödsinniger ist der Zustand; und sollte der ganze Kopf zum übrigen Körper nicht in einer sehr unrichtigen Relation stehen, so thut dies die Schädelparthie, wo das grosse Hirn weilt, immer. — Man findet unförmliche Menschen, die äusserst dicke Köpfe haben, die chronischen Wasserköpfe, die gleichfalls rein stumpf und blödsinnig sind; das Gesicht ist gross, oft das Occiput bedeutend, aber der obere und vordere Theil, wo das grosse Gehirn liegt, wird sich bei einer näheren Betrachtung stets als der kleinste Theil zeigen. Auch solche Subjecte liegen ausser den Grenzen der Kunst, nur die ärztliche Behandlung der Zustände von Blödsinn, welche eine Folge von acuten Zuständen sind, bleiben der Praxis reservirt, aber wenn auch bei diesen Personen der Schädel sich verengt, indem er abflacht, sich eindrückt, die Suturen schwinden oder sonst Zustände den Raum für das Gehirn beengen, so hört auch hier die Kunst auf, wir wir das in dem Gesagten schon aussprachen.

Wir haben noch einen Zustand von geistiger Missstimmung, den wir nicht heilen können, nemlich:

Manche Menschen zeigen einen unwiderstehlichen Hang Narrenspossen zu treiben, was man einige Zeit schon duldet, dann aber ekelhaft finden muss, denn es herrscht hier meist nur Aberwitz; — ist solches Betragen ein Resultat der Erziehung, des Umgangs, so geht es dem Arzte nichts an, aber in manchen Fällen ist hiebei eine körperliche Beschaffenheit vorhanden, welche den narrigen Sinn veranlasst und es ist schwer, diese Beschaffenheit anzugeben. Ich kannte zwei Menschen, die *nolens volens* ohne Unterlass närrisches Zeug trieben; der Kopf des Einen hatte so etwas auffallendes, dass ich es bedauere, denselben nicht untersucht zu haben, aber ich dachte damals an feinere Distinctionen nicht. Wenn der Hang, Narrenspossen zu treiben, mit wirklicher Verrücktheit verbunden ist, so finden wir ihn nur bei Zuständen der ersten Form, nie bei der Melancholie, und wie unsinnig die Klagen des Melancholikers auch oft seyn mögen, immer tragen sie das Gepräge des Ernsten, wir müssen gleich mehr oder weniger Mitleiden empfinden und werden die Klagen solcher Menschen nie als närrische, wohl als unsinnige oder selbst als abgeschmackte allenfalls bezeichnen. — Eigentlich närrisch zeigt sich blos der Exaltirte, Aufgeregte, er ist lustig, witzig, beissend und indem er die Mängel seiner Umgebung erspäht, satyrisirt er darüber und schont sich selbst nicht; geht der Zustand in höhere Grade über, wird Patient tobsüchtig, so delirirt er und ohne dass man Spuren von Narrheiten weiter wahrnimmt. Man hat den Zustand lustiger Exaltation, wo der Witz oft reichlich fliesst, mit dem Namen *Moria* bezeichnet und diese *Moria* sogar, Reil that es, als eine selbstständige Form unter den Geisteskrankheiten aufgeführt und sehr mit Unrecht, denn hier ist weiter nichts, als ein gelinderer Grad von Aufregung mit Lustigkeit verbunden, und der Mensch wird, wenn die Exaltation sich mindert, wenn er genesen ist, ein durchaus flacher Mensch seyn, wenn er das auch früher war. — Es ist einleuchtend, dass wir eine solche *Moria* zu heilen haben, aber die, von welcher ich Oben sprach, und auch die, welche ich jetzt bezeichnen werde, sind ausser unserem Bereich; der Zustand eines Aufgeregten, der lustig ist, geht in völligen Wahnsinn bis zur Tobsucht über und das Gehirn leidet so durchaus, dass ein Uebergang in den völligen Blödsinn erfolgt, wo Patient, wenn er in etwa wieder erwacht, seinen narrigen Sinn nicht verleugnen wird.

Wenn Kant die Narrheit unter dem Ausdruck *Insania*, in seine Classification der psychischen Krankheitszustände aufgenommen hat, so ist das zu verzeihen, aber wenn der treffliche und geistreiche Reil — die Geisteskrankheiten eintheilt in 1) fixen Wahn, 2) Narrheit, 3) Wuth und 4) in Blödsinn, so ist das zu arg und ich muss annehmen, dass Reil nur wenige Geisteskranke beobachtet hat, viele Bücher las, die ihm nicht behagen konnten und nun nach Ideen, die er sich selbst formte, niederschrieb.

Bei der Narrheit, sagt Reil, sind Ueberlegung und Thatkraft, ohne Bewusstseyn, ob der Zweck erreichbar ist oder nicht; wir sehen, dass Reil auf den Zustand eines lustigen Wahnsinnigen in den niederen Graden hindeutet, aber er irrt in der Annahme, dass der Kranke nicht wisse, ob der

Zweck erreichbar ist oder nicht — das weiss der Kranke oft recht gut und ich habe die lustigsten Streiche so herrlich durchführen sehen, dass es eine Freude war. Da, wo ein närrisches Betragen sich mit Blödsinn verbindet, möchte Reil eher Recht haben, aber immer ist es falsch, die Narrheit als eine besondere Form darstellen zu wollen. Reil citirt obendrein eine irrige Autorität, den Michaël de Cervantes, der den Don Quichot geschrieben, und sagt hier: Don Quichot war melancholisch, als er es sich in den Kopf setzte, ein irrender Ritter zu werden; er ward ein Narr, als er der Ritter geworden zu seyn glaubte.

Indem ich Reil zu Ehren den Cervantes, den ich hoch achte, nur nicht in ärztlicher Hinsicht, diesmal adcitire, sage ich: Don Quichot hatte sich durch Lebensweise und Studien, die gleich wunderlich waren, melancholisch gemacht, und als er nun endlich verrückt wurde, trieb er lauter Unsinn, der in den Reminiscenzen seiner Romanenstudien begründet war; indess — der tolle Ritter des Cervantes ist eine poëtische Person, welche das Bild eines Schwärmers darstellt, aber weder dieser spanische Don, noch die verrückten Personen in den Dramen von Shakespeare und bei Anderen, sind nach der Natur als in der That verrückte Menschen dargestellt und es bleibt entschieden tadelnswerth, dass Aerzte sogar den Dichtern glaubten; es liegt in den Geisteskrankheiten nichts von Poësie, blos eine höchst traurige Wirklichkeit und nach meinem Gefühl ist der Dichter, der das höchste menschliche Elend zum Sujet wählt, kein ächter Dichter; Schiller hat den Aerzten die Geisteskranken gelassen und in dem Dòn Quichot des Cervantes existirt das Bild eines Schwärmers, und es ist Unrecht, wenn man Schwärmer Verrückte nennt. — Ich habe mich bemüht — S. V. 22 — einen körperlichen Grund der Narrheit bei Blödsinn zu entdecken; meine unvollständigen Resultate sind diese:

Die Bedeutung eines Organs ist um so höher gesteigert, je grösser die Dignität seiner Gefässe ist, und so sehen wir, dass in der absteigenden Ordnung der Thierreiche, die Carotiden immer mehr an Selbstständigkeit abnehmen, in gleichem Verhältniss, als die Bildung des Gehirns zurücktritt, sagt

Walther. Wir ersehen schon hieraus die Bedeutung des Carotidenpulses für das Hirnleben, was ich bereits andeutete. Bedenken wir hiebei weiter, wie die Arterien der einen oder der anderen Körperhälfte an Umfang oft so sehr verschieden sind, so ist nicht zu leugnen, wie es von Wichtigkeit seyn muss, wenn eine von beiden Carotiden — die andere an Weite oder Enge übertrifft. Ich kann in Ansehung solcher Untersuchungen nur die folgenden sechs Thatsachen bis jetzt mittheilen:

1) N. N. ist von Jugend auf blödsinnig; bei einer misslichen Körperformation, namentlich des Kopfs, erscheint die linke Carotis als die grösste an Umfang.

2) Frau N. war von Jugend auf eine närrische Person, eine Geckin; sie erlitt einen Zustand von acuter Hirnaufregung, die Carotiden zeigten sich anhaltend überwiegend, wobei sie später, unter dem Anstrich von Blödsinn als vollständige Närrin erschien. Die linke Carotis war ungleich kräftiger, weiter und grösser, als die rechte.

3) N. N. wurde zuletzt blödsinnig, wo er sich vollständig als ein Narr darstellte. Die *Carotis dextra* ist stark und umfangreich, die linke dagegen ist klein und enge.

4) N. N. von Jugend auf läppisch und närrisch, zeigt rechts eine etwas kräftigere Carotis als links.

5) Die N., blödsinnig, aber oft noch aufgeregt und dann arg kindisch und läppisch, zeigt rechts eine grössere Carotis als links.

6) N. N. vollständig an Blödsinn mit Narrheit leidend, zeigt rechts eine Carotis, welche etwas minder kräftig als die linke zu seyn scheint.

Ich erinnere mich einer Person, die anhaltend aufgeregt war und in der Regel das lustigste, lächerlichste Zeug trieb; sie zeigte keine Ungleichheit in dem Umfange ihrer kräftigen Carotiden. Man gab der Person die Digitalis lange Zeit, worauf das Nerven-, dann das Arterienleben tief niedersanken, die sparsamen Pulse intermittirten häufig, die lustige Person war stille, weinerlich und ruhig geworden; offenbar hatte die Minderung, Kleinheit und Intermission des Pulses hier Einfluss, denn als der Eindruck der Digitalis endigte und der Puls in der frühern Kraft wieder da war, lebte die alte Narrheit auch wieder auf.

Uebrigens räume ich gerne ein, dass man in solchen Untersuchungen sich täuschen kann, besonders dann, wenn die Dimensions-Verhältnisse nicht sehr auffallend sind. Bei durchaus geistesgesunden Personen habe ich bis jetzt die beiden Carotiden stets gleich gefunden, und so scheint es, dass Ungleichheit von Wichtigkeit wäre — indess, bevor wir in einem solchen Verhältnisse mit Bestimmtheit den Grund eines närrischen Verhaltens annehmen dürfen, bedarf es noch weiterer Forschungen. — Eine Ungleichheit der Arterien hat man öfter bemerkt und so sagt Walther, Physiologie B. 2. S. 103, dass die Arterien der rechten Körperhälfte in der Regel von grösserem Caliber seyen, als die der linken. Sehr interessant in dieser Beziehung ist die Beobachtung eines chronischen Wasserkopfs, von Dr. Ulrich — im Generalbericht des Rheinischen Med. Collegii über das Jahr 1832, wo S. 130 u. 131 dieser Fall erzählt wird:

Die Leiche eines Knaben von 6 Jahren, welcher wohl 2 Jahre lang an der unaufhaltsam wachsenden Krankheit des Wasserkopfs gelitten und lange vor dem Tode keine Arznei mehr genommen hatte, zeigte bei der Section die beiden Carotiden so weit und dickhäutig, wie bei einem Manne von 18 bis 20 Jahren, und dagegen die Schenkel- und Hüften-Arterien so klein, wie bei einem Kinde von einem Jahre; die Abmagerung und Verkümmerung der unteren Extremitäten stand mit dieser Kleinheit einigermaassen in Verbindung. Das Gehirn des Knaben war blasenartig ausgedehnt und enthielt in seinen, fast zu einer zusammengeflossenen Höhlen, wohl ein Pfund Wasser. Wenn Dr. Ulrich diese Thatsache für die Lehre von der Blutcongestion für wichtig hält, so sehen wir das gleich in dem Zustande vom Gehirn und den unteren Extremitäten; wir sehen endlich, dass es nicht recht ist, wenn wir im Leben eines Kranken unsere Aufmerksamkeit einem System nur in etwas versagen, das für das somatische und dem in ihm basirenden psychischen Leben so hoch wichtig und bedeutend ist.

Wie wenig die Entwicklung eines wirklichen Seelenlebens stattfindet, wenn das Gehirn in seiner Entwicklung gehindert wird, dafür entlehne ich eine Thatsache aus Müller's Physiologie B. 1. Abtheilung 2. S. 819, wo es heisst: Wir kennen aus Berichten zwei Fälle von angeborenem Blödsinn mit einem so niedrigen Schädel, dass die Abbildungen an den Zustand des Schädels bei der Hemicephalie erinnern, obgleich das Cranium vollständig vorhanden ist. Es sind die zwei in der Colonie Kiwitsblott, eine Meile von Bromberg, lebenden Söhne der Wittwe Sohn, der eine von 17, der andere von 10 Jahren. Beide sind bei dem besten Wohlseyn so stupid, dass sie sich des Weges nach Hause auch bei einer geringen Entfernung nicht erinnern, dass sie sich nicht ihre Beinkleider öffnen können, obgleich sie mit allen Bewegungskräften eines gesunden Menschen ausgerüstet sind, und auf alle Theile ihres Körpers den Einfluss des Willens besitzen, den sie, obgleich lenksam und ohne Bosheit, nur zum Essen und Trinken, und zum Zerstören von Allem, was ihnen in die Hände fällt, benutzen können. In diesen allerdings denkwürdigen Fällen sehen wir Mangel des Seelenlebens, es fehlt in dem flachen Schädel der Raum zu den Hirnbewegungen, es kann wohl nur ein Zittern der Hirnmasse stattfinden und somit fungirt das Gehirn nur in soweit, als hinreicht, den Vital-Einfluss auf die gesammte Organisation zu erhalten, so dass die Vegetation besteht; wir sehen hier entschieden deutlich, dass das Gehirn eine doppelte Function hat — die intellectuelle und die vegetative, wie oben exponirt ist; wir sehen aber auch hier, dass ich solche Fälle, die jenen gleichen oder nur nahe stehen, mit Recht zu den Zuständen rechne, die ausser den Grenzen der Kunst liegen.

Man sah von jeher ein, wie wichtig ein normaler Zustand des Kopfs für das Seelenleben war, und so kam es, dass man den Zustand dieses Körpertheils von Innen und Aussen vielfältig untersuchte und auch ohne Untersuchung mit Hypothesen beehrte, denn man wollte den Sitz der Seele genau ergründen und auf das Genaueste erforschen, welcher Theil des Hirns in dieser oder jener Beziehung, insbesondere betheiligt sey, obgleich man Data in Menge vor sich hatte, welche Jedem sagen konnten, wie das ein eitel und ein thörigt

Unternehmen war. Im fünfzehnten oder sechszehnten Jahrhundert kam man auf die Idee, den Schädel von Aussen nach seinen Höhen und Tiefen zu bezeichnen, in Rücksicht auf gewisse Eigenschaften der Seele; indess die Sache wurde damals nicht im Mindesten beachtet, bis der Dr. Franz Joseph Gall diese Ideen in unserer Zeit von Neuem ins Leben rief, und damit Aufsehen erregte und erregen musste, weil sogenannte materialistische Grundsätze gerade Mode waren und man nun wähnte, die Maschinerie des Körpers entdeckt zu haben.

Dass die Craniologie des Dr. Gall manches Wahre hat, dass sie auf gewissen Wahrheiten beruht, das ist nicht zu leugnen, denn der Kopf ist der Theil, wo das Seelenleben wohnt und der Kopf ist gleichsam der Kern des Menschen, den man untersuchen muss, um sich von einem Individuum gehörige Kunde zu verschaffen; aber man wird nie vergessen, dass der Mensch ein organisches Ganzes ist, wo ein Theil den andern bedingt, ein Theil zum anderen in Relation steht und so versteht es sich, dass die Beachtung des Kopfs nie in Ehren kann stattfinden, als nur, indem wir den ganzen Körper dabei in Anschlag bringen. Die Erhöhungen und Vertiefungen des Schädels sind so unbestimmt, so wenig constant, dass sie nichts sagen und auch nichts sagen können; ich kenne Jemanden, der das Diebesorgan enorm besitzt, aber so wenig Sinn zum Stehlen hat, dass, wenn man ihn in ein Zimmer einsperrte, wo Gold und wichtige Papiere lägen, so würde er das Gold so wenig als die Geheimnisse der Briefe stehlen können, und noch kenne ich Jemanden ohne Organ des Geschlechtstriebs, wo letzterer gerade bedeutend herrschte. Der beste Beweis, dass die Berge und Thäler am Schädel nicht die bestimmte Bedeutung haben, wie Dr. Gall das will, ist der Umstand, dass das Gehirn in seinen verschiedensten Theilen an bedeutenden Zerstörungen bei bestehender geistiger Gesundheit leiden kann und der Mensch nur dann geistig erkrankt, wenn die organische Function des Gehirns alienirt wird, wie ich das hier hinreichend glaube erwiesen zu haben; das ganze Gehirn ist Sitz der Seele, vielleicht ist das grosse Gehirn der wichtigste Theil, aber es wird nie möglich werden, dies Organ in der Art topographisch aufzunehmen, dass wir die psychischen Relationen einzelner Parthien je ergründen können und wie manches Gehirn von Geisteskranken ich bereits auch gesehen, so fand ich nie den Anschein, der locale Anomalien mit im Leben dagewesenen geistigen Richtungen — in Beziehung gesetzt hätte. Sehen wir die grosse, hohe, breite Stirne; den schön gewölbten Schädel; den breiten Hinterkopf, den kräftigen Nacken oder sehen wir den krummen, schiefen, eingedrückten, flachen Schädel, wir können schon den klugen und dummen Menschen erkennen, indem wir unwillkührlich die ganze Figur betrachten und den Ausdruck des Gesichts, namentlich des Auges in Anschlag bringen; ich bin überzeugt, dass ohne solche Rücksichten, wenn man blos den Schädel untersuchte, nichts weiter von dem zu Untersuchenden sähe, kaum mancher Affenschädel von manchem misslichen Menschenschädel zu unterscheiden wäre. Nicht der Schädel allein ist zu untersuchen, sondern der ganze Leib — S. V. 1. 2. 10. 30. — verdient diese Rücksicht und die Craniologie ist der Sceletoscopie unterzuordnen; wir müssen den ganzen Menschenleib nach seinen Höhen und Tiefen, Kürze und Länge seiner Organe u. s. w. beachten und die Maasse in der relativen Beziehung gegen einander abwägen, wo wir nicht allein über die Anlage zu somatischen Krankheiten z. B. *Phthisis pulmonum* u. s. w. Auskunft oder Andeutungen erhalten, sondern sogar auch in Rücksicht der geistigen Beziehungen.

Nehmen wir an, dass die mittlere Höhe eines Menschen 5 Fuss und 6 Zoll Rheinländisch betrage und nun versteht es sich, dass der Kopf, der Hals, die Brust, der Bauch und die unteren Ertremitäten — jeder dieser Theile eine gewisse normale Höhe haben müssen, welche die totale Höhe von 5 F. 6 Zoll componiren. Ist einer von jenen Theilen zu kurz, so wird ein anderer zu lang und so umgekehrt, wo dann das Individuum missstaltet ist. Ist der Bauch zu lang, so ist die Brust zu kurz und umgekehrt; es scheint, als ob lange, schmale Köpfe bei langen, und breite Köpfe bei kurzen Extremitäten weilen, wo dort oft phthisische, hier apoplectische Anlage weilt. Beim Kopf muss man die Schädel- und die Gesichtsparthie durchaus trennen; je grösser letztere, je kleiner erstere und so umgekehrt, daher mancher Kopf nur gross im Gesichtstheile ist und mancher im Schädeltheil, wo es am besten ist, wenn der Theil für das Cerebrum der weiteste erscheint. Ist das Verhältniss der Schädel- und Gesichtsparthie eines Kopfs normal, so muss man untersuchen, ob der Kopf in relativ richtiger Beziehung zum übrigen Körper sich befindet — genug, es muss in relativer Rücksicht ein richtiges Maassverhältniss unter den verschiedenen Organen stattfinden, wenn somatische und psychische Normalität vorhanden seyn soll. Stellt man solche Betrachtungen an, so macht die Lebensstufe einen Unterschied, denn in der Jugend prävalirt der Kopf, ist der Mensch ausgebildet, so ist das Uebergewicht des Kopfs zurückgetreten; man muss die Individualität des Mannes und Weibes trennen; Männer haben von Natur eine lange, breite Brust — Weiber eine engere und kürzere; Männer haben einen kürzern Unterleib als Weiber, wo er naturgemäss länger ist; Weiber haben breitere Becken als Männer — Köpfe und Thorax der Männer sind tiefer, breiter und weiter als dies bei den Weibern der Fall ist und es scheint, als ob der höhere und breitere Unterleib der Weiber sich mit mehr niedrigen Köpfen normal verbinde; wir sehen es gleich, wenn das Weib in seinen Formen sich dem männlichen Typus nähert und die Virago verleugnet sich auch geistig nicht.

Wie wichtig nun auch die Rücksichten sind, welche ich hier schildere; wie oft und gerne ich mit dem Gegenstand mich befasste und ihn in meinen frühern Arbeiten, wozu Herder's Schriften mich veranlassten, berührte, so gestehe ich offen, dass mir bis jetzt eine umfassende, eine klare Darstellung nicht gelingen wollte; es fehlt uns nicht an Ausmessungen, aber sie sind ohne die relativen Rücksichten gegeben — es fehlt also an Material und hier ein Ganzes zu geben, in welchem Lavater's und Gall's Lehren zugleich Beachtung finden, das bleibt die Aufgabe einer spätern Zeit. Unter denjenigen Schriften, welche für Sceletoscopie oder für die Lehre von den relativen Maassverhältnissen wichtig sind; wichtig überhaupt in psychologischer Hinsicht ist die Schrift von Ennemoser: „Ueber die nähere Wechselwirkung des Leibes und der Seele, mit anthropologischen Untersuchungen über den Mörder Moll. Bonn 1825 — unbedingt eine der besten. So fand Ennemoser im Ganzen den Körperbau des Moll von einer unvollkommenen, niederen und thierähnlichen Ausbildung, wobei wir an den kleinen, nach Vorne niedrig abgedachten Schädel und das nur sehr kleine Gehirn, insbesondere erinnern. — Die Brust des Moll war tief und lang — letzteres 11 Zoll und die Brust hatte 3 Fuss im Umfang; der kleine Unterleib war nur $10\frac{1}{2}$ Zoll lang und — normal hätte die Brust 7 bis 8 Zoll Länge und 2 Fuss 8 Zoll Umfang halten sollen, der Unterleib aber 11 Zoll bis 1 Fuss lang seyn können. Und welches Missverhältniss hier im Manne — zwischen Kopf und Brust! — Der Kopf, sagt Ennemoser, stand in unrichtiger Proportion zu dem übrigen Körper; diese Schrift, ich wiederhole es, ist in der vorstehenden Beziehung eine der besten. Die meisten der vorhandenen ältern und neuern Ausmessungen sind ohne Werth, weil die relative Beziehung der Theile unbeachtet blieb; so unförmlich ein Körpertheil erscheint, wenn wir ihn für sich betrachten und mit einem Ideal vergleichen, so sehr schwindet diese Unförmlichkeit oft, wenn wir die Relation zu dem Organismus betrachten, dem der Theil gehört. Es giebt Menschen, die krumm und schief sind, dabei aber sehr geistreich; und weshalb das? — weil eine Relation, die gut ist, unter den Organen vorhanden blieb; — wo die schöne Form verkümmerte, da haben wir in dem Blick des Auges etwas, das uns vor Täuschung sichern kann, wie das die Beispiele bei ausgezeichneten Menschen erwiesen haben — S. V. 30. —

Cap. 5.

Ueber Krankheitszustände mit geistigen Missstimmungen z. B. den hypochondrischen, einfach melancholischen, den Zuständen nach Epilepsie, u. s. w. — nicht mit Verrücktheit zu verwechseln; über die Grenzen, wo Geisteskrankheiten und geistige Missstimmungen sich trennen; über sogenannte fixe Ideen.

Die Aufgabe, welche wir uns hier gestellt haben, zu lösen, wird schwierig seyn, indem es gewiss nicht leicht ist, Geisteskrankheiten so ganz bestimmt aufzufassen und jede Irrung zu meiden; indess, sehen wir, was sich hier sagen lässt, indem nothwendig der Versuch gemacht werden muss, die Grenzen der Geisteskrankheiten so genau als möglich zu bestimmen, was in mehr als einer Beziehung wichtig ist. Eine Verwechslung der Geisteskrankheiten mit blos geistigen Missstimmungen kann Ursache zu allerlei Unfug werden z. B. ein Einsperren von Nichtverrückten in eine Anstalt wird dadurch möglich; man macht falsche Beobachtungen über den Einfluss von Arzneien und kann dadurch, wie oft geschehen, den Werth von psychischen Einwirkungen überschätzen lernen, was eine Versäumung der ärztlichen Hülfe zur Folge hat, während nur Gutes geleistet wird, wenn man mit der Diagnose bestimmt im Reinen ist.

Das *Genus morbi* der psychischen Krankheiten steht so abgesondert für sich da, als dies mit anderen generischen Krankheiten der Fall ist, und wenn es sich richtig zeigt, dass die Geisteskrankheiten mit anderen Zuständen mehr oder weniger nahe verwandt sind, Uebergänge stattfinden und es also in dem concreten Falle nicht stets leicht ist, die Zustände mit Sicherheit zu bestimmen, so theilen die Geisteskrankheiten solche Ungewissheit mit allen anderen Krankheiten, die gleichfalls nie abgerundet dastehn, wohl aber mit anderen verwandten Zuständen sich berühren z. B. Fieber, Entzündungen, acute Hautkrankheiten u. s. w. zeigen die bedeutendsten verwandschaftlichen Berührungen, doch aber weiss man sie zu unterscheiden. — Man muss, um die Verrücktheit von nahe und entfernt verwandten Zuständen unterscheiden zu können, das Wesen der 2 Hauptformen — Wahnsinn und Melancholie — stets vor Augen halten und findet man es bestimmt entschieden oder nur annähernd ausgesprochen, so erscheint der Zustand eines Kranken mehr oder weniger, als der geistesgestörte. „Die Verrücktheit nun aber ist — S. 65 — ihrem Wesen nach eine Krankheit, welche auf einer Störung der normalen organischen Hirnfunction beruht; diese Störung also ist die Ursache und zwar die nächste aller Geisteskrankheiten, von dem niedrigsten bis zum höchsten Grade."

Was nun die beiden Formen insbesondere betrifft, so „herrscht in der ersten Form oder dem Wahnsinn das Leben „der Arterien vor und unter dem Einfluss des Arterienblutes „ist die organische Function des Hirns in Unordnung gerathen „— auf der Höhe der Krankheit, in der Tobsucht, ist die „Alienation des Hirnlebens am höchsten gestört.

„In der zweiten Form oder der Melancholie herrscht das „Leben der Vene vor und die Arterie ist unterdrückt; die „Nerven des Bauchs, insbesondere die Ganglien desselben „leben krankhaft, und antagonistisch ist das Leben des „Gehirns herabgesetzt, was durch den lähmenden Einfluss „der prävalirenden Venosität gefördert wird.

„Erwacht in der zweiten Form die Arteriellität, erfolgt „Congestion zum Kopf, so wird der Melancholiker wahnsinnig und erfolgt jetzt nicht Genesung, so ist der Uebergang „in Hirnlähmung oder Blödsinn gewiss.

„In der ersten Form, wo das Hirn also primär leidet, „direct angegriffen ist, ist der Kranke aufgeregt, laut und er „zeigt sich so, wie es seinem Character entsprechend ist — „er wird rein sinnlos rasen, er wird vollends toll und unsinnig, je höher sein anomales Hirnleben gesteigert ist; in „den geringeren Graden der Exaltation aber fehlen Ueberlegung, Erinnerung u. s. w. nie ganz.

„In der zweiten Form leidet das Hirn nur secundär, es „wird blos unthätig und schläft fast ein, je höher die Venosität steigt und das Bauch-Ganglien-Leben lebhaft wird. In „den niederen Graden weiss Patient sehr gut, was er thut, er „ist verständig, er denkt schwach und die Abnahme in der

„Energie der Denkkraft ist Ursache, dass er seine Bauch-„Angstgefühle nicht mehr würdigt; im höchsten Grade er-„starrt der Melancholicus, fühlt und empfindet wenig mehr „und scheint endlich gar wenig mehr zu denken und nur in „der Stille ist er mit seiner Angst beschäftigt."

Wir halten nun diese Data fest und versuchen die diagnostischen Unterscheidungszeichen festzustellen, welche die Diagnose der Verrücktheit vor verwandten Zuständen sichern.

1. Hypochondrie und Hysterie.

Hypochondrische und hysterische Personen klagen ohne Unterlass, sie sind ewig krank, haben alle möglichen Krankheiten und sind nicht selten so extravagant, dass sie selbst einen Anfall von Wahnsinn fürchten. Beobachtet man solche Personen, so findet ein ungeheuerer Wechsel statt und die Person, welche 8 Tage lang durch die Angst exaltirt war, dass sie am Krebs im Uterus leide, ist Morgen munter und wohl; ein Wort des Arztes, dem sie vertrauen oder ein unschuldiges Mittel hebt die Aufregung auf und alle Krankheiten sind genesen. Es fehlt erbliche Anlage zur Verrücktheit, wir erkennen ein vorherrschend entwickeltes Nervensystem und finden das Herz nie anhaltend kräftig überwiegen, es fehlen überwiegende Carotiden, es fehlen Congestionen zum Kopf im Frühjahr und Sommer, wo Wahnsinn am ersten ausbricht und dann sind wieder solche Menschen so arteriell, so wenig venös, dass an einen Ausbruch von Melancholie nicht zu denken ist. Hypochondristen und Hysterische klagen anhaltend, immer: wo Wahnsinn droht, da fehlt die Klage und der langsam oder rasch exaltirende Kranke hat Muth und Kraft — er meint meist, die Welt sey sein Eigenthum. Die Klagen in dieser proteusartigen Krankheit beziehen sich auf den Körper, die Hypochondristen fürchten den Tod, ihre Individualität hat für sie eine enorme Bedeutung, aber der Melancholiker, er klagt auch, aber nicht über seinen körperlichen Zustand, wenigstens selten und es hält schwer, hier Antwort zu erlangen. Der Melancholiker fühlt sich unglücklich und die Klagen, welche ihn seine Bauchangst abnöthigt, schiebt er auf Sünden und auf Verbrechen, die er nie beging oder er macht aus Kleinigkeiten etwas Bedeutendes, indem sein lahmes Hirn in der Klage Lust und Freude findet. Wie bedeutend entwickelt auch Hypochondrie und Hysterie seyn mögen, nie sende man solche Menschen in Irrenhäuser oder sie bilden sich vollends ein — verrückt zu seyn und dann ist mit ihnen gar nicht zu hausen. Die

2. einfach melancholischen Zustände

in den climacterischen Jahren, wo die Vene prävalent wird. Nach frühzeitiger Ausschweifung im Geschlechtstrieb und nach sitzender Lebensart, besonders bei Missbrauch der Studien, zeigen sich oft und nicht selten jene wechselnden Klagen und eingebildeten Krankheiten der Hypochondristen, aber nie so arg, wie dort; vielmehr das Leben der Ganglien erwacht zu stark und setzt das Hirnleben herab, besonders in Zeiten, wo Magen und Darmkanal unrein sind. Die Leute sind ängstlich, menschenscheu und einsam; sie greifen gerne zu Spirituosa, mindern dadurch ihre Bauchangst und in der Regel lindert sich der Zustand in den wachsenden Jahren oder früher, wenn die unpassende Lebensart beendigt wird. Diese einfachen Melancholiker wissen, dass ihr Zustand eine Folge von Unterleibsleiden ist; es gelingt bei hinreichender Rücksicht in der Regel eine Heilung; eine Verwechslung mit Wahnsinn und der verrückten Melanchelie ist nicht möglich, wenn wir blos nachsehn, wie Arterie und Vene in leidlich guter Relation stehn — hier sind die Pulse nicht klein, matt oder fehlend — sie halten sich normal. Missbrauch von Spirituosa und Misshandlungen steigern den Zustand; der einfach melancholische Zustand ist von der ächten Melancholie zum Theil nur durch die Stärke unterschieden. —

3. Zustände nach Epilepsie.

Menschen mit krankhaft vorherrschenden Nerven leiden oft anhaltend an Krämpfen, selbst Convulsionen, die in Ohnmachten übergehn; wenn sie erwachen, befinden sie sich, einige Müdigkeit abgerechnet, gleich wohl und geistig frei. Bei der wahren Epilepsie erfolgt zuerst Blutdrang zum Kopf und nun folgt der convulsivische Anfall; erwacht Patient, so fühlt er sich unwohl, leidend und es dauert eine Weile, bevor er sich erholt und seine geistige Besinnung wiederbekommt, was sehr leicht zu erklären ist, denn in der wahren Epilepsie ist das Gehirn stets und immer betheiligt. In der wahren Epilepsie geräth nemlich das Gehirn in die heftigsten Bewegungen und indem der Vital-Einfluss stossweise in die Nerven erfolgt, erfolgen stossweise heftige Muskularbewegungen, die wir Convulsionen nennen; ist der Anfall vorüber, so bedarf es einiger Zeit, bevor das Blutsystem und die Hirnbewegungen sich wieder normalisiren und ist das erst geschehn, so erwacht der Epilepticus auch zur freien geistigen Besinnung. Je öfter und rascher die epileptischen Anfälle sich folgen, je heftiger wird das Hirn gereizt und entzündliche Zustände der Hirnhäute sind bei Epileptikern öfter vorhanden, als sie erkannt werden. Ich habe einen Fall beobachtet, wo ein Mensch zu Zeiten 10 bis 20 epileptische Anfälle in 24 Stunden erlitt und dann fast 8 Tage lang stumpf blieb und wesenlos; er versank mit der Zeit in einen sehr stumpfen Zustand, war besinnungslos und dumm, aber so reizbar von Nerven- und Blutsystem, dass eine Kleinigkeit ihn aufregte und einen Anfall erregte; eben deshalb geht Epilepsie leicht in Blödsinn über, weil das Gehirn das Organ ist, von welchem die Krankheit zunächst ausgeht; Epilepsie und Wahnsinn sind sich nahe verwandt und der Unterschied beruht darin, dass in der Epilepsie die Hirnbewegungen rasch und convulsivisch erfolgen, im Wahnsinn sind sie alienirt und erreichen sie in der Acme oder Tobsucht eine bedeutende Heftigkeit, so erfolgen wohl Zuckungen oder apoplexieartige Anfälle, wonach sich rasch Blödsinn entwickelt. Gelindere Grade von Epilepsie, die nicht selten in der Nacht eintreten, wirken oft tief ergreifend auf das Gehirn und der Kranke erscheint am Tage wohl wesenlos, erstarrt, wie cataleptisch, und er wird nach und nach blödsinnig. — Dass man alle dergleichen Zustände von den eigentlichen psychischen Krankheiten trennen muss, ist einleuchtend und schon deshalb, weil solche Menschen in den freien Zeiten geistesgesund sind und fallen sie sehr langsam in Blödsinn, so richten wir um so weniger etwas aus, wenn die Schädel deform wurden. Im Allgemeinen wird die Behandlung mit der, wie sie der Wahnsinn erfordert, manches Aehnliche haben — indess, die Therapie ist hier noch sehr unvollständig und die *Antiepileptica* sind meist die Producte einer blossen Empirie. —

4. Zustände nach Entzündungen der Hirnhäute.

Während unter allgemeinen Einflüssen sich oft Entzündungszustände im Publikum häufig zeigen, sehen wir Wahnsinnige und Melancholische — Cap. 3, b — verschont bleiben aus individueller Beschaffenheit des Körpers, indem dort der Blutdrang zum Hirn und die oft anhaltende entzündliche Reizung hieselbst, anderswo Entzündungen gleichsam vorbeugt und hier die venöse Prävalens geradezu Entzündungen hindert. — Unter geistesgesunden Personen sind entzündliche Zustände der Hirnhäute zwar nicht häufig, doch auch nicht ganz selten, allein — eine wirkliche Hirnentzündung d. h. eine Entzündung der Medullar- und Marksubstanz, die habe ich nie gesehn und somit verstehe ich unter Hirnentzündung eine Entzündung der Häute und entzündliche, heftige Reizung des Encephalums d. h. des Gehirns; wie ich auch die zarten Gafässe der Hirnsubstanz erweitert, blutreich sah und in zahlreicher Menge sich Blutpunkte zeigten, wenn man die Substanz einschnitt und wie zahlreich erweitert und vom Blut strotzend die Gefässe in den Häuten, oben, an den Seiten und an der Basis, wie zwischen den Gyren eingesenkt, sich auch auswiesen; so sah ich nie eine Erscheinung, welche eine eigentliche Entzündung der Hirnsubstanz je nur entfernt nachgewiesen hätte. Wird ein Mensch, der stets geistig gesund war, von einer Entzündung im Schädel befallen, so ist das Delirium unter heftiger arterieller Aufregung und Congestion zum Kopf oft heftig. Gelingt es nicht, den Zustand rasch zu beseitigen, so ist eine Erweichung des Gehirns durch den auflösenden Einfluss des Arterienbluts unvermeidlich — folgt der Tod nicht durch Lähmung, so wird die Hirnsubstanz sich später mehr oder weniger verhärten d. h. ihre normale Weiche verlieren und zähe werden, wo dann geistige Apathie folgt, die dem Blödsinn je nach Maassgabe der Hirnentartung mehr oder minder nahe steht; — und wenn es richtig ist, dass wir solche Personen dann als Geisteskranke zu betrachten haben, so werden wir die Art der Ausbildung ihres Zustandes doch sehr beachten, denn an eine Heilung denken wir selten, weil uns bis jetzt die Mittel fehlen, das Gehirn zu reintegriren und dann führen wir solche Personen nicht unter den Verrücktgewesenen auf, da sie nicht in Folge von Wahnsinn oder Melancholie blödsinnig wurden, sondern in Folge einer acuten Gehirnkrankheit.

Solche acute, entzündliche Zustände im Schädel — S. V. 25 — ergreifen nicht selten reizbare, sanguinische Menschen, welche von heftigen entzündlichen Fiebern ergriffen werden, und wo nicht blos die Hirnhäute, auch sogar die Arterien selbst, in entzündlichen Zuständen befangen sind. In Folge der meist unvermeidlichen Hirnentartung sinkt nach der scheinbaren Genesung das geistige Leben oft nicht allein bis zum Blödsinn, ja — das Hirnleben erlahmt oft so tief, dass sogar vom Hirn aus der Vitalinfluxus auf den Organismus paralisirt, Entartungen sich in den Organen einstellen und nun Cachexien den Tod herbeiführen; — und auch hier gilt, dass wir die Folgen eines acuten Zustandes, nicht mit den Folgen von Wahnsinn und Melancholie vermengen.

So sehen wir, dass oft kräftige, blutreiche Männer in den 40ger Jahren, besonders nach geistigen Anstrengungen, Sorgen und Kummer oder die leidenschaftlich waren, plötzlich von Blutdrang zum Kopf ergriffen werden, die Besinnung verlieren und sich wieder, oft rasch, erholen; je öfter als einmal solche Zufälle kommen, je schlimmer — hier ist apoplectisches, das Arterienblut reizte das Hirn mächtig und nicht selten folgen gelinde Grade von Hirnerweichung, wonach solche Menschen sich weichmüthig, ängstlich, stille zeigen und ihr Scharfsinn, der sie früher auszeichnete, ist meist verloren; erholen sie sich, so wird mit 60 oder 63 Jahren, zuweilen später, eine Apoplexie ihr Leben endigen und auch hier hüten wir uns, mit solchen Personen die Rubriken für Geisteskranke auszufüllen. — Bei diesen Angaben über entzündliche Zustände im Schädel haben wir noch diese Erscheinungen zu beachten.

Einfach melancholische Zustände — S. 169 — sind in flachen, niedrigen und feuchten Ländern am häufigsten und es gilt, dass wir nicht durch eine unrichtige Lebensweise und Behandlung es zulassen, den Zustand steigern zu sehn, wo das Analogon der Verrücktheit dann gleichsam herbeigezaubert wird und wir hüten uns, das, was das Product einer unrichtigen Behandlung ist, nicht der Civilisation, einer religiösen Meinung oder anderen Ursachen zuzuschreiben, die unschuldig sind — wir müssen auch hier gerecht seyn und die Ehre geben, dem sie gebührt. Wenn solche einfache Melancholiker sich dem übermässigen Genuss des Weins oder was ihnen lieber ist, sich dem Branntwein ergeben; wenn sie Opium reichlich geniessen, wie es in der Türkei besonders soll Sitte seyn oder wenn diese Personen excitirende und sogenannte roborirende Mittel, im Sinne Brown's, in Uebermass verschlingen, so ist es natürlich, dass arterielle Aufreizungen die Bauchganglien und das Gehirn entzündlich ergreifen, diese Organe verletzen und somit ihr Zustand verschlimmert wird; ja — es bedarf der Spirituosa, des Opiums und der Brown'schen Mixturen nicht, man hat der Digitalis und anderer Narcotica, welche Hirn, Ganglien, Nerven und Blut verletzen, nicht einmal nöthig, man muss solche einfach melancholische, verstimmte, ängstliche, leidende und höchst unglückliche Menschen, nur roh behandeln und die Reizungen des arteriösen Systems bleiben nicht aus, ebenso wenig als der Uebergang in die höhere Form ihres unglücklichen Zustandes. Ist die Organisation von Hirn und Bauchganglien hinreichend günstig, ist hier Kraft zur Resistance, so thut, unter günstigeren äusseren Verhältnissen, die Natur späterhin oft viel, solche Personen wieder in einen bessern Zustand zu bringen, aber ganz gebessert — das werden sie selten und nie, wenn Entartungen sich einfanden. — Und wenn ich stets und immer auf Güte und Liebe in Behandlung von Personen bestand, wo das innere Getriebe der Organisation so tief zerrüttet ist, dass selbst das geistige Leben sich alienirte, dann wird man einsehn, wie es nicht lächerliche Empfindsamkeit ist, die mich sprechen liess, sondern Erfahrung an Kranken — eine Erfahrung, die auf Thatsachen beruht; wir hüten uns auch hier, das Gebiet der Geisteskrankheiten in zu weite Grenzen zu bringen. Es gibt ferner noch

5. Zustände mit verletzten moralischem Gefühle,

welche wir in das Gebiet der Geisteskrankheiten nicht einrangiren, denn weigern wir auch nie unsere ärztliche Hülfe, so unterscheiden wir doch; wir rangiren die Zustände, von denen hier die Rede ist, vor allem also nicht unter die Geisteskrankheiten, weil sonst eine barbarische Vermengung einer leiblichen Krankheit, der Verrücktheit, mit geistigen Gebrechen, mit Sünden und Lastern unvermeidlich ist — S. V. 30. — Menschen, welche eine fromme, gemüthliche Erziehung genossen haben, werden im wilden Strudel des Lebens zu Handlungen verleitet, die mit ihrer Erziehung nicht harmoniren; sie erreichen gewisse Jahre, wo die Leidenschaften der Jugend entfliehen und, die Macht der ersten Erziehung beherrscht uns Alle, da beginnt das Nachdenken und die Reflexion zeigt jetzt mit Macht die Disharmonie zwischen den Grundsätzen und dem, was im brausenden Leben geschehen ist, es erwachen das Gewissen und die Gefühle der Reue. Empfindet der Mensch lebhafte Reue, wird ernst, selbst tiefsinnig, meidet er die Menschen und erscheint auch sein Betragen auffallend gegen sonst, so können wir den Zustand nie als Krankheit betrachten — es ist vielmehr ein moralisch richtiger Zustand, wo die Tröstungen der Religion um so sicherer heilen und helfen werden, wenn der Bereuende nach besten Vermögen, durch Thaten die Rückkehr edler Gesinnungen an den Tag legt; es wird uns nie einfallen, hier Geisteskrankheit zu wittern, wo der Mensch nur Unthaten bereut, aber noch weniger treiben wir die Extravaganz so weit, dass Geisteskrankheiten und Sünde identisch uns erscheinen dürfen. — Bereuen Menschen frühere Sünden, gelingt es dem Geistlichen nicht, Ruhe zu geben, so kann ein ärztliches Einschreiten nöthig werden; steigt Reue bis zur leidenschaftlichen Höhe, so folgt leibliche Zerrüttung — S. 127 uff. — und deren Einfluss fügt physische Leiden zu den psychischen, was der Arzt zu behandeln hat, und gelingt das nicht, so reibt der Mensch sich auf oder verfällt in Melancholie und Wahnsinn, je nach der Disposition. —

Wenn Personen, die Reue empfinden, gebildet sind, so tragen sie den Kummer tiefer, als ungebildete Menschen, aber sie werden ihre richtigen Klagen nur befreundeten Personen mittheilen. Der Hypochondrist, der immer nervenkrank ist, theilt gerne seine Klagen *publice* mit; der einfache Melancholiker klagt, aber nur dem Freunde oder dem Arzte und bezieht die Ursache auf körperliche Zustände; aber der ächte, tiefe Melancholiker, der klagt nie über seinen Körper, er erklärt sich laut für einen Sünder, ein Unthier, für unnütz und bittet um den Tod, er sinnt Selbstmord, wenn arterielle Aufregung eintritt und — so sehen wir, dass Sünde, Hypochondrie, Tiefsinn und verrückte Melancholie ihre Klagen hinreichend verschieden aussprechen, dass wohl eine Verwechselung zu meiden ist. — Man muss, um Wahnsinn und Melancholie von Verbrechen und Sünde richtig trennen zu können, das Gewissen, in ein gesundes und ein krankes eintheilen oder vielmehr Gewissen von Angst zu trennen wissen. Der Mensch ist vernünftig und deshalb fähig, das Gute von dem Bösen zu trennen — das Gewissen ist eine Operation der Seele, die ihr sagt, ob das Begangene gut oder böse war und nun urtheilt der Mensch über sich selbst; aber, wird das Seelenleben gestört, indem das Hirnleben erkrankt, so schwindet die Vernunft und mit ihr das Urtheil über begangene Handlungen, also das Gewissen. Der Wahnsinnige vom ersten Grade der Exaltation bis zur Manie hinauf, ist so excentrisch, so wild, dass er nur in dem Flug der jagenden Gedanken besinnungslos hinlebt, aber der Melancholiker, dessen Hirnleben erlahmt, da ist es anders — er klagt, weint, jammert und die Zahl der Sünden ist gross, die er oft lügt und mindestens vergrössert, denn Patient ist nicht mehr vernünftig und weshalb hier die Klagen? — das macht die Bauchangst die er fühlt, die sein erlahmter Kopf nicht mehr würdigt, die er für Sündenangst ausgibt und die doch nichts mit dem Gewissen gemein hat, es ist blosse Krankheit, die der Arzt heilen soll und indem eine frühere Zeit einst solche Angst mit Gewissen verwechselte, war die Behandlung der Geisteskranken grausam und Dank unserer Zeit — man sieht jetzt heller! und übersieht die Irrungen, die hier einzeln noch statt finden, hoffend, dass der letzte Missbrauch da war: es wird stets zu bedauern bleiben, dass man körperliche Angstgefühle je mit Reue verwechseln konnte! — Dass übrigens Verbrechen in etwas zu den Geisteskrankheiten in Beziehung stehen, kann nicht geläugnet werden, aber in wie weit, darüber fehlt eine thatsächliche Darstellung — wir haben hier noch zu wenig Kunde, S. 164 u. 165 und während die dort bezeichnete Schrift von Ennemoser fast isolirt dasteht, müssen wir das Weitere der Entscheidung einer spätern Zeit überlassen — mit den theoretischen Ansichten wird man auch hier nie ausreichen. —

6. Zustände nach Hirnverletzungen sind oft der Art, dass das Seelenleben plötzlich erlahmt, wo der Mensch ohne Verrücktheit oft rasch in geistige Apathie versinkt.

Ein Schlag, ein Stoss, ein Fall auf den Kopf, ohne Verletzung der Hirnschale oft, bedingt wohl eine Hirnerschütterung, wonach die Hirnfunction rasch oder langsam erlahmt, gleichsam einschläft und wo Extravasate, Wasserergiessungen zu beschuldigen sind oder das erlahmende Gehirn treibt nicht kräftig mehr das Blut fort, es stockt und indem es schwarz wird, steigen die lähmenden Einflüsse; wir werden solche Zustände nie in die Reihe der psychischen Krankheiten bringen, die geistige Apathie folgte nach acuter Einwirkung. Die Beobachtungen von Larrey — S. V. 30 — sagen uns, wie nach Hirnverletzungen sich, wenn eine entsprechende Behandlung statt findet und Patient geneset, nie Verrücktheit einfand, weil Anlage fehlte und nur in einem Fall zeigte ein am Kopf verletzt gewesener, sich verwirrt, wenn er leidenschaftlich wurde und weshalb? — offenbar darum, weil das verletzt gewesene Hirn in der Zeit der Ruhe richtig fungirte, sobald aber irgend eine Leidenschaft den Mann aufregte, vermehrter Blutdrang zum Kopf statt fand, nun kräftigere Pulsationen des Hirns nöthig wurden, so mussten die Bewegungen des verletzten Hirns unregelmässig werden und die Vewirrung hielt an, bis der Aufruhr vorüber war. Was hier die Kunst vermag, hat Larrey uns bewiesen und bei ihm lernen wir, wie wir mit Vorsicht solche Zustände zu beurtheilen haben und nicht so leicht den Leidenden für verrückt erklären dürfen: Unkunde des Gegenstandes, wir hörten das, droht hier sonst der Civilisation mit Vorwürfen, die allein der Uncultur gehören.

Wir lesen in Schriften, besonders in ausländischen, von Tuberkeln, Geschwülsten u. s. w. im Gehirn, wo sich seröse Häute entwickeln und die Bälge, Geschwülste, Ergiessungen u. s. w. einschliessen sollen. Ich habe dergleichen nie gesehen und muss daher den Gegenstand unbeachtet lassen, denn ich läugne nicht, wie mir hier etwas von Uebertreibung zu seyn scheint; wenn sich übrigens Hirngeschwülste einfinden, so werden sie Druck erregen und der Mensch versinkt in geistige Apathie.

Seitdem man, besonders Reil that es, soviel von fixen Ideen geredet hat, seitdem sind die fixen Ideen auf eine unstatthafte Weise in Anschlag gebracht — in der Art selbst, dass man meint, als ob die Angabe: N. hat fixe Ideen — hinreichte, einen Menschen für verrückt zu erklären und doch ist es wahr, dass der Ausdruck „fixe Idee" nichts bezeichnet, nichts sagt, es ist ein unpassender Ausdruck und durch Missbrauch nachtheilig geworden, so dass derselbe aus der Nomenclatur durchaus zu entfernen ist, indem

7. die Zustände mit sogenannten fixen Ideen

auf eine andere Weise aufzufassen sind und gewaltig unter einander variiren. Indem wir das Wort „fix" für immer verbannt erklären, theilen wir die Art und Weise, wie Geisteskranke sich im Allgemeinen zu äussern pflegen, denn wir haben es stets so gefunden, dreifach ein, nemlich sie zeigen:

1) Wahnsinns- oder tolle Ideen,

2) Melancholie- oder Angst-Ideen, und

3) Blödsinns-Ideen — wo, wie wir sehen werden, es höchst unpassend ist, das oft Repetirte gleich fixirt zu nennen; am Ende haben die gescheitesten Leute nur fixe Ideen, wer einmal weiss was er im Leben will, der verfolgt seinen Weg und verwendet hier alle seine moralische Kraft; es wäre thörigt, wenn wir die Unfähigkeit, solches zu thun und die auf tausend Nebenwege abschweift und zwecklos dahin rennt, wollten höher stellen. Die Idee, womit ein Verrückter sich befasst, ist eine Reminiscenz der frühern Zeit und der Kranke ist in seinem Treiben um so geistreicher, jemehr er letzteres einst war und umgekehrt, was schon Aretäus gewusst hat — S. V. 31. a. — S. V. 35. —

Beschreiben wir diese Ideen etwas näher, damit es uns desto sicherer gelinge, das fatale Wort „fix" den Aerzten und namentlich den Juristen zu verleiden, zum Heil der Geisteskranken:

Wahnsinns- oder tolle Ideen.

Der Wahnsinnige erscheint in seinem Verhalten verschieden, und natürlich, denn sein Zustand zeigt auch Verschiedenheit: im Beginn der Krankheit ist Patient wohl stille, schweigsam, spricht weniger als sonst, man merkt bald, dass er in sich lächelt, munterer wird und das steigt nun, je nach Maassgabe die Exaltation zunimmt: erst laut, dann lauter, ausgelassen, excentrisch, wild, zuletzt rein toll und rasend, wenn nemlich der Zustand sich bis zu Manie oder Tobsucht steigert; und kommt es soweit nicht, bleibt Patient auf einer gewissen Stufe der Aufregung stehn, wird der Zustand chronisch — so wird der Kranke sich stets benehmen, wie es seinem Zustande von Exaltation entspricht. Die Art und Weise, wie Patient sich laut, ausgelassen, excentrisch, wild und in der Tollheit — nach Wort und That benimmt, das dependirt von seinem Charakter und von der Bildung, welche ihm zu Theil wurde. Ist Patient gutmüthig, war er stets ein liebenswerther Mensch, ist er von Natur zornig, neidisch, stolz, hochfahrend, frech, anmassend, war er roh oder sanft, wollüstig, witzig, gebildet, launigt — kurz, sowie er war, so ist er in dem Zustande der Exaltation und der gebildete, sanfte, bescheidene, gutmüthige — er wird in den Zuständen seiner Exaltation so mehr oder weniger bleiben, als er es immer war, seine Nähe wird uns nicht zuwieder, während wir in der Gemeinschaft des frechen, rohen, stolzen, neidischen Wahnsinnigen nie gerne weilen, denn hier ist selbst Gefahr und diese wächst, je heftiger unter Irritation von *Cerebellum* und Rückenmark die Geschlechtslust erwacht, wo die Gewalt des nicht befriedigten und auch nicht zu befriedigenden Wollustgefühls — die Exaltation mit Rachsucht und Hass verbindet, die nur durch strenge Beachtung und Aufsicht gehindert wird, in bösse Thätigkeit auszubrechen. Wenn im Zustande der vollendeten Tobsucht, die reinste Verwirrung vorwaltet, so sehen wir, wie in den mindern Graden die Wahnsinnsideen variiren, wechseln und nach dem

Grade der Exaltation, nach Charakter und Erziehung variiren müssen — hier sind also nicht so sehr fixirte, eher variirende, wild herumschweifende Ideen. Wenn der Zustand eines Wahnsinnigen nur eine gewisse Höhe erreicht, auf welcher er Jahre lang verharrt, dann zeigt ein solcher Mensch allerdings eine gewisse Ausdauer und Beständigkeit in seinen Aeusserungen, er ist meist hochmüthig, überschätzt sich und da entwickelt sich dann wohl die Idee, sie seyen Gott, Jesus, Jungfrau Maria, Kaiser, Könige u. s. w. Lässt man solche Menschen in tiefem Frieden leben, stört, reizt, neckt sie nicht, meidet die Berührung ihrer Meinungen und mindert, was wohl stets in unserer Gewalt ist, die arteriellen Aufregungen, dann sind die Hochmuthsideen in der That so fixirt nicht, sie vergehen, wechseln mit andern und nur da, wo man solche Menschen nekt, stets an ihre Dummheiten erinnert, da sprechen sie allerdings zuletzt ihren Unsinn constant aus, sie thun es oft, weil ihr Hochmuth sich durch die ihnen gewidmete Attention geschmeichelt fühlt — sie werden Kunstproducte und sind einstudirt wie Papageien, aber dieser Zustand ist gegen alle Natur.

Melancholie- oder Angst-Ideen.

Der wirklich melancholische Mensch erscheint in seinem physischen und geistigen Verhalten verschieden, je nachdem sein Hirnleben tief gesunken, das Leben der Unterleibsganglien lebhaft erwacht und somit die geistige Herrschaft der Seele vermindert ist, so dass Patient seine Bauch-Angstgefühle kaum oder gar nicht zu würdigen weiss.

Erst wird Patient stille, klagt, jammert, weint und ist unerschöpflich in Selbstanklage; sinkt die Energie des Hirnlebens bis zu einer gewissen Tiefe herab, so wird Patient schweigsam, bringt nur einzelne Klagen hervor und verstummt zuletzt mehr oder weniger ganz. Die Art und Weise, wie Patient seine Klagen und seinen Jammer ausspricht, das dependirt von seinem Charakter und der Bildung, wie sie ihm zu Theil wurde — je gebildeter oder je ungebildeter er war, je sinniger oder je unsinniger sind seine Klagen, war er gutmüthig oder scharf oder anmassend, stolz in seinen gesunden Tagen, so wird seine Klage danach modificirt: hier wird der Tod gewünscht, weil den gutmüthigen Melancholicus die

Bauchangst, das unächte Gewissen, bereden, er sey ein Sünder; hier klagt Einer über die Ausschweifungen seiner Jugend, aber eher in Desperation, als in Reue, denn der Hochmuth duldet das nicht; dort versinkt Einer in sich und weigert seine Noth zu nennen, denn er blieb anmassend und verschmäht Mitgefühl, während ein Anderer seine Angst und Noth auf Feinde, magnetische oder electrische Einflüsse schiebt, wo das misstrauische Gemüth und schlechte Bildung den Angstideen ihre Farbe geben; ich habe einen Melancholiker gesehen, der seine Angstideen dadurch bezeichnete, dass er sich einen für ewig Verdammten nannte, aber Hochmuth lag in dem Manne und in Zeiten, wo er aufgeregt wurde — nannte er sich den Stammvater aller Menschen, er war Adam und so musste seine einzige historische Kenntniss seinem Hochmuth eine Form geben. Melancholische beharren nicht so ganz fest auf der Art und Weise, wie sie ihre Angst interpretiren — das wechselt, besonders wenn heftige arterielle Aufregungen das Gehirn tief und bedeutend reizen, wo dann das Leben dieses Organs tiefer sinkt und die frühere Angstidee modificirt wird. Wenn melancholisch-verrückte Personen einer tiefen Einsamkeit in einsamen Zellen Preis gegeben werden oder wenn man aus Scherz eine Repetition ihrer Klagen und dummen Reden veranlasst, so müssen auch sie am Ende ihre Narrenspossen gleichsam einstudiren, indem auf jene Weisen ein Vergessen und Wechseln der Angstideen verhütet wird.

Wenn die Tollheits- und die Angst-Ideen sich als heilbare zeigen, so sind die

Blödsinns-Ideen

wohl eigentlich diejenigen, welche man mit dem meisten Fug als „fixe Ideen" bezeichnen könnte, allein, es ist offenbar bezeichnender, wenn man den Ausdruck „Blödsinnsidee" festhält.

Hat ein Anfall von Wahnsinn und von Melancholie seine Stadien durchlaufen, erfolgte keine Genesung, sind die Hirnbewegungen chronisch unterdrückt oder anomalisirt, so ist Patient blödsinnig, wo die Grade des Blödsinns variiren, je nach Maassgabe der Ursachen, welche störend und unterdrückend auf die organische Function des Hirnorgans einwirken. Der Blödsinnige nach Melancholie, ist mehr traurig; der Blödsinnige nach Wahnsinn, mehr heiter gestimmt — ist der Blödsinn bis auf einen gewissen Grad von Bedeutung gestiegen, so ist der Stumpfsinn ohne weitere Unterschiede.

Der Blödsinnige wird einzelne Gegenstände berühren, von ihnen spricht er, es sind Reminiscenzen einer frühern Zeit oder Folgen von sehr heftigen Eindrücken z. B. ein Blödsinniger nach Wahnsinn stürzte sich gerne an die Erde und sah wie erschrocken herum; seine Krankheit hatte sich nach einem Schreck entsponnen, als dem Menschen das Unglück begegnete, dass ihm Karre und Pferd in eine Tiefe hinabstürzten. Eine melancholische Frau gerieth in heftige Angst und heulte laut auf, wenn man sie anfasste; sie war bereits rein verwirrt, was man nicht ahndete, als Diebin eingesperrt und jede Berührung erweckte in ihr die Schrecken jener Scene; — und so, wir sehen es, äussert sich das geistige Leben nach einzelnen Richtungen, aus gegebenen Ursachen und zuletzt, indem das Hirnleben tiefer sinkt, verliert der geistige Ausdruck sich oft ziemlich ganz und das Leben verharrt dann fest nur auf der Stufe des blossen Vegetirens. — Indem wir hier auf Cap. 4. S. 155 und folgende, in Rücksicht der Narrheit oder *Moria* verweisen, erinnern wir noch einmal, dass bei Blödsinn des niederen Grades, nach Wahnsinn, ein lächerliches Betragen nicht selten ist, während wir die Narrheit mancher Menschen, die ihnen angeboren scheint, nicht in den Kreis der psychischen Krankheiten aufnehmen dürfen. Menschen mit einfacher Melancholie behaftet, die total taub wurden, risquiren leicht sehr einseitig zu werden und gewisse Meinungen sich zur anderen Natur zu machen, wozu oft nur lange Weile sie treibt. Es gibt Menschen, welche sich von den sonderbarsten Ideen beherrschen lassen, die sie unablässig verfolgen, sonst aber gescheit sind und weder sich noch Anderen damit schaden — und wo das ist, da sind wir nie berechtigt, den Menschen für verrückt zu erklären, denn nur da ist dies zu statuiren, wo der Arzt nach dem Verein von geistigen und besonders leiblichen Uebelständen, eine Alienation des Hirnlebens bestimmt nachweisen und documentiren kann und wo der Arzt das nicht kann, da lehnt er jedes

Ausstellen eines Zeugnisses lieber ab, ehe er einem Mitmenschen schädlich wird.

Eine Grenze, wo Geisteskrankheiten und andere Krankheitszustände, die mit geistigen Missstimmungen verbunden sind, sich nicht blos berühren, aber auch trennen, die gibt es und wenn ich hier mehr andeutete, als bestimmt und entschieden mich aussprach, so wird man einsehen, dass ich nicht mehr thun konnte. Soll ein Mensch wahnsinnig seyn, so haben wir eine Alienation der organischen Hirnfunction und die dem Zustande entsprechende Disharmonie in dem Leben der Systeme nachzuweisen; — soll ein Mensch melancholisch verrückt seyn, so zeigen wir, wie das Hirnleben erlahmte, das Ganglienleben über die Norm auflebte und wir zeigen in dem Bilde des Ganzen die Gegenwart der zweiten Form, und so sind wir sicher, nie hypochondrische, hysterische und einfach melancholische Menschen für Tolle zu erklären und so bösen Hader, wie ihn England hier gesehen, wo man Jahre lang über die Klugheit und Unklugheit eines Menschen processirte, den erleben wir nicht. Wir werden Zustände nach Epilepsie, Zustände nach Entzündungen der Hirnhäute und entzündlichen Hirnreizungen, nach apoplectischen Anfällen, nach schlechter Behandlung von tiefsinnigen Personen, nach Missbrauch von Spirituosen, Narcoticis, Opium — nie so ohne Umstände in das Gebiet der Geisteskrankheiten übertragen, aber hier wohl höchst vorsichtig seyn. Zustände von Tiefsinn aus verleztem moralischen Gefühl, die trennen wir von den Geisteskrankheiten und nie werden wir die Bauch-Angst mit dem Schiedsrichter über Gut und Böse in uns, mit dem Gewissen, vermengen wollen. — Wir verwerfen die fixen Ideen, weil diese Lehre gemissbraucht und eine Geissel in der Hand der Unwissenheit ist, wir unterscheiden Tolle-, Angst-, und Blödsinns-Ideen, als Attribute eines individuellen Zustandes, den wir nachweisen und Thorheiten oder Einseitigkeiten, welche organisch bedingt sind oder sich als die Resultate der Erziehung aussprechen, die höchstens dumm oder lächerlich sind, die beurtheilen wir um so gütiger, jemehr sie als unschädlich sich herausstellen.

Ich bin überzeugt, dass da, wo man entscheiden will, in

dem individuellen Falle es nicht so gar schwierig ist, zu entscheiden, ob ein Mensch geisteskrank ist oder nicht, oder wie nahe oder weit er von der Grenze entfernt ist, wo Verrücktheit sich bestimmt als solche ausspricht; — irren wir in dem individuellen Fall, so ist der Irrthum um so verzeihlicher, wenn er in Liebe dem Kranken zu Nutzen kommt.

Cap. 6.

Die Verrücktheit zerfällt in zwei Species: Wahnsinn und Melancholie; ob es wohl rathsam ist oder nöthig, diese Species wieder einzutheilen?

Das gesammte *Genus morbi* der psychischen Krankheiten oder Geisteskrankheiten oder Verrücktheit — zerfällt in zwei Abtheilungen, die wir in dieser Schrift unter den Namen: Wahnsinn und Melancholie bezeichnet haben und deren Bild wir in den folgenden Capiteln so genau und vollständig zu geben beabsichtigen, als es nur immer uns möglich ist.

Meine Erfahrungen, welche hier allein auf Naturanschauungen beruhen, haben uns bewiesen, dass die Geisteskrankheiten sich stets und immer unter einer von jenen Formen, also als Wahnsinn oder Melancholie aussprachen, während sich äusserst häufig die gemischten Zustände zeigen, wo die beiden Formen in einander übergehn oder wechseln. Ich habe bei meinen Studien gefunden, dass die alten Aerzte und die besseren in den späteren Zeiten, gleichfalls nur jene Eintheilung kannten; vor Anderen nenne ich hier gerne von den alten, den Aretaeus und den Caelius Aurelianus. — Es ist eine bemerkenswerthe Erscheinung, dass in einer Zeit, wo die Arzneikunde im Allgemeinen bedeutende Fortschritte machte, die Psychiatrie doch kaum gefördert ist, ob man ihr auch eine Aufmerksamkeit schenkte, wie nie in einer früheren Epoche; und wie das erklären? — sehr leicht:

die eigentlichen, d. h. also, die practischen Aerzte bemühten sich kaum um die Psychiatrie und so blieb sie in den Händen der Theoretiker zumeist, weshalb, was schon Pinel tadelt, die zahlreichen Schriften meist nur Repetitionen des oft Gesagten waren, welche sogar bei Philosophen, Theologen und Dichtern, ihre Farben borgten. Ich schreibe hier keine Geschichte der psychischen Heilkunde, ich will diesen Umstand nur andeuten und nun sagen, dass ich die Eintheilungen der Geisteskrankheiten, welche uns so reichlich gegeben sind, rein vergeblich in Natura zu finden strebte — S. V. 18 — und wie ich mich auch anstrengte, nie sind mir solche Versuche gelungen, nur Aretäus und Caelius Aurelianus behielten Recht, wie alle die, welche gleich jenen gesprochen haben.

Sehen wir noch einmal in aller Kürze, welche Ursachen ein gutes wissenschaftliches Fortschreiten der Psychiatrie verhindert haben:

Ausser blos theoretischen Aerzten, bearbeiteten Nichtärzte die Geisteskrankheiten und mitunter, wie z. B. Kant, so pikant, dass nun sogar Aerzte sich in diesen Schriften von Nichtärzten nach Rath umsahen, und war das gut? — keineswegs, denn eine theoretische Psychologie, wie gut und richtig sie auch aus der Beobachtung und aus Welt- nnd Menschenkenntniss mag hervorgegangen seyn, ist immer noch keine ärztliche Psychologie d. h. keine Psychiatrie, welche dem Arzte die bedingenden körperlichen Ursachen angibt, in deren Folge das Seelenleben normal ist oder abnorm, und nur dann wird hier Gutes geleistet, wenn wir strenge die somatischen Ursachen des geistigen Verhaltens nachweisen, denn nur auf solche Weise wird es gelingen, ein Object für ärztliche Thätigkeit zu finden. —

Man hat die Nothwendigkeit eines solchen Verfahrens immer anerkannt, man strebte nach der Realisirung eines solchen Verfahrens, allein — die Aerzte beobachteten zu selten Geisteskranke und benutzten für ihre Schriften die von Anderen und wenn man auf solche Weise nicht zum Ziel kam, so ist das natürlich: Mangel an eigener practischen Erfahrung, ist Mangel des Maassstabs für die Kritik. — Misslang auf solche Weise das Streben der geistreichsten Aerzte nur zu häufig, musste es theils auch wegen der Vorurtheile in Ansehung der Geisteskrankheiten misslingen, so war aber auch den Aerzten fast alle Gelegenheit zu Beobachtungen geraubt, indem man Verrückte wie Verbrecher in Häuser einsperrte, die eher Gefängnisse als etwas Anderes waren und wo sie von Zuchtmeistern gehütet und bei jeder Gelegenheit gestraft sind — mit Ketten, Tollkammern und Hunger sammt Prügel. Nachdem man endlich in Frankreich, wo wir den Namen Pinel mit Ehrfurcht nennen, sowie in England, die barbarische Behandlung der Geisteskranken zu beendigen strebte, da wurde die Psychiatrie allerdings reeller hie und da bearbeitet, und dass wir das Bessere benutzt haben, hat man in unseren Schriften gesehen. Noch bis heute, man wird das einsehen, dauern indess manche Vorurtheile leider noch fort; man will immer noch nicht allgemein einsehen, dass wir es hier absolut nur mit somatischen Krankheiten zu thun haben und so hat sich denn immer noch eine Modification des alten zuchthausartigen Verfahrens erhalten, indem man mit Maschinen die Kranken maschinirt und somit eine modernisirte Barbarei an die Stelle der alten schob; wie ich das — S. V. 29. —, in meiner Schrift über Krankenhänser für Geisteskranke und die ärztliche Behandlung überhaupt, wie sie hier seyn muss — nachwiess, indem ich die unglücklichen Folgen der modernen Barbarei des Maschinirens genau entwickelte. Offenbar ist diese hässliche Methode des Maschinirens, eine Folge der alten Vorurtheile, die man also so lange bekämpfen muss, bis sie verschwunden sind und wenn hier eine Ursache liegt, welche die glückliche Heilung der Kranken hindert, so liegt eine andere Ursache der meist so seltenen Heilungen in dem Umstande, wie man meist noch Arzneien reicht: Locher, von Pinel so bitter getadelt, hat noch zu viele Nachahmer! — Bei der ärztlichen Behandlung der Geisteskranken, weilt immer noch zu reichlich das „nicht motivirte“ man gibt noch zu oft Arzneien, um zu zeigen, dass man ärztlich verfahren habe; es weilt hier immer noch zu sehr das Traditionelle, man lässt zur Ader, gibt *Tartarus stibiatus*, lässt erbrechen, purgiren, man gibt Campher-Essig, Narcotica, die Digitalis ist ein beliebtes Modemittel, giesst Wasser auf die Köpfe und ist überzeugt, Alles gethan zu haben, wenn man sogar den ganzen Kopf mit der **Autenrieth'**schen Salbe einrieb; und — selten oder nie, mit Ausnahme einiger neuerer Aerzte, findet man gesagt, weshalb man das that, was man gethan, wobei es nicht zu wundern ist, wenn wir auf dem Flecken stehen bleiben, wo wir sind, so wenig man sich auch wundern wird, wenn der, welcher so dreist ist, die Wahrheit so ohne Umstände zu sagen, manche Ungunst sich erwerben muss.

Schaffte man alle Vorurtheile ab, so nahm man also neue auf und unter diesen und den anderen ungünstigen Umständen, war und blieb eine naturgetreue Beobachtung eine Unmöglichkeit.

Man dachte an eine Grenze, wo somatische und psychische Krankheiten sich trennen, aber so wenig ernstlich, dass ein Arzt sich sogar den Spass erlauben durfte zu behaupten, es seyen Sünde und Geisteskrankheiten ganz einerlei; der Lärm, den diese Idee gemacht hat, ist an der Geschichte das Interessanteste, und wie wenig ich auch gebe für englische und französische Leistungen in meinem Fach, so muss ich doch die Ueberzeugung aussprechen, dass in Frankreich und England, die Lehre einer Identität von Sünde mit Verrücktheit, als eine Sottise unbeachtet geblieben wäre. Aber dieses Versäumen eines Auffindens der Grenze, innerhalb welcher sich die Geisteskrankheiten bewegen, hatte noch die Folge, dass man hypochondrische und hysterische Zustände nicht mit guter Bestimmtheit von den Geisteskrankheiten trennte und die einfache Melancholie, sowie Zustände mit verletztem moralischen Gefühl, ganz unstatthaft mit jenen Zuständen vermengte, was leider bewirkte, dass der Eine jede psychische Behandlung verwarf und der Andere das Heiligste des Menschen, die Religion, so herabwürdigte, dass er sie als ein Arzneimittel zu tractiren beliebte. Zustände nach Epilepsie, nach Entzündungen der Hirnhäute, nach Hirnreizungen, nach Apoplexien, nach Hirnverletzungen — wurden mit Geisteskrankheiten so in Relation gebracht, dass nun die Philanthropen die Civilisation in den Anklagezustand versetzten; ja, man verwechselte, wie gesagt, Gewissen mit Bauchangst und erschuf ein *Genus morbi*, was mit dem Titel der fixen Ideen decorirt wurde. —

Gibt man mir zu, dass ich richtig detaillirte, so wird man mit mir auch einsehen, wie in der Beobachtung der Kranken nothwendig keine Klarheit konnte statt finden, besonders, weil es der entschiedensten Anstrengung mit höchster Vorliebe für das Fach, benöthigt ist, wenn man in der Beobachtung sich nicht will täuschen lassen und wie das geschah, das sehen wir jetzt:

Man übersah die Stadien, welche im Wahnsinn immer noch am deutlichsten, in der Melancholie sich noch weniger deutlich andeuten und das war und ist sehr misslich; man übersah und verwechselte das *Stadium prodromorum, incrementi,* des Ausbruchs, der Acme, des Nachlassens, der Krisen, der Reconvalescenz, des Ausgangs in Blödsinn, Genesung; man übersah es, wie die Stadien so leicht durcheinander greifen und — was eben das Schlimme ist, man bemerkte ein solches Uebersehen nicht, obgleich ein Unterschied in dem Zustande der Geisteskrankheiten nach Stadien nicht unbekannt war, wie uns Friedreich das in seiner Diagnostic der psychischen Krankheiten bewiesen hat, indem er Thatsachen nach Dr. Hohnbaum, Dr. Heinroth und Anderen anführt, was indess keine hinreichende Beachtung fand. —

Indem man nun die Stadien nicht trennte, und keinen hinreichenden Unterschied zwischen den beiden Formen machte — wurden Wahnsinn und Melancholie mit der *Acme morbi,* also mit *Mania* oder Tobsucht, und mit dem Ausgang durch unglückliche Crise, also mit Blödsinn, in eine Reihe gesetzt. Als man die Ideen der Kranken, wie sie den beiden Formen, den Stadien und dem Blödsinn gehören, nicht hinreichend trennte und fixe Idee fast als selbstständige Krankheit betrachtete, wurden die fixen Ideen mit den Hauptformen gleich hoch gehalten; man hob die Reden und Klagen der Kranken hervor und namentlich wurde hier die *Melancholia religiosa* u. s. w. fast als selbstständig geschildert, während endlich der Umstand, dass man sich bestrebte, die stets im Gehirn basirende *Causa proxima* von hier durch falsche Beobachtungen zu entfernen und *Causae remotae* für *Causa proxima* auszugeben, jede Idee von dem Wesen der Geisteskrankheiten verdunkelt wurde, so kam es, dass man Wahnsinn und Melancholie, zum Nachtheil der Menschheit, mit Manie oder Tobsucht, mit Moria, mit fixen Ideen — in eine wunderliche Verbindung setzte; ja man sprach von *Melancholia religiosa* und *Mania puerperarum* und *Delirium tremens* sammt Nostalgie, so gerade, als ob hier etwas anderes wäre als Wahnsinn und Melancholie, die doch blos nur durch *Causae remotae* in etwas Individuelles zeigten.

Die *Causae remotae* und *remotissimae*; die Stadien; die Ausgänge; die Ideen, welche den Formen, den Stadien und den Ausgängen in die verschiedenen Grade von Blödsinn eigen sind; das traurige und lustige Wesen der Kranken; Zustände, welche den Geisteskrankheiten nahe verwandt sind; Gewissen und Bauchangst, Verrücktheit und Sünde — kurz, man würfelte das Alles bunt durcheinander und indem es nun recht undeutlich, recht dunkel in diesem Felde der Wissenschaft wurde, feierte die Phantasie ihre Triumphe und, wer Zeit, Lust und Geduld hat, der lese nur und er wird sich nicht wundern, wenn practische Aerzte die Psychiatrie so wenig beachten, was doch Unrecht ist, indem ihnen dadurch die Behandlung namentlich von chronischen Kranken mehr als erschwert wird. —

Ich darf annehmen, dass man nach der Darstellung, wie ich sie bis hierhin gegeben habe, einräumen wird, wie wir in Uebereinstimmung mit der Natur, die psychischen Krankheiten ganz richtig nur in die beiden Formen von Melancholie und Wahnsinn eintheilten. Man könnte, um manche Namensbezeichnungen, die so lange im Gebrauch waren, auch ferner zu behalten, sagen, dass es gut wäre, wenn man Wahnsinn und Melancholie wieder in Species eintheilte, wo dann die Ausdrücke: *Mania potatorum*, *Mania puerperarum*, *Mania transitoria* oder *occulta*, *Melancholia religiosa*, *Daemonomania* u. s. w. könnten beibehalten werden. Solchen Vorschlag muss ich indess ablehnen, denn wir müssen durchaus die alte Verwirrung beendigen und alles an die Seite schieben, was solche Confusion unterhalten kann.

Wahnsinn heisst auf lateinisch *Insania*, nicht aber *Mania*, denn letztere ist Tobsucht und somit bleibt *Mania* das Wort für die *Acme morbi*.

Wir können ferner keine *Causae remotae* oder gar *Causae remotissimae* als bezeichnend für Namengebung gestatten, denn dulden wir das, so werden die Divisionen und Sub-Divisionen unendlich sich vermehren, und indem wir das Gedächtniss belästigen, gewinnt die Praxis auch gar nichts; die Ideen der Kranken endlich als Eintheilungs-Momente zu benutzen, das ist das Willkührlichste, was denkbar ist, und — so bleibt, um Ordnung zu gewinnen, uns nichts übrig, als dass wir uns auf die Eintheilung in Wahnsinn und Melancholie beschränken, dass wir diese von den verwandten Zuständen richtig trennen und in den Krankengeschichten die causalen Momente und das geistige Verhalten der Kranken mit Fleiss angeben; wird einer wahnsinnig in Folge von Missbrauch der Spirituosa, ist anderswo das Wochenbett die entfernte Ursache oder glaubt ein Melancholicus sich verdammt, vom Teufel besessen — nun, so sagen wir das und würdigen solche nahen und weit entfernten Ursachen gerade soviel, als nöthig ist, aber auch nicht mehr, und ebenso machen wir es mit den Ideen. —

Was die *Mania occulta* betrifft, so darf dieselbe uns nicht eher in Sorgen setzen, bis sie eine *manifesta* wird; wird sie eine *manifesta*, so behandeln wir den Wahnsinnsanfall nach den Vorschriften die uns die Wissenschaft giebt. Ob ein rasch vorübergehender Anfall von Wahnsinn, in welchem der Befallene gewaltige Handlungen begeht, möglich sey, diese Frage ist nur zu bejahen, indem wir aus der Erfahrung hier beweisende Thatsachen vor uns haben; wir sehen in Fiebern, bei Säufern, oft heftige und oft nur kurz dauernde Rasereien eintreten und nach angestrengten Kopfarbeiten bei Menschen mit krankem Unterleib ist solcher Zustand auch schon oft eingetreten. Melancholische Personen, selbst bis dahin nur als einfach melancholisch erkannte Personen, können plötzlich von einem Wahnsinnsanfall erfasst werden, denn unbeschreiblich schnell gewinnt bei solchen Kranken die Arterie oft das Uebergewicht über die Vene und solche Anfälle vergehen oft rasch, wo nun nicht immer, doch oft, die einfache Melancholie dann eine solche wurde, die in das Gebiet der Geisteskrankheiten gehört; und gerade in solchen Fällen ist es, wo in dem Augenblick, wo die Bauchangst und die

Hirnverwirrung sich verbinden und die Lage des Kranken schrecklich ist, diese, aus Angst, zur Raserei gesteigert, den Selbstmord ausüben oder einem Nebenmenschen den Tod geben — S. V. 30. — Man könnte sagen, dass hier die Wuth, die Tobsucht oft fehle, wo man aber nicht vergessen wird, dass nicht alle Tobsüchtige wild und laut rasen, manche sind stille, blass, blicken mehr als fürchterlich und das sind die meist, wo Hirnverwirrung mit der Bauchangst sich einigt und eben diese werden unbewacht leicht Schaden stiften; glücklich, dass dergleichen in Deutschland selten ist. — Uebrigens wird man zugeben, dass die *Mania transitoria*, wie man sie nennt, gleichfalls nicht Ansprüche auf einige Selbstständigkeit als Krankheitsform zu machen hat. —

Die Eintheilung in Wahnsinn und Melancholie ist alt; die Schriftsteller, welche diese Eintheilung angaben und beibehielten, sind gerade die, deren Werke überhaupt einen dauernden Werth haben und wo wir, indem wir sie studiren, gleich finden, dass nach Naturanschauung geschrieben ist.

Unter den Alten haben Aretaeus und Caelius Aurelianus die Geisteskrankheiten am besten, wenn auch nur kurz, bearbeitet — und wer sich überhaupt hier überzeugen will, wie werthvoll das Studium der Schriften jener Alten ist, wie das so mancher Anderer unter ihnen, der lese nur das, was in der Literär - Geschichte der Pathologie und Therapie der psychischen Krankheiten, Würzburg 1830, der Verfasser Friedreich uns mitgetheilt hat. — Celsus theilt die Geisteskrankheiten ein in Wahnsinn s. *Insania* und Melancholie, wenigstens passt seine Schilderung dazu; wir übergehen die Andern und erinnern nur noch an die Leistungen des Camerarius, welcher Wahnsinn od. Manie und Melancholie gut unterscheidet, was auch der berühmte Boerhaave thut, während Friedrich Hofmann's Leistungen, ob ihrer Naturtreue, gleichfalls des steten Beachtens werth bleiben — Anderer nicht zu gedenken. Die wenig practischen aber viel schreibenden gelehrten Aerzte thaten nun dagegen ihr bestes, die Nosologie der psychischen Krankheiten total zu verwirren, wovon man sich schon überzeugen kann, wenn man auch nur einen flüchtigen Blick in ihre Schriften wirft. So sind die Eintheilungen der *Morbi vesani* bei François Boissier de Sauvages wahrhaft abondant und keine *Causa remota*, kein Stadium, keine gecke Idee, kurz fast nichts ist vergessen, was nur zum Dividiren und Subdividiren zu benutzen wäre und da es natürlich nicht möglich ist, alle solche Sachen benutzen zu können, so ist es kein Wunder, wenn das Studium des Sauvages die Aerzte von der Cultur einer so lästigen Krankheit abschreckte. Unpractisch und werthlos sind die gelehrten Eintheilungen des Ploucquet und merkwürdig durch eine phantastische Weitläuftigkeit; wer alle Arten von Namen in bunter Ordnung will gruppirt finden, der blättere in Chiarugi's Schriften. Wenn man allerdings gestehen muss, dass in den Schriften, welche die confusesten Eintheilungen lieferten, auch des Guten reichlich befindlich ist, so fühlte man doch das Unstatthafte solcher abondanter Eintheilungen, man wurde wieder einfacher; so spricht Curt Sprengel blos von Melancholie und Wahnsinn oder Raserei, wobei er den Blödsinn abhandelt, aber den angebornen, den Cretinismus. Reil, obgleich practischer Arzt, wollte in das Chaos der Lehre von den Geisteskrankheiten Ordnung bringen, indem er sie theilte in 1) fixen Wahn — 2) Narrheit — 3) Wuth und 4) Blödsinn, aber er schadete hier mehr, als Sauvages, als Ploucquet und Andere, indem sein Einfluss stark war und bis jetzt nachhallt, selbst auf die Justiz sehr influirte; wir müssen es bekennen, dass der Professor der Philosophie Immanuel Kant sogar geistreicher war als Dr. Reil, denn Kant's Eintheilung in 1) Unsinnigkeit, 2) Wahnsinn, 3) Wahnwitz und 4) Aberwitz ist zum mindesten doch pikant und im Lesen amusirt man sich. —

Wenn ein Philosoph mehr ein poëtisch, als ein philosophisch organisirter Kopf ist, so wird man das für etwas Unschuldiges halten dürfen, aber wenn der Arzt seine Wissenschaft nicht erfahrungsmässig d. h. also medicinisch-philosophisch, sondern poëtisch d. h. nach den Einflüsterungen seiner Phantasie bearbeitet, dann wird er ein um so schädlicherer Mensch, jemehr er sich Eingang für seine Meinungen zu verschaffen wusste und — so geschah es in der Psychiatrie, was die unglücklichen Geisteskranken bis heute noch zu büssen haben und gerade so lange noch büssen werden, bis die Psychiatrie ganz und durchaus ärztlich-practisch bearbeitet und anerkannt ist.

Cap. 7.

Bild des Wahnsinns, gezeichnet nach den Stadien, bis zur höchsten Ausbildung: Mania, Furor oder Tobsucht genannt. Ausgänge.

Aur. Corn. Celsus scheint der erste Arzt zu seyn, der die Geisteskrankheiten in etwas ausführlich bearbeitete; er theilt dieses *Genus morbi* in die zwei Hauptformen, ist aber minder deutlich wie Caelius Aurelianus und Aretaeus, während er wieder Eigenes vorbringt, dessen Interesse noch besteht. — In der Ausgabe von 1746 zu Leyden bei *Th. J. ab Almeloven, de medicina Lib. II. Cap. VII. S.* 63., da lesen wir: *Haec vero, cum sine febre quoque vel latentium, vel futurarum rerum notas habeant, multo certiora sunt, ubi febris accessit; atque etiam aliorum morborum tum signa nascuntur. Ergo protinus insania timenda est, ubi expeditior alicujus, quam sani fuit, sermo est, subitaque loquacitas orta est et haec ipsa solito audacior; aut ubi raro quis et vehementer spirat, venasque concitatas habet, praecordiis duris et tumentibus.*

Oculorum quoque frequens motus et in capitis dolore offusae oculis tenebrae, vel, nullo dolore substante, somnus ereptus, continuataque nocte et die vigilia; vel prostratum contra consuetudinem corpus in ventrem, sic, ut ipsius alvi dolor id non coegerit; item, robusto adhuc corpore, insolitus dentium stridor, insaniae signa sunt. Si quid etiam abscessit et antequam sputum prodiret, manente adhuc in corpore solita febre, subsedit, periculum affert primum furoris, deinde interitus. Auris quoque dolor acutus, cum febre continua vehementique, saepe mentem turbat; et ex eo casu juniores interdum intra septimum diem moriuntur, seniores tardius, quoniam neque aeque magnas febres experiuntur, neque aeque insaniunt; ita sustinent, dum is affectus in pus vertatur. Suffusae quoque sanguine mulieris mammae, furorem venturum esse, testantur. Post lateris dolorem, vitia pulmonum; qost haec insania — was auch Cornelius Trioen, Med. Dr. in dem *Fasciculus observationum medico-chirurgicarum. Lugd. Batav.* 1743. durch Beobachtungen S. 7 in der Mittheilung: *Peripneumonia levi mania judicata* — nachgewiesen hat, und ich selbst habe mehr als eine solche Beobachtung gemacht, wonach ich meine Ansichten oben S. 109 in dieser Schrift aussprach. *Ubi caput vulneratum est, delirium* — sagt Celsus ferner, und wenn wir hiemit die Andeutungen nach jenem alten Schriftsteller endigen, so führten wir sie gerne an, um das Andenken eines Arztes zu ehren, der als der Erste unter den Bearbeitern der Psychiatrie dasteht und uns bedauern lässt, dass man von dem Wege der Natur-Anschauung, den er nur ging, abwich.

Und gehen wir nun zu der eigenen Darstellung über: Der bis dahin mehr oder minder gesund erscheinende Mensch ist meist Sanguinicus; wir finden meist schlanken Wuchs, und viele körperliche Behendigkeit, wenn der Wuchs auch eben kein schlanker ist. Dem vorherrschenden arteriellen System entsprechend, waren früher dagewesene Krankheiten mehr oder minder entzündlich gewesen; die Samenbereitung nnd Geschlechtslust hatten meist kräftig geherrscht, und bestehen oft noch, wenn die Krankheit ausbricht. Bei den Frauen spielt nicht befriedigter Geschlechtstrieb eine wichtige Rolle, je mehr, je delicater sie erzogen sind.

Wir bemerken nun, dass der Mensch, bis jetzt geistig gesund erschienen, sich durchaus anders zeigt; er wird unruhig, thätiger, lebhafter, dreister, heftig, unternehmender; forschen wir nach den Ursachen, so finden wir das kräftige Lebensalter, der Mensch ist noch jung, wo ein heftiger Verdruss oder sonst ein psychischer Eindruck einwirkte, oder eine Erkältung, irgend eine andere Krankheit und so z. B. gelinde entzündliche Zustände, selbst heftige, sind vorausgegangen und wir werden solche Zustände bei der Charakter-

Aenderung eines Individuums um so sicherer zu schätzen wissen, wenn dasselbe einer Familie gehört, in welcher bereits mehrere Mitglieder verrückt waren. — Aber nicht in allen Fällen erfolgt sogleich das Muntere, Aufbrausende im Benehmen; in nicht wenigen Fällen sind die Bedrohten mehrere Tage, oft viele Wochen lang stiller als je, sie fühlen sich unbehaglich, ängstlich, peinlich, klagen über den Unterleib, haben keinen Appetit, haben Neigung zu spirituösen Getränken, zu Wein, öfter zu Branntweine, weil diese, in kleinen Portionen genossen, kräftiger eingreifen und suchen mit ihnen die melancholische Verstimmung zu besiegen — solche kürzere melancholische Perioden gehen meist da voraus, wo anhaltende Samenausleerungen zuvor stattfanden oder eine bedeutende *Plethora venosa abdominalis* tief verstimmend auf Nerven und Ganglien des Bauchs einwirkte; — in solchen Gegenden, wo überhaupt Melancholie als Geisteskrankheit vorherrscht, da wird ein längeres oder kürzeres melancholisches Verhalten den Wahnsinns-Anfällen in der Regel vorausgehn, was da, wo Melancholie seltener weilt, auch nur in geringerem Grade der Fall ist.

Wir wollen, um möglichst deutlich zu seyn, die Zustände nach den Stadien, die wir S. 187. nannten, jetzt näher bezeichnen:

1) *Stadium prodromorum*. Der sanguinische, arterielle, lebhafte oder muntere Mensch beginnt in seiner Lebhaftigkeit und Munterkeit etwas zu zeigen, was nicht im Einklang mit jener Besonnenheit und Ruhe steht, wodurch sich auch das entschieden sanguinische Temperament characterisirt. Aus diesem Zustande von Exaltation entwickelt sich nun entweder sogleich der höhere von Aufregung, oder wir bemerken, dass der Mensch sich melancholisch zeigt, wo dann erst aus diesem Zustande der Wahnsinnsanfall sich entwickelt und dies nicht selten rasch. Tritt ein melancholisches Verhalten ein, so bemerken wir leicht eine *Plethora abdominalis venosa*, einen Zustand von Hämorrhoidalleiden, wo gastrische Beschwerden, als Mangel an Appetit, belegte Zunge, übler Athem, Eckel, Uebligkeit, unregelmässige Sedes, brauner Urin, Flatus und Ructus, die nicht selten verhalten sind, wo Seitenschmerzen eintreten, vorhanden

sind. Zuweilen wird der Bauch aufgetrieben, empfindlich; der *Status gastricus* wird heftiger und wir verkennen nicht, dass die *Mucosa* vom Magen und Darmcanal in einem mehr oder minder gereizt-entzündlichen Zustand gerathen ist. Man bemerkt ein oft bedeutendes Daniederliegen der arteriellen Thätigkeit in dieser melancholischen Periode, aber das Arterienleben erwacht desto rascher und heftiger, je bedeutender und heftiger der gastrische Zustand sich entwickelt hatte. War eine melancholische Periode nun da oder nicht, so bemerken wir in der Regel den Verlauf des Stadiums der Vorboten in der folgenden Art:

Mag ein melancholisches Verhalten vorausgegangen seyn oder nicht, wir bemerken an dem Menschen eine Lebhaftigkeit, eine Dreistigkeit, eine Art von Muth zu Unternehmungen, welche auffallen muss, indem der Mensch in dieser Lage die Grenzen der Beschränktheit und selbst Bescheidenheit übertritt, innerhalb welcher er früher zu leben pflegte. Wer gut zusieht, bemerkt hier lebhafteren Glanz der Augen und man bemerkt da, wo eine melancholische Verstimmung stattfand, als auffallend, dass der trüben Stimmung oft so rasch die heitere folgte, dass Patient nichts mehr zu klagen hat, muthig, munter und selbst lustig erscheint, ja — man bemerkt die gastrischen Erscheinungen oft so bedeutend gemindert, dass jetzt in der Regel nur Unregelmässigkeit der Sedes, meist eine oft hartnäckige *Obstructio alvina* nur noch obwaltet. Beobachtet man den Kranken genauer, so sieht man, dass die Zähne und die Zunge stets reiner werden; die Zunge, Lippen, Zahnfleisch und das Innere des Mundes werden roth, röther und zuletzt hochroth, während die Absonderung des Speichels zunimmt und endlich selbst profus wird. — War Patient früher blass, mager und elend aussehend, so bemerkt man wohl eine Zunahme in der Fülle des Körpers, der Turgor mehrt sich, die Gesichtsfarbe wird lebhafter, die Wangen röthen sich und das früher oft leidende Aussehn macht einer erneuten Blüthe Platz, die das Resultat der sich steigernden Arteriellität ist, daher aber, wie diese, nur krankhaft erscheinen kann. Der so lebhafte, gesprächige, muntere, aufgeregte Mensch zeigt jetzt nicht selten einen lebhaften Geschlechtstrieb und ist zum Beischlaf oder zur Onanie geneigt; in Fällen, wo *Plethora abdominalis*, Hämorrhoidalleiden und düstere Stimmung der Aufregung zuvorgingen, war in dieser Zeit eine starke Geschlechtslust vorhanden, die dann in der beginnenden Aufregung sich in der Regel gemindert hat. Man bemerkt, dass der Schlaf jetzt kurz, unruhig ist, es treten Träume ein und ob nun der Mensch auch am Tage sich mobiler und geschäftiger zeigt, als je, so hört man keine Klagen über Ermüdung, Abspannung — der Muth des Kranken spricht sich nicht blos in Reden aus, er zeigt ihn auch durch die Ausdauer in seinen körperlichen Anstrengungen. — Untersucht man den körperlichen Zustand, so bietet das Blutsystem die wichtigsten Erscheinungen dar — Erscheinungen, deren Realität die Untersuchung nachweisst und wo Patient nichts leugnen kann, der von keiner Krankheit etwas wissen will, sich gesunder als jemals fühlt und in seinen Reden fast nur durch das Excentrische, das Grossartige auffällt. Der Puls der Radialis ist voll, kräftig, aber selten beschleunigt und er wird 70 oder 80 in der Minute halten, sowie dies in den gesunden Tagen der Fall war — das Krankhafte spricht sich darin aus, dass die Expansion im Blut bedeutender ist, jeder einzelne Pulsschlag ist mächtiger und voller, als dies in den Tagen der Gesundheit der Fall war. Untersucht man die Carotiden oder grossen Halsarterien, welche bekanntlich im normalen Leben die Radialen stets an Kraft und Fülle überbieten, hat man sich durch eine lange fortgesetzte Beobachtung dieses Plus an Kraft und Fülle zur Kenntniss gebracht, so wird man jetzt finden, indem man zugleich eine Radialis und eine Carotis befühlt, wie die Kraft der Blutwelle in der Carotis die in der Radialis mehr überbietet, als normal ist, S. 39. Der Herzschlag, mit dem auf die Brust gelegten Ohre untersucht, erscheint kräftig und entspricht der Kraft der Arterienpulse, aber man vernimmt den Herzschlag jetzt meist nur noch in der linken Brusthälfte und zwar an der vorderen Fläche des Thorax. Ist auch die Temperatur des Körpers egal und gleichmässig vertheilt, so wird eine recht genaue Untersuchung bald zeigen, dass der Kopf doch der wärmste Theil ist; der lebhafte Glanz der Augen, die lebhafte Farbe der inneren Mundtheile, der blühende Ausdruck des Gesichts, die lebhafte Röthe desselben, sowie die Kraft der Blutwellen in der Carotis und ihr auch nur gelindes Ueberwiegen über die Radialis, beweisen uns, dass sich dem Inneren des Schädels bereits eine Fülle von arteriellen Blut zudrängt, welche das Normale überschreitet und je länger solcher Zustand dauert, je übler ist das, denn die der fibrösen Häute entbehrenden Kopfarterien erweitern sich, das arteriöse Blut wirkt zu reizend auf das Gehirn, die Hirnbewegungen sind zu lebhaft und die Reizung des Nervensystems ist zu kräftig. Es giebt Fälle, wo Zustände der hier geschilderten Art lange, oft für immer permanent bleiben — solche Menschen erscheinen uns excentrisch, überspannt, wir bezeichnen sie mit dem Prädicat eines Narren, sie sind lustig, meist anmassend und dreist, und bei schlechter Erziehung zu Handlungen geneigt, welche nicht selten als schlechte zu qualificiren sind. Sinnestäuschungen sind in den verschiedenen Stadien oft vorhanden. — Steigt die Krankheit, so haben wir das

2) *Stadium incrementi* — oder das Stadium der Zunahme, welches sich durch manche Eigenthümlichkeiten auszeichnet. Der Glanz der Augen hat zugenommen, die Pupille habe ich oft enge und klein gefunden, man bemerkt wohl rothe Aederchen in der Bindehaut des Auges, sehr rothe Thränendrüsen; die früher oft noch feuchte Nase ist trocken; Zähne weiss, das Innere des Mundes oft sehr roth, die Salivation hat wohl zugenommen oder sie fehlt, wie manche der anderen Erscheinungen; zuweilen, wenn Patient stark speichelt, sind die Lippen, besonders die untere, geschwollen. Wir bemerken in einzelnen Fällen, dass sich jetzt die äusseren Gehörorgane entzünden und, wenn eine passende Behandlung fehlt, später in Eiterung übergehen, worauf sie einschrumpfen — S. V. Nr. 13. — Zuweilen ist Patient sehr wollüstig; wir bemerken, dass der Kopf, namentlich das Gesicht und sogar oft der Hals an Umfang zunehmen, es ist oft eine wahre Hypertrophie des Kopfs vorhanden. Der Kopf ist heiss; man findet die Extremitäten, namentlich die unteren, in Rücksicht des so warmen Kopfs, kühl, aber kalt sind sie nicht. Der Herzschlag hat an Kraft zugenommen, man vernimmt ihn jetzt oft auf der ganzen vorderen Brustfläche;

die Pulse sind voll, kräftig und dieses bedeutender als im ersten Stadium, aber die Zahl der Pulsschläge in der Minute ist selten vermehrt, sie beharrt meist zwischen 70 und 80. Fühlt man in diesem Stadium der Zunahme die Carotis und Radialis zugleich, so ist die grössere Kraft des Pulses in der Carotis durchaus nicht mehr zu verkennen und man bemerkt, dass die Energie des Radialispulses gesunken ist. Patient klagt nicht, er fühlt sich wohl, kräftig, er ist dreister als je und seine Dreistigkeit modificirt sich nach dem Standpunct, den Erziehung und Bildung ihm gegeben haben; manche Kranke sind im ersten und zweiten Stadium selbst witzig, piquant, beissend und lebhaft, so dass sie die Schwächen ihrer Umgebung leicht erspähen und dadurch nicht selten komische und auch unangenehme Auftritte veranlassen. — Indem nun das Blut stets mächtiger zum Kopf dringt, ist hier das Leben nothwendig gesteigert, wie wir das aus der gegebenen Schilderung bemerken werden; indem die Carotis kräftig ausgedehnt, gespannt und erweitert ist, hier die Pulse gross und mächtig sich zeigen und somit eine kräftige Blutwelle das Gehirn antreibt — S. V. Nr. 10, bes. B. 2 — müssen die Hirnpulse gleichfalls an Kraft und Stärke zunehmen. Patient wird stets lebhafter, reizbarer, leicht heftig, zornig und in Allem, was er thut und treibt, bemerkt man Grossartiges, Excentrisches, Ueberspanntes und hierdurch spricht sich nun das Tolle, Unsinnige am meisten aus, wobei sich Patient nun roh oder fein, böse oder gut zeigt, je nach dem Standpunct seiner Ausbildung und dem Grundton seines Characters. Dauert dieser Zustand lange, ist er anhaltend und das ist er nicht selten, so, dass Patient auf dieser Stufe des Zustandes bleibt, dann erfolgt nothwendig eine sehr bedeutende Erweiterung der Kopfblutgefässe, besonders in der *Dura mater* und *Pia mater*, selbst die Sinus erweitern sich und sogar — S. V. 10, bes. B. 2 — werden sich die Gefässe in der Medullar-Substanz oft enorm ausdehnen, während die Gefässe in der grauen oder Rindensubstanz sich mindern und diese letztere Substanz an Umfang sogar mindert oder abnimmt. Steigt das Uebel, so wirken hier mehrere Ursachen ferner z. B. eine stark ausgesprochene Anlage, die Erblichkeit, wo wahrscheinlich eine grosse Anlage zu Mobilität des Gehirns und stark entwickelte Kopfblutgefässe die Ursachen sind, welche starke Entwicklung eben die Erweiterung durch Blutdrang begünstigt, indem der Mangel der fibrösen Haut nun um so nachtheiliger einwirkt. Aber auch äussere Ursachen bedingen ein Steigern des Zustandes z. B. eine rohe Behandlung durch Maschinen z. B. Stricke, Missbrauch der Zwangsstühle und Zwangsjacken, Prügel, Strafdouchen, Strafsturzbäder, stetes Tadeln des Kranken, Hungercuren und reizende und narcotische Arzneien oder Roborantia, Erkältungen, angestrengtes Arbeiten, in der Hitze besonders; ferner erscheint hier nachtheilig heisse Witterung mit electrischer Spannung der Atmosphäre u. s. w. Haben nun einzelne oder mehrere der genannten Ursachen zugleich Einfluss gehabt, so sehen wir

3) das Stadium des Ausbruchs der Krankheit eintreten, die *Acme morbi* erfolgen, also die Manie, *Mania*, tritt ein, die auch Wuth, Furor oder Tobsucht genannt wird.

Dieser heftige Zustand kann seiner Natur nach nicht von einer langen Dauer seyn, denn in ihm ist die Consumtion des Lebens zu mächtig, so dass eine Zerrüttung des Organismus und somit der Tod sonst unvermeidlich wäre. Wir sehen deshalb einen Anfall von Tobsucht oder Manie auch nur 1, 2, höchstens 3 Tage anhalten, aber auch in dieser Zeit treten öftere Perioden von Nachlass ein, wo die Erscheinungen sich mindern. Dauert ein Anfall von Manie sogar Wochen lang, selbst Monate hindurch, so haben wir folgende Ursachen zu beschuldigen; Patient wird roh behandelt, gefesselt, geschmält — S. V. Nr. 29; — Missbrauch der Zwangswesten, Zwangsstühle, kurz das Maschiniren ist hier zu beschuldigen; man lässt den Kranken Hunger leiden und man behandelt ihn nach falschen ärztlichen Grundsätzen. In letzterer Beziehung schaden besonders roborirende und reizende Arzneien, Missbrauch der Narcotica z. B. Digitalis u. s. w.; Missbrauch der Douche- und Sturzbäder. Wenn man einen Kranken, bei welchem der Wahnsinn sich bis zum Stadium des Ausbruchs der höchsten Form dieses Zustandes, bis zur Acme, steigert, gar nicht und also auch nicht unrichtig ärztlich behandelt, sondern ihn nur in dem Anfalle vor Schaden sichert und ihm die entschiedenste Güte zeigt, wobei Patient nothwendig fühlen muss, dass der Arzt ihn beherrscht in Liebe, dann, ich wiederhole es, ist die höchste Ausbildung des Wahnsinns, die Acme, nie von langer Dauer und nur einer rohen und unrichtigen Curmethode sind diese langen Zustände von Tobsucht oder Manie zuzuschreiben, welche man, blosse Kunstproducte, ganz irrig als selbstständige Formen von Geisteskrankheiten leider darstellte. In solchen Landstrichen, wo das primäre Hirnleiden, der Wahnsinn — Cap. 3, b. — sich als vorherrschend ausspricht, da verharren Wahnsinnige oft sehr lange in Zuständen, wie ich sie in dem *Stadium prodromorum, Stadium incrementi* bezeichnet habe und selbst die Acme ist hier heftiger, anhaltender, und leichter repetirend als in den Ländern, wo die zweite Form, die Melancholie, mehr zu Hause ist, und die Ursache ist einleuchtend; dort ist ein Vorherrschen des arteriellen Systems und des Gehirns offenbar vorhanden. Der Zustand des Kranken ist in der Acme, in der Manie oder Tobsucht, entschieden in geistiger und leiblicher Hinsicht ausgesprochen.

Patient ist wild, oft böse, zornig, oder wird es leicht, er ist selten gutmüthig; er liebt es sich rastlos zu bewegen, er ist thätig, er zerstört blos um sich zu beschäftigen, oder er zerstört was er ergreifen kann aus Bosheit, weil man ihn grob und böse behandelt hat, denn in der Regel ist dafür Erinnerung vorhanden. Nach dem Standpunct, welchen Erziehung, Bildung, Character u. s. w. dem Kranken gaben, benimmt er sich züchtig oder unzüchtig, schreit, singt, lacht, schimpft, flucht; ein roher, kräftiger, gemeiner, liederlicher, boshafter Mensch ist in dem Anfalle von Tobsucht ebenso widerlich, als ein früher wohlgezogener und gut gearteter Mensch leichter zu handhaben ist. Je kräftiger ausgesprochen die Acme ist, je sinnloser ist der Kranke und es giebt Fälle, wo die furchtbar rasenden Kranken für Stunden lang in der That rein sinnlos erscheinen, so dass alle geistige und leibliche Empfindung für solche Zeit vernichtet scheint, aber zum Glück! — solcher Zustand ist ohne Dauer.

Untersuchen wir den Kranken in der *Acme morbi*, im Anfalle der Manie oder Tobsucht nun gehörig, so finden wir diese Zustände, von denen wohl nur selten der eine oder andere fehlen wird. Der Kopf ist roth, aufgetrieben und heiss, wenn Patient ein Sanguinicus ist, wenn er ein Primär-Wahnsinniger ist d. h. wenn Arterien und Gehirn bei ihm prävaliren; ist Patient ein schwarz-galligtes Subject, ist hier die Tobsucht aus der zweiten Form hervorgegangen, so sehen wir in der Manie das Gesicht oft blass, gelb, mit grauem Anflug, und widrig contrastiren damit die oft glühenden Augen. — Wir finden also im Wahnsinn den Kopf roth, aufgetrieben, heiss, oft erscheint derselbe hypertrophirt; die Brust, der Hals sind heiss oder doch sehr warm, während der Bauch kühl ist und Arme nebst Hände, besonders aber die Beine und namentlich die Füsse sich kalt, nicht selten eiskalt anfühlen. Sucht man Pulse an den Extremitäten zu fühlen, man findet sie nicht oder höchstens die Radialispulse total schwach, klein, kaum fühlbar; je heftiger die Tobsucht ist, je kleiner, oft wie verschwunden ist die Radialis und so umgekehrt, daher man auch deutlich die Zunahme an Kraft und Fülle der Radialispulse bemerkt, wenn die Manie oder Tobsucht sich mindert oder nachlässt. Die Carotis dagegen ist voll, gross, expandirt, kräftig; jeder einzelne Puls erscheint kraftvoll und es giebt Fälle, wo die expandirte Carotis sich strangartig anfühlt und hier ist es der Fall, dass das mit Blut überladene Gehirn mächtig zerrüttet wird — es erfolgen Zufälle von *Apoplexia sanguinea*, welche, wenn sie auch noch so gelinde sind, unaufhaltsam den Uebergang in Blödsinn und Lähmungen herbeiführen. Untersucht man den Herzschlag, so erscheint er kräftig und oft so enorm kräftig, dass das auf den Thorax gelegte Ohr denselben an allen Theilen der Brust, selbst hinten auf dem Rücken so deutlich vernimmt, als sogar an der normalen Stelle zur Linken. Patient hat weder Hunger noch Durst; der Bauch ist oft eingefallen, die Sedes sind oft und meist verhalten, aber der Urin, welcher nicht selten reichlich fliesst, ist selten von dunkler Farbe, mehr helle. — Die Haut ist trocken und nur an der Stirne bemerkt man wohl Schweiss, oft kalt als Angstschweiss, besonders, wenn Patient gar zu anhaltend und zu gewaltsam in seinen Bewegungen durch Maschinen gehemmt wird, was für ihn bei seiner grossen Unruhe natürlich eine der ärgsten Qualen ist. Dass der rasende, besinnungslose und unempfindliche Kranke nichts klagt oder nichts klagen kann, ist einleuchtend.

Lässt der Zustand nach, entweder von selbst oder, was besser ist, durch eine rationelle ärztliche Behandlung, welche am besten in der Regel die üblen Folgen eines solchen furchtbaren Zustandes verhütet, so folgt

4) das Stadium der Abnahme oder des Nachlassens der Krankheit. — In diesem Zeitraum der Abnahme, des Nachlassens, dem *Stadium decrementi* bemerken wir zuerst die folgenden somatischen Erscheinungen:

Die Wärme der Extremitäten nimmt mehr und mehr zu, indem die Hitze am Kopf nachlässt; die Röthe vom Gesicht, der Glanz der Augen, die Geschwulst des Kopfs, der hypertrophische Zustand dieses Körpertheils mindern und schwinden, sowie alle Erscheinungen, welche das so hoch gesteigerte Leben des Kopfs, insbesondere des Gehirns, andeuten. Patient wird oft sehr hungrig, es treten Sedes ein, der Urin wird sparsamer und mehr geröthet, die Haut beginnt mehr und mehr zu transpiriren, je entschiedener sich eine Gleichheit der Temperatur über alle Körpertheile erstreckt. Am merkwürdigsten ist die Art und Weise, wie sich das anomale Leben des Blutsystems wieder normalisirt; sowie die Pulse an den Extremitäten, namentlich die Radialis, wieder voller, kräftiger werden, nimmt das Uebergewicht an Kraft und Völle in der Carotis ab, so dass endlich beide Pulse wieder egalisiren, die Carotis dann nur in so weit prävalirt, als es normal ist. In dieser Zeit bemerkt man ferner, dass der Herzschlag an Kraft und Stärke abnimmt, man hört anfangs die Herzschläge nicht mehr in der Rückengegend, dann nicht mehr rechts vorne auf dem Thorax, dann nicht mehr an den Claviculis und also zuletzt nur links da, wo es normal ist.

In geistiger Beziehung wird Patient ruhiger, stiller, zuletzt so ruhig und stille, als normal ist; er seufzt zuweilen oft, klagt über ausgestandene Kopfschmerzen, fühlt sich wüst im Kopf, ist wie zerschlagen, müde, lahm und spricht zuweilen, ist der Ausgang glücklich, wieder ganz gescheit, doch laufen irre Ideen noch mit durch. Patient zeigt grosse Neigung zum Schlaf, nach tiefem und langem Schlaf erwacht er oft als neugeboren; stört man den Schlaf z. B. durch grobe

Behandlung oder reizende Arzneien, so reicht das hin, den Kranken rückfällig zu machen. — In solchen Fällen, wo das Stadium der Abnahme sehr langsam erfolgt, beginnt sogleich, war der Verlauf ein glücklicher, die Genesung; war der Zufall sehr heftig, erfolgte die Abnahme rasch, war im ersten Stadium der Unterleib afficirt, so sehen wir den Kranken noch ein Stadium,

4) das *Stadium melancholicum* durchmachen. In diesem Stadium ist der Kranke scheu vor Menschen, er sieht nur bekannte Personen gerne, er ist traurig, oft ängstlich und sieht nur Unglück. In den meisten Fällen will der geängstigte und traurige Kranke nichts von körperlichen Leiden wissen, er beklagt sein Elend der Vergangenheit und das in der Zukunft drohende Unglück oder endlich — Patient sagt gar nichts und lebt stumm und schweigsam hin, bis nach 8 Tagen, seltener erst innerhalb 3 Wochen das *Stadium melancholicum* ein Ende hat. Untersucht man den Kranken körperlich, so findet man das Arteriensystem oft in dem Maasse deprimirt, wie es zur Zeit der Acme exaltirt war; man findet oft kaum den Radialispuls, die Carotis findet man öfter noch weniger und indem das Arterienleben derartig niederliegt, entbehrt das Hirn sein natürliches Reizmittel, das Arterienblut, zusehr, als dass nicht daraus nothwendig ein solcher Zustand von Apathie müsste hervorgehn. — Die Haut ist trocken, der Blick matt, Zunge belegt, der Appetit und Durst fehlen, Sedes irregulär, Urin oft trübe, Ekel, Flatus und Ructus belästigen oft und nicht selten ist die Gegend des Magens empfindlich und ist sie auch das nicht gegen Druck, so haben wir nur den Kranken strenge zu beobachten und wir finden, dass seine Gefühle von Angst und Unruhe sich in jener Gegend, in der Gegend des grossen Unterleibsganglion concentriren. Nicht selten wird der gastrische Zustand bedeutend, die Schleimhaut im Magen und Darmkanal geräth in einen gereizten Zustand, sowie sich Häemorrhoidalleiden jetzt wieder einstellen, welche auf der Höhe der Krankheit oft total verschwunden waren. Schwinden diese kranken Zustände, mit oder ohne Kunsthülfe, schwindet mithin das *Stadium melancholicum*, so beginnt hier, wie dort früher, wo kein *Stadium melancholicum* eintrat,

5) das Stadium der Krisen, womit zugleich das der Reconvalescenz verbunden ist. Die Krisen sind äusserst mannigfaltig und verschieden: wir sehen Blutungen aus der Nase eintreten, sowie Häemorrhoidalblutungen, es treten Fieberzustände ein, in deren Folge der Blutdrang zum Kopf aufgehoben wird; wir sehen Entzündungen innerer Organe eintreten z. B. der Lungen, wo der oft so stark entzündlich gereizte Zustand der Hirnhäute mindert und sich selbst aufhebt; es treten allgemeine Schweisse ein, Blutgeschwüre, Abscesse an verschiedenen Körpertheilen haben einen kritischen Einfluss; Speichelfluss, oft höchst profuse Rotzabsonderung aus der Nase — treten ein, seltener sind ein Schleimhusten, häufiger sind Schleimdurchfälle, die, wie der Rotz, oft mit Blut untermengt und gefärbt sind. Häufig ist ein anhaltend vermehrter Urinabgang, sehr häufig bemerkt man anhaltend enorme Sedes, die als Durchfälle meist erschöpfen, und keine gute Krise abgeben. In einzelnen Fällen schien es, als ob einige Pollutionen sogar wohlthätig vom Kopf ableiteten. Hautausschläge zeigten sich nicht selten als wohlthätige Krisen, ebenso wie Erbrechen von Schleim und Galle. Das Dick- oder Fettwerden gehört zu den weniger günstigen Krisen, ein Kräftig- ein Festwerden, wo früher Schwäche und Schlaffheit da war, ist besser. Wechselfieber sind wohl selten kritisch, wie S. 94 zu lesen ist.

Je entschiedener der Zustand ein solcher war, wo das Gehirn sich unter arterieller Prävalens als primär ergriffen zeigte, je wichtiger sind die Krisen am Kopfe selbst, z. B. der Speichelfluss, Nasenrotz, Abscesse am Hals u. s. w.; jemehr der Unterleib in Mitleidenschaft gezogen war, je bedeutender das *Stadium melancholicum* sich aussprach, desto besser ist es, wenn auch kritische Erscheinungen durch die Bauchorgane vermittelt werden z. B. vermehrte Sedes, reichlicher Harn, Blutungen *ex ano* u. s. w.

Der Werth der Krisen spricht sich am Bestimmtesten und sichersten aus, wenn mit ihnen und bald nach ihrem Erscheinen, die Functionen sämmtlicher Organe sich normalisiren: die Circulation ist normal, der Herzschlag ist gesund, Patient blüht auf, erstarkt und schon sein Anblick zeigt, dass

Arterien und Venensystem in richtiger Relation stehn. Der Kopf wird stets freier, Patient erscheint geistig nach und nach wieder so, als er es in seinen gesunden Tagen gewesen ist. Wir bemerken keine organischen Uebelstände, welche den kaum beschwichtigten Aufruhr in den Organen und Systemen erneuern könnten und wir dürfen den Schluss ziehen, dass die Genesung gelungen ist; in dieser Zeit der Erstarkung, der Reconvalescenz bemerken wir, welche Einflüsse die verschiedensten Eindrücke auf den Genesenen ausüben, ist das Frühjahr, sind die Sommertage dem Ausbruch des Wahnsinns günstig, so sehen wir hier genau zu und bemerken vor Allem, ob das Blutleben normal bleibt; wir sind hier um so gespannter, wenn ein sehr kräftiges, sogar hypertrophisches Herz vorhanden ist, wir bemerken, wie Leidenschaften, kleine Unpässlichkeiten und alle jene vielen Zufälle influiren, denen der Mensch einmal ausgesetzt ist — wir halten die Reconvalescenz für eine gute, wenn die Relationen der Organe und Systeme normalisirt bleiben und vergewissern uns hierdurch, ob eine wirkliche Genesung statt fand oder nicht: die Genesung ist als eine gesicherte um so gewisser zu betrachten, je vollständiger das Leben und die Beziehungen der Organe und Systeme normalisirt erscheinen. —

Was die Dauer der einzelnen Stadien betrifft, so herrscht hier nichts Bestimmtes. Was den Zustand betrifft, wie wir ihn beim *Stadium prodromorum* bezeichneten, so kann er Wochen lang dauern, oft noch länger, ja nicht selten gelingt es, hier ein Steigern des Leidens zu verhindern, ist der Zustand des *Stadii incrementi* nur einigermassen kräftig ausgesprochen, so dauert derselbe selten über einige Tage hinaus, wo dann das Stadium des Ausbruchs der Krankheit eintritt, diese ihre Acme erreicht und diese Acme, die Tobsucht, die Manie oder Wuth kann nur höchstens einige Tage dauern, aber solche Anfälle repetiren und um so gewisser, je schlechter die moralische und ärztliche Behandlung des Kranken ist, während eine gute Praxis darnach strebt, den höchsten Entwickelungszustand der Krankheit so gelinde und so kurz dauernd, als nur möglich ist, zu machen. Das Stadium der Abnahme wird bei guter Behandlung 8 Tage bis höchstens 2 Wochen dauern, aber nicht selten wird dasselbe um noch einige Wochen verlängert, wenn ein *Stadium melancholicum* sich einfindet; das Stadium der Krisen und Reconvalescenz wird Wochen, oft Monate lang anhalten und der gewandte Arzt wird das Ende dieses Zeitraums, also die erfolgte Genesung erst dann aussprechen, wenn er sich überzeugt hat, dass das Leben und die Relationen der verschiedenen Organe und Systeme möglichst wieder *in integrum* restituirt sind. —

Verliefen diese Stadien möglichst gut, halfen Natur oder Kunst, ist die Integrität des Organismus in seinen wichtigsten Organen und Systemen erhalten, so ist also

1) Genesung erfolgt.

Allein, wir müssen bekennen, dass ein so glücklicher Ausgang nicht zu oft bis jetzt, unsere Bemühungen begünstigt hat und es ist nur zu oft der Fall, dass also

2) Genesung nicht erfolgt. Erfolgt keine Genesung, so nennen wir den Zustand, worin Patient sich jetzt für immer oder nur für längere Zeit befindet im Allgemeinen, Blödsinn, indem wir unter Blödsinn denjenigen Zustand verstehn, wo in Folge organischer Anomalien, die organische Function des Hirnorgans und in deren Folge der geistige Ausdruck — sich anomal darstellen. Sind die organischen Hindernisse, welche das organische und geistige Leben des Gehirns beeinträchtigen, nur leichter Art, also heilbar, so ist

a) der Blödsinn auch heilbar; sind die Hindernisse dagegen so tief und so fest organisch begründet, dass Natur und Kunst sie nicht zu heilen vermögen, so ist

b) der Blödsinn nicht heilbar; je öfter ein Mensch von Wahnsinnsanfällen heimgesucht wird, je heftiger diese sind und je unpassender die ärztliche Behandlung ist, desto schwächer wird die Hoffnung auf Genesung. —

Die Grade des Blödsinns sind verschieden nach dem Grade der Unwandlung, welche der Schädel, die Hirnhäute und das gesammte Hirnorgan erfahren und ich bemerke ausdrücklich ein für allemal, dass ich weder in meinen früheren Schriften und einzelnen Abhandlungen, noch hier, wenn von Blödsinn die Rede ist, die Absicht gehabt habe noch haben kann, vom primären, angeborenen Blödsinn, wie bei den Cretins, zu sprechen, denn hier weilt eine anomale Entwicklung des Schädels, des ganzen Kopfs und also der Gehirnszustände, welche ausser den Grenzen aller Kunst liegen und folglich kann ich mich hier mit ihnen nicht befassen, ich kann hier nur handeln vom secundären Blödsinn, der in Folge mehr oder weniger acuter Zustände von Verrücktheit eintritt, also mehr oder weniger als Object einer ärztlichen Behandlung noch da steht. —

Die Zustände anomaler Art, welche eine normale organische und geistige Function des Gehirns verhindern und mithin einen höheren und niederen Grad von geistiger Depravation bedingen, sind sehr verschieden. Ist der Wahnsinnsanfall nach allen Stadien verlaufen, ist keine vollständige geistige und leibliche Genesung erfolgt, so können wir den jetzt folgenden Zustand im Allgemeinen nur als einen Blödsinns-Zustand bezeichnen und wir werden, ohne eben der Classificationen zu bedürfen, die Stärke und Schwäche dieses Blödsinnszustandes in dem einzelnen Falle, nach Anschauung schon zu bezeichnen wissen. Das Verhalten der Kranken ist sehr verschieden: Erziehung, obsolete Ideen — Cap. 3. c. —, das Temperament und der Grad der organischen Anomalien bedingen hier einen mächtigen Unterschied und so sehen wir Verschiedenes z. B.:

1) Einer ist total blödsinnig, indem die inneren Theile des Schädels und dieser selbst, gar zu bedeutend verletzt sind.

2) Wir finden, dass die organischen Anomalien minder bedeutend sind, aber der Mensch war nie erzogen, nie gebildet worden, er war dumm und mithin erscheint er jetzt um so blödsinniger; wir erkennen hier den Werth der Bildung.—

3) In einzelnen Fällen ist der Zustand gelinde, es ist mehr eine Schwäche, eine Lähmung des Geistigen da, als Stumpfheit; hier ist oft das Hirn erweicht und leicht folgt, unter nur gelinden Recidiven, der höchste Grad von Blödsinn.

4) Der Grad von Blödsinn ist ziemlich bedeutend, der Mensch, früher oft geneigt, sich komisch oder gecklich zu benehmen, erscheint nun fade, lächerlich, läppisch — er macht sich, da er gerne Unsinn treibt, lächerlich und man bezeichnet ihn als Narren, man nennt seinen Zustand Narrheit oder *Moria,* ein Zustand, den man höchst falsch als einen generischen bezeichnet hat, was er nie war.

5) Der Grad von Blödsinn ist ziemlich bedeutend, der

Kranke zeigt eine lebhafte Erinnerung für Eindrücke, welche einst heftig auf ihn einwirkten, oft seine Krankheit bewirken halfen, und indem er nur diese Sachen noch ausspricht haben wir Blödsinn mit sogenannten fixen Ideen. Was diese fixen Ideen betrifft, so ist mit ihnen nur zu oft Missbrauch getrieben, und ich habe, eben des Missbrauchs wegen, den Ausdruck „fixe Ideen" S. 177 verworfen und dafür die Ausdrücke Wahnsinns-, Melancholie-, Blödsinns-Ideen in Vorschlag gebracht, was oben von S. 177 bis 181 weiter exponirt ist, u. s. w. —

Wenn ein Anfall von primärer Hirnaffection unter arterieller Prävalens seinen Kreislauf vollendet hat, wenn keine totale Genesung erfolgt, sondern ein Ausgang in Blödsinn statt findet, so beruht diese unglückliche Krise darauf, dass das Gehirn, seine Häute, seine Gefässe und selbst die Knochenparthie des Schädels, mehr oder weniger verletzt aus dem oft so schweren, so langwierigen und heftigem Kampfe hervorgingen. Und ist das wohl zu wundern? — gewiss nicht, wenn man nur zusieht, denn das nur zu oft so hoch und intensiv gesteigerte Leben des gesammten Kopforgans in den acuten Perioden der Krankheit, lässt uns vielmehr bewundern, dass die höhern Blödsinnsformen nicht noch öfter eintreten, als es wirklich der Fall ist, und wenn hier allerdings die Kunst ein Grosses vermag, so haben wir auch die Hülfsmittel zu bewundern, zu achten und zu unterstützen, welche die Natur so reichlich anwendet, das edelste der Organe, das Gehirn, zu schützen: die critischen Bemühungen der Natur, das Gehirn in Krankheiten zu schützen, sind ohngleich zahlreicher und mächtiger, als dies bei irgend einem anderen Organ der Fall ist — nächst dem Gehirn, scheint hier die Lunge am meisten begünstigt zu seyn.

Es würde nützlich seyn, wenn wir es vermöchten, die organischen Anomalien im Schädel, welche die organische und geistige Function des Hirnorgans mehr oder minder hindern und somit höhere oder niedrigere Grade von Blödsinn zu Wege bringen; wenn wir, meine ich, im Stande wären, diese Hindernisse so zu bezeichnen, dass wir danach die Grade des

Blödsinns bezeichnen könnten, aber dass ist nicht thunlich und so müssen wir diese organischen Hindernisse vorerst nur im Allgemeinen bezeichnen. Ich habe diesen Gegenstand bereits öfter discutirt, und ich deute deshalb auf S. V. No. 8. 10. 11. 29. 30 u. s. w.

Wir wollen auf die folgenden organischen Anomalien im Innern des Schädels aufmerksam machen und die, welche den Schädel selbst betreffen:

Man findet die Schädel an verschiedenen Stellen, oft im Allgemeinen verdickt, die Suturen sind verwachsen und es ist natürlich, dass auf solche Weise der innere Raum des Schädels beengt wird, was die Freiheit der organischen Hirnbewegungen beeinträchtigt. Diese Zunahme der Knochensubstanz am Schädel ist zuweilen mit einer Verknöcherung der Hirnarterien verbunden und wir vermuthen solche Zustände, wenn bei anhaltendem und kräftigem Blutdrang zum Kopfe, gar lange und anhaltend eine gesteigerte Vegetation des Kopfs vorhanden war, die sich äusserlich nicht selten durch einen hypertrophischen Zustand dieses Körpertheils aussprach. Wir wissen, dass 3 berühmte Männer, Byron, Monge und Fourcroy an Schädelverdickungen, Verlust der Diploe, Verwachsung der Suturen und Verknöcherung der Arterien, mehr oder weniger litten, wobei mehr oder weniger Melancholie mit Lebensüberdruss statt fand — S. V. No. 30. — Unbedingt würden jene 3 bei längerem Leben in einen Zustand von Blödsinn versunken seyn. Verengerungen des Schädels erfolgen ferner da, wo ein Knochenstück aus demselben entfernt ist und nun sinkt das Gewölbe zusammen; wenn eine Kugel in der Substanz des Knochens weilt, wenn Auswüchse auf der innern Tafel eintreten, wenn Geschwülste sich auf den Häuten bilden und hier sind dann Ursachen welche das Hirn drücken, seine Bewegungen hemmen und verschiedene Stufen von Blödsinn bilden, wobei zu merken ist, dass solche Nachtheile vorzugsweise gross sind, indem sie das grosse Gehirn treffen. Sinkt nach lange dagewesenen Congestionen und anhaltendem Turgor und Expansion des Hirns über das Normale, endlich das Gehirn erschlafft zusammen, so sinkt auch hier das Schädelgewölbe zusammen, indem ob Mangel an Blutdrang, dessen Ernährung abnimmt und so kommt es, dass geistreiche Menschen im Alter oft so stumpf werden, denn der zu enge Schädel hemmt die organische Function des Hirnorgans; so sehen wir da den Schädel flach, eingefallen und enge werden, wo das Hirn seit Jahren in blödsinniger Inactivität daniederlag und wir bemerken hier, dass der Blutdrang zum Kopf sparsam, abnorm geringe wurde, wir fühlen die Carotis oft kaum noch und finden die Radialis überwiegend.

Verlebt ein Mensch gar lange Zeit unter Aufregungen, welche meist im ersten und zweiten Stadium verbleiben und sich nicht bis zur Acme steigern, so versinkt auch er in einen gewissen Grad von Blödsinn. Stirbt er, während diese arterielle Prävalens noch fortdauert, war das Leben im Schädel stets noch kräftig geblieben, so finden wir den Schädel oft absorbirt; zu dünn und nicht selten stellenweise äusserst dünne, wo bedeutend geschwollene pacchionische Körper auf der *Dura mater*, durch Druck und Anstossen an die Schädelfläche die grössere Absorption an den dünneren Stellen befördert haben und es ist sicher, dass wenn Patient wäre alt geworden, so würde, indem endlich das Hirn erlahmte, der Schädel später eingesunken, fest und zu verdickt erschienen seyn: der ganze Verlauf der Krankheit, wenn wir selbst den Kranken beobachtet haben, wird uns im Leben der Kranken meist am besten leiten, solche schwierig zu diagnosticirende Zustände, wie ich sie hier schilderte, auch im Leben nicht verkennen oder doch nicht zu geringe anschlagen zu können.—

Haben wir die wichtigsten Uebelstände beachtet, welche den Schädel betreffen, so sehen wir jetzt, welche Zustände in der *Dura mater* sich vorfinden, und, indem sie die organische Hirnfunction hindern, das geistige Leben herabsetzen — S. 68 und folgende.

Die *Dura mater* ist mit dem Schädel verwachsen, sie ist mit der *Arachnoidea* gleichfalls verwachsen und diese wieder mit der *Pia mater*, meist das nur stellenweise, aber es reicht hin, die Hirnpulse zu hemmen und zu beschränken. — Wir finden die pacchionischen Körper oft zahlreich, sehr verdickt und Druck auf das Cerebrum ausüben; die *Dura mater* und *Arachnoidea* sind stellenweise verdickt, auf der *Dura mater* finden wir im Verlauf des *Sinus longitudinalis* die bedeutendsten Granulationen und Ausschwitzungen; in den Sinus sind die polypösen Gerinsel nicht selten, deren Ausdehnung dem Hirnpulse hemmend entgegentritt und entstehen sie in den letzten Perioden des Lebens, so fördern sie den Tod, weil sie die Hirnpulse desto rascher hemmen. In den Leichen von Blödsinnigen, wo die arterielle Aufregung noch fortdauerte, ist die Rindensubstanz, wie es scheint sparsam und bei alten Blödsinnigen meist reichlicher vorhanden. Bei alten Blödsinnigen finden wir oft wenig tiefe oder verwachsene Gyren des grossen Gehirns; eine allgemeine Weichheit der Marksubstanz ist nicht so oft da, als eine Erweichung in den Centraltheilen, aber solche Zustände findet man meist nur, wenn Patient noch oft an Aufregungen litt, die Arteriellität mehr oder minder noch vorherrschte und der Fall nicht alt ist; zähe, hart, mehr von käseartiger Consistenz ist das Gehirn in alten Blödsinnsfällen. Wir finden Erweiterungen der Lateralventrikel, Verdickungen der serösen Haut in den Hirnhöhlen; Wasser in diesen Höhlen, was indess meist nach dem Tode ausschwitzt, unbedingt aber auch im Leben oft ein Hinderniss der organischen und intellectuellen Hirnfunction abgiebt. Untersuchen wir die Gehirne von Personen, welche früher an Wahnsinn litten, recht genau, so finden wir immer solche Entartungen, welche uns beweisen, dass hier keine richtige Function des Gehirns mehr statt finden konnte. In Fällen, wo sich der blödsinnige Zustand bessert, das geistige Leben mehr erwacht, da hat die Natur manche der früher vorhandenen Entartungen leichterer Art wieder entfernt und vielleicht möchte dies am meisten mit den früher erweiterten Gefässen im Hirn der Fall seyn, die sich in den Leichen alter Blödsinniger auch oft contrahirt finden, während das Gehirn zähe ist. Je tiefer und anhaltender die organische und geistige Function des Gehirns daniederlag, je geringer war der *Influxus vitalis* vom Hirn aus, durch die Nerven, auf den übrigen Körper — S. V. 10. — Untersuchen wir nun, ausser dem Gehirn, die übrigen Organe, so finden wir die mannigfaltigsten Entartungen hier obwalten, was wir nicht weiter zu wiederholen haben.

Ein Geisteskranker der ersten Form, ein Wahnsinniger, erscheint uns geistig und leiblich also verschieden, nach den Stadien, in welchen wir unsere Beobachtungen anstellen und ist der Kreislauf der Krankheit vollbracht, erfolgte keine Genesung, so erscheint uns Patient verschieden, je nach der mindern und grössern Stärke, welche der Blödsinn zeigt, während Temperament, Bildung, Erziehung, Stand und einstige Lebensweise eine oft grosse Differenz in dem leiblichen und geistigen Verhalten zu Wege bringen — Umstände, welche indess keine Data zu einer Classification solcher Zustände geben und wer sie benutzt, der kann blos verwirren, nie belehren: thut es Noth, d. h. ist es schwierig, den Zustand eines Kranken mit Bestimmtheit unter eine der Hauptrubriken zu bringen, so nennen wir Patienten lieber allgemein: „verrückt", und beschreiben dann den Zustand, wo wir die speciellen und nur verwirrenden einzelnen Namensbezeichnungen mit Nutzen entbehren, wie ich das S. V. No. 9 deutlich glaube nachgewiesen zu haben und deshalb hier nicht erneut ausspreche.

Cap. 8.

Bemerkungen über die Stadien des Wahnsinns: dem *Stadium prodromorum*, *incrementi*, der *Acme*, *Stadium decrementi*, *melancholicum*; über Krisen, Reconvalescenz, Genesung; das leichte Durcheinanderfallen der Stadien, Recidive. Die Prognose.

Man könnte mir einwerfen, und nicht ohne den Anschein der Wahrheit, dass ich die Stadien der ersten Form in einer Weise hier darstellte, wie man sie in Natura nicht beobachtet. Ich antworte hierauf, dass derjenige, welcher nicht Hunderte von Geisteskranken täglich und jahrelang beobachtet, an wenigen Kranken eine solche Regelmässigkeit der Stadien schwieriger bemerken wird und es gelingt uns nur, solche Resultate zu abstrahiren, wenn uns eine reiche Fülle der Beobachtung gewährt ist. Wo man die Kranken mit Arzneien füttert und überschüttet, wo man sie hart behandelt, ihnen lieblos begegnet, und sie maschinirt, da verwischen sich die Stadien und mir ist es nur da gelungen, den bestimmten Unterschied von Stadien zu finden, wo keine Störung statt fand und wo dann auch, was natürlich ist, die Heilung desto sicherer erfolgte: ich sehe noch oft einen Mann, der den 50ger Jahren nahe steht und der von einem Wahnsinnsanfall in seinen Jugendjahren, welcher sich oft repetirte, so vollständig genesen ist, dass seine Gesundheit als eine durchaus gute noch jetzt in einer Zeit dasteht, wo bei den Meisten schon die Zeit eintritt, welche Salomo als die Jahre bezeichnet, von denen der Mensch sagt: sie gefallen mir nicht.

Wir wollen die Ursachen, weshalb die Stadien des Wahnsinns leicht so undeutlich werden, in der folgenden Darstellung zu entwickeln suchen: Was das *Stadium prodromorum* betrifft, so wird es um so leichter nicht hinreichend beachtet, wenn dasselbe in einem Subjecte zum erstenmal erscheint; man beachtet die Erscheinungen eines exaltirten Zustandes nicht sehr, weil man bei dem arteriellen, sanguinischen Menschen, eine bedeutende Lebhaftigkeit gewohnt ist und diese als das Resultat einer sehr blühenden Gesundheit betrachtet: eine kräftige Athmung durch die Lungen, eine gesunde, weisse, lebhaft thätige Haut; eine treffliche Verdauung und kurz, der Mangel an Zuständen, die Krankhaftes augenfällig drohen, lassen es übersehen, wie hier bereits das Leben des Arterien- und des unter dessen Einfluss so sehr stehenden Nervensystems, krankhaft gesteigert sind. Neigt die Constitution des Individuums, was oft das Resultat climatischer Einflüsse ist, zu Unterleibsleiden, entwickeln sich solche, erscheint ein melancholischer Zustand, so wird derselbe als Vorbote der drohenden Krankheit auch nur zu oft verkannt, namentlich im ersten Auftreten des Uebels und wir müssen eingestehn, dass auch in der Steigerung des Zustandes, in der Exaltation, der Zustand noch leicht zu verkennen ist, denn Patient klagt nicht, er hält sich für gesünder als je und da er nicht verwirrt ist, blos äusserst lebhaft; indem er die Macht der Selbstbeherrschung noch behielt, so weiss er sich zu mässigen, sobald er es merkt, dass sein Benehmen auffällt. Litt Patient schon frühere Anfälle, so wird sein Zustand seltener verkannt werden; weiss man, dass in seiner Familie die Geisteskrankheiten erblich sind, so macht auch das aufmerksamer, aber wohl bleibt es am sichersten, wenn wir den körperlichen Zustand auf den leisesten Verdacht hin, untersuchen, wo wir die beste Sicherheit finden, doch aber auch keine vollständige. Wir finden keine vollständige Auskunft oft, denn: der Zustand des Kranken beharrt lange Zeit in der bezeichneten Höhe der Exaltation, das Uebel steigt nicht höher, es fehlt oft eines oder das andere der angegebenen diagnostischen Merkmale, während ein ärztliches Einschreiten guter Art, ein Steigern der Krankheit verhütet und eine unpassende Behandlung den Zustand nicht selten rasch auf die höchste Stufe treibt. Climatische Einflüsse und Schädlichkeiten aller Art z. B.: Genuss von Spirituosis, Erkältungen, Verdruss, Schrecken, Aerger u. s. w. steigern oft die Erscheinungen plötzlich bis zur Tobsucht, der *Acme morbi* und wir bemerken überhaupt, dass wohl in keiner anderen Krankheit mehr, als in dieser, ein Durcheinanderfallen der Erscheinungen so leicht statt findet und den regelmässigen Lauf der Krankheit stört. Befindet sich Patient im *Stadium incrementi*, so vermögen oft die leichtesten Umstände es, den Ausbruch des dritten Stadiums zu beschleunigen, aber auch hier ist es oft der Fall, dass weiter keine Steigerung erfolgt — ja, es ist Sache einer rationellen Arzneikunde, das dritte Stadium zu moderiren d. h. durch ärztliche Hülfe zu bewirken, dass die *Acme morbi* nie zu heftig sey und lange anhalte, weil eine Zerrüttung des Organismus mit Uebergang in den Blödsinn da um so sicherer ist, wo die Manie oder das *Delirium furiosum* heftig und anhaltend statt fand.

Wenn ich bemerkte, dass die Pulse, namentlich in der Carotis, durch die Grösse, Kraft und Ausdehnung der einzelnen Wellen sich auszeichnen, während die Zahl in der Minute, selten über 70 oder 80 steigt, so finden wir allerdings auch Pulse bis zu 100, aber dies ist seltener in diesen

Zeiträumen der Fall, eher in den spätern, wo sich Leidenszustände verschiedenster Art z. B.: organische Entartungen, chronisches Daniederliegen des Hautlebens, Cachexien u. s. w. einfinden, und einen nachtheiligen Einfluss auf den Puls ausüben. Es ist nicht selten, dass sich bei Verrückten eine sehr bedeutende Neigung zur Blutbereitung einfindet, was auf eine vermehrte Zunahme der Pulse Einfluss haben kann, während wir hier noch an den Umstand erinnern wollen, wie wir zur richtigen Beurtheilung der Pulse in der Radialis, besonders aber in der Carotis, stets beide Pulse untersuchen müssen, indem nicht selten eine Ungleichheit der Dimensionen da ist, welche man kennen muss, weil die Beurtheilung des Pulses nach der Grösse oder Kleinheit der einzelnen Blutwelle so wichtig ist: die Grösse und Stärke der Hirnpulse, steht mit der Grösse und Stärke der Carotispulse im Gleichgewicht — S. V. No. 10 bes. B. 2 der Beiträge. Eine Ungleichheit in den Dimensionen der Carotiden ist, wie es scheint, auch in jenen Fällen von Blödsinn, bei denen ein närrisches Betragen weilt, bei *Moria*, von Wichtigkeit — S. V. No. 22. lit. g. — und lit. a. — Was nun das Stadium des Ausbruchs der Krankheit betrifft, wo dieselbe ihre Acme erreicht, also Tobsucht oder Manie erfolgt; so ist dasselbe nie von Dauer und in wenigen Tagen, oft in Stunden beendigt; eine gute ärztliche Behandlung muss jedenfalls diese Periode abkürzen, allein, weil die Anfälle so leicht und gerne durch verschiedene oft unbedeutende Ursachen z. B. Zorn, Schrecken u. s. w., aber auch durch climatische Einflüsse u. s. w. erneuert werden, so gilt es hier, Gutes zu leisten, damit das 4. Stadium oder das der Abnahme desto rascher sich einstelle. Ist Patient im 4. Stadium und wird er unrichtig ärztlich behandelt, begegnet man ihm roh, hält man nachtheilige Einflüsse nicht ab, so ist nichts sicherer als ein Recidiv, wobei man sich glücklich zu schätzen hat, wenn sich die Erscheinungen nur so gestalten, wie sie im ersten und zweiten Stadium bezeichnet sind, aber nicht selten sinkt Patient in das 3. Stadium zurück und tobt dann von Neuem. Folgt auf das Stadium der Abnahme, ein *Stadium melancholicum*, was nicht immer der Fall ist, so werden auch hier durch Einflüsse aller Art und namentlich durch eine schlechte ärztliche und moralische Behandlung, die Kranken nicht selten in die früheren misslichen Zustände zurückgeworfen; ja, im Stadium der Krisen und beginnenden Reconvalescenz erfolgen unter ungünstigen Einflüssen der genannten Art, solche Rückfälle und ich habe es gesehen, dass, indem Menstrual- und Hämorrhoidal-Blutflüsse stockten oder Salivationen und Rotzaussonderungen ein Ende nahmen z. B. durch Erkältungen u. s. w. plötzlich sich heftige Anfälle von Tobsuchten einstellten, die *Acme morbi* wieder eintrat. —

Und ist es nun wohl zu wundern, wenn man in einer Krankheit, wo die einzelnen Zeiträume so leicht sich vermischen, diese oft übersehen hat? — ja, nicht selten, diese Stadien als „nicht existirend,“ nicht erwähnte? — und endlich ist es nicht zu wundern, wenn unter solchen Verhältnissen das Blutsystem des Gehirns sich so total anomalisirt, Hirnhäute und Hirn selbst entarten und nun fortan das Gehirn seine normale organische Function verliert, hiemit den normalen geistigen Ausdruck, und der Uebergang in Blödsinn so häufig ist. Was nun den Ausgang in Genesung oder in den Blödsinn betrifft, so haben wir noch das Folgende zu bemerken:

Der Zustand der Reconvalescenz dauert so lange, als noch Zeichen von kritischen Bemühungen der Natur vorhanden sind, in deren Folge das Leben der Organe und die Relationen der Organe und Systeme, wieder *in intregrum* sich restituiren und wenn hier, wie gesagt, durch nachtheilige Einflüsse leicht Rückfälle erfolgen, so bedarf der Genesene immer noch aller Obhut und Beachtung, besonders, wenn er schwach und reitzbar erscheint. Zeigt der in der Genesung befindliche Mensch, sich auch nur leise und gelinde geistig abgestumpft, ist mithin ein gewisser Grad von Blödsinn zurückgeblieben, so ist eine liebevolle Behandlung um so nöthiger, die, mit einer guten ärztlichen verbunden, der Natur alle Zeit lässt zum heilen und wir sehen dann Kranke sich erholen, wo wir Anfangs wenig gehofft haben. — Wie bedeutend und wie unbedeutend der Grad von Blödsinn, welcher der Krankheit folgte, nun auch seyn mag, so ist es strenge nöthig, dass wir im Frühjahr und Sommer, wo die Natur erwacht und Hitze mit electrischer Spannung der Atmosphäre eintritt, strenge Acht haben, dass nicht hierdurch und durch andere schädliche Einflüsse aller Art z. B. körperliche Arbeit im Uebermaass, Strenge, Maschiniren — S. V. Nr. 29 — neue arterielle Aufregungen eintreten und das Hirn tiefer verletzen, was sie desto rascher thun, je leidender das Hirn schon ist und verhüten wir solche Aufregungen nicht, so ist es um die Möglichkeit der Heilung oder auch nur Milderung eines blödsinnigen Zustandes total geschehen; die Narrheiten, die sonderbaren Ideen, die Albernheiten nehmen zu und indem das unter erneuten, oft nur gelinden, arteriellen Aufregungen mehr erweichte Hirn endlich in einen zu zähen und gar zu consistenten Zustand übergeht, das Arterienleben tief erlahmt, wird die geistige Apathie natürlich vollständig. Der also vollständig blödsinnig gewordene Mensch, kaum mehr geistig lebend, vegetirt mit dem Schein der Gesundheit so lange, als von Hirn und Nerven aus die Reproduction erhalten wird, aber endlich, indem der Vital-Einfluss auf die Organe tiefer sinkt, entarten die Organe — Cachexien treten ein und Schwind- und Wassersuchten beendigen dann meist eine so unglückliche Existenz, — deren Eintritt man oft hätte verhüten können. Ueber Recidive nach längeren, in Gesundheit verlebten Zwischenräumen sprechen wir weiter im 12. Capitel. Hier noch das Folgende in Rücksicht der Prognose bei Wahnsinnszuständen.

Die Prognose ist eine dreifache, die erste in Rücksicht einer drohenden Krankheit, die zweite in Rücksicht des Ausgangs und die dritte in Rücksicht der Sicherheit der Genesung. — Wir vermuthen einen Anfall von Wahnsinn, wenn Erblichkeit stattfindet, wenn ein Anfall von Wahnsinn bereits vorhanden war und wenn sich überhaupt Erscheinungen einstellen, wie sie im *Stadium prodromorum* und *incrementi* verzeichnet sind. Haben heftige Eindrücke z. B. Zorn, Schrecken stattgefunden; waren nachtheilige psychische Einflüsse z. B. Verdruss, lange Zeit thätig einwirkend gewesen; ist der Mensch in dem günstigen Lebensalter, besonders zwischen 20 und 30 bis 40 Jahren; treten seine geistige Exaltation und die mit ihr verbundenen körperlichen Missstände im Frühjahr oder im Sommer ein, so haben wir, je nach der

Mehrzahl der drohenden Momente einen Anfall von Wahnsinn zu befürchten.

Was die Prognose in Rücksicht des guten oder übeln Ausgangs der Krankheit betrifft, so stellen wir im Allgemeinen eine gute, wenn der Anfall der erste ist oder bei einer Repetition nach einem längeren Zwischenraum voll guter Gesundheit; wenn keine auffallend grosse Disposition in der Familie erblich ist; es ist werthvoll, wenn Patient unter 30 Jahren zählt und wenn wir keine organischen Uebelstände wahrnehmen, welche die Krise in Blödsinn fördern z. B. zu kräftiges Herz, sehr reizbares Blutsystem, wo dann um so leichter Organisationsfehler im Gehirn sich einfinden. Die Prognose ist um so übler, jemehr erbliche Anlage da ist, je öfter, je heftiger und anhaltender Patient recidivirte, je älter er ist und wir haben die Prognose dann am mindesten gut zu stellen, wenn Dauer, Heftigkeit, Recidive und vorliegende Erscheinungen uns sagen, dass das Gehirn und seine umgebenden Theile sehr gelitten haben. Ist in dem Innern des Schädels die Zahl der Desorganisationen, welche die normale Function hindern, bereits so bedeutend, dass die Reproduction sinkt und Cachexien eintreten, so muss alle Hoffnung fortfallen, und hier sehen wir höchstens noch, dass in den letzten Momenten des Lebens das geistige Leben noch einmal erwacht, indem bei einer allgemeinen Auflösung der Säfte z. B. sich alte Ergiessungen im Hirn ausleeren und nun für kurze Zeit die normale Function des Gehirns noch einmal zurückkehrt.

Die Vorhersagung über die Dauer einer erfolgten Genesung und deren Sicherheit ist schwierig; ja, ich möchte sagen, in soweit nicht möglich, als jede Krankheit, so auch der Wahnsinn, repetiren kann und es liegt nicht in der Sphäre des Arztes, hier Einflüsse und Umstände zu beherrschen, die ausser dem Bereiche seiner Macht liegen, wie das meine Darstellungen Cap. 3. sub a. b. c. wohl unbedingt bewiesen haben. In Rücksicht der Frage, ob eine erfolgte Genesung des Wahnsinns von Dauer ist oder nicht, weiss ich nur die folgenden Kriterien zu geben: Die Zeitbestimmung ist nichts werth, denn wird der Genesene ein Jahr verschont, so kann er in dem folgenden recidiviren, weil sich gerade in diesem climatische und körperliche Zustände einigen und den Rückfall gebieten, was im vorigen Jahre nicht der Fall war. Zeitbestimmung hat nur Werth in Rücksicht des steigenden Lebens — je älter der Mensch wird, je weniger wird er verrückt — S. V. Nr. 14 — ferner Nr. 10 u. s. w. Ist ein Anfall von Wahnsinn glücklich vorübergegangen, ist Patient genesen, so untersuchen wir, ob der Zustand des Gehirns nach seinen verschiedenen Theilen unverletzt aus dem Kampfe hervorging. Wir sind hiervon überzeugt, wenn die Krankheit möglichst regelmässig verlief, wenn dieselbe in der Acme nicht zu heftig wurde, nicht oft oder nur gelinde repetirte; wenn wir finden, dass sich überhaupt keine bedeutenden organischen Anomalien irgendwo einfanden oder, waren sie früher da, nicht sehr verschlimmert haben; wir haben, indem wir den Kranken behandelten, die *Causae remotae* kennen gelernt, deren Concurrenz das Hirnleiden hervorrief. Es gilt zu untersuchen, ob, wann und unter welchen Umständen eine Erneuerung dieser Zufälle möglich ist und nun müssen wir solchen Umständen möglichst zu begegnen suchen; Frühjahrszeit, Sommerzeit, leicht sich erneuernde Plethora, leicht sich erneuernder Hämorrhoidalzustand, Unterleibserkältungen, gastrische Zustände und welche Zustände es sonst sind, die das arterielle Leben aufregen, die Circulation abnorm machen, Congestionen zum Kopf bewirken und das Gehirn reizen und aufregen, es muss sogleich gesorgt werden, dass solche Verhältnisse keinen schädlichen Einfluss gewinnen und die Cur ist und bleibt gesichert. Waren einst Missbrauch von spirituösen Getränken, Schwangerschaften und Wochenbette, Unterdrückung von Menses, Lochien und Hämorrhoidalblutungen — die Ursachen, welche einen Wahnsinnsanfall hervorriefen, so müssen solche veranlassende Ursachen möglichst verhütet, vermieden werden und ist das nicht möglich, so kann man mindestens nicht sagen, dass der Arzt unsicher geheilt habe; der Arzt kann hier meist nur rathen und wer diesen Rath nicht achtet, der ist für die misslichen Folgen sich selbst verantwortlich.

Solche Personen, deren zu erregbare Blut- und Nerven-Systeme leicht in Aufruhr gerathen, müssen die solideste Lebensweise führen; bei Personen, wo das arterielle Leben so sehr vorherrscht, wo die Lungen- und Hautathmungen so lebhaft sind, da sind namentlich geistige und leibliche Anstrengungen von nur einiger Bedeutung selten vortheilhaft und ihnen ist der Aufenthalt in flachen, niedrigen Ländern, die einst Fluss- oder Seegebiet waren, ebenso anzurathen, wie man Melancholiker in Hochebenen, auf Bergen wohnen lässt; aber freilich, es wird hier Wohlhabenheit erfordert und so ist es nicht zu leugnen, dass der arme, nothleidende Mensch in solchen Fällen übel berathen ist. Wirken keine *Causae remotissimae* mehr ein, sind die *Causae remotae* entfernt, ist somit die *Causa proxima* gehoben, dann ist Patient natürlich geheilt; wir haben in der Regel, wenn Patient in einer Anstalt geheilt ist, denselben noch ein Frühjahr und einen Sommer in oder ausser der Anstalt — S. V. 29 — selbst zu beachten, oder unter die Aufsicht von Aerzten in der Umgegend zu stellen, wo er dann im folgenden Herbst zu entlassen ist.

Werden von Seiten der Kranken und ihrer Aerzte jene entferntesten und entfernten Ursachen, die einst den Anfall hervorriefen, möglichst beachtet, unschädlich gemacht, so ist Patient gesichert; ja, ist es der Fall, dass bei der strengsten Aufsicht auch gelindere Anfälle sich repetiren, so ist das nicht so schlimm, wenn ein reelles ärztliches Einschreiten nur den organischen Zerrüttungen im Gehirn vorbeugt und lavirt man auf solche Weise gleichsam mit dem Leidenden dahin, so helfen die steigenden Jahre, mit den 40ger, oft erst nach den 50ger Jahren, die Genesung mehr vollenden; wie das Alter naht, sinkt das Arterienleben zurück, die Respiration mindert, die Haut wird unthätiger, das Bauchleben wird vorherrschend über das Brustleben, die Venosität wird prävalirend, und indem sich auf solche Weise die Constitution ändert, schwindet selbst jede Disposition zum Wahnsinn.

Cap. 9.

Bild der Melancholie, von der ersten Stufe bis zur Höhe; Uebergang in Wahnsinn; Darstellung der gemischten Zustände von Wahnsinn und Melancholie.

Die Geisteskrankheiten, psychischen Krankheiten oder die Verrücktheit sind, es zu wiederholen ein Zustand, eine Krankheit, welche ihrem Wesen nach in einer Störung der normalen organischen Hirnfunction beruht und in Folge der abnorm gewordenen organischen Hirnfunction ist auch das geistige Leben nicht mehr normal, es wurde alienirt, der Mensch ist verrückt und die grössern oder geringern Grade der Verrücktheit correspondiren mit dem Grade oder der Stärke der stattfindenden Ursachen, welche die Hirnpulse behindern und alieniren; die ärgsten Zerstörungen des Gehirns stören das Seelenleben nicht, wenn sie nur die Hirnpulsationen nicht beeinträchtigen; diese werden gestört durch oft scheinbar unbedeutende Ursachen z. B. Verwachsungen der Hirnhäute u. s. w. — Diese Störung der normalen organischen Hirnfunction erfolgt in zwei Richtungen, direct und indirect, oder primär und secundär; dort ist Wahnsinn — Cap. 8. S. 212 — und hier weilt Melancholie. In der ersten Form, dem Wahnsinn, wo das arterielle Leben legitim vorherrscht, influirt das Arterienblut direct, kräftig und mehr oder minder mächtig auf das Gehirn; die Einwirkung erfolgt kräftig durch Qualität oder Kraft, und durch Quantität oder Menge des Arterienbluts, das Gehirn wird gereizt, in unregelmässige und selbst turbulente Actionen versetzt. Die Gedanken jagen, verlieren den Zusammenhang, verwirren sich, Patient delirirt, phantasirt, tobt, ist wild, toll — Manie, Furor oder Tobsucht ist vorhanden. —

In der zweiten Form, der Melancholie, der wir dieses Capitel widmen, da liegt das arterielle Leben mehr oder minder nieder, je nach dem grössern oder mindern Grad der Melancholie, während die Venosität nach Maassgabe vorherrscht, und ihren deprimirenden Einfluss auf die Nerven, namentlich aber auf das Gehirn ausübt, und welches um so tiefer in seiner Function, in der organischen und intellectuellen herabgesetzt wird, jemehr es des belebenden Einflusses des rothen, oxydirten Blutes entbehrt. — Und jemehr die Vitalität des Gehirns sich mindert, je höher und stärker erwacht und lebt die Vitalität der Bauch-Nerven und Ganglien, und indem hier die Gefühle, Empfindungen, die Sensationen lebhaft und lebhafter werden, sinkt das Hirnleben stets tiefer und die geistige Oberherrschaft, welche eben das Gehirn vermittelt, geht verloren. — Patient, zuletzt seine lästigen Gefühle nur als Angst empfindend, wird höchst leidend, elend, unglücklich, weil sein unthätiges Gehirn ihn der Fähigkeit beraubt, seinen Leidenszustand richtig zu würdigen. Entschieden geisteskrank, verrückt, wird aber der Melancholiker erst dann, wenn dazwischenlaufende und oft selbst nur kurze Zeit dauernde Anfälle von Wahnsinn, das erlahmte Hirnleben nun auch alieniren, indem organische Aenderungen des Gehirns eintreten, welche die erschlaffte, gelähmte Hirnfunction nun auch in eine unregelmässige umwandeln. Die Wichtigkeit des Gegenstandes und die Absicht denselben möglichst deutlich darzustellen, rechtfertigt manche meiner Wiederholungen und diese wiederholende Darstellung als Einleitung zu diesem Kapitel. —

Wir haben im siebenten Capitel gesehen, dass sich Zustände von Unterleibsleiden, mit Melancholie verbunden, da einstellen, wo ein Anfall von Wahnsinn bevorsteht, sowie wir dort auch gesehen haben, dass ein *Stadium melancholicum,* ein Stadium der Depression, welches dem der Exaltation folgt, sich oft einstellt und Patient durch dasselbe dann der Genesung zueilt — die tiefe Ruhe und Stille des Kranken ist hier oft das beste Heilmittel, die höchste Wohlthat der Heilkraft der Natur, die wir auf keine Weise stören dürfen, wenn uns das Heil des Kranken lieb ist und es ist nöthig, dass wir wohl zusehen, denn sonst könnten wir den oft so wohlthätigen Zustand mit Blödsinn gar verwechseln. Diese Zustände von Melancholie sind mit der ächten Melancholie nahe verwandt, aber sie sind nicht die ächte und von ihr haben wir auch die folgenden Zustände zu trennen; es giebt einfache melancholische Zustände — Cap. 5.; hohe Grade von Hypochondrie und Hysteric — Cap. 5. — und Zustände nach Epilepsie, l. c., die wir strenge beachten müssen, um sie nicht mit der wahren Melancholie zu verwechseln; man untersucht einen Menschen, welcher fixe Ideen — Cap. 5. — haben soll, und hütet sich, ihn rücksichtslos für einen verrückten Melancholiker zu erklären. Endlich und insbesondere hüten wir uns, Zustände mit verletztem moralischen Gefühl — Cap. 5. — für wahre Melancholie eher zu nehmen, bevor wir das mit Bestimmtheit thun dürfen. Wir müssen diesen wichtigen Gegenstand noch einmal näher anregen: ist der Arzt hier, wie gesagt, nicht strenge, nicht vorsichtig, nicht hinreichend erfahren, so ist eine barbarische Verwechslung einer Körperkrankheit, der wahren Melancholie, mit geistigen Gebrechen, mit Sünden, mit Lastern und mit Untugenden aller Art, unvermeidlich, wie wir denn in unserer Zeit solches erlebt haben, was offenbar in Unbekanntschaft mit dem Gegenstande, wie es scheint, seinen Grund hatte; Schade, dass man Pinel nicht hörte; er warnt die Aerzte vor blos philosophischen Speculationen, weil sie nur auf Abwege führen und das ist unvermeidlich in einer Wissenschaft, die nur auf Thatsachen, auf practische Erfahrungen basirt ist. Ein Mensch, der von den Erinnerungen — Cap. 5. — eines übeln Lebens gepeinigt, in Tiefsinn fällt, ist nicht verrückt, vielmehr er ist eigentlich klug geworden und die Religion sey seine Trösterin, indem sie ihm sagt, dass gute Thaten die bösen Thaten seiner Vergangenheit am besten versöhnen. Vergisst der reuefühlende Mensch das Maass, so muss natürlich der Organismus zuletzt — oben S. 131, S. 174 — leidend werden, Zerrüttung muss eintreten und je nach dem Zustande der Organisation erfolgen jetzt Krankheiten, selbst Wahnsinn oder Melancholie, und ärztliche Hülfe wird nöthig.

Die ächte, die wahre Melancholie, ist ein Krankheits-Zustand, der sich in einzelnen Landstrichen vorzugsweise findet, ebenso wie locale Verhältnisse anderer Gegenden, ein Vorherrschen des Wahnsinns begünstigen. Die ächte Melancholie ist am meisten in solchen Landstrichen zu Hause, die flach und tief, mehr kalt und feucht, als trocken und warm sind, wo Regen häufig ist, leicht Nebel eintreten und folglich in solchen Ländern, die einst mit Wasser bedeckt waren. Beruht die Melancholie ihrem Wesen nach nicht sosehr auf einem alienirten, als vielmehr auf einem unterdrückten Hirnleben, ist die Hirnfunction zu schwach, zu träge, so nähern sich in etwas alle jene Zustände dieser zweiten Form der Verrücktheit, mit welchen eine Minderung, eine Unterdrükkung der somatischen und geistigen Hirnfunctionen verbunden ist z. B. die unheilbaren Zustände von angeborenem Blödsinn, Cretinismus, denn in dem engen Schädel solcher Menschen ist das Gehirn für eine normale Function zusehr beengt und beschränkt.

In grossen, dumpfen Städten, wenn sie auch in einer hohen, heiteren Gegend gelegen sind, finden sich melancholische Zustände gleichfalls häufig, und auch hier sehen wir, dass nur zu häufig das Bauch-Ganglien-System die Thätigkeit des Cerebral-Systems beeinträchtigt, dieselbe mindert, herabsetzt und somit die Herrschaft des Gehirns als Seelenorgan trübt; welche Leidenszustände durch Ausschweifungen und durch eine ungeregelte und schwelgerische Lebensweise nur befördert werden, und um so eher sich in solchen Subjecten einfinden, deren Familien an Cachexien leiden.

1) *Stadium prodromorum* oder Zeitraum der Vorboten. Dieser Zeitraum kann Jahre lang dauern, schon in den ersten Jahren der Kindheit beginnen und dies ist besonders der Fall in jenen Landstrichen, welche in Folge ihrer geographischen Lage die Bewohner derselben zur Melancholie vorzugsweise disponiren. Solche Zustände gehen indess nicht immer in die höheren Formen über, mit Eintritt der Pubertät tritt nicht selten Besserung ein, aber oft ist es auch der Fall, dass eben zur Zeit der Pubertät der Zustand sich verschlimmert, besonders, wenn solche Personen sich durch Beischlaf und Onanie schwächen und somit die normale Entwicklung des Körpers verhindern. Zuweilen ist es wieder der Fall, dass, wenn die melancholische Verstimmung der ersten Lebensepoche mit dem Eintritt der Pubertät sich endigt, oder mindert und unscheinbar wird, dass die Melan-

cholie dann in der Lebenszeit zwischen 30 und 40 Jahren ausbricht, besonders, wenn der Geschlechtstrieb reichlich befriedigt ist, weil er sehr lebhaft war oder endlich ist es der Fall, dass die Krankheit in den climacterischen Jahren ausbricht, wo die Menses cessiren, die Absonderung des Samens aufhört oder doch mindert und wo dann, indem das arterielle Leben tief niedersinkt und die Venosität zu mächtig prävalent wird, die Melancholie oft plötzlich ihre höchste Höhe erreicht. In allen Stadien bemerkt man Sinnestäuschungen — Cap. 11. —

Wir bemerken in dem ersten Zeitraum die folgenden Erscheinungen: Die Kinder sind ängstlich, furchtsam, scheu und es fehlt ihnen jene Zuversicht, welche der Kindheit eigen ist, es fehlt die jugendliche Munterkeit und wir sehen einen Ernst, der nicht selten auffallend wird. Steigen die Jahre, so behalten Jünglinge und Mädchen das schüchterne Wesen; sie sind blass, oft gelb von Farbe, sie blühen nicht und klagen, dass sie unwohl sind und am meisten erfolgen diese Klagen über Beschwerden in der Magengegend. Das Lernen wird ihnen schwierig, es ist ihnen eine Last und selbst zu jugendlichen Spielereien fehlt die grosse Lust — eine geistige und körperliche Trägheit ist oft sehr auffallend. Das Wachsthum des Körpers erfolgt oft langsam; später wachsen sie wohl schnell empor und die früher gedrungene, eckige Gestalt wird nun eine lange und hagere. Der Bauch ist oft dick, Neigung zu Wurmerzeugung ist vorhanden, es sind oft sogenannte schleimigte Constitutionen, die Pulse sind klein und langsam — es herrscht das Venenleben vor und es findet sich eine Neigung zu Krankheiten, welche dieser Sphäre entsprechen. Wenn der Zustand in der Pubertäts-Periode sich bessert, so bemerken wir, dass das Arterienleben kräftiger wird, die Pulse heben sich und ihre Welle wird mächtiger, das Aussehn wird blühender, die Unterleibsbeschwerden, also Verschleimungen, Wurmzustände, unregelmässige Sedes und die schmerzlichen Gefühle in der Magengegend verlieren sich; die Aengstlichkeit schwindet, es erwacht Selbstvertrauen, Heiterkeit, Freimüthigkeit treten ein und indem sich die Lust und Freude am Leben hervorheben, wird das stumpfe Wesen geistreicher — jetzt hat der Unterricht Einfluss guter

Art, es wird etwas gelernt und die geistige Entwicklung schreitet rascher vorwärts; wir finden unterdess eine kräftigere Carotis und der in der Zeit der Zahnperiode nur träge entwickelte Kopf scheint jetzt zu dem übrigen Organismus in eine bessere relative Beziehung zu treten und so wird das Hirn zu der geistigen Oberherrschaft befähigt, die es normal über das Bauch-Ganglien-System behaupten muss, was bis dahin in einem derartigen Subjecte nicht der Fall war.

Erfolgt die so eben bezeichnete glückliche Umgestaltung des Organismus nicht, so sehen wir das 2. Stadium, das

2) *Stadium incrementi* oder den Zeitraum der Zunahme eintreten. Dieses zweite Stadium erfolgt also

a) sogleich mit dem Eintritt der Pubertät, oder

b) erst in den spätern Lebensjahren, nach den 30gern, mit 40 oder 45, selbst oft erst mit 50 Jahren.

Erfolgt der Zeitraum der Zunahme erst mit 30 bis 50 Jahren, so lebt der in der Pubertätsperiode indess erstarkte Mensch, selten ein gesundes, behagliches Leben in der Zwischenzeit; er wird in der Regel leidend seyn, man nennt ihn hypochondrisch, er hat stets zu klagen, er ist oft verstimmt, er hat oft mit Unterleibsbeschwerden zu kämpfen, ist oft mächtig von Hämorrhoiden heimgesucht, sein Magen verdaut oft nicht gut, er hat oft Schmerzen in der gastrischen Gegend und leidet noch oft andere Unterleibskrankheiten: Leberübel, Flatus, deren Entwicklung oft beträchtlich ist u. s. w. Oft zwar erfolgt nach solchen Zuständen nun in den climacterischen Jahren der Ausbruch der Melancholie, oft aber auch nicht und dann sehen wir eben in solcher Zeit alle Uebel mehr oder minder verschwinden. —

a) Eintritt des Zeitraums der Zunahme in der Zeit der Pubertät.

Die venöse Constitution bleibt herrschend, das arterielle Leben erwacht nicht hinreichend, das geistige Leben hebt sich nicht, Patient bleibt geistig deprimirt, der Körper entwickelt sich nicht kräftig, es bleiben die Körperformen gedrungen, untersetzt und unschön, so dass selten hier schlanke, schöne Gestalten zu treffen sind, es fehlt die Regelmässigkeit in den Dimensionen meist und der Bauch ist und bleibt der vorherrschende Theil. Wir bemerken unter diesen Umständen sehr oft eine Neigung zu *Plethora abdominalis*, zu einer grossen Blutfülle des Unterleibs und also zu Hämorrhoidalleiden, wodurch, wie es scheint, eine zu kräftige Entfaltung der Bauchorgane bedingt wird — ja, es scheint, als ob eben hierdurch auch eine vorherrschende Entfaltung der Bauchnerven und Bauchganglien hervorgerufen würde, wodurch dieser Theil des Nervensystems dann befähigt ist, ein Träger der Vitalkraft zu werden in der Stärke, dass dadurch gleichsam antagonistisch die vitale Kraft des Gehirns herabgesetzt wird und untersuchen wir hier die *Arteriae Carotides*, so finden wir sie oft nicht oder so leise, so schwache Pulse, dass die überwiegende Kraft in den Radialarterien auffallend wird. Indem sich nun eine *Plethora abdominalis* einfindet, fliesst den Samengefässen reichlich Blut zu, die Absonderung des Samens wird stark und nun erwacht eine oft so enorme Geilheit, dass Befriedigung gesucht wird in der Regel ergiebt sich Patient der Selbstbefleckung — S. V. 30. — Hat der Unglückliche sich mit Macht und anhaltend der Wollust hingegeben, so steigt das Uebel, denn venöse Constitutionen erliegen bald den Ausschweifungen, während arterielle, ob der lebhaften Reproduction, weit weniger und oft nur unbedeutend zu leiden haben. Unter der durch Beischlaf, Onanie oder Pollutionen andauernden Samenverschwendung entwickeln und steigern sich die Unterleibsleiden stets bedeutender; der Appetit, die Verdauung werden vermindert oder unregelmässig, die Functionen der meisten Bauchorgane leiden, das Hautleben wird träger, die Athmung der Lungen mindert und im Unterleib, namentlich in der Magengegend, erwachen Gefühle, die Schmerz erregen und endlich, steigt das Uebel, lösst dieser Schmerz sich auf und zeigt sich fortan als ein unbestimmtes Gefühl, das peinigend und beängstigend oft bis zur höchsten Angst sich erhebt. Die Pulse sind nun oft kaum mehr zu fühlen, Patient stöhnt, jammert, weint, er will nicht mehr essen noch trinken, er hat keinen Hunger, er fühlt nur Angst und sein so hoch gesteigerter Zustand ist der Acme nahe, und um so sicherer, wenn bei bedeutender Blutfülle im Unterleib der gereizte Zustand der

Schleimhäute in Entzündung übergeht, wo die Zunge und das Innere des Mundes oft hochroth erscheinen. Athem und Hautausdünstung riechen jetzt meist übel und mindert man durch Blutigel *ad anum*, durch Einwirkung auf die Haut, das Leiden der Mucosa nicht, so sind die gemischten Zustände von Melancholie und Wahnsinn unvermeidlich, ja — völliger Wahnsinn droht; ein Chinadecoct, rohes Behandeln u. s. w. rufen Wahnsinn plötzlich herbei.

Es ist einleuchtend, dass der Zustand in vielen Fällen sich gelinder ausspricht, und ist das, so bemerken wir, dass der blasse, gelbe, träge, furchtsame Mensch — klagt und jammert; meist über Sünden, er ist von Gott und Menschen verlassen oder er klagt, wie es dem Standpunct seiner Erziehung und Bildung angemessen ist, — daher wohl der Ungebildete, roh und dumm Erzogene seine Angst auf Hexerei, auf Anthun, böse Blicke schiebt; hier sind Andere, die sich für electrisirt oder magnetisirt halten, während es solche giebt, welche ihre Angst den Verfolgungen von Feinden zuschreiben, wo sie dann in der Höhe des Uebels oft rachsüchtig und gefährlich werden, aber auch oft auf Selbstmord — S. V. 30. — sinnen. —

b) Eintritt des Zeitraums der Zunahme in spätern Jahren und in der Zeit der Decrepidität.

In dieser Periode, wo die Menses aufhören und die Absonderung des Samens bei Männern so oft mindert, was namentlich bei venösen Constitutionen der Fall ist, da erfolgt eine Zunahme und Steigerung der Melancholie sehr häufig, wobei man nicht sosehr das Aufhören jener Functionen als ursächliche Momente zu beschuldigen hat, sondern vielmehr die Lebenszeit, die Zeit der Decrepidität, wo naturgemäss die Kraft des Lebens abnimmt, wo die Arteriellität demnächst mindert und die Venosität vorherrschend wird und Letzteres erfolgt hier oft so bedeutend, dass dann die Melancholie nur oft zu rasch unb tief sich entwickelt. Solche Menschen werden jetzt mehr hager, ihr Umfang nimmt ab, sie sind oft blass, die Haut wird gelb, oft ist das Auge gelb, der Bauch wird dick, es fehlt Appetit, die Athmung durch Haut und Lungen mindert, die Haut wird trocken, die Ausdünstung ist oft übelriechend, die Kranken sehen düster aus, weinen und klagen, sie sind in Angst, glauben sich verdammt, beschuldigen sich der schlechtesten Handlungen, sind gerne einsam, allein, sie glauben sich verachtet und als Verbrecher gebrandmarkt und bitten um den Tod, ja, sie suchen ihn, sinnen — steigt der Zustand, auf Selbstmord, aber werden auch Andern wohl gefährlich, indem sie ihre Angst bösen Menschen zuschreiben. Und wenn hier die bedeutendsten Störungen in den Unterleibsorganen auch weilen, hier wie dort, will Patient nichts von Krankheit wissen — die lebhaften Sensationen des zu einer grossen Thätigkeit und kräftigem Leben erwachten Bauchnervensystems concentriren sich meist in der Gegend des grossen Bauchgeflechts, in der Magengegend und die Angst, welche der Kranke fühlt, macht ihn für sonstige Leiden unempfindlich. Die Pulse fühlt man oft kaum, namentlich nicht in der Carotis, eher in der Radialis, meist zu 70, selten über 80 oder 90 in der Minute.

Tritt die Zunahme in der Zeit der Pubertät ein, so erfolgt das Steigen der Krankheit, wie es scheint, minder schnell, als dies in der Zeit der Decrepidität der Fall ist; in jener Zeit fehlt die Hoffnung zur Heilung nicht, in dieser ist sie wohl nur selten vorhanden. Ist es mit dem Kranken nun bis hierhin gediehen, so ist

3) das Stadium der vollendeten Ausbildung, die *Acme morbi* — unvermeidlich und wir erblicken dann diese Kranken oft wie rein wesenlos, total apathisch, sie sind wie Bildsäulen und gelingt es, durch Zurufen sie zu erwecken, so hört man nur Jammer und Klagetöne. Indem in diesem Zustande die venöse Sphäre zu ihrer höchsten Entfaltung gelangte, ist der Einfluss eines nach Qualität und Quantität überwiegenden und vorherrschenden Venenblutes auf die Nerven und namentlich auf das Gehirn nicht zu verkennen — diesem Systeme feindlich, erblicken wir in dem venösen Einfluss die Ursache des hohen apathischen Zustandes. Ein solcher Zustand der vollendet ausgebildeten Melancholie kann Monate andauern und er dauert nicht selten bis zum Tode, und wenn die ärztliche Behandlung nicht gut ist, dann fehlen bessere Zeiträume selbst; Roborantia, besonders

Narcotica in grossen und repetirten Dosen schaden hier unendlich. Das Verhalten der Kranken nimmt überhaupt drei Richtungen: „sie verharren mit kaum bemerkbarem Wechsel in diesem misslichen Zustande bis zum Tode, der unter hektischen, hydropischen und anderen Zuständen erfolgt“, oder: „die Kranken erholen sich, wo entweder ein Zeitraum des Nachlasses eintritt, oder es ist nicht selten der Fall, dass im Frühjahr oder im Sommer sich, oft ziemlich schnell, die Genesung einfindet; die Haut belebt sich, das Aussehen wird besser, die gelbe Farbe schwindet, die Functionen der Organe normalisiren sich, die gesunden Relationen der Systeme erneuern sich, die Pulse erwachen, es lebt die Arteriellität wieder auf und die Kranken, meist Personen in den früheren Lebensjahren, erlangen von Neuem das verlorene Selbstvertrauen, wo die Liebe und Güte des Arztes dann wahrhaft fördernd einzuwirken vermag. — In anderen Fällen sehen wir, dass diese heilsamen critischen Bestrebungen der Natur, dem Kranken durchaus verderblich werden“, denn: „es erwacht, oft plötzlich, das arterielle Leben, meist im Frühjahr und Sommer und oft so stark, dass sich nun Congestionen zum Kopfe einfinden; Patient, so eben stumm und stille, wie ein Bild, wird lebhaft, laut, lacht, scherzt, zieht sein früheres Jammern in seltenen Fällen ins Lächerliche; sein Gesicht ist roth, die sonst matten, eingefallenen, gelben Augen sind hell, stechend, glänzend; er lobt sein Befinden, er ist genesen, er isst jetzt mit Appetit, da ihm kurz zuvor die Speisen noch aneckelten; man fühlt die Arterienpulse voll, kräftig, 80 oft 100 in der Minute, die Carotiden überwiegen — kurz, ein arterieller Zustand ist da; selten aber dauert derselbe lange, einen, zwei bis drei Tage und Patient sinkt gleich rasch in den frühern Zustand von Apathie zurück. Behandelt man den Kranken roh, grob und strenge, maschinirt ihn — S. V. 29 — giebt man ihm *Roborantia, Excitantia* nach Brown'schen Grundsätzen, reicht man ihm Narcotica, ist die Witterung günstig bei Hitze, schwüler und electrischer Luft, so wiederholen sich jene Aufregungen, aber sie dauern in den Repetitionen nicht lange, einen Tag, einen halben Tag, oft nur etliche Stunden noch; die Prognose aber ist fortan eine sehr üble.“

Wie unscheinbar, wie gelinde und unbedeutend diese arteriellen Aufregungen bei dem Melancholiker, dieses Erwachen des arteriellen Lebens, wie rasch und vorübergehend es auch seyn mag, immer ist es ein Zustand, welcher mit der Acme des Wahnsinns, der Manie oder Tobsucht auf einer Höhe steht, in Rücksicht der Folgen, denn gar rasch wird in diesen Aufregungen das erschlaffte Gehirn des Melancholikers verletzt, desorganisirt, so, wie es bei Wahnsinnigen der Fall ist, und nun wird der Zustand um so trauriger; das Hirnleben ist nicht allein mehr deprimirt, von dem Ganglienleben beherrscht, das Hirnleben ist fortan in Folge der Wandlungen im Hirn und Hirnhäuten alienirt; Melancholie ist fortan mit Wahnsinn verbunden und letzterer wird minder deutlich nur, weil einmal der erstere Zustand vorherrscht. —

4) *Stadium decrementi.* — Ist es, wie so eben bemerkt wurde, der Fall, dass die Krankheit nach der Acme sich mindert und zwar langsam, so haben wir den Zeitraum der Abnahme der Krankheit, indem sich dieselbe langsam rückbildet und in die Genesung übergeht. Wir bemerken, wie die folgenden Erscheinungen, welche auf Besserung hindeuten, sich nach und nach zuweilen einfinden; der stille, stumme, sonst oft lang unbeweglich dastehende oder sitzende Kranke wird mobiler, ändert öfter seine Stellung; untersuchen wir die Pulse, die früher oft kaum zu finden waren, so finden wir sie jetzt und ebenso entdecken wir, dass der Herzschlag kräftiger wird, da er früher so leise und ruhig, wie nur möglich, sich gezeigt hatte. Die Pulse werden voller, nicht beschleunigt; ist der Kampf der Natur zur Herstellung des Gleichgewichts der Systeme kräftig, so wird der Puls beschleunigt und dies ist namentlich der Fall, wenn das Hautleben sehr tief darniederlag, ja — das Fieber wird hier oft heftig, zeigt Exacerbationen mit Frost, ein Analogon von Wechselfieber zeigt sich fast und giebt man China, so treten Delirien ein, Patient tobt und indem das Gehirn gefährdet ist, wird die Aussicht auf Genesung getrübt. Solche heftigere Erscheinungen sind indess hier selten, während der Verlauf normal dieser ist: die Haut belebt sich, die Athmung der Lungen wird kräftiger, das Auge lebhafter, verhaltene Menses und Ausscheidungen repetiren sich, der Appetit wird leb-

hafter u. s. w. — und, wiederfährt dem Kranken eine gütige, herzliche Behandlung, welche seiner Bildung und seinen Gesinnungen anpasst; so ist es oft der Fall, dass wir ihn eher und rascher für genesen halten dürfen, als wir das geglaubt haben — sie sagen wohl selbst: ich bin hergestellt! — was ihr Benehmen, ihre Sprache und ihr gesunderes Aussehen bestätigen.

5) Stadium der Krisen, der Reconvalescenz — Genesung. — Die Krisen beginnen im früheren Stadium, Patient reconvalescirt, eilt der Genesung zu und nun dauern die Krisen noch fort, wo es der Pflege und Aufsicht bedarf, dass die wohlthätigen Bemühungen der Natur nicht gestört werden.

Auch hier, wie beim Wahnsinn, sind die Krisen mannigfaltig und verschieden und mit denen beim Wahnsinn um so übereinstimmender, je mehr beide Zustände in einander übergingen. Wir bemerken die folgenden kritischen Erscheinungen, als die hauptsächlichsten: Menstruation, Nasenbluten, Blutungen *ex ano* treten ein, Schleimabsonderungen aus der Nase, und mit dem Stuhlgang; häufig sind anhaltende und reichliche Sedes, die galligt und oft wie ganz schwarz sind, kugeligt, zähe, mit Blut und Schleim oft untermengt; der Urin ist oft braun oder gelb - trübe, schleimig und dick; die Haut wird mit Schweiss bedeckt; oft bemerkt man auch Ausschläge, Blutgeschwüre erscheinen oft in grosser Menge, u. s. w. Je mehr der Zustand sich mit Wahnsinn verband, je wichtiger sind die Krisen am Kopf, je reiner die Melancholie war, je wichtiger sind die Krisen, welche auf Haut und Unterleibsorgane sich beziehen, wo wir noch Schleimbrechen, galligtes Erbrechen zu erwähnen haben und mir ist ein Fall bekannt, wo ein wässerigtes Erbrechen statt fand, dunkel und auch wieder roth wie Blut, aussehend. — Auch hier spricht sich die Güte der Krisen dadurch aus, dass die Besserung unter zunehmender Regulirung der Functionen der Organe und Systeme dauernd fortschreitet: wir sehen das Leben des arteriösen Systems gehoben und dieses mit dem venösen System in Gleichgewicht; Patient ist heiter, die Angst, die Täuschungen sind fort und er sieht, wie er sich in seinen Meinungen getäuscht hat; wir finden keine organischen Anomalien, deren Einfluss ein Recidiv androhen könnte, Patient muss noch einen Herbst und Winter strenge beachtet werden und erst dann, hält sich sein Zustand gut, sind wir der Genesung sicherer. Auch hier herrscht, selbst mehr noch als beim Wahnsinn, nichts Bestimmtes über die Dauer der einzelnen Stadien, wir haben gesehen, wie diese Zeiträume leider oft ein ganzes Leben ausfüllen und so ist es, wenigstens nach meinen Erfahrungen, wie sie jetzt stehn, nicht möglich, Bestimmungen über die Dauer zu geben, weshalb wir hier die Resultate der Beobachtung erst abwarten müssen. — Je kürzer übrigens die Stadien verliefen, je besser ist es, der Zustand ist desto weniger bedenklich, denn es fehlen nun um so gewisser die organischen Entartungen, die wenn sie hier und vor Allem im Unterleib statt finden, Recidive gar leicht zu Wege bringen. Ist nun, durch Naturhülfe mit oder ohne Aushülfe eines tüchtigen ärztlichen Bestrebens, die Integrität des Organismus restituirt, so ist

1) die Genesung erfolgt.

Erfolgte, wie das bis jetzt leider nur zu oft der Fall ist, keine Genesung, so ist also Patient

2) nicht geheilt und es hat nun, wie beim Wahnsinn, ein Ausgang in den Blödsinn statt gefunden, indem in der Höhe der Krankheit unter arteriellen Erscheinungen; sich im Gehirn und dessen Häuten u. s. w. alle jene Zustände entwickeln, welche den Blödsinn bilden und die wir nicht wiederhohlen, indem hier die Angaben genügen, welche wir Cap. 7. S. 206 uff. gegeben haben. Wir haben nur das Folgende hier noch in Anregung zu bringen:

a) Der Blödsinn ist desto heilbarer, je unbedeutender die organischen Anomalien im Gehirn sind.

b) Der Blödsinn ist hier um so unheilbarer, auch bei geringeren organischen Entartungen im Gehirn, je bedeutender die Anomalien in den übrigen Körpertheilen, namentlich im Unterleibe, sind.

In Bezug auf das geistige Verhalten eines Blödsinnigen, der früher an Melancholie bedeutend gelitten, ist zu merken, dass

a) der Blödsinn mit lächerlichem Thun und Treiben nicht

verbunden ist, hier erfolgt keine Moria, Patient ist stille, stumpf, dumm und eher traurig, ernst, gleichgültig.

b) Der Blödsinn ist hier vorzugsweise ausgezeichnet, dass Patient sich irgend eines Umstandes seines früheren Lebens, eines unglücklichen nemlich, oft allein nur noch erinnert und den allein und anhaltend dann ausspricht, was man fixe Idee genannt hat, selbst so, dass vielen Melancholie und fixe Idee ein identischer Begriff wurde, ob dies gleich total falsch ist, indem Melancholie ihrem Wesen nach, eine Depression, ein Daniederliegen und Beherrschtwerden des Hirnlebens andeutet, daher hier die geistige Alienation in Mangel an Kraft und Energie des Hirnlebens begründet ist.

Es giebt Fälle — S. 230, wo weder Genesung erfolgt, wo wir aber auch nicht einen Uebergang in Blödsinn sehen statt finden und wo der Kranke unter kaum bemerkbarem Wechsel seines tiefen melancholischen Zustandes, in diesem Verhältnisse bis zum Tode verharrt und das ist nicht selten der Fall. Wir bemerken hier ein stets tieferes Sinken des körperlichen Lebens, Patient wird stets stiller und stumpfer, Hectic, Phthisen, Hydropes u. s. w. stellen sich ein und der Tod endigt die Scene, nachdem oft der furchtbarste Decubitus da war, so, als ob bereits im Leben alles in Auflösung übergegangen wäre und das ist besonders der Fall, wenn Patient reichlich Narcotica hat einnehmen müssen. Die Leichen solcher Personen zeigen die enormsten organischen Entartungen; man staunt, indem man es kaum für möglich hielt, dass bei solchen Zerstörungen das Leben, auch nur so schwach, noch bestehen konnte und wir verkennen es nicht, dass eben das Daniederliegen von Hirn und Nerven, wodurch den Organen der Vitalinfluxus geraubt war, die wichtigste Ursache der enormen Entartungen abgiebt.

Was die Darstellung der gemischten Zustände von Melancholie und Wahnsinn betrifft, so bedarf es einer solchen nicht weiter; wollten wir sie erneut hier geben, so würde das eine Repetition seyn; wir haben in diesem Cap. 9, sowie im Cap. 7, indem wir hier Bilder von Melancholie und Wahnsinn entwarfen, diese gemischten Zustände hinreichend bezeichnet, ja selbst gezeigt, dass selten oder fast nie, eine Form sich rein darstellt, wohl aber beide Formen meist in einander übergehen und, ob der Natur des Organismus, in einander übergehen müssen, also eine reine Trennung selten ist. Und dieser Umstand, indem man ihn nicht beachtete, trotz Aretaeus und Caelius Aurelianus, welche darauf deuteten, hat der Bearbeitung der Psychiatrie Schaden gebracht und eine Verwirrung von der Grösse veranlasst, dass es der Wahrheit wird schwer werden, sich baldigen Eingang zu verschaffen: erst später wird sie ihn finden können. Wenn es der Fall ist, dass nur die Beobachtung vieler Wahnsinniger es gestattet, ein Bild dieser Krankheit zu entwerfen, so bedarf es der Anschauung und Beobachtung zahlreicher Fälle von Melancholie, ehe es gelingen wird, hier ein Bild zu geben: die Folgezeit wird hier und dort mehr leisten, als es jetzt möglich ist, wo trotz Reil's Bemühungen zur Entwirrung des Chaos, dasselbe, wenn man die Alten etwa ausnimmt, ziemlich geblieben ist und welcher Umstand die grossen Mängel dieser Schrift in etwas entschuldigen wird. —

In Rücksicht der organischen Anomalien, welche man im Kopf, in der Brust und im Unterleib von melancholisch gewesenen Personen findet, wollen wir in möglicher Kürze die folgende Darstellung geben:

1) Desorganisationen im Inneren des Schädels:

Wir finden im Schädel, Hirnhäuten, Hirn — nach Maassgabe der Stärke und Dauer von statt gehabten arteriellen Reizungen, mehr oder minder dieselben Anomalien, welche auch bei Wahnsinnigen die Ursachen des Blödsinns sind, weshalb wir hier auf Cap. 7. S. 209. uff. hinweisen.

2) Desorganisationen im Innern des Thorax.

Je früher der Tod einen Melancholicus fortrafft; je seltener oder doch unbedeutender sind die Entartungen, welche man in der Brust findet, je länger Patient lebt, je tiefer er geistig sank, je tiefer und anhaltender sein Nervensystem und Gehirn daniederlagen, je länger und bedeutender der Mangel an *Influxus vitalis* war, je bedeutender werden wir die Desorganisationen in der Brust finden: Knoten in den Lungen, Vereiterungen, Verwachsungen, Herzübel aller Art, Hydropes, Erweiterungen der grossen arteriösen und venösen Gefässe. Letztere Zustände und Ueberfüllungen namentlich der grossen Venen mit dickem, schwarzen Blut, sind häufig und die öftere Erweiterung der Gefässe und auch des Herzens mag nicht selten durch zwei Ursachen bewirkt werden: es findet eine allgemeine Erschlaffung der Körpertheile statt und die Masse des Bluts drängt sich von der Peripherie nach den Centraltheilen, so dass eine fast mechanische Ursache die Erweiterung der Gefässe mit in einem Körper bewirken muss, dessen Vitalität oft so tief gesunken ist.

3) Desorganisationen im Unterleib.

Wir finden in den Leichen von Melancholikern in der Regel die meisten Anomalien im Bauch, die wir — S. V. 10, Band 1. — in solche trennen, welche primär und die, welche secundär sind und dass wir das bei Sectionen stets zu thun haben, ist S. V. 10, Cap. 2. daselbst, S. 37 uff. in Anregung gebracht. Wir finden eine falsche Lage der Eingeweide und Missbildungen oft als Erscheinungen, welche der Krankheit vorausgingen; Entartungen, oft im Verlauf der Krankheit ausgebildet, trennen wir nach der Beobachtung, von jenen Zuständen. Ueber den Zustand der Ganglien und Nerven des Unterleibs, brachte ich bereits S. 77 das mir vorliegende bei. Magen, Darmkanal, Milz, Leber, Gallenblase, Blase, Uterus, die Geschlechtstheile überhaupt — Cap. 2.— zeigen die verschiedensten abnormen Zustände; in den erweiterten Venengefässen findet sich oft eine Fülle von dickem und schwarzem Blute, ja selbst in den grössern und oft erweiterten Arterienstämmen stockt wohl schwärzliches Blut. Die Entartungen, es wiederholt zu sagen, sind oft ebenso bedeutend als zahlreich; wir staunen, dass wir solche Uebelstände im Leben eines Kranken verkennen konnten und wundern uns nicht, wenn Patient, während in seinem Innern ein so krankhafter Bildungsprocess waltete, unter den qualvollen Gefühlen der Angst sein Leben oft so unselig vollbracht hat —

selbst jede solcher Sectionen wird für den Arzt eine ernste Mahnung, dass er in Geduld und Liebe der unglücklichen Kranken sich annehme, denn — ist dies hier nicht oft das Einzige, was er thun kann? —

Cap. 10.

Bemerkungen über die Stadien der Melancholie, über Krisen, Reconvalescenz, Genesung, über Recidive. Die Prognose.

Auch hier könnte man mir sagen, dass meine Eintheilung der Stadien der Melancholie, nicht in Natura sich bewähre; ich entgegne aber auch hier:

Man muss sehr viele, eine grosse Anzahl von Melancholikern in allen Stadien und Zeiträumen ihres Zustandes beobachtet und studirt haben, ehe man dahin gelangen kann, diesen Leidenszustand nach seinen Abwechslungen und Perioden beurtheilen zu können; wir sehen auch hier durch unpassende Behandlung die Ordnung des Verlaufs der Krankheit um desto mehr gestört werden, je unzweckmässiger verfahren wird, daher die Beobachtung da die gute nur werden kann, wo nichts störend eingreift. Ich gebe zu, dass meine Eintheilung der Zeiträume eine bessere seyn könnte, aber ich gebe, was ich habe und muss also das Bessere auch hier, einer besseren Erfahrung überlassen.

Wenn die Stadien der Melancholie, noch schwieriger zu unterscheiden sind, als die des Wahnsinns, so ist die Ursache wohl deutlich: die Krankheit erstreckt sich oft fast über ein ganzes Leben, oft doch über einen Theil desselben, sie ist wohl nie in Monaten in ihrem Kreislauf vollendet, fast immer dauert die wahre Melancholie Jahre lang und der Zustand wird um so verwickelter, je öfter sich Wahnsinnsanfälle zugesellen. Die Krankheit entwickelt sich meist langsam, die Uebergänge erfolgen langsam und so lässt sich keine Zeit der Dauer bestimmen, innerhalb welcher ein Stadium verliefe. Das Stadium der Höhe der Krankheit, wo Wahnsinnsanfälle eintreten, ist stets von kurzer Dauer und wenn eine unpassende Behandlung die Stadien um so undeutlicher macht, so wird sie die *Acme morbi* noch am ersten ausdehnen und Repetitionen bewirken. Indem bei der zweiten Form der Geisteskrankheiten, die organischen Entartungen, besonders der Bauchorgane, so häufig sind; indem das Uebel mehr schleichend kommt als der Wahnsinn, also gleichsam tiefer einwurzelt, weil hier so leicht die Hülfe nicht gesucht oder gefunden wird, so steht wohl im Allgemeinen fest, dass die ächte Melancholie am schwierigsten heilbar ist. Die melancholischen Zustände in den Stadien des Wahnsinns, sind als Folgen der Exaltation, Perioden von Ruhe, die gerne die Genesung fördern und in deren Folge keine körperlichen Zerrüttungen eintreten; die Wahnsinnszustände auf der Höhe der Melancholie, heilen wohl, aber zu oft schaden sie und bringen Entartungen im Gehirn hervor, worauf ein Zustand von Blödsinn folgt, der ohne alle Heiterkeit meist existiren wird: wir sehen, dass die ächte Melancholie eine weit schwierigere Form der Verrücktheit ist, als die des Wahnsinns und so leuchtet ein, dass in Ländern, wo Wahnsinn vorherrscht, die Aerzte mehrere Kranke heilen können und müssen, als es jenen gestattet ist, die zumeist mit Melancholikern sich zu befassen haben, wegen der geographischen Lage ihres Landes. Ist meine Ansicht hier richtig, so möchten bei gleich guten ärztlichen Talenten, in Frankreich, wo offenbar der Wahnsinn vorherrscht, die Heilungen leichter zu bewerkstelligen seyn, als in England, wo die ächte Melancholie gewiss fast am häufigsten ist und ebenso mag es in den Niederlanden seyn; in Deutschland möchte im Allgemeinen die Zahl der möglichen Heilungen, die Mitte halten zwischen Frankreich und England nebst Niederland.

Die Reconvalescenz dauert auch hier so lange, als wir noch kritische Naturbestrebungen bemerken, die eine Herstellung des gestörten Lebens der Organe und Systeme bewirken. Auch hier, wie bei der ersten Form S. 216, widmen wir dem Kranken alle Rücksichten, um eine Erneuerung seiner Krankheit zu verhindern. Ist der Melancholicus in Folge arterieller Hirnreizungen blödsinnig geworden, so gilt es auch hier, dass wir namentlich im Frühjahr und Sommer den stets zu fürchtenden Eintritt arterieller Aufregungen verhüten, damit der Zustand von Blödsinn nicht zu stets höhern Graden steige: indem der Blödsinn steigt, Patient stets stumpfer wird, sinkt dann die Reproduction und Schwindsuchten u. s. w. bringen den Tod. —

Ueber Recidive nach längeren Zwischenräumen, sprechen wir ein Weiteres in Cap. 12. —

Die Prognose oder Vorhersagung, ist auch hier eine dreifache: in Rücksicht einer drohenden Melancholie; in Rücksicht des guten oder bösen Ausgangs und in Rücksicht einer gesicherten Genesung. Wir haben den Ausbruch einer Melancholie zu erwarten, wenn dieses Uebel in der Familie erblich und das Land, die Gegend, der Wohnort, dem Eintritt solchen Zustandes sehr günstig ist; sind die im Stadium der Vorboten und dem Stadium der Zunahme verzeichneten Erscheinungen stark oder zahlreich vorhanden, so ist die Aussicht trübe und so umgekehrt; wirkten Kummer, Sorgen, Noth, Elend lange ein, so ist das schlimm; zeigen sich die drohenden Zufälle in den spätern Lebensjahren, so ist der Anfall gewisser bevorstehend, als wenn sie in jüngeren Jahren eintreten; steigern sich die Zufälle im Herbst, so ist das schlimm, sowie es auch misslich ist, wenn sich frühe schon, arterielle Hirnreitzungen einfinden, indem hierdurch der Zustand complicirt wird.

Die Vorhersagung in Rücksicht eines guten oder bösen Ausgangs der Melancholie, richtet sich nach den folgenden Erscheinungen: Je gelinder die Erscheinungen und Zeichen sind, welche einen Anfall androhen, je besser und so umgekehrt; ein zweiter Anfall, ist übeler, als der erste — eine Repetition deutet hier mehr als im Wahnsinn auf unheilbare organische Entartungen, welche dann oft unheilbare *Causae remotae* abgeben und die Krankheit leicht fixiren; Mangel an Erblichkeit, lässt eine geringere organische Disposition hoffen und somit Genesung; es werden jüngere Personen leichter genesen, als ältere; fehlen solche Zustände und Einflüsse, welche gefährliche arterielle Hirnreizungen bewirken, so ist das gut — das Gegentheil ist schlimm und die Kunst kann hier leicht Gutes versäumen. — Je heftiger, tiefer, der Zustand ist, desto misslicher und die Aussicht einer Genesung ist um so mehr getrübt, je bedeutender und einflussreicher sich überhaupt die organischen Missstände, besonders im Unterleib, aussprechen. Die Vorhersagung über die Dauer einer Genesung, ist gleichfalls schwierig, es gilt auch hier das beim Wahnsinn Gesagte zum Theil. S. 218. — Die Zeitdauer bestimmt hier gleichfalls wenig, indem sich späterhin Verhältnisse erneuern und ein Recidiv bringen können, was früher nicht der Fall war, und oft aus Ursachen, die wir nicht immer bemerken. Hat das Gehirn keine organischen Wandlungen erlitten, sind keine Desorganisationen im Bauche entstanden, waren mehr Functionsstörungen da, ist die Relation zwischen Arterien und Venen und Nervensystem im Verlauf der Zeit gut befestigt, so wird die Genesung auch Dauer haben. Der Arzt des Kranken muss stets bereit seyn, krankhaften Zuständen heilend zu begegnen, von denen er weiss, dass sie eine Erneuerung der Krankheit bewirken könnten, sowie der Geheilte hier selbst mit Vorsicht zu meiden hat, was ihm schädlich ist und was der nur in etwas Aufmerksame schon lernt. Erfolgen auch gelindere Repetitionen der Melancholie, begegnet man ihnen gut und zeitig, so ist die Sache nicht gar zu hoch anzuschlagen — selten werden solche Menschen überhaupt jemals sehr heiter und munter werden. Ist ein solcher Mensch wohlhabend, so mag er einige Jahre lang in Hochebenen und Bergländern sich häuslich niederlassen — wo es thunlich ist, denn hier vor Allem gilt es, recht vorsichtig seyn, es fehlt ein Vortheil, welcher beim Wahnsinn statt findet: den Wahnsinn hilft das steigende Leben heilen, indem das Arterienleben sinkt und die venöse Seite überwiegend wird, ein Zustand, welcher dem Melancholiker grade so schädlich ist, weshalb auch grade hier ein Tausch der Climate, von so bedeutendem Werthe sich herausstellt. —

Auch der gewandteste Arzt wird erfahren, dass Recidive nicht zu verhüten sind — ja, er wird nur zu oft eine schlechte Prognose zu stellen haben bei einem meist so schleichendem

Uebel und wenn er oft in seinen Kuren nicht glücklich ist, dann trägt nicht er stets die Schuld — die ächte Melancholie ist eine der schwierigsten chronischen Krankheiten.

Cap. 11.

Einiges über den Einfluss der Sinnorgane auf die Entstehung der Geisteskrankheiten.

Auf die Entstehung oder Ausbildung von Geisteskrankheiten, haben Anomalien in dem Leben der Sinnorgane unbedingt Einfluss. Man hat seit den ältesten Zeiten den Einfluss, welchen die Sinnesorgane auf das Seelenleben ausüben, immer in Anschlag gebracht, ihn nicht verkannt und sich durch die Reihe der Erfahrungen davon so sehr überzeugt, dass das Bekannte: „*nihil est in intellectu, quod non prius fuerat in sensu*" so ziemlich allgemein aufgefasst und beglaubigt wurde. Dieses Sprichwort ist, wenn wir sonst der Erfahrung nicht den Glauben versagen wollen, ganz richtig, und dabei so unschuldig, wie es die Wahrheit immer ist. Ist das Gehirn dasjenige Organ, durch dessen Vermittelung sich das Seelenleben manifestirt, so haben wir durch Thatsachen an zerstörten Gehirnen — Cap. 1. S. 32. 33. u. s. w. — erfahren, dass es nicht das Gehirn selbst ist, welches geistig lebt: es vermittelt ja nur das geistige Leben d. h. das Seelenleben und wir haben eingesehen, dass die sogenannten materialistischen Erklärungen unseres wahren „Ich", nicht einmal möglich sind. Die Sinnorgane dienen dazu, dass wir Kunde von der Aussenwelt erhalten und durch sie erhalten wir daher das Material für das Denken, insofern es sich auf irdische Gegenstände bezieht; die Ideen für ein höheres geistiges Wissen erhalten wir nicht durch die Sinnorgane, sie sind das Resultat von Combinationen im Seelenorgan, aber in wie weit solche Ideen existiren, ohne ein Daseyn von Sinnorganen, das wissen wir nicht, wohl aber wissen wir, dass wenn im hohen Alter das Sinnenleben nach und nach erlischt, wo oft nur noch der Sinn des Gefühls geblieben ist, der veraltete Mensch rein stumpf und dumm wird und daraus geht hervor, dass die Sinnorgane für ein normales Seelenleben ganz nöthig sind, aber nicht, dass sie das Denkende selbst bilden helfen. Müssen wir nun allerdings ein gesundes Leben der Sinnorgane, für das Seelenleben für wichtig halten, so fragt es sich, welchen Einfluss die Störung des Sinnenlebens auf die Erzeugung von Geisteskrankheiten — S. V. Nr. 7. 22 u. s. w. — ausübt? —

Der um die Cultur der psychischen Heilkunde immer wohlverdiente Dr. Reil, hat hier die folgende Ansicht ausgesprochen, die ich für wichtig halte: Auch die Sinnorgane, diese Hauptzugänge zur Seele, können Ursachen von Geisteszerrüttung werden, wenn sie krank sind und uns die Welt falsch vorstellen. Die Seele muss verwirrt werden, wenn sie alle zu gleicher Zeit krank sind und ihr von allen Seiten zugleich falsche Anschauungen zuführen; wir sind gezwungen, Phantome für Realitäten zu halten, wenn unser Auge sie sieht, das Ohr sie hört und die Hand sie fühlt. Hat je ein Krankwerden aller Sinnorgane statt gefunden, wie es Reil hier annimmt, so wird uns ein Kranker der Art allerdings sehr wunderlich erscheinen müssen — indess, nehmen wir die Fälle aus, wo im hohen Alter das Sinnenleben tief erlahmte, so ist mir kein Fall bekannt, dass alle Sinne in einem Subject, zu gleicher Zeit krank wurden, wenigstens ist das nicht einmal bei tiefem Blödsinn der Fall, wo einige Sinne z. B. der Geschmackssinn, oft noch recht gut sich zeigen und dann sind die Krankheiten der Sinne bei Verrückten, oft erst im Verlauf der Krankheit ausgebildet.

Abnorme Anschauungen aber, sagt Reil weiter, von Krankheiten eines Sinnorgans, werden durch die Wirkungen der übrigen gesunden Sinne, durch die äussere Besonnenheit und durch das Bewusstseyn unseres gegenwärtigen Verhältnisses zur Welt — berichtigt und für Täuschungen erkannt. Auch hier wäre etwas zu bemerken: „täuscht ein Sinn, namentlich der Gehörsinn, ist hier eine Anlange zur Verrücktheit da, so ist solche Täuschung gefährlich z. B.: das Hirnleben sey nur noch in etwas alienirt, es wird die Phantasie nur noch wenig gestört seyn, aber Patient nimmt das Ohrensausen für höhnende Stimmen, die ihn necken, ihn aufregen, den Schlaf rauben, er wird aufgeregter und indem das Blut stärker zum Kopf dringt, wird das Hirn gereizt, der Wahnsinn bricht endlich hervor und so sehen wir, dass selbst eine Sinnestäuschung als *Causa remota* einwirken kann und solche Erfahrungen sind häufig gemacht.

Sehr richtig sagt Reil nun weiter, dass die organischen Krankheiten der Sinnorgane nur selten Verrücktheit hervorbringen und er meint hierbei, dass wenn einige falsche Anschauungen auch statt finden, es ungewiss sey, ob die Ursache derselben in einer Krankheit der Sinnorgane oder des Gehirns liege; im Gehirn, füge ich hinzu, liegt die Ursache desto sicherer, je verrückter solche falsche Anschauung von dem Leidenden erfasst wird. Reil's Muthmassung, dass vielleicht die Anschauungen der Sinnorgane und der Imagination — Thätigkeiten in einerlei Theilen sind, die sich blos dadurch unterscheiden, dass diese — die Anschauungen der Imagination also — schwächer als jene, nemlich als die Anschauungen der Sinnorgane, sind; diese — die A. d. Imagination — von Innen nach Aussen; jene die A. d. Sinnorgane — von den peripherischen Nervenenden anfangen und zum Gehirn fortgesetzt werden, ist gewiss eine richtige und sie erklärt es, weshalb im Delirium des Fiebernden und des Wahnsinnigen, und bei der Unterdrückung des Hirnlebens in der Melancholie, die Sinnestäuschungen statt finden: das Gehirn ist leidend geworden, es fungirt unrichtig und indem die Phantasie des Kranken zu lebhaft wird oder alienirt, so werden die Phantasiebilder von Innen heraus in das Gebiet der Sinnorgane treten und so verkörpert werden, als ob sie Sinnesanschauungen wirklich wären. Es ist hier nicht nöthig, dass die Sinnorgane organisch leiden müssen; ich habe Entzündungen — S. V. 7 — in den verschiedenen Sinnorganen der Verrückten beobachtet, aber dies mehrte weder die Sinnestäuschungen, noch brachte es solche hervor; ich habe bei Sectionen da, wo mächtige Sinnestäuschungen statt fanden, nie organische Entartungen der Sinnorgane gefunden und ich erinnere mich nur, dass einmal der Geruchsnerve da äusserst weich war, wo Patient einst Anomalien des Geruchssinns geäussert hatte. Aus den von mir — S. V. 7 — aufgestellten Thatsachen resultirt, dass

1) Sinnestäuschungen in den Geisteskrankheiten, kaum wohl jemals auf organische Anomalien in den Sinnorganen beruhen, was Sectionen bewiesen haben.

2) Sinnestäuschungen sind Bilder der Imagination, zu einer solchen Lebhaftigkeit gesteigert, dass der Gedanke in dem Gebiete eines oder mehrerer Sinnorgane sich bis zu der Stärke einer wirklichen Anschauung verkörpert.

3) Dass eine solche Verkörperung des Phantasiebildes könne statt finden, dazu gehört eine Störung der normalen Hirnfunction.

4) Diese Störung erfolgt in Fiebern und im Wahnsinn, durch arterielle Hirnreizungen u. s. w. in der Melancholie durch den lähmenden Einfluss der venösen Blutfülle im Schädel u. s. w.

5) Ist eine, oft nur unbedeutende, Störung der normalen Hirnthätigkeit vorhanden; leidet ein solcher Mensch an Ohrensausen, Funken- und Flecken-Sehen u. s. w. — so wird seine leidend gewordene Phantasie sehr leicht höhnende Stimmen und Todtengerippe oder ähnliche Täuschungen bereiten, die ihn nun aufregen und verletzen, wo dann Wahnsinn oder Melancholie desto eher ausbrechen, wenn ein ungeregeltes Leben der Phantasie eine übele Richtung giebt: bei Melancholikern ist eine finstere Gestaltung der Phantasiebilder, auch bei den Unschuldigsten, vorhanden. —

Dass hier, wo das Gehirn und seine Theile in so krankem Zustande sich befinden, dieser auch auf die Sinnorgane übergeht, ist einleuchtend und will man denselben als organische Anomalie bezeichnen, so lässt sich das thun. Ich will in dieser Beziehung dasjenige mittheilen, was Clarus hier, sowie über die Sinnestäuschungen gesagt hat, indem es trefflich ist; Clarus hat in seiner sehr herrlichen Schrift: Beiträge zur Erkenntniss und Beurtheilung zweifelhafter Seelenzustände. Leipzig 1828. S. 132 uff. das Folgende gesagt: Alle köperlichen Zustände, bei denen eine Veränderung der Reizempfänglichkeit in den zur Aufnahme sinnlicher Eindrücke bestimmten Organen und im Gehirn selbst statt findet, und alle ungewöhnlichen, im Uebermass vermehrten oder entzogenen Reize sind im Stande, Sinnestäuschungen zu veranlassen. Eine der gewöhnlichsten Ursachen derselben ist vermehrte Turgescenz der Hirngefässe, besonders der Venen, wobei der Druck der Gefässe auf die Hirnmasse, die normale Auffassung der auf die Sinnorgane einwirkenden Objecte hindert und dafür einen ungewöhnlichen und übermässigen Reiz auf die Ursprünge der Nerven substituirt, der entweder die Vorstellung von den äussern, sinnlichen Objecten blos verändert, oder auch sinnliche Vorstellungen erzeugt, die gar kein Object haben. Auf diese Weise entstehen gar oft Sinnestäuschungen bei Personen, die nicht an geistige Getränke gewöhnt sind z. B. bei venöser Anlage, bei Störungen gewohnter Blutflüsse, bei hypochondrischen und hysterischen Leiden des Unterleibs. Selbst die gewöhnliche Benommenheit des Kopfs in Fiebern, und das Fieberdelirium lassen sich aus dieser Quelle erklären. Bis soweit nach Clarus. — Ich bin der Meinung, dass hier in organischer Beziehung so ziemlich alles gesagt ist, was wir als solches in den Sinnorganen bei den Sinnestäuschungen anzunehmen haben, da es mit der Erfahrung in Einklang steht.

Sinnestäuschungen, welche bei Wahnsinnigen und Melancholikern hartnäckig, anhaltend fortdauern, sich immer erneuern und nicht weichen wollen, sind Zustände, welche eine um so übelere Prognose stellen lassen, je fester Patient von der Realität seiner Phantasieen überzeugt ist, denn: solche Ueberzeugung deutet auf fortdauernde Anomalie der Hirnfunction und wenn die wahnsinnige Exaltation und die melancholische Depression und Verstimmung auch gemindert, fast gehoben scheinen, so deutet solche thörigte Ueberzeugung dahin, dass es oft nur der leisesten Ursachen bedarf und Patient verfällt in seinen früheren Zustand. Nach meinen Beobachtungen sind Täuschungen des Gesichtssinns am seltensten und wenig bedenklich; ich habe Gehörtäuschungen am öftersten beobachtet und halte sie fast für die gefährlichsten, wenn sonst nicht die Täuschungen der am tiefsten stehenden Sinne, bedenklicher sind. Wenn Patient gerne Gift schmeckt, wenn sein Gefühl in der Haut ihn auf vergiftete Kleider sinnen lässt, er sich deshalb gerne entkleidet; wenn Gerüche ihn belästigen oder erfreuen, die nicht vorhanden sind und wenn er ekelhafte Sachen z. B.: Koth und Urin u. s. w. gerne isst, so ist das, wie ich die Sache jetzt überschauen kann, am schlimmsten und auf tiefe Zerrüttung, wenigstens in der Regel, hindeutend. Der Geruch, der Geschmack und das Gefühl, sind bei Kindern, Säuglingen und Thieren, wie es scheint, die gesichertesten und constantesten Sinne, sie leben im hinwelkenden Greisenalter am längsten und so muss unbedingt der Zustand eines Verrückten in der Regel um so hülfloser seyn, je früher, tiefer und dauernder, die niederen Sinne sich unrichtig fungirend aussprechen. Wie viel und wie wenig die Sinnorgane bei den Sinnestäuschungen der Geisteskranken auch selbstständig leiden mögen, die nächste Ursache derselben liegt im Gehirn, und das selbst da, wo Sinnestäuschungen bei sonst gesunden Menschen, auch nur vorübergehend statt finden, wie wir das bei Hypochondristen sehen, bei Hämorrhoidarien, bei unterdrückten Blutflüssen u. s. w. Der Aberglaube, indem er die körperlichen Ursachen nicht kannte oder der Betrug, welcher sie ignorirte, haben auf diesem Felde vielen Unfug getrieben und die Geschichte erzählt uns hier Begebenheiten so toller Art, dass man fast versucht wird zu glauben, als ob in früheren Zeiten die Verrücktheit oft epidemisch war. Osiander, in den Entwicklungskrankheiten in den Blüthenjahren des weiblichen Geschlechts. 2 Theile. Tübingen 1820, erzählt uns hier wunderliche Geschichten, welche der Beachtung durchaus werth sind.

Cap. 12.

Ueber intermittirende Verrücktheit, als besondere Art von Recidiven; Selbstmord; Heimweh. —

Die intermittirende Verrücktheit ist keine besondere Species der Geisteskrankheiten, sie gehört den zwei einzigen Formen derselben, dem Wahnsinn am meisten, seltener der

Melancholie, oder so, dass letztere Form sich der ersten oft und fast immer zugesellt, beide also in etwas gemischt sind. Da nun die intermittirende Verrücktheit manches Eigene zeigt, so halte ich es nicht für überflüssig, diesen Zustand hier einer speciellen Berücksichtigung zu unterwerfen und indem ich hier blos und allein meine Erfahrungen benutze, bleibt auch hier eine weitere Beobachtung wünschenswerth, um so mehr, da die intermittirende Verrücktheit für die Lehre von den Recidiven überhaupt, gewiss sehr wichtig ist.—

Die intermittirende Verrücktheit befällt, so viel ich weiss, mehr r. ännliche als weibliche Personen und entwickelt sich in den Jahren der Pubertät, theils ohne bedeutend heftige Einflüsse da, wo namentlich Wahnsinn in einer Familie erblich ist, theils auch bei Jünglingen aus gesunden Familien, indem in der Pubertätsperiode heftige Ursachen einwirken.

Als Ursachen habe ich beobachtet: erbliche Anlage, bei sanguinischem Temperament, leicht beweglichem Nerven- und Blutsystem; während das Geschlechtsleben sich entwickelt, vielleicht findet Zögerung statt, treten Congestionen zum Kopf ein, das Hirn wird heftig gereizt und es bricht ein Anfall von Wahnsinn aus.

Fehlt die Erblichkeit, aber sind Blut- und Nervensystem sehr reitzbar, so können Schrecken und Erkältung so heftig einwirken, dass hier, wie dort Wahnsinn eintritt. — Heftige, anhaltende Wechselfieber können auch solche Folge haben und so sind nervöse Fieber zu beschuldigen, besonders wenn in ihnen die Delirien bis zur Raserei steigen und man es verkennt, wie heftig hier Hirn und Hirnhäute in Folge des arteriellen Blutdrangs gereizt sind und oft so heftig, dass entzündliche Zustände in den Häuten eintreten, wo Nervina den Zustand nothwendig nur verschlimmern. Je jünger der Mensch ist, je weicher ist sein Gehirn und die Blutgefässe desselben, welche ohnehin kaum die Spur einer fibrösen Haut zeigen, werden sich da, wo in solchem sogenannten Nervenfieber die Delirien lange und heftig andauern, bedeutend erweitern, was in Folge der Congestionen überhaupt statt findet, und nun ist, so zu sagen, die Krankheit fixirt, Repetitionen sind fast unvermeidlich. — Hat die Krankheit, welche die Disposition setzte, sehr heftig eingewirkt, erfolgt die Genesung, so dauert die Reconvalescenz meist lange Zeit. —

Erfolgt nun bei vererbter oder bei erworbener Anlage, ein Anfall von Wahnsinn, so ist der Verlauf dieser:

Der Kranke wird lebhafter, lauter, munterer als er früher war, er wird oft beissend und witzig u. s. w.; nachdem der Zustand des Zeitraums der Vorboten eine Weile gedauert, folgt der Zeitraum der Zunahme, wo der Puls voller, kräftiger wird, der Herzschlag wird stets kräftiger und mehr ausgebreitet. Zuweilen ist es der Fall, namentlich in Gegenden in denen im Allgemeinen die Melancholie vorherrscht, dass sich in der Zeit der beiden ersten Stadien eine Periode von Melancholie einstellt, wo gastrische Erscheinungen, Leiden der Bauchschleimhäute, eintreten, aber auch da, wo letztere Periode fehlt, fehlt in den ersten Stadien selten eine Unregelmässigkeit des Stuhlgangs, meist ist *Obstructio alvina* vorhanden. Die Periode des Tiefsinns, war sie da, verliert sich oft rasch, die gastrischen Zufälle, mit Ausnahme der *Obstructio alvina*, schwinden bald, die Lebhaftigkeit der Arterien erwacht oft plötzlich und nun wird, indem die Radialpulse klein werden und die Carotiden mächtig überwiegen, der Blutdrang zum Kopf stets stärker, die Hirnhäute und das Hirn werden durch Qualität und Quantität des Bluts bedeutend gereizt, die Extremitäten werden kühl und kalt, während der Kopf heiss ist und nun ist das dritte Stadium da, die *Acme morbi*, Patient tobt, ist wild, er ist tobsüchtig, hat die Manie, er delirirt. — Hat die Tobsucht einige Tage gedauert, so folgt das Stadium der Abnahme, dem sich in der Regel ein bedeutendes *Stadium melancholicum* zugesellt, aus welchem Patient langsam erwacht und nun geht der Zustand rasch in die Genesung über. Die Krisen sind hier am meisten, ein starkes Nasenbluten und eine grosse Neigung zu Schlaf, den man hier, wie überhaupt beim Wahnsinn als Heilmittel nicht stören muss, weil die Natur sich des Schlafs bedient, dem Gehirn die in der Exaltation versagte Ruhe, als ein Heilmittel zu reichen. — Wir sehen nach diesen Andeutungen, dass dieser sogenannte intermittirende Wahnsinn ganz dieselben Erscheinungen darbietet, wie sich dieselben beim Wahnsinn überhaupt finden — Cap. 7. und 8.

— und nur findet hier der Unterschied statt, dass derselbe seinen Kreislauf in sechs bis acht Wochen vollendet. Wird ein Kranker der Art, lieblos, hart, strenge, mit reizenden Arzneien, kurz à la Brown behandelt, so ist es nur zu gewiss, dass die Krankheit in die Länge gezogen und selbst chronisch wird, wo dann ein Uebergang in Blödsinn leicht folgen kann, entstand die Krankheit in Folge erblicher Anlage, so ist das chronisch werden des Zustandes bei falscher Behandlung um so sicherer.

Die Ursache, weshalb ohne störende Einwirkungen, die Krankheit so raschen Verlauf macht, scheint in dem jugendlichen Alter zu liegen, denn hier ist die *Vis naturae medicatrix* am kräftigsten und andern Theils in dem stürmischen Auftreten der Erscheinungen — je heftiger diese, je eher folgt Ruhe. Die Krisen erfolgen meist durch Nasenbluten, wodurch das Gehirn entleert und beruhigt wird, sowie durch Schlaf; es ist einleuchtend, dass man beide Krisen unterstützen und nicht stören muss, ebenso andere kritische Erscheinungen, welche eintreten. In dieser Activität der Natur liegt die Ursache ferner, weshalb dieser Zustand oft und gerne ohne übele Folgen vorübergeht. — Nun scheint es aber auch, dass die Raschheit, mit welcher die Krisen erfolgen und die Besserung eintritt, eine vollständige Ausgleichung hindern, denn die Recidive sind fast gewiss; vielleicht, dass die Ursache der Recidive auch in der kräftigen Reproduction des jugendlichen Körpers begründet ist, wodurch ein kräftiges Arterienblut in zu reicher Menge leicht erneuert wird; endlich mögen geschlechtliche Ausschweifungen die Recidive begünstigen, die man indess nicht hindern kann, indem zuweilen darnach eine desto heftigere Tobsucht folgt — S. V. Nr. 30. — Die Recidive erfolgen meist im Frühjahr, zuweilen im Sommer, und zwar alle Jahre in der Regel; späterhin erscheinen die Anfälle meist im Frühjahr, unter dem Einfluss der erwachenden Natur; ist es der Fall, dass häufige Samenausleerungen statt finden, und ist der schwächende Einfluss auf den Magen und die Unterleibsorgane bedeutend, so treten endlich die Anfälle auch im Herbst ein und so beobachtet man wohl, dass die Anfälle im Frühjahr am meisten den Charakter des Wahnsinns und die im Herbst, am meisten den Charakter der Melancholie zeigen. Ist die moralische, diätetische und ärztliche Behandlung des Kranken gut, ist die erbliche Anlage nicht gar zu bedeutend, so bemerkt man, dass die Anfälle seltener werden, sie erscheinen in dem Verlaufe eines Jahres nicht, repetiren gelinder in dem folgenden und endlich, indem Patient sich dem Alter von 30 nähert, erscheinen entweder im Herbst oder im Frühjahr kurze Anmahnungen, fast nur Erinnerungen an die früheren Anfälle. Aber es ist nicht blos der Fall, dass die Anfälle sich in stets weiteren Fristen ausdehnen, die Disposition also später und seltener erwacht; auch die einzelnen Anfälle, wenn der Ausgang günstig ist, reduciren sich von 6 oder 8 Wochen auf 5, 4, 3 Wochen, bis zuletzt die Anmahnungen, die Erinnerungen an die früheren Anfälle oft kaum 8 Tage dauern und endlich sich als Zufälle gelinder hypochondrischer Verstimmung zeigen, als Hämorrhoidalbeschwerden oder als Zufälle, welche man der Plethora zuzuschreiben hat, und wo eine Application von Blutigel *ad anum* oder ein kleiner Aderlass bald die Unpässlichkeit beschwichtigt. —

Mir schien es immer, als ob die hier beschriebenen melancholisch-wahnsinnigen Zustände etwas Eigenthümliches zeigten, ich habe sie deshalb besonders erwähnt, aber ich wiederhole es, dass sie nicht verschieden sind von Melancholie und Wahnsinn, wie sie oben geschildert wurden; Jugend, kräftiges Bestehen der Heilkraft der Natur, sowie die Nothwendigkeit eines kräftigen Nachlasses da, wo die Exaltation so schnell und kräftig emporblühte, sind offenbar die Ursachen, welche den raschen Verlauf der einzelnen Anfälle, ihr späteres Seltenwerden und endlich die Heilung begünstigen, aber wo letztere erfolgen soll, da muss der Arzt gewiss ebenso mit Vorsicht als mit Umsicht und reifer Erfahrung zu Werke gehn, oder Patient wird, auch ohne erbliche Anlage, nimmer genesen, wohl blödsinnig werden. Diese Anfälle eines sogenannten intermittirenden Wahnsinns unterscheiden sich von dem eigentlichen Wahnsinn, um mich so auszusprechen! — nur durch Zeitdauer; dort ist der Verlauf rasch, die Recidive sich gewiss und weniger zu fürchten — hier ist der Verlauf nach allen seinen Stadien chronischer und indem kein kräftiges Heilbestreben von Seiten der Natur obwaltet, wird die Kunst auch desto eher und ohne den Vorwurf der Unwissenheit zu verdienen, die Heilungen nicht gelingen sehen.

Die ärztliche Behandlung ist bei der sogenannten intermittirenden Verrücktheit keine besondere, — sie ist die gewöhnliche und allenfalls gilt es nur, dass wir hier rascher und mit mehr Energie einschreiten. —

In Rücksicht der Recidive überhaupt — S. 217 und S. 239 — hätten wir noch Einiges zu sagen: Der von dem Wahnsinn oder von der Melancholie Genesene lebt längere Zeit in Gesundheit, oft mehrere Jahre lang, und nun erfolgen neue Anfälle. Die Verhältnisse sind hier zweierlei:

1) Patient lebte ein oder mehrere Jahre gesund d. h. es traten keine Anfälle von Verrücktheit ein, aber sonst war das Subject doch nicht gesund, denn eine strenge Beobachtung sieht, dass

a) im Frühjahr oder Sommer, oder im Herbst sich gelindere Zufälle einstellen, wo Patient aufgeregt oder niedergeschlagen war. Kunst oder Natur führten die kleinen Störungen glücklich vorüber.

b) Man bemerkt, dass der gesund Scheinende sehr empfindlich, leicht gereizt ist, leicht roth wird, leicht Aufsteigen des Blutes zum Kopf leidet, Herzklopfen u. s. w.; er wurde bald heftig, ohne Ursachen oft, u. s. w. Anderntheils sah man oft hypochondrisches, melancholisches Wesen; man bemerkte oft gastrische Zufälle u. s. w.

Wo solche, oft nur gelinde Erscheinungen obwalten, da ist allerdings kein Wahnsinn mehr, da weilt keine Melancholie, aber — man wird sich die Mühe geben müssen, den Kranken zu untersuchen und dann finden, wie die Anlage nicht verschwunden ist; die Blutgefässe des Kopfs sind dauernd erweitert, das Arteriensystem ist sehr vorherrschend, die Blutbereitung ist kräftig u. s. w. — oder die Unterleibsnerven und Ganglien sind verstimmt, venöse Blutfülle im Bauch ist da — genug, es sammeln sich Zustände, die unter günstigen Einflüssen einen neuen Anfall nöthig machen, und, indem man nicht vorbeugt, tritt ein neuer Anfall ein; man kann also nicht sagen, dass Patient Jahre lang gesund war, man kann nur sagen, dass Patient vom Wahnsinn oder von der Melancholie verschont blieb. Endlich

c) hat man es in einzelnen Fällen übersehen, dass die Recidive nur ausblieben, weil an ihrer Stelle sich andere Krankheiten einfanden.

So ist es der Fall, dass im Frühjahr oder Herbst ein solcher Kranker von rheumatischen, catarrhalischen, von intermittirenden und anderen Fiebern befallen wird, wo der fieberhafte Umschwung des Blutes, den Blutdrang zum Kopf hindert und das im Fieber gesteigerte Leben eine Prävalens der Venosität hindert, daher Wahnsinns- und Melancholie-Anfälle verhütet werden; so werden Durchfälle, Ruhren im Herbst oft heilsam und so auch namentlich ist es der Fall, dass Entzündungen einzelner Organe in Brust oder Unterleib eintreten, oder äussere Theile sich entzünden und nun wird namentlich ein Wahnsinnsanfall verhütet. Blutungen aus der Nase, *ex ano* u. s. w. werden gleichfalls oft Vorbauungsmittel. So beobachtete Dr. Trioen eine *Mania levi peripneumonia judicata. Fasciculus observationum medico-chirurgicarum. Lugd. Batav.* 1743 — S. 192 und 193, siehe oben.

Treten die Fieber, die Entzündungen, die Blutflüsse nicht ein, so folgt ein Anfall, ein Recidiv — dem Arzt gebührt es, hier den Fingerzeig der Natur zu beachten und ein Recidiv der Verrücktheit zu verhüten, da, wo die Natur sich selbst nicht hilft.

Ich erinnere mich namentlich eines Falls, wo ein heftiges rheumatisches Fieber einen Wahnsinnsanfall im Frühjahr verhütete, und eines andern, wo Entzündungen der Brust- und der Baucheingeweide gar häufig eintraten, und wo dann, als diese Zufälle aufhörten, der Wahnsinn ausbrach.

2) Patient lebte oft mehrere Jahre gesund, wir haben ihn gut beachtet und untersucht, aber nichts Krankes gefunden. Ein also Genesener wird wieder wahnsinnig oder melancholisch, er recidivirt also. Hier gilt zu merken, dass

a) es ausser den Geisteskrankheiten noch viele Krankheiten giebt, vielleicht die meisten, von denen Jemand kann genesen seyn und dann zum zweitenmal ergriffen wird;

b) erfolgt hier ein Recidiv, so ist's nicht eigentlich ein Recidiv, es ist eine neue Krankheit und dem Arzte gebührt nicht der Vorwurf, dass er unsicher heilte. —

Im Beginne dieses zwölften Capitels sagte ich, dass die sogenannte intermittirende Verrücktheit zumeist der ersten Form, dem Wahnsinn, gehöre und die zweite Form, die Melancholie, sich der ersten meist beimische, also der gemischte Zustand häufig vorhanden sey. Es gilt übrigens zu forschen, ob nicht Anfälle der ächten, wahren Melancholie, die nicht Folge der Exaltation, aber die im Gegentheil organisch begründet ist; ob, sage ich, solche Anfälle von Melancholie nicht in der Art stattfinden können, wie der Wahnsinn, d. h. in kurzer Frist und rasch verlaufend. Ich bin geneigt, dies anzunehmen; ich suche hier die Ursache der oft so häufigen Selbstmorde, aber, indem es an Erfahrungen fehlt, lasse ich die Sache unentschieden und sage nur nach meinen Beobachtungen das Folgende — S. V. 30 —:

Ich kenne Familien, wo einzelne Mitglieder Wahnsinns-Anfälle litten, mehrere melancholisch wurden und wieder Andere, nachdem sie eine Weile schweigsam oder auch munter sich zeigten, den Selbstmord begingen. Wir wissen, dass in grossen, dumpfen Städten wie Paris und London, sowie in tiefen, feuchten, nebeligten Ländern, der Selbstmord oft so häufig stattfindet, periodenweise, im Sommer, mehr im Herbst; wie kommt das? — Wäre es möglich, dass der Mensch, welcher im Besitz seiner gesunden Vernunft ist, sich so ohne Umstände entschliessen könnte, aus diesem Leben zu scheiden? — sich selbst zu morden? — wäre das wahr, so wäre die gesunde Vernunft ja selbst ein Symptom der Verrücktheit und dann müssten die, welche im Besitz der gesunden Vernunft wären, fast immer den Selbstmord zu Hülfe rufen, um sich von einem Leben zu befreien, das gerade dem, der recht vernünftig ist, oft am widerlichsten wird, indem eben seine gesunde Vernunft ihn überzeugt, dass das Nichtgute leider das Gute in der Regel beherrscht. Und doch morden sich solche Menschen nicht, sie dulden, sie fügen sich in ihr oft widriges Schicksal und werden nicht müde, Gutes zu thun, ohne Rücksicht auf den Undank, den sie meist ernten! — Solche Menschen sind es nicht, die sich selbst morden; Selbstmörder sind Melancholiker, theils solche, wo erbliche Anlage ist oder solche, wo Leidenschaften, Ehrsucht, Ausschweifungen, Unglück, Schande, dann auch Krankheiten verschiedener Art, die Disposition zur Melancholie hervorriefen. Anfänglich mag der Anfall von Melancholie nicht so heftig sein, Patient bekämpft seine Angstgefühle; in späteren Anfällen, meist im Herbst, aber auch im Frühjahr oder Sommer, wenn heftige Leidenschaften einwirken, fühlt Patient, dass er seine Angst nicht lange mehr verheimlichen kann ob ihrer Macht; die Witterung ist günstig — es erwacht das gesunkene Arterienleben mit Macht, es treten Congestionen zum Kopf ein, das Gehirn wird gereizt, und indem die furchtbaren Angstgefühle des Melancholikers mit der Muth gebenden Exaltation des Wahnsinns sich verbinden — entflieht der so furchtbar Bedrängte aus diesem Leben durch Selbstmord. Es ist mir wahrscheinlich, dass solche Zustände, die mit Selbstmord endigen, jenen Zuständen ähnlich sind, die dem Wahnsinn gehören und denen vorzugsweise dieses Capitel gewidmet ist. In meinen Notizen — S. V. 30 — habe ich S. 79 uff. mehrere Thatsachen, die hier von Interesse und bezüglich sind, mitgetheilt; ich erlaube es mir, nach S. 82, 83 l. c. das Folgende zu citiren: Wenn man fragt, ob der Mann — dessen Selbstmord ich erzählte — seiner geistig mächtig war, als er sich den Tod gab? — so behaupte ich: nein! — In der Tiefe seiner Melancholie, in der Unfähigkeit für Trostgründe, müssen wir hier, wo so lange ein primäres Hirnleiden geweilt, etwas Verrücktes erkennen und unbedingt war der Zeitpunct, wo das so mächtig vorherrschend gewordene Venensystem auf Hirn und Nerven paralysirend einwirkte, vorübergegangen, um einer erneuten und exorbitanten Prävalens des Arterienlebens zu weichen, als Patient sich das Leben nahm; er hat es sicher gefühlt, dass ein Anfall von Wahnsinn wieder bevorstand; die Bauchangst, welche er leugnete, aber unbedingt heftig empfunden, hatte sich mit der beginnenden Hirnaufregung verbunden und aus Angst und wahnsinniger Verwirrung gemischte Gefühle bewirkt, die einen Sturm erregten, in welchem der

Mann unterging — und wie hier, so geht es, wie es mir scheint, bei allen Selbstmördern, sie geben sich in dem Augenblick den Tod, wo die oft mit Glück versteckte Melancholie in den Wahnsinn übergehen will, und die Qualen, die Angst, welche dem Eintritt des Wahnsinns vorausgehen, müssen furchtbar seyn. Der plötzliche Wechsel in der Prävalens des arteriösen und venösen Systems ist oft so gross, so plötzlich und rasch, dass ein solcher schneller Wechsel in Erstaunen setzt — ich habe diese Erscheinung zu oft beobachtet, um ihre hohe Wichtigkeit nicht einzusehen. Ich habe in meinen Notizen — S. V. 30 — wie ich bereits so eben sagte, diesen Gegenstand weiter dargestellt, und da jene Schrift vorliegt, so will ich hier das Gesagte nicht weiter wiederholen; ich glaube übrigens, hier Hinreichendes angeführt zu haben, um zu zeigen, wie es Anfälle von Melancholie giebt, welche rasch verlaufen, und die um so gefährlicher sind, weil der Mensch in ihnen leicht das Unnatürlichste begeht, sich selbst mordet und in nicht seltenen Fällen mag da, wo ein solcher Kranker im Aberglauben befangen ist, derselbe sich auch an dem Leben eines Mitmenschen vergreifen, ihn opfern; wir kennen hier schreckliche Beispiele, die offenbar nur aus Verrücktheit entsprungen sind; der wirklich gesunde Mensch kann nie die Natur eines Raubthiers annehmen.

Da ich hier von Anfällen des Wahnsinns und der Melancholie sprach, welche rasch verlaufen, und die ich, weil sie gerne wiederkehren, intermittirende Anfälle genannt habe, so will ich der Vollständigkeit wegen der Nostalgie hier noch einmal erwähnen — Cap. 3. c. — Die Nostalgie gehört der zweiten Form und sie ist kein selbstständiges Uebel; wo die Melancholie eintritt, in welcher Patient seine Angst als Sehnsucht in die Heimath ausspricht, da ist das nichts Besonderes; ein anderer Melancholicus wird seine Angst durch Selbstanklagen bezeichnen, das ist Alles verschieden und richtet sich nach den Umständen.

Auch solche Menschen werden in der Angst oft Selbstmörder; ich will aus meinen Notizen S. 145 u. s. w. — S. V. 30 — die Erfahrungen des Dr. Larrey noch einmal erinnernd bezeichnen, da sie für den Gegenstand, für die Lehre von der Melancholie überhaupt so entschieden werthvoll sind: Dass das Gehirn der Sitz und das wesentliche Organ aller Empfindungen sey, sie mögen nun von Aussen kommen oder im Innern entstehen, dafür scheinen alle Erscheinungen zu sprechen; Larrey ist durch seine Beobachtungen davon überzeugt, und nennt Morgagni, Haller, Vic d'Azir, Sömmering und Gall als diejenigen, die dasselbe annehmen. Das Empfindungsvermögen, heisst es weiter, wird durch das Nervensystem überhaupt und zunächst durch die Sinnesfunctionen vermittelt; das Gehirn wird demnach die ersten Wirkungen dieses Vermögens erfahren und je nach dem mehr oder weniger starkem Einflusse, den diese Wirkungen auf die pulpöse Substanz des Gehirns ausüben, werden Anomalieen anderer mittelbaro der unmittelbar mit dem Gehirne in Verbindung stehender Organe hinzukommen; und in der That hier ist Wahres, was man nicht hinreichend beachtet hat. Interessant und naturgetreu ist die Schilderung des Einflusses, welchen psychische Eindrücke auf den Leib und durch diesen vermittelnd auf die Seele gewinnen; Larrey hält es nicht für möglich, dass man bei psychischen Einflüssen den Leib unbeachtet lassen könne und es nur wähnen, als ob psychische Einflüsse, die in ärztlicher Beziehung bedeutend sind, auf die Seele blos und allein direct einwirken.

Indem wir die hier bezüglichen Erfahrungen des Dr. Larrey, wie gesagt, oben Cap. 3. c. in dieser Schrift hinreichend darstellten, so müssen wir dorthin verweisen. Weder Nostalgie, noch andere Zustände mit auffallenden Ideen verbunden, welche sich über Hexen, Teufel, Verfolgungen, Unglück u. s. w. verbreiten und in das Gebiet der zweiten Form gehören, sind als selbstständige Zustände zu betrachten; sie gehören alle in das Gebiet der Melancholie, welche Ansicht die fortschreitende Erfahrung durchaus bestätigen wird. Für dieses Capitel citire ich: Eine periodische Melancholie, beobachtet von Dr. H. Wolf in Bonn. Zeitschrift für psychische Aerzte. 1821. Heft 4. S. 124.

Cap. 13.

Complicationen der Verrücktheit mit anderen Krankheiten. Ueber *Mania puerperarum, potatorum, occulta;* Klarheit vor dem Tode.

Verrückte, entweder Wahnsinnige oder Melancholische, können neben ihrem geistig alienirten Zustand auch noch andere Krankheiten erleiden, die bereits vor dem Ausbruch der Verrücktheit da waren und nun fortdauern oder aufhören; andere krankhafte Zustände treten während der Geisteskrankheit ein und nehmen hier ein Ende oder dauern selbst noch fort, wenn Genesung oder Blödsinn eintreten; immer aber scheint es ausgemacht zu seyn, dass der individuell-anomale Zustand bei Geisteskrankheit mehr oder minder modificirend und abändernd auf andere Krankheitszustände einwirkt. — Bereits in Cap. 3. und in Cap. 6. ist Manches gesagt, was hier Beziehung hat; wir wollen hier nur der folgenden möglichen Complicationen gedenken: Fieber, Entzündungen, Wochenbette, Epilepsie, Schwindsucht, Wassersucht, Hautausschläge; wir wollen hier der *Mania potatorum*, der *Mania occulta* erwähnen; in Ansehung letzterer zeigen wir auf S. 189 und S. 255 dieser Schrift, wo von rasch verlaufenden Anfällen der Melancholie die Rede war und was hier offenbar Beziehung findet. —

F i e b e r. Verrückte können von Fiebern verschiedener Art ergriffen werden, namentlich in Folge von heftigen Erkältungen, welche das Hautleben unterdrücken, und wo nicht selten, wie ich beobachtet habe, antagonistisch — sehr heftige Catarrhe und sogar entzündliche Zustände der Mucosa von Magen und Darmkanal eintreten, die selbst in diesen Organen Geschwüre und Vereiterungen zu Wege bringen, welche durch Hectic u. s. w. den Tod fördern. Fieber können einen Anfall von Wahnsinn verhindern, indem ein vermehrter Umschwung des Blutes den gesteigerten Drang desselben zum Kopf hindert; Melancholie wird oft durch Fieber gemässigt, indem in Fiebern das arterielle Leben gesteigert wird.

Wird ein Fieber sehr heftig, wird das Gehirn z. B. während der Hitze eines Wechselfiebers stark gereizt, so wird der Kranke oft stark toben, deliriren, was natürlich schädliche Folgen hat; wir sehen, dass der Arzt die Fieberzustände zum Heil der Kranken strenge berücksichtigen muss — Cap. 12. —

Entzündungen. Es giebt Fälle, wo häufige Entzündungen in Lunge, Leber u. s. w. stattfinden; diese Entzündungen traten nicht mehr ein, es folgten dagegen entzündliche Hirnreizungen und Patient wurde wahnsinnig — Cap. 7. — Cap. 12. — So ist es der Fall, dass Entzündungen in Brust- oder Bauchorganen eintreten, und ein Wahnsinnsanfall wird verhütet; ja, ich sah eine Wahnsinnige genesen, nachdem eine Unterleibsentzündung dagewesen und strenge kühlend verfahren worden war. Entzündungen in äusseren Theilen, die in Eiterung übergehen, sind im Wahnsinn oft gute Krisen geworden z. B. Entzündung der Mucosa in der Nase, mit folgenden profusen Ausleerungen. Bei Melancholie von einiger Stärke sah ich nie Entzündungen; solche venöse Menschen blieben verschont, oder wenn entzündliche Reizungen eintraten, so in den Hirnhäuten, dann war das arterielle Leben früher erwacht.

Wochenbette. In der Schwangerschaft eingetretener Wahnsinn kann nach der Entbindung ein Ende nehmen. Ein Wochenbett ist keine Complication, es ist ein Zustand, in dessen Folge der Wahnsinn sich oft einstellt; die sogenannte *Mania puerperarum* ist keine selbstständige Krankheit, hier ist Wahnsinn, in welchen die Wöchnerin verfällt, und es ist selbst unnöthig, jenen speciellen Namen zu gebrauchen. Vollblütigkeit, heftige Erschütterung des Nervensystems, Unterdrückung der blutigen Ausleerungen aus den Genitalien, der Ab- und Aussonderungen von Schleim, Unterdrückung der Milchabsonderung; Entzündung des Uterus, der Bauchhaut und kurz alle Zufälle, die sich einstellen können, die können auch Congestionen zum Kopf, Hirnreizungen und somit Wahnsinn zu Wege bringen. Man berücksichtigt den Zustand des Gehirns, man erforscht die Ursachen, man verfährt ärztlich nach den allgemeinen Regeln und meidet die Idee, als sey hier ein specifischer Zustand, denn da greift man nach Specifica und curirt die Kranke in den Blödsinn hinein; es giebt hier keine Specifica und es kann hier keine geben, denn der Zustand ist gar kein besonderer — so wenig, als man die bei einer Wöchnerin auf der Haut eintretende Rose ein *Erysipelas puerperale* nennen kann, was wenigstens zu nichts nützt. Uebrigens verfallen Wöchnerinnen, bei guter Disposition, auch wohl in Melancholie; warum spricht man nicht auch von *Melancholia puerperalis?* — Ich billige ein solches Schweigen, es ist richtig, denn Wahnsinn und Melancholie sind immer gleich egal, nur dem Grade nach unterschieden und die Verschiedenheit in den entfernten Ursachen kann keine generischen Unterschiede zu Wege bringen.

Epilepsie. Die Epilepsie ist eine Krankheit, welche man so oft als eine Complication mit den Geisteskrankheiten bezeichnet; ich kann nach meinen Erfahrungen hier nur das Folgende sagen: Vorerst habe ich nie gesehen, dass ein Wahnsinniger an Epilepsie gelitten hat; dagegen habe ich gesehen, dass Epileptiker in Folge heftiger Anfälle oft längere Zeit sich wie blödsinnig und stumpf in geistiger Rücksicht zeigten; ja, nachdem heftige und öftere Anfälle lange gedauert, so wurde der blödsinnige Zustand dauernd. Ich habe gesehen, dass durch den Gebrauch von Arzneimitteln epileptische Anfälle abgeschnitten wurden, wo nun ein heftiger Aufruhr im Blutsystem eintrat, das Blut zum Kopf drang und Patient rasend, tobend wurde, bis endlich epileptische Anfälle eintraten, die fast kritisch erschienen, denn nun war Patient wieder ruhig und gescheit. — Wenn man Epileptiker festbindet, die ihnen nothwendigen freien Bewegungen ihrer zuckenden Glieder raubt, so kann man auch etwas sehn, das wie Tobsucht aussieht; es scheint, als ob Wahnsinn und Epilepsie in einander übergehen können, aber vereint, zugleich, können so nahe verwandte Zustände, als Wahnsinn und Epilepsie sind, in einem Subjecte nicht vorhanden seyn. Wenn Wahnsinn in Blödsinn übergeht, so kann hierbei Epilepsie stattfinden, so gut, als sie andauert, wenn in Folge ihrer selbst Blödsinn eintrat. Melancholiker, wo die venöse Prävalens so bedeutend ist, leiden keine Epilepsie; ich habe es mindestens nicht gesehen.

Es giebt Zustände von Tobsuchten, wo bei der Macht des

zum Kopfe dringenden Blutes, der Kranke in zuckende Bewegungen geräth; hier hört die Tobsucht oft rasch auf, ein Blutschlag ist eingetreten nnd der beruhigte Kranke, wieder genesen, ist und bleibt blödsinnig, oft obendrein hie oder da paralysirt. Ich glaube, dass sich hier späterhin epilepsieartige Zufälle ferner einstellen können — ich kann indess nichts entscheiden, weil ich hier nur eine und dazu sehr unbestimmte Erfahrung gemacht habe. Die nächste Ursache des Wahnsinns sitzt im Gehirn, die nächste Ursache der Epilepsie meist im übrigen Nervensystem, bei der Melancholie sind die Ganglien sehr betheiligt; ein gewisser Grad von Opposition — ist gewiss zwischen diesen Zuständen vorhanden.

Schwindsucht. Schwindsuchten der verschiedensten Art sind Zustände, von welchen Wahnsinnige und Melancholiker nicht selten befallen werden. Ist die Lunge, ist irgend ein anderes Organ eines Wahnsinnigen afficirt und sogar in Vereiterung übergegangen, so wird die Hectic, es wird die rasche Verzehrung des Körpers in der Regel so oft und so lange beschränkt, als noch vermehrter Blutdrang zum Kopf stattfindet, das Gehirn gereizt ist und Patient in wahnsinniger Aufregung verharrt. Schwinden die Zufälle der Aufregung, in Folge von Krisen oder im Herbst, wo so gerne in den Aufregungen der Wahnsinnigen sich Ruhe einstellt, so greift die Vereiterung eines Organs um desto rascher um sich, hectische Fieber treten ein, Patient wird meist ganz geistig frei und nun folgt der Tod in der Art, wie bei der Schwindsucht gewöhnlich ist. Solche Erscheinung sehen wir auch bei Schwangeren; in der Schwangerschaft schweigen die Zufälle der Schwindsucht, nach der Entbindung erneuern sich dieselben und der Tod folgt oft rasch. Hier walten fast dieselben Verhältnisse; im Wahnsinn dringt das Blut zum Kopf, in der Schwangerschaft dringt es zum Uterus, die Entwicklung des Fötus erfordert reichliche Nahrung — Wahnsinn und Schwangerschaft nehmen ein Ende und nun dringt das Blut desto reichlicher zu dem eiternden Organ — *omnis irritatio attrahit* — und indem die Zufälle der Phthisis jetzt schleuniger verlaufen, folgt der Tod. Treten Eiterungen bei Melancholikern ein, so werden sie oft durchaus heiter, ihre Angst, ihre Verstimmung nimmt ein Ende, die Eiterung wird gleichsam eine Krise, sie consumirt das venöse Blut, sowie Blutgeschwüre hier oft critisch sind. Ist das eiternde Organ bedeutend z. B. die Lunge, so endigt auch hier das Leben durch Schwindsucht — sowie dann phthisische Zustände häufig das Ende von Verrückten befördern und eben das thun oft —

Wassersuchten. Wassersuchten gesellen sich zu den Schwindsuchten oder sind Folgen von cachektischen Zuständen, wo sie dann nur Vorboten des nahen Todes sind. In Folge von gereizten, fast entzündlichen Zuständen in den serösen Häuten bilden sich Wasseransammlungen im Schädel, in den Hirnhöhlen, in der Brust, im Bauche, wo es von der Güte der Constitution des Kranken und von der Gewandtheit des Arztes abhängt, ob die Folgen das Leben bedrohen oder nicht. Kranke, deren Haut höchst unthätig ist, also Melancholiker, sind, wenn man sie in feuchten Räumen, durch rohes Arbeiten in jeder Witterung, durch Zug, durch leichte Bekleidung u. s. w. heftigen Erkältungen aussetzt, zu Hautwassersuchten, zuerst in den Beinen, geneigt, und nie sah ich, dass hier jemals Genesungen stattfanden. — Bei Melancholikern, die früher Säufer waren, treten nicht selten chronische Lungencatarrhe ein, die mit der Zeit in *Phthisis pituitosa* übergehn; jemehr die Lunge im Verlauf der Zeit entartet, jemehr die Athmung gehindert wird, desto rascher entwickeln sich Zustände von Wassersucht und beschleunigen den Tod.

Hautausschläge. Acute Hautausschläge z. B. Scharlach, Pocken u. s. w. habe ich bei Geisteskrankheiten nicht beobachtet, dagegen gesehen, dass Wahnsinnige, je lebhafter ihr Hautorgan war, stark an Krätze litten, wo sich in einem Falle die Haut stellenweise sehr wund und mit Abscessen reichlich bedeckt zeigte; das Gefühl des Juckens regte diese Kranken um so mehr auf, jemehr sie verhindert waren, sich zu kratzen oder zu reiben. Melancholiker, deren Hautleben sehr daniederlag, blieben bei der Nähe der Angesteckten, doch von der Krätze verschont und ebenso beobachtete ich bei ihnen niemals Frostbeulen — *Perniones*, welche ich dagegen bei den, mit einer lebhaft fungirenden Haut versehenen Wahnsinnigen in einer solchen Stärke gesehen habe, wie nie in anderen Fällen. Auch Rosen, starke Entzündungen der Haut z. B. nach Application von Vesicatoren u. s. w. zeigen letztere Kranke; Melancholiker kaum. Was die

Mania potatorum, den Säuferwahnsinn oder das *Delirium tremens* betrifft, so ist dies zwar auch keine Complication, so wenig als die sogenannte *Mania puerperarum*, aber ich spreche hier über diesen Zustand, um möglichst vollständig zu seyn. Personen, welche Spirituosa im Uebermaass brauchen, werden krank, indem das Uebermaass solcher Getränke und deren oft schlechte Qualität die Gesundheit vernichten. Ist Patient disponirt, so fällt er endlich in Wahnsinn oder in Melancholie; meist in einen Zustand, der aus jenen beiden gemischt ist und wir haben nun die Krankheit nach allgemeinen Grundsätzen zu behandeln, wo es namentlich nöthig ist, die Ursache, die Spirituosa von dem Kranken ferne zu halten oder Patient wird chronisch verrückt. Ist keine Disposition da, so vergehen und erneuern sich die Anfälle, wenn Patient ein Säufer bleibt; es folgen endlich Cachexien und Patient stirbt hectisch, hydropisch u. s. w. — zuweilen, wo Melancholie stark eintritt, folgt Selbstmord. Auch dieser Zustand ist kein besonderer, er gehört den Geisteskrankheiten überhaupt, wird nach allgemeinen Grundsätzen behandelt und das Opium ist hier so wenig ein Specificum, als es der Campher bei wahnsinnigen Wöchnerinnen ist. Die Orientalen berauschen sich mit Opium; wer hier Opium giebt, macht einen abendländischen Trunkenbold zu einem morgenländischen und so thut man am besten, einem derartigen Kranken, der gar heftig zittert, furchtbar matt und elend sich fühlt, in der Reconvalescenz ein Glas Wein zu reichen oder man giebt ihm etwas starken Kaffee. Ich habe mehrere solche Säufer behandelt, die rein toll, aufgeregt oder melancholisch waren; Entfernung der Spirituosa, Wasser, Ruhe, Zeit, zuletzt einige Analeptica und sie waren genesen, bis neue Ausschweifungen neue Anfälle machten. Oft leiden solche Menschen an organischen Uebeln, besonders im Bauch; diese erregen zu Zeiten das Nervensystem feindlich, besonders die Bauchganglien und nun treten Angst, mindestens unbehagliche Gefühle ein und diese zu beschwichtigen, greift Patient zu Spirituosa; es gilt, solche Zustände zeitig zu beachten und zu moderiren — man sehe Cap. 3. lit. c. S. 152, 153. —

Mania occulta. Gesunde Menschen sollen plötzlich tobsüchtig, rasend werden und nun Handlungen sich erlauben können, die verbrecherisch sind; die Sache ist sehr wichtig — missbraucht, wird sie ein Asyl, in welches das abscheulichste Verbrechen flüchten kann, um unter dem Vorwand von dagewesener Krankheit straflos zu seyn. — Indem ich auf Cap. 6. S. 189, sowie überhaupt auf Cap. 12. hinweise, will ich noch dieses bemerken: der Ausdruck *Mania occulta,* ist unpassend, denn was verborgen ist, kennen wir nicht, und wir können uns nicht darum bekümmern; eine Manie ist immer eine *publica*, wie Jeder eingestehen wird, und nur eine solche liegt in unserem Bereich. Nun ist nicht zu leugnen, dass in manchen Fällen, wir haben das l. c. nachgewiesen, sich Zustände von Wahnsinn und Melancholie einfinden können, die rasch vergehen und wo der Kranke oft Selbstmörder wird, oder sich an dem Leben eines Nebenmenschen vergreift. Ich bin der Meinung, dass ein Verbrecher, der seine Unthat in einem plötzlich entstandenen und vergangenen Anfall von Verrücktheit soll begangen haben, daher nicht zurechnungsfähig seyn kann, strenge körperlich untersucht werden muss, wo es sich zeigen muss, ob er körperlich in der Art organisirt ist, dass unter günstigen Umständen ein Anfall von Verrücktheit eintreten kann, wo also die Vernunft fehlt. — Habe ich mich hier gut ausgesprochen, und wird man sich überzeugen, dass ich das *Genus morbi:* „Verrücktheit" nach treuer Naturanschauung geschildert habe, so wird man auch einsehen, dass es einer körperlichen Anlage bedarf, damit Verrücktheit, selbst nur momentan, eintrete und es ist Pflicht des Arztes, durch Beobachtung diese Anlage zu ermitteln; ich erinnere hier an Thatsachen, die ich in meinen Notizen — S. V. 30 — mitgetheilt; meine dort, §. 9., gegebene kurze Darstellung: Geisteskrankheiten und Sünde, sind hier, wie es scheint, sehr bezüglich.

Bei älteren Schriftstellern ist wohl die Rede von Complicationen einer Seelenkrankheit mit der andern, was doch unrichtig ist und solche Meinung entstand, indem man Genus, Species, Stadien, Ausgang in Blödsinn durcheinander warf und die unbedeutendsten Nüancen zu selbstständigen Formen erhob.

Sprechen wir zum Schluss noch einige Worte über die sogenannte „Klarheit vor dem Tode“, ein oft variirtes Thema, wo die Einen sich in überschwänglichen Erhabenheiten, die Andern sich in Plattheiten verloren und uns bereden wollten, dass wir ihre Gelehrsamkeiten bewundern sollten! — Aufrichtig gesagt, wir sehen in den Extremen nur Lächerlichkeiten und wollen deshalb so bescheiden über die Sache sprechen, als es uns geziemt, da unsere Sinne uns in engen Grenzen befangen halten und es Thorheit ist, wenn wir diese Schranken nicht respectiren: Eine Klarheit vor dem Tode ist bei Geisteskranken keine seltene Erscheinung, — aber das ganze Heer der la Mettrie's irrt sich, wenn es hier und anderswo meint, nun seinen *l'homme machine* construiren zu können und ebenso irren sich die Schwärmer, wenn sie wähnen, dass ihre Extravaganz hier Nahrung für ihre Thorheiten fand — der Eine wird der Religion nicht Abbruch thun und die Anmaassung des Andern wird, wenn sie nicht zu fixirt ist, sich überzeugen, dass die Religion seine Unterstützung nicht nur nicht nöthig hat, sondern sie selbst als eine Thorheit verschmäht. — Wir haben in dieser Schrift nachgewiesen, dass die Ursache der Geisteskrankheiten nicht in organischen Zerstörungen begründet ist, selbst das Gehirn kann bedeutend zerstört seyn und der Mensch wird doch nicht verrückt, so dass also das Seelenleben nicht so grob der Organisation annex ist, wie Manche glauben; wir haben gesehen, dass die Seele nicht das ist, was als vitale Kraft den Organismus belebt, dass sie etwas Höheres also ist, denn sinkt im Blödsinn das Hirnleben in der Art, dass die intellectuelle Function des Gehirns mehr oder weniger ganz aufhört, so dauert die vegetative Seite des Lebens so lange, als die organische Function des Gehirns hierfür kräftig bleibt und hier sehen wir die Vitalkraft in dem Umfang thätig, der ihr gebührt. Ferner haben wir gezeigt, wobei ich insbesondere auf B. 2. meiner und Amelung's Beiträge — S. V. 10 — hindeute, dass die organische Function des Hirns normal von Statten gehen muss, das Gehirn also richtig fungiren muss, wenn ein gesundes Seelenleben stattfinden soll und mithin ist die „normale organische Hirnfunction“ die letzte, uns bekannte, bedingende Ursache eines gesunden Seelenlebens; wobei es einleuchtet, dass wir für die Praxis ein ärztliches Object haben, aber im Bezug auf das Wesen der Seele nichts mehr wissen, als sonst, d. h. wir wissen nicht mehr, als die Religion uns sagt und das ist hinreichend, das ist Alles, was der Mensch mit gesundem Gehirn auch nur wissen will. Nun haben wir nachgewiesen, wie in Folge von Verwachsungen der Häute, von Wasseranhäufungen, Exsudaten, normwidrigen Verbindungen der Hirnwindungen, Erweichungen, Zähewerden u. s. w. die Function des Gehirns gemindert, beschränkt wird, wo nun zuerst der geistige Ausdruck verloren ist. Nun wird der Blödsinnige krank und er wird vernünftig vor dem Tode, im Fall die Uebelstände nicht zu bedeutend sind, indem das Fieber die vegetative Kraft noch einmal momentan hob, wo das Wasser im Gehirn absorbirt wird oder die gelinderen Verwachsungen sich lösen; oder es ist Colliquation eingetreten, wo die Säfte und so das Hirnwasser sich profus ausleeren u. s. w. — kurz, noch einmal erwacht die Function des Gehirns, die organische, mit ihr lebt der Geist auf, aber das Leben entflieht dann bald nach einem so erschöpfenden Auflodern der Lebensflamme. Haben Eiterungen das venöse Blut gemindert, tritt die Hectic ein, so belebt das schwache Arterienblut des Melancholikers noch einmal sein erschlafftes Gehirn und oft Tage lang ist der in Phthisis gefallene Melancholiker, heiter und geistesfrei. Diese Klarheit vor dem Tode ist eine Krise, in welcher das Hirn frei wird; erfolgt diese Krise bei Menschen, die lange Zeit bereits verrückt waren, und unter Umständen eines total zerrütteten Organismus, so ist die Umgestaltung zu gewaltsam — der Tod muss nothwendig schon aus Erschöpfung eintreten. Hoffentlich wird diese Darstellung etwas dazu beitragen, dass andere Facultäten sich um die hier in Rede stehende Krisis weiter nicht zu sehr bemühen werden; wir Aerzte müssen unser Eigenthum in Schutz nehmen und noch erst recht tüchtige Erfahrungen sammeln, wo wir dann selbst diesen Gegenstand besser bearbeiten wollen, als es jetzt thunlich ist — und thun wir das, so werden wir die Natur der Seele doch nie erforschen, wir werden nach einem letzten erschöpfenden

Auflodern der Lebensflamme, die vitale Kraft entfliehen sehen, wo der Tod folgt, und wer kann nun behaupten — behaupten heisst beweisen durch Thatsachen — dass die Seele mit der Vitalkraft dasselbe sey? — Es ist nicht möglich und also auch nicht wahr.

Cap. 14.

Ueber den Ausgang der acuten Verrücktheit in die chronische; Unterschied von dem angebornen Blödsinn.

Ich habe im Verlauf dieser Schrift dasjenige, wovon hier die Rede seyn soll, bereits reichlich angeführt und so könnte es überflüssig scheinen den Gegenstand noch einmal zu verhandeln; indess, ich werde auch nur wenig sagen, aber dieses Wenige wiederholt zu sagen, schien mir nöthig, um wo möglich die Ansicht über den Blödsinn, die so allgemein wurde, zu entfernen: die Ansicht nemlich, dass der Blödsinn ein selbstständiges Uebel sey, welche, was durchaus misslich, der Praxis schädlich ist, und überdem als unrichtig zu verwerfen bleibt. Der Blödsinn ist zweifach, ein erworbener und ein primärer. Der erworbene ist in Folge des Wahnsinns entstanden oder in Folge der Melancholie mit arteriellen Hirnreizungen verbunden, oder indem in der Melancholie das Hirn nach und nach tiefer erlahmte und erschlaffte. Die Grade des Blödsinns sind verschieden nach der Stärke der Anomalien im Schädel und er wird um so unheilbarer, je bedeutender jene Uebelstände sind.

Der ursprüngliche Blödsinn ist die Folge einer üblen Organisation, der Kopf ist namentlich in seinem Schädeltheil zu klein, zu enge und somit ist das Gehirn, namentlich das grosse, nicht zu so hinreichenden organischen Actionen befähigt, als dies für den intellectuellen Ausdruck nöthig ist. Dort ist die Unterdrückung der Hirnfunction eine erworbene; hier existirte sie nie gut und normal; dort ist in leichteren

Fällen Heilung möglich, hier nie — denn wir können Fehlendes nicht ersetzen und ist somit der Zustand des primär Blödsinnigen kein Gegenstand der Kunst, so beschränken wir uns darauf, solche unglückliche Menschen gut zu pflegen und zu beschützen — mehr können wir nicht thun. —

Der erworbene Blödsinn tritt dem ursprünglichen näher, wenn der Schädel sich abflacht und verengert, was man häufig beobachtet hat und dann ist die letzte Hoffnung zur Genesung verloren.

Wer da weiss, dass secundärer Blödsinn nur ein Folgezustand ist, der wird ein desto aufmerksamerer Arzt seyn.

Er wird Zustände von Wahnsinn und Melancholie, mit allen Mitteln einer rationellen Kunst zu bekämpfen suchen, den Ausgang in Blödsinn zu hindern.

Ist der Zustand einmal da, so wird er forschen, ob noch Heilung möglich ist, und, vertraut mit der Genesis des Uebels, weder zu unpassenden Mitteln greifen, noch den Unheilbaren mit Kurmethoden quälen.

Er wird acute Zustände nicht verlaufen lassen und die Kur beginnen, wenn die Krisis in Blödsinn erfolgt ist, um dann, nachdem die Apotheke durchprobirt ist, zu sagen: Blödsinn ist am unheilbarsten unter den Geisteskrankheiten!

Er wird, damit der Blödsinn nicht stets grösser werde, jede sich einfindende arterielle Hirnreizung zu entfernen suchen und zwar so bald, als möglich. Ein genaues Studium dieses Zustandes sagt, dass Blödsinn auch entstehen kann, ohne dass Wahnsinn oder Melancholie da waren. So sehen wir, dass Menschen in Stumpfsinn verfallen, die aus irgend einer Ursache an anhaltend heftigen Congestionen zum Kopf leiden; das Blut vermag hier das Hirn aufzulösen, zu erweichen, wo es später zu zähe wird und, indem die Function mindert, sinkt das geistige Leben; so werden die geistreichsten Menschen im Alter, oft selbst frühe stumpf, wie blödsinnig; so wird das Gehirn von Epileptikern oft zerrüttet, wie das eines Wahnsinnigen und auch er wird blödsinnig; so werden geistreiche, gesunde Menschen oft in den besten Jahren unter heftigem Blutdrang zum Kopf von Anfällen getroffen, die wie apoplectisch sind, die ohne Kunsthülfe oft vergehen, aber der frühere gute geistige Zustand ist fort und sie sind stumpf, was zunimmt oder seltener in Besserung übergeht. Nach offenbaren Apoplexien folgt oft ein blödsinniger Zustand; — wir sehen, dass nur das Hirn im Blödsinn betheiligt ist, dass Blödsinn meist nach acuten Zuständen eintritt, immer ein Folgeübel ist, ein secundärer Zustand und dass er auch auf Uebel folgt, die nicht zu den psychischen Krankheiten gehören. —

Im Blödsinn ist die organische Hirnfunction so vermindert, dass der intellectuelle Ausdruck mindert, abnimmt; je tiefer letzterer sinkt, je stärker mindert die organische Hirnfunction gleichfalls, bis zuletzt die Hirnpulsationen ein Zittern der Hirnmasse werden. Der Vital-Einfluss durch die Nerven mindert, die Organe in Brust und Bauch entarten; körperlich gesund leben der Primär- und Secundär-Blödsinnige nur so lange, als das Hirn hinreichend kräftig fungirt, die Ernährung aufrecht zu erhalten. Die am leichtesten heilbare Form von Blödsinn ist diejenige, wo der Turgor des Gehirns in Folge des reichlichen Andrangs des Blutes so bedeutend wird, dass das Hirn gleichsam im Schädel eingepresst ist. Sterben solche Personen in dieser Zeit, öffnet man den Schädel, so quillt das Hirn mächtig hervor und ich habe hier gesehen, dass verdickte pacchionische Körper den Schädel fast durchbohrt hatten, während die Furchen, in welche die strotzenden und erweiterten Adern der *Dura mater* passten, so tief in der Knochentafel verliefen, als es mir je erschienen ist; solche Zustände, die muss der Arzt möglichst verhüten, da hier die Kunst nicht so ganz arm ist. Der Blödsinn, der erworbene also, bleibt mehr oder weniger ein Gegenstand unserer Heilbestrebungen, was mit dem primären nicht der Fall ist; der erworbene Blödsinn ist blos das Resultat einer unglücklichen Krise und kann und darf in einer solchen Beziehung nur von uns aufgefasst werden, daher wir staunen, wenn Blödsinn, Wahnsinn und Tobsucht in eine Reihe gerathen sind! — wer so sprechen kann, der wird die Wissenschaft nur verwirren und nie fördern. —

Cap. 15.

Ueber die Nothwendigkeit der Verbreitung psychischer Studien.

Ist es mir gelungen durch meine Darstellung in dieser Schrift, den hohen Werth der psychischen Medizin nur in etwas erwiesen zu haben, so wird man mir eingestehen wollen:

1) dass das Studium der Psychiatrie um sein selbst willen, zu Gunsten der Geisteskranken, den Aerzten eine Pflicht ist; dass

2) durch die Cultur der Psychiatrie die Arzneikunde bedeutend gewinnen muss, in allen ihren Zweigen. —

Man weiss es, dass bis jetzt die Psychiatrie den Aerzten, den meisten, nur Nebensache ist und ich hoffe, man sieht jetzt ein, wie das unrichtig ist; man wird einsehn, wie es gut wäre, wenn ein solches Missverhältniss beendigt würde und es daher entschuldigen, wenn ich hier Vorschläge erneut in Anregung bringe, die ich schon öfter machte — mein Eifer für die gute Sache wird gewiss Manchem nicht unlieb seyn. — S. V. 21. — 29. — Es würde, wie es mir scheint, das Studium der psychischen Heilkunde unter den Aerzten am sichersten verbreitet werden, wenn man eine Academie für die psychische Heilkunde, einen wissenschaftlichen Verein practischer psychischer Aerzte stiften wollte; ich habe den Plan zur Stiftung einer solchen Academie bereits in unseres hochverehrten Henke's Zeitschrift für die Staats-Arzneikunde, ausgesprochen — XIV Jahrg. 1834. Heft 2. Ich habe es dort versucht, zu beweisen, indem ich die Mittheilungen meines geschätzten Lehrers Curt Sprengel über die Schicksale der Anatomie citirte, dass auch die ausgezeichnetesten Leistungen eines Einzelnen oder Mehrerer, nicht dazu hinreichen, nützlichen Entdeckungen und Erfahrungen allgemeinen Eingang zu verschaffen, während die Geschichte es nachweist, dass durch Academieen oder Vereine, die Wissenschaften am sichersten verbreitet und vor Vergessenheit geschützt werden. — Wenn wir nun bedenken, welche enorme Verwirrung der Meinungen über das Wesen der Geisteskrankheiten besteht; wenn wir bedenken, wie nachtheilig solcher Wirrwarr ist und eine Heilung der Geisteskranken erschwert; denken wir an den geringen Nutzen zerstreuter Leistungen Einzelner; denken wir an die unglückliche Gleichgültigkeit der meisten Aerzte gegen die Psychiatrie und an das vornehme Uebersehen, was Manche sich erlauben, erinnern wir uns, dass es bis jetzt nicht hat gelingen wollen, Zeitschriften für Psychiatrie dauernd zu gründen, indem Arbeiter und Leser fehlten; sahen und sehen wir, dass Juristen, Theologen, Philosophen, Dichter, Romantiker, theoretische Psychologen, speculative Köpfe aller Art — sich die Seelenheilkunde zum Gegenstand ihrer gelehrten Leistungen wählten und wissen wir, dass nur durch Naturanschauungen wie sie nur ein guter Arzt machen kann, hier Gutes zu leisten ist, so ist die Nothwendigkeit der Stiftung einer Academie einleuchtend. Ich will meine Vorschläge hier nicht wiederholen, da sie S. V. 21 — Jedem bereits offen vorliegen. Wenn ich aus Gründen, die mir wichtig scheinen, meinte, dass die Mitglieder der Academie sich nicht in Sitzungen zu vereinen haben; meinte, dass der Druck von Annalen, Herausgabe guter alter und neuer Schriften über Psychiatrie u. s. w. hinreichend sey, so machen Andere andere Vorschläge, wo dann die Zeit entscheiden mag. Hier die Frage: wäre es nicht an der Zeit, dass in den von Oken gestifteten Versammlungen der Naturforscher und Aerzte, auch privative Sitzungen der Psychiatrie gewidmet würden? — wäre das, so könnten die Mitglieder der psychiatrischen Academie, die auf den Okenschen Versammlungen anwesend wären, hier ihre Sitzungen halten und je Herrlicheres sie hier leisteten, je rascher würde die Psychiatrie eine allgemeine Anerkennung finden.

Als ich meinen Plan zur Stiftung einer psychiatrischen Academie mittheilte, war es mir unbekannt, dass schon früherhin von dem Professor Ennemoser in Bonn und dem Dr. W. Rüer, Director der Irrenanstalt zu Marsberg in Westphalen, eine Aufforderung zu einem Verein für Verbesserung der practischen Seelenheilkunde, erlassen war; diese Aufforderung, auf ein einzelnes Blatt gedruckt, ist wenig verbreitet, sie kam nicht in den Buchhandel und so scheint es mir passend, sie hier aufzunehmen; es war mir eine Freude zu vernehmen, dass auch Andere hier dachten, wie ich. —

Die Aufforderung Seitens Dr. Rüer und Dr. Ennemoser ist diese:

Unter allen naturhistorischen und medicinischen Zweigen der Wissenschaft, ist ohnstreitig die Heilkunde der Seelenkrankheiten sowohl in theoretischer als practischer Hinsicht, am weitesten von ihrer Vollkommenheit entfernt. Wenn gleich die philosophischen Studien, besonders in Deutschland, in der neuesten Zeit einen sehr erfreulichen Beweis des Strebens liefern, das Dunkel der Seelenkrankheiten aufzuhellen, wenn auch eine allgemeinere Theilnahme sich kund giebt, den betrübenden Zustand der an dem köstlichsten Gute des Menschen, an dem gesunden Verstande Leidenden zu erleichtern, da solche noch vor kurzem gleich Verbrechern in Fesseln und Kerkern schmachteten, und so die Zahl der Bearbeiter dieses uncultivirten Bodens täglich zunimmt; wenn gleich selbst die höheren Staatsbehörden durch zweckmässige Anstalten diesem Uebelstande auf eine dankenswerthe Weise abzuhelfen bereits angefangen haben, und so der Schatz der medicinischen Erfahrung für dieses Fach nicht ganz ohne Bedeutung seyn kann, so liegt doch des Schwankenden und Unstatthaften in den Ansichten, des Mangelhaften in den Einrichtungen und des Unvollkommenen des ganzen Faches noch zu viel und zu sehr vor aller Welt Augen, als dass man es nicht laut aussprechen dürfte, wie viel hier noch zu thun und zu leisten übrig bleibe, und dass nicht bei einem Jeden, der sich mit dem Studium und der Praxis der Seelenkrankheiten abgiebt, der lebhafte Wunsch aufsteigen sollte, diesen Bedürfnissen, Mängeln und Unvollkommenheiten, soviel in seinen Kräften steht, abzuhelfen. Die Unterzeichneten haben seit Jahren sich mit dem Studium und der Praxis der Seelenkrankheiten, aus Liebe und Beruf ernstlich beschäftigt, dabei aber zu sehr einsehen gelernt, wie wenig die isolirten und zerstreuten Kräfte wirklich Nutzen stiften, und wie wenig selbst aller Fleiss, alle Redlichkeit und Aufopferung des Einzelnen, zu einer wahren Verbesserung beitragen. Ja selbst der beste Wille und das rege Streben einzelner Staaten, diesen unvollkommenen Zustand der Gesellschaft immer mehr zu verbessern, wird schwerlich sobald das rechte Ziel erreichen. Beseelt von dem Eifer, mit allen ihren Kräften zu einer wahren Verbesserung beizutragen, haben sich die Unterzeichneten überzeugt, dass sie nur dadurch der leidenden Menschheit einen wesentlichen Dienst erweisen können, wenn sie es über sich nehmen, zu diesem Zweck einen Verein für die Heilkunde der Seelenkrankheiten zu stiften. Zu dem Ende lassen wir unsere Bitte und Aufforderung an alle Irrenärzte, sowohl Vorsteher von Anstalten, als solchen, die sich für das Irren-Heilwesen interessiren, ergehen, dass es Ihnen gefallen möge, diesem Vereine beizutreten. Nach Ennemoser's und Rüer's Ansicht sollen sich die Mitglieder des Vereins bei einer Irrenanstalt versammeln, jedes Jahr bei einer andern; hier machen sie persönliche Bekanntschaft, sie besprechen die Einrichtungen der jedesmal besuchten Anstalt, berathen Vorzüge und Mängel, berathen sich über merkwürdige Kranke und machen den Plan, mit der Zeit, im Dunkel liegende Gegenstände der Psychiatrie aufzuhellen. Die Resultate der Leistungen, würden in Jahrbüchern für die Heilkunde der Seelenkrankheiten niedergelegt, die, mit dem Gedeihen des Vereins, nicht mehr blos als eine gewöhnliche Zeitschrift, von Speculanten unternommen und mit mageren Brocken ausgefüllt, erscheinen, sondern eine wahre Schatzkammer von Beobachtungen, Erfahrungen, Heilanzeigen und Lehren für alle Zeiten abgeben würden. — Diese Aufforderung ist datirt: Bonn, d. 6. September 1827. — Im Allgemeinen stimmen die Ansichten von Ennemoser und Rüer, mit den von mir ausgesprochenen überein; sollte jemals der Plan einer Academie realisirt werden, so werden die Leiter der Sache das Beste aus den Ideen jener Aerzte und der von mir ausgesprochenen, schon zu entlehnen wissen.

Zur Ausbreitung einer allgemeinen Kenntniss der Psychiatrie ist es — S. V. 29 — ferner nöthig, dass

a) an allen Universitäten praktische Vorlesungen über Psychiatrie gehalten werden;

b) in den Irren-Anstalten wird clinischer Unterricht ertheilt;

c) im Staats-Examen wird über Psychiatrie examinirt, und

d) werden Medicinal-Stellen fortan nur Aerzten conferirt, die auch ein Examen über practische Psychiatrie bestanden haben. —

Auf Universitäten müssen Vorlesungen über practische Psychiatrie in der Folge durchaus gehalten werden, denn wo soll der angehende Arzt sonst Kunde erhalten; will man es länger dulden, dass es von der Liebhaberei des Einzelnen abhängt, ob er sich um das Fach bemühen will oder nicht? — bis jetzt war es so. Damit der Professor die practische Psychiatrie kennen lerne, im Fall er nicht früher Arzt einer Anstalt war, so besucht er fleissig die nahe Anstalt, forscht hier nach Kräften und wird hierin von den Hausärzten kräftig unterstützt. Die merkwürdigsten Resultate der Sectionen in den Anstalten, finden, damit sie entschieden Gemeingut werden, ihren Platz in dem anatomischen Museum der Universität und nun benutzt der Professor dieselben vorzugsweise bei den psychiatrischen Vorlesungen. — Durch Krankheitsgeschichten, specielle Mittheilungen u. s. w. unterstützen die Aerzte den Professor hier kurz auf alle Weise, dass der Zweck realisirt werde. — Durch den clinischen Unterricht in den Anstalten, werden die angehenden Aerzte ferner practisch angeführt: zwei junge Aerzte melden sich bei der Anstalts-Direction zum clinischen Unterricht, man notirt ihre Namen und giebt ihnen Nachricht, wenn die Reihe des Eintretens sie trifft. — Mehrere als zwei anzunehmen, wäre nicht gut, denn weil mehrere ärztliche Beamte des Hauses die Kranken besuchen, so würden die Krankenbesuche zu geräuschvoll, störend, aufregend für die Kranken und es wäre nicht weiter möglich, naturgetreue Beobachtungen zu machen. Kranke, denen Besuch von Fremden schadet, die sich denselben verbitten, die verschont man. — In den ärztlichen Conferenzen machen die Hospitirenden die Zuhörer; man lässt sie an den Discussionen nach Umständen Theil nehmen; man giebt ihnen Krankengeschichten zum bearbeiten, wählt hierzu die Kranken aus verschiedenen Stadien und natürlich nur solche, deren Krankengeschichten bereits von den Aerzten bearbeitet sind. — Es versteht sich, dass Probearbeiten der Anfänger nicht als Grnndlagen der therapeutischen Thätigkeit zu benutzen sind; der Arzt revidirt die Arbeiten der Hospitirenden, lässt nach misslungenem Werk von Neuem arbeiten und ist endlich gut gearbeitet, so bleibt das Werk ein Eigenthum seines Meisters, der es mit in die Heimath führen und als Muster bewahren mag, Falls späterhin Geisteskranke seine Hülfe in Anspruch nehmen. Man lässt die Hospitirenden gute Krankengeschichten studiren, man theilt ihnen die Sectionen mit und hier und in den Conferenzen hat der Arzt des Hauses alle Gelegenheit, seine Zuhörer tüchtig zu unterrichten. Die Aerzte werden hier übrigens sorgen, dass das innere Leben der Familien nicht ein Gegenstand der Publicität werde; wo hier Mangel an Rücksicht herrscht, da ist es nicht gut.

Dass angehende Aerzte im Staatsexamen über Psychiatrie examinirt werden, um je zu Staatsämtern gelangen zu können oder auch nur Erlaubniss zur Praxis zu erhalten, ist nothwendig und leicht zu bewerkstelligen. Man ernennt die Anstaltsärzte von Amts wegen, zu Mitgliedern des Medicinal-Collegiums oder der Examinations-Commission. Der zu examinirende angehende Arzt, erhält in der Anstalt clinischen Unterricht; er besteht bei den Anstalts-Arzten ein mündliches Examen und bearbeitet Krankengeschichten, nebst Urtheilen über den Seelenzustand eines Individuums, wo nun, je nachdem die Arbeiten gut oder schlecht ausfallen, ein Lob oder Tadel der Anstaltsärzte erfolgt und indem sie die Akten dem Medicinal-Collegium einsenden, wird dasselbe die Urtheile zu benutzen wissen. —

Also Vorlesungen auf Universitäten über practische Psychiatrie, clinischer Unterricht in den Anstalten, Examination über Psychiatrie in den Staatsprüfungen, Besetzung von Medicinal-Stellen mit auch hier tüchtig befundenen Personen und academische Vereine — das wären die, selbst ohne Mühe und fast ohne Kosten, einzuführenden Maassregeln, durch welche das Studium der Psychiatrie allgemein eingeführt, nothwendig gemacht, und in lebendiger Regsamkeit erhalten würde. Nur ein ernstes Wollen darf hier sich aussprechen und das Gute, das so Nöthige ist realisirt! — es giebt keine ärmeren Geschöpfe als diese unmündigen Geisteskranken und es hilft wenig, es hilft nichts, wenn man auch Paläste neben Palästen zu Anstalten macht, während man aus Mangel an practisch-psychischen Aerzten blosse Gelehrte als Aerzte anstellt — nun, hoffen wir, dass auch hier mit der Zeit das Bessere komme, ist doch schon viel geschehn! — Practisch gebildet muss der Arzt für Verrückte seyn — er muss gerade Heilkünstler seyn, kein Gelehrter eben, das hilft hier nichts, Hufeland sagt mit Wahrheit: medicinischer Gelehrter kann jeder werden, aber nicht, was hier so nöthig ist, — auch Practicant. —

Cap. 16.

Aerztliche Behandlung des Wahnsinns.

Die Behandlung der Geisteskranken ist allerdings eine sehr schwierige, sie ist schwieriger als dies irgend anderswo in Krankenbehandlung der Fall ist. Bei den Geisteskrankheiten ist es besonders der Fall, dass der Arzt sicher und angenehm heilen muss; schnell heilen muss er den Wahnsinn, in der Regel wenigstens, bei der Melancholie ist das schnell heilen nicht so nöthig, aber auch hier ist Patient desto weniger heilbar, je länger man ihn unbeachtet lässt. Dass es übrigens Fälle giebt, wo wir die Genesung von Wahnsinnigen und Melancholischen der Naturhülfe überlassen können, das ist gewiss, wobei ich auf S. V. 29 hinweisen muss, wo ich nach ohngefähren Berechnungen glaubte annehmen zu dürfen, dass von 100 frischen Fällen von Geisteskrankheiten, die Natur deren 20 ohne alle Kunsthülfe heilt.

Die Verhältnisse angeben zu wollen, unter welchen die Natur eine Geisteskrankheit ohne Kunsthülfe heilt, oder wo die Kunsthülfe nicht nöthig ist, das ist eine reine Unmöglichkeit und nur in seltenen Fällen, wo z. B. Anfälle des intermittirenden Wahnsinns, zehn oder selbst schon zwanzig mal da waren und wieder glücklich vorübergingen, nur in solchen Fällen wird man wissen können, dass es allenfalls keiner directen Kunsthülfe bedarf. Berücksichtigen wir die vorliegenden Erfahrungen über das Wesen der Geisteskrankheiten, so sagen sie uns, dass es namentlich beim Wahnsinn das Gerathenste bleibt, wenn wir alsbald ärztlich einschreiten, wobei es sich von selbst versteht, wie der Arzt nur schaden muss, will er den Herrn der Natur spielen und wie er nur nutzen kann, wenn er klug genug ist einzusehn, dass er nur den Diener der Natur abgeben kann, soll der Erfolg ein glücklicher seyn. Und in der That ist es vielleicht in keiner Krankheit leichter, als eben im Wahnsinn, den Diener der Natur abgeben zu können. Die *Alma mater natura* hat wunderbar gütig für das edelste unserer Organe, für das Gehirn gesorgt, und es ist das edelste Organ, das wir haben, denn von ihm dependirt zum Theil unser vegetatives oder organisches oder leibliches Leben, während von ihm unser intellectuelles oder geistiges Leben, unser Seelenleben — ganz und allein abhängig ist. Wird nun der Mensch von einem Wahnsinnsanfall ergriffen, stört kein verkehrtes Einschreiten den Lauf der Natur, so haben wir nur aufzumerken, um bald zu gewahren, wie sich die Bestrebungen zu entscheidenden Krisen einstellen, die wir nun unterstützen müssen und hier ist, wo nicht immer, doch in der Regel die höchste Leistung.

Ich sagte oben, dass der Arzt namentlich beim Wahnsinn — sicher, angenehm und meist schnell, heilen müsse.

Der Arzt muss sicher heilen: heilt der Arzt nicht sicher, so ist die Heilung ohne Dauer, sie ist nur eine Intermission und der für genesen Gehaltene wird rückfällig. Der Arzt hat sicher geheilt, wenn er die entferntesten Ursachen, die entfernten Ursachen bekämpfte, ihre Einflüsse hindert und dauernd zu verhüten sucht, wenn er der *Causa proxima* alle und jede Rücksicht gewidmet hat, so dass namentlich die Entstehung organischer Anomalieen verhütet wurde, die, sind sie bedeutend, Recidive begünstigen und die Sicherheit der Kur vereiteln. —

Der Arzt muss angenehm heilen: der Wahnsinnige ist aufgeregt, leicht beleidigt, dann oft grob, anmassend; mancher ist hochmüthig, stolz, ist höchst sonderbar, lächerlich in seinem Benehmen; mancher ist laut, ruft, schreit gleich, schwatzt ganz enorm; andere toben, werden gleich total wild; manche sind witzig, beissend, stechend — genug, es giebt hier so viele Sonderbarkeiten, oft so viel Lästiges, Unangenehmes, selbst Widriges, dass die Forderung an den

Arzt — den Kranken angenehm zu heilen, nicht klein ist. Der Arzt muss den Unsinn seiner Kranken in Geduld tragen, er muss nicht böse werden, nicht heftig; er muss nicht strafen mit Maschinen und Zwangsapparaten, er muss nur den Unsinn des Kranken moderiren, wo Patient dadurch selbst Schaden leidet. Ist der Arzt gegen seine Kranken recht gütig, lieben sie ihn, so hat er nicht nöthig zu Rohheiten zu greifen, welche den Kranken verletzen und seinen Zustand verschlimmern. Der Arzt, welcher mit Glück für die unglücklichen Geisteskranken will thätig seyn, der muss so seyn, wie Chaptal es fordert, dass er sey: es muss ihn das heilige Gefühl des Mitleids und der Sinn für practisches, allein ächtes Christenthum, durch Wohlthätigseyn, durchdrungen haben und nur wenn er so ist, kann er hier nützen und sonst nicht. Wenn namentlich die Aerzte an Krankenhäusern für Verrückte nicht so sind, wie es Chaptal verlangt, so werden in solchen Instituten keine glücklichen Heilungen statt finden; ein herzloser Arzt an solchen Instituten ist ein Hinderniss der Heilungen, und Güte und Menschenliebe sind ihm nöthiger als Gelehrsamkeit. —

Der Arzt muss schnell heilen: schnell heilen heisst übrigens keineswegs übereilen, denn das schadet und besser als übereilen, ist Nichtsthun. — Hat der Arzt den Zustand des Wahnsinnigen durchschaut, erwogen, den Heilplan entworfen, so muss er ihn auch ohne Verzug durchsetzen, denn es gilt, dass wir eine Zerrüttung des Gehirns und den Uebergang in Blödsinn verhüten. Das Arterienblut ist, wie wir wissen, für das Gehirn das normale Reiz- und Belebungsmittel, während das Hirnleben dem Einfluss des Venenbluts erliegt und immer tiefer niedersinkt, je stärker das Venenblut nach Qualität und Quantität auf das Gehirn einwirkt und so kommt es, dass der in hohe Grade von Melancholie verfallene Mensch, zuletzt total stumpf und blödsinnig erscheint. Ist es nun der Fall, dass das Arterienblut nach Qualität und Quantität kräftig auf das Gehirn einwirkt, so erfolgen in Wochen, in Tagen, oft ganz unerwartet schnell, organische Wandlungen im Gehirn, wie wir sie so oft bezeichnet haben und nun folgt Blödsinn; zuweilen dauert es ziemlich lange, bevor das Gehirn zerrüttet wird und hier ist es der Fall, dass das Arterienblut minder durch seine Qualität, seine kräftige Ausbildung schadet, weil sie fehlt oder der Blutdrang zum Kopf ist nicht sehr heftig, nachlassend, aussetzend, oder endlich scheint es Fälle zu geben, wo die Masse des Gehirns äusserst kräftig constituirt ist und desto besser deshalb dem feindlichen Einflusse des Arterienbluts widersteht. Und wissen wir nun, wie hier — Cap. 1. u. s. w. — das Gehirn erweicht wird; zähe, hart später werden muss; wie sich Verwachsungen, Erweiterungen der Gefässe und andere Uebel einstellen, so werden wir nicht zaudern dürfen, sobald als möglich die Ursache zu heben, welche eine Anomalie der Hirnfunction herbeiführt und das Seelenleben in dessen Folge trüben muss; es leuchtet ein, dass der Arzt sicher, angenehm und schnell hier zu heilen hat oder seine Bemühungen werden entweder nichts helfen oder weniger, als zu wünschen ist.

Damit unsere Mittheilungen in Ansehung der ärztlichen Behandlung des Wahnsinns möglichst genau und vollständig seyn mögen, so wollen wir uns genau an die Stadien, an die Zeiträume oder den Verlauf der Krankheit überhaupt, hier halten und wenn es gewiss ist, das diese Zeiträume nicht sehr bestimmt ausgesprochen sind, dass sie leicht sich mischen, leicht sich verwirren, so wird das allerdings ein Hinderniss für unsere therapeutischen Angaben, indess hier, wie in ähnlichen Mittheilungen allenthalben, bleibt es nöthig, dass der Geist des handelnden Arztes es vermöge, selbst ordnend und zum Besten entscheidend, einzuschreiten: gar zu genaue Vorschriften sind weder gut, noch brauchbar. Ich werde die Hülfsmittel zur Bekämpfung des kranken Zustandes, in diesen Darstellungen angeben, dagegen dieselben möglichst genau in der *Materia medica* — Cap. 19 — abhandeln, denn eine solche konnte ich hier durchaus nicht entbehren, indem keine Schrift der Art existirt, auf die ich mich berufen konnte. Ich werde in dieser *Materia medica* die hier genannten diätetischen, medicinischen, chirurgischen und psychischen Hülfsmittel möglichst genau abhandeln; ich werde, um vollständig zu seyn, auch solche Mittel, die kaum von Werth sind, nicht unberührt lassen, indem auf solche Weise eine Kenntniss und Uebersicht des Ganzen möglichst erleichtert wird. —

Erkennen wir den Zustand im *Stadium prodromorum*, sehen wir die Steigerung in dem geistigen Leben und die Zunahme in der Thätigkeit des arteriellen Systems, so untersuchen wir gleich, ob in der That Plethora vorhanden ist und ist das der Fall, dann wird ein Aderlass von 4 bis 6 ℥ nöthig; sieht man, dass Patient sich bessert und sieht man, dass die Blutbereitung stark ist, so darf das Blutlassen wiederholt werden. Man wird kein Blut ablassen, wenn Plethora und gesteigerte Sanguification fehlen, Patient nicht kräftig, bejahrt und wenn eine andere Ursache der Unruhe im Blutsystem entdeckt ist, wo namentlich der leidende Zustand des Bauchs als Ursache dasteht und wo nun Patient trübsinnig wird. Wir müssen den kranken Zustand des Unterleibs strenge beachten, um wo möglich zu verhüten, dass kein erneuter Zustand von Exaltation eintrete und nun der Wahnsinnszustand dauernd werde und selbst bis zur Acme sich steigere. Bemerken wir *Plethora abdominalis venosa*, so werden 6 und selbst 12 Blutegel *ad anum* applicirt und man wiederholt dieses Mittel, wenn der Erfolg entsprechend ist oder die erste Application nicht hinreicht; sind gastrische Zustände da, so ist es nöthig, dass wir Salze reichen z. B. *Cremor Tartari, Sal Seignette* u. s. w. in Wasser aufgelösst oder man lässt den Kranken Roisdorferwasser oder Selterwasser trinken, dem man Bittersalz in nicht zu grossen Dosen zusetzte. Ist durch ein also kühlendes Verfahren der gereizte Zustand im Magen und Darmkanal beschwichtigt oder ist, wie die Altvordern es nannten, hinreichend aufgelösst, sind die Sordes mobil gemacht, so muss man sie ausleeren. Klagt Patient über Kopfschmerzen, Ueblichkeit, ist die Zunge sehr belegt, ist der Athem stinkend, so giebt man ein Brechmittel aus *Radix Ipecacuanhae* mit Zusatz von *Tartarus stibiatus*, denn nach dem Erbrechen müssen hier stets reichliche Sedes eintreten; sie leiten vom Kopfe ab und es ist hier bei Brechmitteln stets ein misslicher Umstand, dass bei dem Anstrengen zum Erbrechen, das Blut stark zum Kopf dringt, was natürlich nicht gut ist und so wird man also hier nie ein Emeticum reichen, ohne dass zuvor reichliche Sedes da waren. Turgirten die Sordes nicht nach oben, mehr vom Anfang an nach unten, so reicht man gleich Purgantia; man wählt Salze z. B. Bittersalz u. s. w. je blutreicher, kräftiger, blühender und jünger der Kranke ist und giebt nur älteren, schwächlicheren und mehr reizloseren Subjecten kräftigere und reizende Abführungsmittel, wo ich das *Pulvis Foliorum Sennae sine stip.* empfehle, dem man zuweilen kleine Dosen von Salzen zusetzt und die Wirkung durch Lavements von Wasser, mit Salzen und Oel — unterstützt, wenn das ohne Gewalt und Streit durchzusetzen ist. Ist die Entwickelung von Winden so bedeutend, dass sie den Kranken aufblähen, so beachte man den Zustand strenge, denn Patient wird dadurch beängstigt, sein Blut wird in solcher Angst gleich wallender, was nicht taugt: man entzieht Obst und alles Blähende und lässt Wasser trinken, was die Blähungen gut entfernt, oder hilft das nicht, so giebt man *Aether Aceti* auf Zucker und lässt Wasser nachtrinken, oder man reicht ein *Infusum Hbae. Menthae piperitae* zu ʒi, auf ℥vi Colatur mit *Aether Aceti* ʒß, Esslöffelweise zu nehmen und Wasser nachzutrinken. — Steigt der *Status gastricus* oder fanden wir ihn gleich bedeutend entwickelt, d. h. erkennen wir einen mehr oder minder gereizt entzündlichen Zustand der mucösen Häute im Magen und Darmkanal vorhanden, so werden wir nach Maassgabe der Stärke eines solchen Zustandes, auch kräftiger eingreifen müssen. — Wir werden Salze z. B.: *Sal amarum* u. s. w. anhaltender reichen, um desto kräftiger und kühlender auf die gereizte Mucosa einzuwirken; man applicirt hier Blutegel *ad anum* und lässt sie ziemlich lange nachbluten, ist die Magengegend gegen Druck empfindlich, ist das der Bauch überhaupt, so setzt man auch äusserlich Blutegel und selbst wird man Aderlass verordnen, wenn der Zustand im Unterleib sehr heftig wird, wo der Puls bei grosser Kleinheit oft äusserst schnell ist. Ist der kranke Zustand des Unterleibs sehr bedeutend, ist Patient sehr stille und verstimmt, so bemerkt man ein desto stärkeres Sinken des Arterienlebens, oft fühlt man kaum die Carotiden und die

Arterien an den Extremitäten, wo dann das Blut gleichsam in den inneren Theilen sich anhäufte und namentlich die Blutfülle im Unterleib alle und jede Beachtung in der bezeichneten Art verdient, dass ihr Einfluss nicht jene bedeutenden Zustände errege. —

Gelingt es nicht, durch das bezeichnete Verfahren die Genesung herbeizuführen, die Zunahme der Krankheit zu hindern; oder haben wir den Kranken früher nicht behandelt und kommt er erst in unsere Behandlung, nachdem das Arterienleben erwacht ist, nachdem es sich, mag die melancholische Periode dagewesen seyn oder nicht, bedeutend, oft plötzlich steigerte, so werden wir im Allgemeinen also zu verfahren haben: War eine melancholische Periode da, erwachte plötzlich oder langsam das arterielle Uebergewicht, so muss die oft hartnäckig andauernde *Obstructio alvina* nicht geduldet werden, welche, während die gastrischen Erscheinungen oft verschwunden scheinen, einen durchaus kranken Zustand des Unterleibs meist anzeigt: die Schleimhäute im Magen und im Darmkanal sind nun oft bedeutend entzündet, der Darm ist wie trocken, die Absonderung auf der inneren Fläche des Speisekanals hat aufgehört, der Koth stockt, wird nicht fortgetrieben und die Aufregung im Blutsystem wird nun bedeutender, der Blutdrang zum Kopf steigt und Patient kann, wird er falsch behandelt, jetzs plötzlich rasend werden. Um die *Obstructio alvina* zu heben, setzt man Blutegel *ad anum*, die man nachbluten lässt; wird die entzündliche Reizung im Darmkanal gehoben, so folgen oft gleich nach der Blutung *ex ano* — reichliche Sedes; innerlich Salze in *Decoctum Althaeae*, man setzt den Kranken in ein laues Bad, lässt ihn reichlich Wasser trinken und verfährt im Ganzen also ebenso, als es eben gesagt ist. Unter den abführenden Mitteln benutzt man, um rasch und kräftig nach Application der Blutegel einzugreifen, das *Calomel*, in repetirten Dosen, aber hier ist der Nachtheil, dass das Mittel zuweilen anfangs nicht eingreift und dann zu heftig wirkt, was den Darmkanal schwächt und indem nun neue *Obstructio alvina* folgt, eine Erneuerung des Verfahrens nöthig macht, die man gerne meidet: es ist Pflicht, hier so ruhig als möglich einzuwirken und nach Kräften alles stürmische Eingreifen zu meiden. — Reizende Purgantia würden nur bei Atonie des Darmkanals passen z. B. *Radix Jalappae*, wo man gerne Salze noch zusetzt; eigentliche Drastica sind nie anwendbar, weil die Anwendung so kräftiger Mittel sogar eine nicht vorhandene entzündliche Reizung im Darmkanal erst hervorrufen kann; was namentlich das Crotonöl zu thun vermag, in Folge dessen dreister Anwendung ich gesehen habe, dass der entzündlich gereizte Zustand des Unterleibs zunahm, der Puls bis 100 stieg, der Blutdrang zum Kopf nur heftiger wurde und Patient zu tollen begann.

Die Steigerung des Geschlechtstriebes mindert sich am besten in Folge der kühlenden Behandlung, des Blutlassens und der mageren Diät; es wird oft nützlich seyn, kalte Umschläge auf die Geschlechtstheile zu machen, inzwischen ist der Zustand selten so bedeutend und wenn derselbe, in den späteren Stadien, namentlich bei Weibern zu jener Höhe steigt, die man *Nymphomania* genannt hat, so können wir weiter nichts thun, als in der bezeichneten Weise verfahren, wo dann namentlich Application von Blutegel an die Genitalien um so dienlicher ist, wenn die Menses unterdrückt sind, sowie man auch einen unterdrückten Hämorrhoidalblutfluss *ex ano* wo möglich herstellen muss. Specifische Mittel gegen Nymphomanie, so wie gegen eine zu kräftig sich aussprechende Geschlechtslust in den beiden Geschlechtern, giebt es nicht; der Campher hat hier nie etwas Reelles geleistet — die schwächende Methode, allgemein und local angewandt, thut hier das Beste, indem sie das Leben überhaupt herabsetzt und also rasch thut, was die Zeit langsam vollbringt. Ist der Schlaf kurz, unruhig, so schadet das nicht, nur muss es nicht zu lange dauern; das *Extractum Hyoscyami*, hier gelobt, hilft nicht, aber Opium schadet, man könnte ebenso gut Wein geben, weil beide das Blut aufregen und Opium bei der Neigung zu *Obstructio alvina*, diese erneuert. Die Ursache der Schlaflosigkeit liegt in dem kräftigen Blutdrang zum Kopf, was die vollen Blutwellen in der Carotis und die kleinen, schwachen Blutwellen in der Radialis, uns beweisen werden. Das Blutlassen, das Wassertrinken, die magere Diät, laue Bäder und das Offenhalten des Leibes, sind hier die schlafmachenden Mittel und helfen sie nicht, so muss man das Blut aus dem Kopf kräftiger entleeren: man unterstützt eintretendes Nasenbluten, fördert eintretende Salivationen und Rotzabsonderungen, setzt repetirt Blutegel an die Nase und lässt die Wunden nachbluten. — Ist Patient sehr mobil, sehr beweglich, so lasse man ihn sich nur Bewegungen machen, die kühlende Behandlung moderirt ihn schon; fesselt man ihn, so wird Patient in Angst gesetzt, aufgeregt, sein Blut wallt heftiger und er wird stets elender, ein unzeitiges Fesseln fördert rasch den Ausbruch von Manie und nur dann schreitet man zu diesem Mittel, wenn Patient sich und Anderen Gefahr droht. Es ist gewiss recht oft der Fall, dass eine zweckmässige Behandlung die Krankheit mit dem ersten Stadium abschneidet, mindestens die Krankheit bricht. —

2. Behandlung im zweiten Zeitraum, dem *Stadium incrementi.* —

Ist Patient im ersten Stadium nach der Angabe behandelt, so wird, wenn dennoch die Krankheit steigen sollte, nur noch eine sehr gelinde Nachhülfe ausreichen. Ist Patient im ersten Stadium gar nicht oder gar unrichtig, besonders mit Zwang und innerlich mit reizenden Mitteln behandelt, oder mit Narcotica, oder kommt Patient erst überhaupt jetzt in unsere Behandlung, so werden wir in der folgenden Weise im Allgemeinen zu verfahren haben, die von der im *Stadium prodromorum* nicht sehr abweicht, weil das zweite Stadium nur als eine Steigerung des ersten zu betrachten ist.

Wurde die Nase trocken, stockte die Salivation, sind die Augen roth unterlaufen, ist der Kopf heiss, sind Kopf und Hals aufgeschwollen, so muss der entzündliche Zustand durch Application von Blutegel an die Schläfe, hinter die Ohren und an die Nase, entfernt werden: wo man reichlich nachbluten lässt. Entzünden sich die äusseren Ohren, so dienen reichlich Blutegel und dann Umschläge von lauen *Species aromaticae Pham. Borussic.*, unter welchen man das Nachbluten andauern lässt, denn ohne solche strenge kühlende Behandlung schrumpft sonst späterhin der Ohrknorpel ein; selbst, wenn eine solche Ohrentzündung die Folge äusserer Gewalt ist, hilft kein anderes Verfahren und so muss man also nicht dulden, dass sich ein Abscess bilde. Ist die

Thätigkeit des Herzens bedeutend, dringt das Blut mächtig zum Kopf, so dient Aderlass, wenn Plethora da ist; man repetirt Blutegel an die Nase, macht auf den Kopf kalte Umschläge mit Sorgfalt, dass Patient nicht nass werde; giebt Fussbäder, laue Halbbäder mit kalten Umschlägen über den Kopf, hält den Leib offen, giebt ein *Decoct* von *Rad. Althaeae* mit *Kali nitricum depuratum*, mit Salzen; man lässt Wasser trinken, giebt magere Diät und hält den aufgeregten Kranken in einer stillen, doch freundlichen Umgebung, in einem helldunkelen, aber nicht finsterem, kühlem Zimmer. Sind gewohnte Blutflüsse unterdrückt, so sucht man sie herzustellen, z. B.: Menses, Blutflüsse *ex ano*, Nasenbluten, man fördert sich einstellende Salivationen, Rotzabsonderung, durch Mundspülwasser und Dämpfe. Patient muss gütig, nachsichtig behandelt werden und er wird nur gebunden, wenn er sich schaden könnte, was eine gute Aufsicht schon verhütet; Aufsicht fordern aber solche Kranke und dazu sind Dienstleute nöthig, die man also in Anstalten nicht zu Fabriken und Oeconomieen verwenden muss, wo allerdings dann die bösen Zwangsmittel in Gebrauch kommen. — Was die magere Diät betrifft, so muss man diese nicht mit Hungercuren verwechseln, die taugen nichts, schaden um so mehr, jemehr Patient sich hungrig zeigt, aber selten nur Durst hat. Man giebt dem Kranken leichte, möglichst frische, abgekochte und dann gestofte Gemüse, Pflaumen-Compot, Fleischbrühen die nicht zu stark sind und Weisbrod; der Magen muss nie zu leer werden, aber ernährende Sachen z. B. schleimigte Suppen, dienen nicht, schon deshalb nicht, weil sie den Geschlechtstrieb aufreizen. Man lässt den Kranken in Zeiten, wo es sehr heiss ist, in der Luft Gewitter weilen, sich in kühlen Zimmern, möglichst nach Norden, in der unteren Etage des Hauses aufhalten.

Nur zu oft ist es der Fall, dass wir durch die bezeichnete mehr oder minder strenge durchgeführte kühlende Behandlung nicht zum Ziele kommen, wir vergessen nie, dass eine zu kräftige antiphlogistische Behandlung schädlich ist, das Arterienblut bleibt als Belebungsmittel zu wichtig und zu reichliche Aderlässe sind da, wo Plethora fehlt, Ursache, dass das Leben oft rasch sinkt und Patient in Melancholie verfällt, wo er dann blödsinnig oder cachectisch wird und stirbt. Der heftige Sturm in Blutsystem, der mächtige Andrang des Bluts zum Kopf und die hieraus folgende, oft bis zur Tobsucht gesteigerte, Hirnreizung, ist nicht selten, ohne dass Plethora da wäre, die Folge einer tiefen inneren Zerrüttung, einer bedeutenden Disharmonie zwischen dem Blutsystem und Nervensystem und wenn es schwierig ist, solchen Zustand zu erkennen, so ist es ein Glück, dass ein mässiges kühlendes Verfahren hier den Nutzen hat, den reizenden Einfluss der Arterien auf die Nerven zu mindern, was nöthig ist. Bessert also eine Antiphlogose den Zustand nicht, so beschränken wir das Blutlassen und greifen nun zu Heilmitteln, welche das gesteigerte Leben der Nerven herabsetzen und in Folge dessen beruhigt sich nun nicht selten das Blutsystem und es gelingt uns durch dieses doppelte Verfahren oft, die Krankheit abzuschneiden und Tobsucht zu verhüten: diese Mittel sind die von Hufeland zuerst gelobten und dann von Amelung mit Recht empfohlenen Tropfen, die *Tinctura Strammonii* und das andere Mittel ist die *Digitalis* in Verbindung mit Brechweinstein. Mit Beziehung auf die *Materia medica* — Cap. 19. — wollen wir das Verfahren hier andeuten: Man gebraucht die *Tinctura Strammonii*, nachdem eine hinreichende kühlende Behandlung vorausgegangen, und nur da, wo durchaus keine Zeichen von Plethora da sind und keine entzündliche Reizung im Gehirn und im Unterleib statt findet, in der folgenden Weise: Patient erhält täglich 2 und selbst 3 mal, 10, 15 bis 20 Tropfen von der *Tinctura Strammonii* und man repetirt einige Tage, setzt dann einige Tage aus und repetirt wieder. Hat das Mittel guten Einfluss, so bemerken wir eine Abnahme in der Kraft des Pulses, die Blutwelle in der Carotis wird schwächer, die Radialis hebt sich, der Blutdrang zum Kopf mindert, Patient wird ruhiger, erwacht und erscheint vernünftig, indem das Strammonium das Nervensystem beruhigte, beruhigt sich auch das Blutsystem und um so eher, wenn eine hinreichende kühlende Behandlung früher das Blutsystem schon in etwas beruhigt und dessen aufregenden Einfluss auf das Nervensystem moderirt hat. Es giebt Fälle, wo der Einfluss des Bluts auf die Nerven so heftig ist, dass letztere in einen Zustand von Reizung gerathen, der so bedeutend ist, dass die Hülfe schwierig wird — S. V. 25 —; solche Fälle, wo die Reizung des Nervensystems bis zum Entzündlichen gesteigert wird, möchten fast ausser den Grenzen der Kunst liegen und es ist ein Glück deshalb, dass sie nicht so gar häufig sind, aber doch gewiss vorkommen, wenigstens glaube ich sie beobachtet zu haben.

Gelingt es nicht, durch den Gebranch des Strammoniums eine reelle Besserung des Zustandes herbeizuführen, so werden wir uns nie entschliessen können, den Gebrauch eines so kräftigen Narcoticums anhaltend durchzusetzen; Narcotica haben die üble Eigenschaft, dass sie die Arteriellität bei starkem Gebrauch mindern, das Blut venös und schwarz machen, die Säfte auflösen und somit Cachexieen und den Tod herbeiführen. — Es ist mithin nöthig, dass wir da, wo Strammonium-Tropfen nicht bald und wohlthätig helfen, diese aussetzen, den Kranken einige Tage ohne Arznei lassen und nun die minder heftige Digitalis in Anwendung bringen, ein Narcoticum, das minder kräftig als das Strammonium einwirkt, aber zu lange gereicht, endlich eben so schädlich ist. —

Am kräftigsten wirkt die *Herba Digitalis purpureae,* die Präparate sind überflüssig und die Zusammensetzungen mit Essig, daher der Digitalis-Essig, sind unnütz, weil Essig die Kraft des Mittels mindert und eben die Kraft wollen wir benutzen und dass sie nicht schade, deshalb wenden wir Vorsicht an. —

Man gebraucht nun die Digitalis in dieser Art: *Hb. Digitalis purpur.* ʒß auf ℥vi bis ℥vii Colatur, mit Zusatz von 2 bis 3 gr. *Tartarus stibiatus* und hiervon alle 2 bis 3 Stunden 1 Esslöffel voll nehmen lassen — man steigert und verringert die Gabe nach dem Erfolg. Wir bemerken namentlich dann, wenn eine passende kühlende Behandlung vorausging, einen Einfluss auf den Puls meist schneller, als nach dem Gebrauche der Tropfen vom Strammonium. Indem die Frequenz der Pulse mindert, verliert Patient das floride Aussehen und er wird ruhiger; wir bemerken weiter, dass Patient Augenblicke von Besinnung zeigt, in ihnen wohl unangenehme Gefühle im Bauch klagt, nicht mit Appetit isst und selbst das Essen weigert. Bewirkt man solche Wirkungen durch jene

Arznei, ohne zuvor in der angezeigten Weise durch Blutentziehung vorbereitet zu haben, so wird die früher nicht moderirte Einwirkung des Bluts auf die Nerven, der gereizte Zustand der letzteren ein Hinderniss des guten Erfolgs; Patient zwar beruhigt, wird misstrauisch, weigert die Arznei und Gewalt darf man nicht mit Fug anwenden. Hat man richtig verfahren, so sieht man mit Abnahme der Frequenz und Kraft des Pulses die Ruhe zunehmen; die Kraft und Völle in der Carotis mindert und jemehr, desto freier wird der Kopf. Intermittirt der Puls, sinkt er von 80 oder 70 auf 40 und selbst auf 30, so setzt man gleich aus, denn zu lange und kräftig darf eine narcotische, abstumpfende und lähmende Einwirkung auf das Nervensystem nicht stattfinden. In Fällen, wo der Puls des Kranken 90 und 100, selbst noch mehrere Schläge in der Minute macht, der Puls klein ist, da weilt eine Ursache; das Hautleben ist unterdrückt, es sind Würmer da, *Sordes primarum viarum* u. s. w. und hier möchte keine Digitalis eher passen, kein Strammonium, bis jene Zustände gehoben sind; ist der Zustand rein, so sind die Pulse selten über 80, höchstens 85 und in der Carotis voll, in der Radialis nur klein. —

Musste man die Digitalis nun aussetzen, so nimmt Patient in schwachen Gaben den Brechweinstein in Wasser aufgelösst, weiter fort; es erfolgen nun täglich mehrere breiigte Sedes, die Sedes werden oft dunkel, grünlich erscheinen, die Ausleerungen werden galligter Art und damit der Brechweinstein nicht zu stark auf die Leber und feindlich auf die Ganglien und Nerven des Bauchs einwirke, so entfernt man ihn gleichfalls und unterhält die Sedes in hinreichender Menge durch wiederholt gegebene Lavements. — In Fällen, wo Patient keine Lavements nehmen will, reicht man gerne das Brausepulver — *Magnesia carbonica* mit *Sal essentiale Tartari;* man lässt ab und zu dabei Bittersalz nehmen, in Roisdorfer- oder Selter-Wasser, die Sedes möglichst im Gange zu erhalten. — Der gereizte Zustand der Leber, wo galligte Ausleerungen folgen, ist die Folge der Einwirkung des Brechweinsteins; diese Erscheinung ist da am häufigsten, wo ein Hämorrhoidalzustand da ist, wo der Blutdrang zum After fehlt, derselbe mehr der Leber zuströmt und hier nun eine der Mitursachen ist, in deren Folge das Blut zum Kopf treibt; es ist gewiss nöthig, dass der Einfluss des Brechweinsteins die Leber nicht gar zu bedeutend reize und ebendeshalb sind die Ableitungen durch Klystire u. s. w. auf den Mastdarm so nöthig — Cap. 19. —

3. Behandlung im dritten Zeitraum, in der *Acme morbi*, wo die Manie oder Tobsucht eintritt. —

Ist Patient in den beiden ersten Stadien gut und zweckmässig behandelt, so ist die Krankheit gebrochen und sie geht nun langsam über in Genesung. Ist dies nicht der Fall, erfolgt dennoch Tobsucht, so haben wir den Zustand ferner zu behandeln, doch mit Vorsicht um so mehr, je kräftiger man früher eingriff; die Ursache des hartnäckigen Steigens der Krankheit deutet auf einen sehr misslichen Zustand des Kranken. Zuweilen ist es der Fall, dass Patient erst in unsere Behandlung kommt, wenn sein Zustand schon ein tobsüchtiger ist.

Ist Patient sehr unruhig, laut, so lasse man ihn möglichst seine Unruhe nur austoben und man beschränke ihn durch Anlegung einer Zwangsjacke erst dann, wenn er sich und anderen zu schaden droht, was um so seltener der Fall ist, wenn nur Güte und Liebe vorherrschen; den Zwangsstuhl wird man als das letzte und höchste Bändigungsmittel betrachten und also nur mit der höchsten Schonung anwenden wollen, wie es denn auch so nur in guten Anstalten geschieht. Ist Patient ein entschiedener Sanguinicus, ein sehr arterieller Mensch, fungiren Haut und Lungen lebhaft, ist Plethora da, ist die Blutbereitung kräftig, so werden wir auch hier kleine, repetirte Aderlässe, Application von Blutegel an die Nase, die Schläfe oder hinter die Ohren nicht leicht entbehren können, damit eine Zerrüttung des Gehirns durch Umwandlungen aller Art und durch Erweiterung der Blutgefässe nicht den Ausgang in Blödsinn nothwendig mache; wir sehen uns hier oft in die Lage versetzt, kräftiger kühlend zu Gunsten des Gehirns einzugreifen, als dies im Uebrigen möchte gut seyn. — Wir reichen dem Kranken eine magere, kühlende Kost; lassen ihn reichlich Wasser trinken; halten den Leib offen; geben Fussbäder; verordnen laue Halbbäder, während der Kopf mit eiskalten Umschlägen bedeckt wird; das

Zimmer ist kühl, nach Norden gelegen und wird nicht zu reichlich gelüftet, denn es schadet nicht, wenn der so lebhaft athmende Kranke eine Luft einzieht, die nicht zu rein ist. Das Zimmer ist helldunkel, nicht ganz verdüstert; letzteres setzt die meisten Kranken in Angst und nicht blos zur Sicherung, auch zum Trost, zur Beruhigung, müssen Personen um den Kranken weilen, denen er gut ist, und solche müssen fortbleiben, die er nicht leiden kann — in Anstalten muss und kann hier Alles geschehen und da ist es mehr als schlecht, wo solche Rücksichten fehlen.

Ist Patient beruhigt, ist der heftige Anfall vorüber, so verschaffe man ihm Ruhe, Behaglichkeit, gebe seinen Launen möglichst nach und wende die oben bezeichneten Hülfsmittel an, welche Schlaf bringen; Patient liege jetzt zu Bette, und kommt Schlaf, so sorge man für Stille, denn der Schlaf ist für das in den Exaltationen so angestrengte Hirn, das beste, ja das einzige Erholungsmittel. — Wie unartig, wie boshaft der Kranke sprechen mag, das muss überhört werden, und Personen, die dergleichen erzürnt, sind auf der Stelle zu entfernen, weil sie für solchen Krankendienst nicht passen. — Bemerkt man, dass sich in dem beruhigten Kranken neue Aufregungen einstellen, drohen erneute Anfälle, so wird man zu dem Gebrauch des Strammoniums, sowie zu dem der Digitalis übergehen, wie es oben bereits bezeichnet ist. — Ist der Tobsüchtige ein schwarzgalligtes Subject, ist er in der Manie gelb und blass im Gesicht, so hält uns das von Blutausleerungen, die angezeigt sind, nicht ab; wir werden hier gerne, wenn Ruhe eintritt, *Hirudines ad anum* appliciren lassen. — Sind die Extremitäten kalt und oft sind sie eiskalt, so bedeckt man sie, nach den genommenen Bädern mit erwärmten Wolldecken und lässt sie reiben, um hieselbst die Lebensthätigkeit zu erneuern, was ableitend vom Kopf und regulirend auf die Circulation einwirkt. Müssen solche Kranke, unbekleidet an den unteren Extremitäten, lange auf dem Zwangsstuhl sitzen, so werden sie von Unten oft eiskalt und nie sah ich solche Kranke mehr genesen. —

Ist der Zustand des Kranken so ausgesprochen heftig, dass ein Schlagfluss droht, so werden wir um so kräftiger eingreifen, denn hier gilt es insbesondere, den Uebergang in Lähmungszustände zu verhüten. —

Wird die Gewalt, die Kraft und Ausdehnung des Herzschlages äusserst mächtig und anhaltend, so dienen oft Blutegel in der Herzgegend, und man macht, wie über den Kopf, so über die Brust, kalte Umschläge, wenn Patient im warmen Halbbade sitzt. —

Hat Patient nicht Hunger noch Durst; ist der Bauch eingefallen, so warte man nur die Zeit ab und indem eine freundliche Hand jetzt Essen und Trinken reicht, so nimmt Patient schon etwas; ein zu leerer Magen verschlimmert den Zustand. — Wurde die Haut sehr trocken, so dient Reiben derselben; der kalte Angstschweiss auf der Stirne solcher Kranken ist meist zu hindern, wenn man ihnen nur alle mögliche Freiheit gestattet und keine Maschinen anwendet. — Dass der Kranke, welcher ausser sich ist, nichts klagt, ist natürlich und eine genaue Untersuchung seines Zustandes wird deshalb eine um so grössere Pflicht; wir entdecken leicht etwas, wenn z. B. der Kranke gar heftig schreit, und er wird stiller, ist das ihm Nachtheilige oder Widrige entfernt.

4. Behandlung im Zeitraum der Abnahme oder des Nachlassens der Krankheit.

Entweder in Folge unserer ärztlichen Thätigkeit oder, in leichteren Fällen, auch ohne dieselbe, nehmen nun die Erscheinungen ab und der Zustand geht über in die Genesung, oder Patient verfällt langsam in einen chronischen Zustand, er wird blödsinnig in mehr oder minder bedeutendem Grade.

Zeigt Patient starken Appetit, so giebt man immer noch einfache, leichte, nicht zu nahrhafte Kost und sorgt vor Allem, dass keine Ueberladungen des Magens eintreten, wodurch die Besserung oft sehr behindert wird; die reichlichen Sedes muss man unterhalten, bei stark transspirirender Haut jede Erkältung verhüten. Fühlt sich der Genesende wüst im Kopf, ist er müde, wie zerschlagen, so wasche man ihn mit wohlriechendem Wasser, besonders *Eau de Cologne*, was als Riechmittel jetzt auf das müde Hirn sehr gut einwirkt, so wie man dem Genesenden auch gerne eine Prise Tabak erlaubt, die ihn munter macht und wenn gelindes Niesen eintritt, so ist eine Erschütterung des Kopfs hier nützlich. —

Im Zeitraume der Abnahme ist um so weniger eine Anwendung von Arzneien nöthig, je gelinder die Erscheinungen sind und je ruhiger sie verlaufen; man lasse den Kranken nur anhaltend, nur soviel schlafen als er kann und das stärkt — hindert man aus Unverstand hier den Schlaf, so reicht das schon hin, ein Recidiv hervorzurufen; — überhaupt gilt es hier, den Kranken gütig, liebevoll zu behandeln, ihn nicht zu reizen, zu strafen, zu maschiniren — wir müssen namentlich jetzt mit der grössten Sorgfalt alle schädlichen Einflüsse abhalten, denn ein Rückfall in das frühere Stadium und in der Regel ist alle Hoffnung auf Genesung verschwunden. —

An dieses Stadium der Abnahme schliesst sich oft noch ein

Stadium melancholicum, wo wir den Kranken in der folgenden Art zu behandeln haben, dass er glücklich der Genesung zueile und nicht rückfällig werde, was bei einer unpassenden Behandlung leicht erfolgt. — Man lässt den Kranken einsam weilen, aber doch beachtet von einer oder mehreren Personen, die er gerne sieht; man tröstet bestens und weil ein Ausreden der Angst und Noth nichts hilft, so thut der Arzt am besten, wenn er es dahin bringt, dass Patient ihn als seine Stütze, seinen Rath und Trost ansieht, wohin der gewandte Arzt, namentlich in einer Anstalt, es leicht bringen kann. — Ist der Zustand nicht tief begründet, nicht mit grossen Anomalieen verbunden, so thut man möglichst wenig und die Melancholie verliert sich von selbst, indem der Zustand als Folge der früheren heftigen Exaltation unter die Symptome des Nachlasses der Krankheit zu rechnen ist. —

Ergiebt die Untersuchung ein sehr bedeutendes Niedersinken der Arteriellität und übt die kräftig vorherrschend gewordene Venosität einen zu stark deprimirenden Einfluss auf das Gehirn aus, so wird ein Einschreiten oft nothwendig. Patient wohne in luftigem, hellem und sonnigtem Zimmer, nach Süden gelegen; man lässt ihn Melissenthee trinken oder giebt ihm ein *Infusum Melissae*, ein *Infusum Herbae Menthae pip.* mit *Aether Aceti;* oder man giebt den letzteren einigemal täglich zu 10 bis 15 Tropfen auf Zucker und lässt ausserdem den Kranken täglich einige Gläser Moselwein trinken. Bei trockner, lebloser Haut dienen laue Bäder, denen man aromatische Kräuter zusetzt; man reibt die Haut des Kranken im Bade und wäscht und reibt ihn ausserdem mit Wolltüchern, die mit *Eau de Cologne*, *Spiritus Serpilli* u. s. w. befeuchtet sind. Bei gastrischen Zuständen reicht man Resolventia z. B. gelinde Salze, später sind oft Brech- und Purgirmittel angezeigt. Entwickeln sich Blähungen, sammeln sich dieselben an im Magen, so lässt man Wasser trinken und giebt *Infusum Menthae*, selbst *Infusum Valerianae* mit Essigäther, wo sich Ructus und Flatus dann schon ausleeren. — Wird der leidende Zustand des Bauchs bedeutender, erscheint die Mucosa entzündlich gereizt, so werden Blutegel *ad anum* gesetzt und es gilt dann oft, dass wir kräftiger verfahren, sowie es bereits gezeigt ist; beschwichtigen und entfernen wir bedeutende Unterleibszustände nicht, so erwacht oft plötzlich die Arteriellität, Patient recidivirt und die Genesung ist zurückgedrängt. Was nun die ärztliche Behandlung des Kranken im

5. Zeitraum, dem der Krisen und Reconvalescenz betrifft, so wird hier das Folgende gelten: Vorerst muss Patient möglichst gütig behandelt werden und sorgfältig verhütet man alle solche schädliche Einflüsse, welche sich als nachtheilig ausgewiesen haben. Wir müssen die kritischen Bestrebungen der Natur, welche oft schon in den früheren Stadien ihren Anfang nahmen, jetzt sorgfältig beachten und besonders eine Unterdrückung derselben verhüten, denn nicht selten fällt der Kranke alsdann zurück und ich sah, dass Anfälle von Tobsucht sich rasch erneuten, und geschieht das, so ist eine Verletzung des Gehirns unvermeidlich, daher in der Folge Intermissionen, freie Zeiträume, meist nur noch eintreten, aber wahre Genesungen kaum oder höchst selten. — Oefter sich einstellendes Nasenbluten, Menses, Hämorrhoidalblutfluss sind zu unterhalten, indem wir Blutegel, Fussbäder, laue Dämpfe anwenden, während die innerlichen Arzneimittel kaum etwas ausrichten, die reizenden aber meist schaden, daher Sabina, Aloe, Schwefel u. s. w. zu meiden sind; ist der Genesende von Fiebern ergriffen, so stören wir nicht, weil das Fieber gar oft die Unregelmässigkeit der Circulation aufhebt und namentlich die Congestionen zum Kopf beendigt. Wir haben die Complicationen des Fiebers z. B. Entzündun-

gen, *Sordes primarum viarum etc.* aufzusuchen und entfernen sie nach den Regeln der Kunst, wo dann oft das Fieber weicht und dessen kritischer Einfluss nicht gestört wird. Wechselfieber sind selten und treten sie wirklich ein, so reinige man die ersten Wege durch auflösende Mittel z. B. *Ammonium muriat. depur.* ʒi — *Tart. stib.* gr. i auf ℥vi Wasser, alle Stunden 1 Esslöffel voll zu nehmen; ja man reinigt hier durch Brech- und Purgirmittel selbst, man befördert die oft unterdrückte Hautausdünstung, und wird nun das Fieber gelinde, so lässt man es seinen Verlauf machen; nur dann, wenn in der Hitze der Kranke stark delirirt, wenn sich starker Blutdrang zum Kopf einfindet, nur in dem Falle wäre es passend, das Fieber durch kleine Gaben *Chininum sulphuricum* wo möglich zu unterdrücken. Ist das Hautleben sehr unterdrückt, indem Patient den Einflüssen, welche jenes bewirken, sehr ausgesetzt war, so wird ein Fieber oft sehr heftig, es remittirt stark und die Exacerbationen beginnen um so heftiger mit Frost, wenn das Gehirn von Neuem gereizt ist; hier passen eine kühlende, diaphoretische Behandlung, Salmiac, Salze, *Spiritus Mindereri, Infusum Melissae*, warme Bäder, Reiben der Haut, Einreibungen mit *Sp. Lavendulae, Serpilli,* kölnischem Wasser u. s. w.; vergisst man sich und giebt gegen die vermeintliche *Febris intermittens* das *Chinin. sulph.*, so wird der Kranke sehr leicht tobsüchtig. —

Treten Entzündungen ein z. B. der Lungen, Leber u. s. w., so hat man diese Zustände nach den Regeln der Kunst zu behandeln, und ich erinnere mich hier Fälle gesehen zu haben, wo der streng antiphlogistisch behandelte Kranke, nach der Genesung auch vom Wahnsinn total genesen war. —

Eintretende Blutgeschwüre, Abscesse, Hautausschläge, Speichelfluss, starke Absonderung des Nasenschleims, die wird man unterhalten, aber nicht Calomel reichen, einen Speichelfluss zu unterhalten, denn äussere Wärme und laue Mundwässer sind hinreichend; Calomel und alle Mercurialia schaden, sie sind dem Nervensystem hier zu feindlich und Calomel dient höchstens in dieser Krankheit als Purgans. — Man unterhält und fördert einen Schleimhusten durch *Decoctum Althaeae* mit Salmiac; man fördert Schleimsedes durch

Lavements, da sie einen Hämorrhoidalzustand oft lindern, selbst für längere Zeit schwinden machen. — Eine reichliche Ausleerung von Sedes muss nicht gestört werden, nur Durchfälle sind zu entfernen. Wird der Geschlechtstrieb zu lebhaft, so leisten körperliche Bewegungen und magere Diät dagegen das Beste. Ich wiederhole hier, was ich Cap. 7. S. 204 auch schon sagte: je reiner der Wahnsinn ausgesprochen, je bestimmter also das Gehirn primär ergriffen war, je sorgfältiger haben wir die kritischen Erscheinungen am Kopf zu beachten z. B. starke Rotzaussonderung der Nase, denn wird dieselbe unterdrückt, entzündet sich die Mucosa, so erfolgt nur zu bald eine Reizung der fibrösen und serösen Hirnhäute, Patient wird rückfällig — S. V. 30 — u. s. w.; je bedeutender sich Unterleibszustände und melancholische Verstimmungen den Perioden des Wahnsinns zugesellten, je weniger rein der letztere war und je stärker also die Uebergänge zwischen Melancholie und Wahnsinn waren, desto mehr müssen wir die Krisen am Unterleib z. B. Blut-Schleimflüsse, Urin-, Koth-Absonderungen, Gallenausleerungen u. s. w. beachten und gehörig unterstützen. —

War nun unser Heilbestreben unter Beihülfe der Natur glücklich, so ist Patient genesen und um so dauerhafter, wenn sich die Verhältnisse so gut gestaltet haben, als es oben bezeichnet ist. Erfolgt keine Genesung, so wird der Zustand ein chronischer und Patient, indem er dauernd verrückt bleibt, ist in einen Zustand gerathen, welchen wir im Allgemeinen mit dem Namen: „Blödsinn“ bezeichnen. Die ärztliche Behandlung des secundären Blödsinns geben wir im 18. Capitel, während wir hier noch bemerken, dass die Capitel 7 und 8 für dieses 16. Capitel als ergänzend stets zu beachten sind. — Dieses Capitel aber schliessen wir mit einigen Bemerkungen über die Behandlung von Genesenen, die ich die Behandlung durch künstliche Krisen nennen möchte.

Bemerken wir, dass der Genesene vollblütig wird, ist die Blutbereitung stark, so droht ein neuer Anfall von Wahnsinn im Frühjahr oder Sommer. Hier verordnet man Aderlass; ist derselbe nicht angezeigt, so setzt man Blutegel an den Kopf und lässt nachbluten. Entwickelte sich Hämorrhoidalzustand — bedeutende Blutfülle im Unterleib, so mache man künstlichen Hämorrhoidalfluss, man setze Blutegel *ad anum*; auf gleiche Weise ersetze man fehlende Menses und meide innere Mittel, wo doch selten Hülfe erfolgt und die hitzigen hier nur schaden. Damit man das Blutlassen bei so leicht vollblütig werdenden Menschen nicht fast zu einer Gewohnheitssache machen müsse, müssen sie eine magere Diät halten, Wasser trinken, Bier, Wein u. s. w. meiden; man lasse anhaltend Roisdorfer-, Selter- oder Bitterwasser trinken; man lässt auf einen Krug frisches Wasser 1 ℥ Bittersalz thun und davon täglich trinken, damit die Sedes nimmer stocken. Man lässt auf beiden Armen Jahre lang Seidelbastrinde tragen, wodurch namentlich im Frühjahr und Sommer die reichlichsten Ausleerungen von lymphatischer Feuchtigkeit erfolgen, welche den Ueberfluss an Nahrungsstoff, die Plasticität des Bluts und die Nothwendigkeit der Blutausleerungen mindern. Man rathe ein thätiges, arbeitsames Leben; namentlich müssen Kopfanstrengungen nie übertrieben werden und mit körperlichen Arbeiten wechseln, z. B. man sucht Blumenliebhaberei zu erwecken, Sinn für Gartenarbeiten. Erlauben es die Umstände, so schickt man einen solchen Menschen, dessen floride Constitution äusserst entwickelt ist, wo wir, ohne Gefahr zu laufen, ihn in Cachexie zu stürzen, nicht zu lange deprimirend einwirken dürfen in ein anderes Land, in Gegenden, wo der Wahnsinn selten oder wenig zu Hause ist; man sende ihn also in niedrig gelegene Landstriche, feuchte, nebeligte Gegenden, Thalgegenden, Flächen am Meeresufer und an Flüssen. Ich werde hier solche Landstriche nicht näher bezeichnen, indem bereits Cap. 3, b. von diesem Gegenstande die Rede war; ich bin der Meinung, dass die spätern Erfahrungen der Aerzte, die sie uns gewiss nicht vorenthalten, hier die genauesten Details liefern werden, wo es dann um so leichter werden wird, zu entscheiden, in welche Gegenden man solche Menschen senden soll. Der Aufenthalt in Bädern ist für sie nicht passend, hier ist es meist zu lebhaft; man kann hier überhaupt den Gebrauch der Mineralwässer an Ort und Stelle entbehren; am ehesten möchten hier Seebäder zusagen, wo man den Aufenthalt auf den flachen Inseln in der Nordsee, an der Küste von Holland, zu empfehlen hätte. — Personen, denen Geldmittel zu Gebote stehen, sollte man im Frühjahr und Sommer in nördlichen Klimaten, z. B. in Schweden, sich aufhalten lassen, um den Einfluss jener Jahreszeiten auf den Ausbruch des Wahnsinns zu moderiren, selbst zu meiden — indess, ich gebe hier nur gut gemeinte Vorschläge; eine spätere Erfahrung wird über ihren Werth oder Unwerth entscheiden. — Sollte es selbst nicht möglich seyn, in warmen Klimaten, wo der Wahnsinn recht zu Hause ist, Vorrichtungen treffen zu können, um den Einfluss von Frühjahr und Sommer mit seiner Hitze nebst Gewittern in etwas zu mindern und zu moderiren? — mir scheint, dass auch das wohl gelingen könnte, namentlich in Anstalten, indem man solche Menschen in kühlen, gewölbten und nach Norden gelegenen Zimmern sich häufig verweilen liesse, um den Einfluss von Hitze und Electricität — Cap. 3, b. — möglichst unschädlich zu machen.

Cap. 17.

Aerztliche Behandlung der Melancholie.

In der Einleitung zu Cap. 16. ist Manches gesagt, was auch hier Beziehung hat und wir nicht wiederholen dürfen.

Wir haben gesehen, dass Zustände von Melancholie, welche sich in Folge von Wahnsinn oft einstellen, Zustände von Depression sind, welche nothwendig der Exaltation nachfolgen und dass sie der Heilung nicht so grosse Schwierigkeiten entgegenstellen; aber anders ist es mit der wahren Melancholie, mit derjenigen also, die oft so tief organisch begründet ist, und es ist nur zu wahr, dass hier die Heilung, wo nicht immer unmöglich, doch in der Mehrzahl der Fälle nicht ausführbar ist und wir uns gar oft glücklich schätzen können, wenn es nur gelingt, den Zustand zu moderiren und zu beschwichtigen. Es ist durchaus nothwendig, dass wir die Zustände von Wahnsinn und Melancholie strenge von einander trennen, denn, geschieht das nicht, so ist gar an keine Heilung, keine Moderirung und Beschwichtigung des Zustandes einmal zu denken und wir haben es dem Nichtachten, dem Verkennen so getrennter Zustände zum Theil zu verdanken, wenn die ärztliche Behandlung der Verrücktheit überhaupt bis heute noch so unbestimmt und schwankend geblieben ist. —

1) Aerztliche Behandlung der Melancholie im Stadium der Vorboten. — Bemerkt man schon im frühesten Alter die Zufälle, welche einen Ausbruch der Melancholie früher oder später androhen, so muss man, wenn es die Umstände nur in etwas gestatten, solche Subjecte aus ihrer vaterländischen Gegend um so eher entfernen, jemehr in derselben die Anlage zur Melancholie vorherrscht und man lässt sie daher eine Reihe von Jahren in hochgelegenen Ländern, in der Schweiz u. s. w. ihren Aufenthalt nehmen; wohlhabenden Personen, die ihre Kinder auf Schulen erziehen lassen, wird ein solches Unternehmen sehr leicht seyn. Droht der Ausbruch der Melancholie zur Zeit der Pubertät, noch später und zuletzt in den climacterischen Jahren, so bleibt ein solcher Wechsel des Klimas immer gerathen, indess wird man bei solchen Subjecten, wo der Zustand gemischt ist, wo also Wahnsinnsanfälle sich der Melancholie zugesellen, keinen Aufenthalt in Berggegenden wählen, weil hier die Wahnsinnszufälle begünstigt sind, sondern man wählt lieber für sie den Aufenthalt in Hochebenen; auch hier wird die spätere Erfahrung und Beobachtung von Seiten der practischen Aerzte uns die Localitäten genauer kennen lernen, so dass die Wahl der Orte dann ohne Schwierigkeit zu treffen ist. Wohlhabenden Familien, welche ihre melancholisch gewordenen Mitglieder in eine Anstalt senden wollen, steht natürlich die Wahl frei, und es ist gut, wenn sie es nicht versäumen, auf die Lage der Anstalt alle Rücksicht zu nehmen, indem das klimatische Verhältniss für das Gelingen der ärztlichen Bemühungen so entschieden wichtig ist; es ist zu wünschen, dass ein Arzt, welcher viele Anstalten besucht hat, uns die wichtigsten in Rücksicht ihrer Lage, der klimatischen Verhältnisse u. s. w. mit Sachkenntniss schildern wollte, was immer ein schwieriges Unternehmen wäre, insofern man unrichtige Angaben strenge vermeiden will. —

Es ist bekannt, dass bei arteriellen Menschen die Absonderung des Samens am reichlichsten erfolgt, und wenn Samenausleerungen auch frühe und reichlich stattfinden, die Folgen weniger misslich sind, als bei Subjecten, wo das Venenleben vorherrscht. Bei venösen und zur Melancholie hinneigenden Personen ist die so oft und gerne sich einfindende Blutfülle des Unterleibs, der Hämorrhoidalzustand, die Ursache des starken Geschlechtsreizes, und weil nun hier die Folgen eines reichlichen Samenverlustes so bedeutend sind, weil sie das Leben des Nervensystems herabsetzen, weil die Minderung des Nervenlebens wieder eine Minderung des Arterienlebens zur Folge hat, dadurch also die venöse Prävalens steigt und diese dann desto sicherer das Hirnleben lähmt, die Oberherrschaft des Hirns mindert, während die Blutfülle im Unterleib das Ganglienleben hierselbst höher potenzirt, so ist es unerlässliche Pflicht des Arztes, die Neigung des Kranken zu Geschlechtsgenüssen zu moderiren und möglichst zu mindern, um den sonst unausbleiblichen übeln Folgen vorzubeugen. — Es giebt hier keine Specifica, ich begreife nicht, wie man z. B. den Campher in dieser Beziehung loben konnte; man muss die Ursache entfernen und wird nur dann den Effect schwinden sehn. — Eines der sichersten Mittel hier besteht darin, dass man die Blutfülle im Unterleib bekämpfe; man setzt Blutegel *ad anum*, man repetirt diese Operation, namentlich zu Ende Sommer und im Herbst; man sorgt für reichliche Sedes, indem man Roisdorfer- oder Selterwasser trinken lässt, welchem Bittersalz zugesetzt ist; zuweilen reicht man *Pulvis Fol. Sennae* oder in hartnäckigeren Fällen die *Pilulae Jalapp. Pharm. Borussicae;* die Aloë ist zu erhitzend, der Schwefel ist oft dem Magen feindlich und so sind beide Mittel hier selten nützlich und es bleibt oft am besten, damit Magen und Darmkanal nicht angegriffen werden, die Sedes durch Klystire zu fördern. — Solche Personen müssen sich körperlich anstrengen, arbeiten, grosse Promenaden, lieber noch Fussreisen machen; man lässt die Haut mit geistigen Essenzen z. B. mit *Spiritus Serpilli,* mit kölnischem Wasser u. s. w. reiben; man lässt sie laue Bäder nehmen, denen *Species Aromaticae Pharm. Boruss.* oder doch *Flores Chamomillae vulgaris, Hba. Menthae piperitae* u. s. w. zugesetzt sind und lässt die Haut im Bade stark reiben; auch lässt man die Einreibungen mit Wasser machen, welchem Salmiac-Spiritus zugesetzt ist. Durch eine solche, mit Ernst und Umsicht fortgesetzte Behandlung gelingt es oft, die *Plethora abdominalis* und ihre hier so schädlichen Folgen, die Samenausleerungen, ohne Nachtheil zu moderiren, und indem das Arterienleben gehoben wird, entweicht die Melancholie mehr oder weniger, sowie nun namentlich in jüngeren Subjecten selbst die Entwicklung der Disposition, zwar wohl nicht aufgehoben, doch sehr gemindert wird. —

Man muss die Kranken gütig, nachgebend behandeln und nicht durch Strenge ihre Eigenheiten entfernen wollen; das macht sie nur schlimmer und ruft das Misstrauen hervor, was in melancholischen Zuständen ohnehin vorhanden, in seiner Höhe meist die Folge einer schonungslosen Behandlung ist. Personen, die mit solchen Kranken umgehen, müssen ihre Liebe haben; nur in dieser ermuthigen sich solche Kranke und werden nun im Vertrauen auf den Schutz der Befreundeten oft so freimüthig erscheinen, als ob sie nichts weniger denn im melancholischen Trübsinn befangen wären. — Ist das Aussehen blass, gelb; ist der Bauch aufgetrieben, sind Würmer vorhanden, sind Verschleimungen da und leidet Patient Schmerzen in der Magengegend, so sucht man diese Uebelstände durch die möglichst einfachsten Mittel zu entfernen; man gebraucht gelinde Purgantia, selbst Emetica aus *Ipecacuanha* und Brechweinstein; man lässt Wurmmoos als Thee trinken und braucht zur Stärkung des Unterleibs gelinde bittere Extracte z. B. *Extractum Trifolii fibr., Gentianae,* später *Extr. Calami aromatici* in gelinden aromatischen Wassern aufgelösst, denen man *Aether Aceti* zusetzt und selbst Anfangs, um Sedes zu fördern, kühlende Salze z. B. *Tart. tartarisatus, Sal Seignette* u. s. w. Verursacht eine Anhäufung von Blähungen die Magenschmerzen, so entferne man auf die mehr bezeichnete Weise jene Flatus; zuweilen setzt man Blutegel in die Magengegend, wenn hier der Schmerz die Folge einer entzündlichen Reizung ist, und ist der Schmerz in der Magengegend nervös, so legt man aromatische Pflaster, macht spirituöse Einreibungen und lässt die Magengegend oft und anhaltend mit der blossen Hand reiben, denn es ist gut, dass wir solche schmerzliche Gefühle möglichst beschwichtigen, indem sie ohnedem desto rascher sich in dem Bewusstseyn des Kranken verlieren und in unbestimmte Gefühle übergehn, welche dem Kranken die Beruhigung rauben, bis sie endlich als Angst, oft in hohem Grade, empfunden werden und wo nun Patient die Leiden in der Gegend des grossen Bauchgeflechts nicht mehr örtlich zu fühlen fähig ist; wir sehen also wie gut es ist, wenn wir so zeitig und sorgsam als möglich, die kranken Empfindungen in der Magengegend zu moderiren suchen. — Ausser dem oben bezeichneten Verfahren, das Arterienleben zu heben, es zu steigern, z. B. Bäder, Reibungen, thätiges Leben u. s. w., wird man bei blutreichen Subjecten nicht selten auch Aderlässe anwenden müssen, wonach nicht selten die Arteriellität sich mehrt; — man wird dann späterhin einen mässigen Genuss des Weins oft sehr nützlich finden, der in feuchten, nebeligten Ländern, den Kranken als sehr wohlthätig oft zusagt; auch manche reizende, blähungtreibende Arzneien sind jetzt passend: Infusa von *Hb. Menthae pip*, von *Rad. Valer. sylv.* z. B. zu ʒiii auf ℥vi Colatur mit Zusatz von ʒi *Tinctura Castorei canadensis*, wonach ich die Angst und Unruhe solcher Personen, bei einer übrigens zweckmässigen und liebevollen Behandlung, oft rasch und für längere Zeit selbst, schwinden sah. —

2. Aerztliche Behandlung im Zeitraum der Zunahme. —

Erfolgt ein Ausbruch der Melancholie nicht in der Pubertätsperiode, sondern erst in den climacterischen Jahren; so lebt der Mensch oft ein kränkliches Leben, seine Gesundheit ist nicht fest und indem er nicht selten vor heftigen Erkrankungen wie durchaus geschützt erscheint, ist er eigentlich nie ganz wohl und das, was man nervös, nervenschwach nennt; ja, solche Zustände verbittern oft ein ganzes Leben, ohne dass in den spätern Jahren Melancholie eintritt, während sich Nervenübel in höheren Graden, Schwindsuchten u. s. w. ausbilden. Es ist schwierig, meist unmöglich, solche Zustände zu genesen, die aus Missverhältnissen in der Organisation entspringen: Disharmonie zwischen Arterie und Vene, zwischen Nerven- nnd Blutsystem, zwischen Gehirn und Bauchnervensystem u. s. w. lauter Zustände, die wir selten heilen können und es ist schlimm, wenn das steigende Leben nicht aushilft, da doch die Natur hier wohl allein nur helfen kann. — Der Arzt kann hier meist nur symptomatisch verfahren und es ist schon viel, wenn er dringende Erscheinungen nur moderiren kann, denn schon ein Moderiren verhütet oft den späteren Ausbruch von Melancholie. Wir müssen hier, aber ohne je zu heftigen und eingreifenden Mitteln zu schreiten, die sich einstellenden Leiden des Unterleibs zu heben suchen: ein Hämorrhoidalzustand und Entzündung der Schleimhaut erfordern oft Blutegel *ad anum*, wir müssen selbst Aderlass anwenden, um die Plethora zu heben; indem wir letzere heben und durch Blutegel, Lavements und gelind eröffnende Mittel, den Hämorrhoidalblutdrang zum After leiten, hindern wir den zu starken Blutdrang zu der Leber, den Lungen, dem Herzen u. s. w. und verhüten dadurch die Entstehung von Leber-, Lungen-, Herz- und anderen Uebeln, die organisch begründet sind und die, sind sie bis zu einem gewissen Grade entwickelt, den Ausbruch der Melancholie fördern. Es ist einleuchtend, dass da wo solche Umstände eintreten, die Melancholie kaum heilbar ist und es immer weniger wird, jemehr das Hirn unterdess unter dem venösen Einfluss tiefer erlahmt und nun nothwendig die Desorganisationen, ob des vom Gehirne aus verminderten *Influxus vitalis*, an Bedeutung zunehmen. — Die Schmerzen in der Magengegend, die blos unangenehmen Gefühle hieselbst, beachte man in der bezeichneten Weise; wenn solche Personen so leicht und oft an gastrischen Zuständen leiden: Obstruction, belegte Zunge, Mangel an Appetit, Kopfschmerz, so werden auflösende, gelinde bittere und aromatische, ausleerende Mittel u. s. w., hier allerdings nöthig seyn, aber besser ist es, wenn Patient thätig lebt, sich Bewegung macht, gelinde arbeitet, sich vor Erkältung, Aerger, Verdruss hütet, weil das Alles zuerst den Magen in Unordnung bringt. Ein solcher Mensch muss nie zu viel essen, er muss fette Speisen meiden und man darf ihm eher erlauben, ein Glas Wein zu trinken: die strengste Diät hält hier den Magen am besten in Ordnung und es ist gewiss, dass wenn solche Personen mit roborirenden und reizenden Arzneien so recht à la Brown, tractirt werden, ihr Zustand in der Regel rein hülflos und elend wird. Ein Glas Wein, sparsam genossen; zuweilen Tropfen von *Tinct. Castorei canadensis*, zuweilen einige Tropfen von Essigäther, sind hier die besten Roborantia und zum anhaltenden Gebrauch, um dadurch zu lindern, empfehlen sich aufs beste *Pilulae* aus *Asa foetida, Fel Tauri inspissatum* mit Zusatz von *Pulvis Rhei,* den Leib offen zu halten. Man giebt da, wo der Kranke den Rhabarber nicht liebt, er nicht einwirkt, zum Offenhalten des Stuhlgangs, ein Pulver aus *Tart. depuratus* mit Zusatz von *Pulv. Flaved. Corticum Aurant.* und *Semen Foeniculi.* — Die Magenschwäche solcher Personen, ist eine, oft ob ihrer Hartnäckigkeit, merkwürdige Erscheinung: der Einfluss eines kranken Bauchnervensystems ist hier eine öftere Ursache. *Tinct. Castorei canadensis* und *Asa foetida* beschwichtigen oft; entfernen wir Blähungen, *Plethora abdominalis*, Obstructionen, so folgt auch Besserung, aber nie von Dauer und es fehlen uns Mittel, die hier bestimmt heilsam wären; Narcotica, die Blausäure u. s. w. schaden nur, sie zerrütten vollends das Nervenleben, fördern die Venosität und machen cachectisch, wenn man sie anhaltend und kräftig braucht, so dass also bis jetzt die lindernde Methode nur übrig bleibt; auch der Gebrauch von Heilquellen ist ohne dauernden Effect. Aus einigen Fällen solcher Art, möchte ich folgern, dass zuweilen der Magen und Darmkanal, überhaupt das gastrische System, in Rücksicht der gesammten Constitution eines Subjects, oft zu schwach entwickelt, zu unkräftig organisirt ist und in welcher Disharmonie dann die Quelle von Misständen liegt, die keine Kunst besiegen, wohl ein sorgfältiges Leben beschwichtigen kann. Sectionen sagen uns über diesen Gegenstand, sowie über den Zustand der Bauchnerven solcher Personen, nichts, soviel ich weiss; trockne Verzeichnisse von pathologischen Raritäten können uns hier nichts helfen, wir müssen anders verfahren, wenn wir hier zu Resultaten gelangen wollen, die practisch nützlich in das Leben eingreifen können. — S. V. 10. — Gehen wir jetzt näher auf den Zustand ein, wenn nemlich die Periode der Zunahme zur Zeit der Pubertät erfolgt:

Die ärztliche Behandlung ist nicht sehr abweichend, bleibt wie früher und wir müssen uns beharrlich bemühen und nicht müde werden, daher suchen wir in der angezeigten Weise die vorherrschende Venosität zu bekämpfen, den

Hämorrhoidalzustand, die Neigung zu den geschlechtlichen Genüssen, die Verdauungsbeschwerden; wir suchen die Haut, die Athmung zu beleben, beschwichtigen die Schmerz- und die Angstgefühle im Unterleib, wir trösten den Kranken und suchen ihn in Güte Speise und Trank beizubringen, die sein unthätiger Magen verschmäht und wo ein Weniges oft hinreicht, den Kranken zu erhalten; wir meiden ein gewaltsames Füttern, weil der Kranke dadurch nur leidender wird — ein gewaltsames Füttern ist selten und meist nur in Blödsinnsfällen nöthig, wo Patient nur noch eine Idee hat, der zu Gunsten er das Essen versagt, aber es ist selten und die Ursache des Abscheus vor Speisen liegt meist in Lähmung des Magens, daher ein solcher Abscheu, der Dauer hält, eine übele Prognose giebt. —

Eine reine, heitere Luft, Aufenthalt in hohen Gegenden, Bäder, Bewegung und verschmäht Patient dieselben, Tragen desselben, Fahren im Wagen, Reiben der Haut — trocken oder mit spirituösen und aromatischen Wässern, Salben; Application von Blutegel, selbst Aderlass, wo Plethora ist oder auch da, wo das beinahe Schwinden der Hals- und Armarterien uns sagt, dass das Blut des oft kräftig Constituirten sich in den drei grossen Cavitäten anhäufte und durch seine venöse Kraft, lähmend einwirkt und ein Aderlass hebt oft hier das Arterienleben sehr; man wird dem Kranken nachdem oft ein Glas Wein, leichten Rheinwein, Moselwein, selten Rothweine, reichen. Müssen wir allerdings kräftiger im Stadium der Zunahme verfahren, die Mittel in ihrer Anwendung steigern, so bleibt in einem so chronischen Uebel doch jede Eile, jedes heftige Verfahren — nachtheilig. Sprechen solche Kranke den Wunsch aus, zu sterben, so beachte man sie, um den Selbstmord zu verhüten. —

Erfolgt die Zunahme in den spätern Jahren oder erst in den Zeiten der Decrepidität — so werden die folgenden Regeln im Allgemeinen gelten: es erfolgt in dem Leben der Geschlechtsorgane eine Aenderung, ihre Functionen mindern und es ist jetzt die Epoche da, wo die venöse Seite naturgemäss prävalent wird. Wir bemerken nun oft, meist bei Weibern, wie jetzt Plethora eintritt, die wir oft durch Aderlass entfernen und dabei noch genöthigt sind, durch Blutegel einen Blutdrang zum After zu erregen und hier Blut auszuleeren. Wo dies versäumt wird, erwacht der melancholische Zustand um so heftiger; ja, es erfolgen jetzt Congestionen nach der Milz, der Leber, den Lungen u. s. w. — es entwickeln sich organische Anomalieen von Milz, Leber u. s. w. und nicht selten treten Entzündungen edler Organe ein. — Werden dagegen solche Personen mager, blass, gelb, entwickeln sich dabei die oft bezeichneten Misstände im Unterleib, so gilt es, dass wir dagegen in den angezeigten Weisen continuiren oder die Kur beginnen, wenn Patient erst jetzt in unsere Behandlung kam. — Wünscht Patient den Tod herbei, so möge die Aufsicht nur beharrlich andauern oder man erlebt das Aergste! — Patient, wenn er sonst noch geneigt ist zu antworten, was oft nicht der Fall ist, klagt nicht über körperliches Leiden, er fühlt nur Angst und die spricht er meist wunderlich genug aus; in Zeiten des Nachlasses ist er oft recht gescheit, aber das gute Wort verhallt bald wieder in Jammern, Weinen, Klagen, oft lächerlichen, meist übertriebenen Selbstanklagen und von Rechtswegen: nichts ist peinlicher, als ein unbehagliches, unbestimmtes Gefühl, das uns ängstigt und so werden wir nach einer starken Mahlzeit, nach reichlichem Weingenuss, uns unheimlicher, leidender fühlen, als selbst bei heftigen Schmerzen, deren Grund wir deutlich einsehn, wie hier, so mit der Angst des Melancholikers: er weiss seine Angst nicht zu deuten, sein Hirn, erlahmt unter venösem Einfluss und beherrscht vom Gangliensystem, erlaubt das nicht, es herrscht nicht geistig mehr; Patient schiebt seine Angst auf eine Erinnerung, die er jetzt als Sünde aufgreift und nun verdammt er sich, wobei es interessant ist, dass solche Selbstanklagen nicht selten um unbedeutende Sachen sich drehen, während Patient wohl Souvenirs unterdrückt, die sich für Klagen besser eigneten oder Patient wechselt die Ursachen seiner Klagen, oder er erdichtet sie und schwatzt Unsinn, den er bei einer glücklichen Genesung belacht. In Hinsicht solcher Selbstanklagen, muss man solche Kranke vor unbefugten Zuhörern sicher stellen und somit Alles thun, um unnützes Geschwätz ungehört verhallen zu lassen.

Weil der Zustand in Zeit der Decrepidität, wenigstens

in der Regel, kräftiger steigt und sich entwickelt, so gilt es im Allgemeinen, dass man auch kräftiger einschreite, als in einer früheren Lebensperiode. Werden solche Menschen drohend, schreiben sie ihre Angst fremden, feindlichen Personen zu, so ist gleichfalls Aufsicht nöthig und wenn es sich von selbst versteht, dass die gütigste Behandlung dem Kranken zu Theil werden muss, so muss der Arzt doch nicht weichlich nachgeben, sondern so viel Strenge zeigen, als zur Sicherung und zum Besten des Kranken nöthig ist und das geht ohne alle Gewalt, wenn man nur will. —

Gelingt es uns nicht, den Zustand zu bessern, so folgt das

3. Stadium, und die Krankheit hat ihre Höhe, ihre vollendete Ausbildung erreicht.

Wir werden den Zustand des Kranken im Allgemeinen, in der folgenden Art und Weise behandeln: ist Patient fast ganz wie wesenlos, ist er oft wie starr, steif und wie ein Bild nicht von der Stelle zu bewegen, so ist die venöse Präponderanz auf ihre höchste Höhe gestiegen und es hält oft schwer, Arterien am Halse und den Extremitäten zu fühlen oder den Herzschlag zu vernehmen, während Patient meist höchst verfallen, elend, gelb, blass aussieht, die Extremitäten kalt sind, fast aller Turgor fehlt und namentlich das Gesicht einen grauen Anflug hat, sind die Augen starr, wie unbeweglich stierend, die Pupille ist meist klein — Patient erscheint uns als das Bild der Angst, als die personificirte Verzweiflung; ich habe solche Zustände oft gesehen, sie sind am häufigsten wenn solche Unglückliche lieblos behandelt werden und der Mensch von guter Gemüthsart fühlt hier ein um so grösseres Mitleiden, weil solche Unglückliche das Schreckliche ihres Zustandes oft gar zu gut empfinden; das Seelenleben ist hier nur deprimirt, erlahmt, geschwächt; der Wahnsinnige, wo reine Verwirrung da ist, kann oft glücklich seyn in der Exaltation seiner Ideen, denn er ist nicht im Stande, bei einiger Höhe der Krankheit, das Schlimme seiner Lage zu fühlen. —

Hat der Zustand eine solche Höhe erreicht, so ist möglicher Weise dieselbe nicht lange zu dulden: treten Krisen ein z. B. Hautausdünstung, bei jüngern Subjecten die Menses u. s. w. so muss man unterstützen. Wollen sich keine kritischen Erscheinungen einstellen, will z. B. im Frühjahr, das Arterienleben nicht erwachen, so muss man durchaus ärztlich einschreiten. Ist das Leben gleichsam aus der Peripherie des Körpers entflohen, hat sich das Blut gar zu mächtig in den drei grossen Cavitäten: Kopf, Brust, Bauch, angehäuft, so muss ein Aderlass am Arm angestellt werden und man repetirt am Fuss, wenn eine erste Entleerung des Venenbluts nicht hinreichte; wir reichen dem Kranken ein Glas weissen Wein, Tropfen von *Aether Aceti* oder ein *Infusum Menthae* mit *Tinctura Castorei;* ist der Bauch sehr dick, voll, gespannt, so verordnen wir *Hirudines ad anum;* Lavements und Jalappapillen, den Leib offen zu halten. Patient nimmt laue, aromatische Kräuterbäder, in denen er gerieben wird; man reibt ihn, besonders den Bauch, mit spirituösen Essenzen, man trägt ihn in einem Sessel bei heiterer Witterung ins Freie, lässt ihn an der Südseite des Hauses in sonnigtem Zimmer wohnen und sorgt dafür, dass gutmüthige Personen den Kranken pflegen und beaufsichtigen.

Gelingt es nicht, den Zustand zu bessern, erfolgt also keine Genesung, so erfolgt nicht selten ein Wechsel des Zustandes, der unsere Aufmerksamkeit sehr in Anspruch nimmt: oft plötzlich, durchaus unerwartet, erwacht das Arterienleben; wir fühlen nun deutlich die Pulse, der stumme, klagende Melancholicus wird munter, er gewinnt ein blühenderes Aussehn; er ist wohl, hat Appetit, er ist nicht krank mehr, hat Muth. — Sind diese Erscheinungen dauernd, gelinde, unter günstigen kritischen Erscheinungen, erfolgen sie im Frühjahr, so reicht man dem Kranken gelinde reizende Arzneien, man continuirt in der oben angezeigten Weise. Sinkt Patient rasch zurück in den früheren apathischen Zustand, so ist das misslich, man sucht es auf die bezeichnete Weise zu verhüten. Wir widmen den Pulsen die grösste Aufmerksamkeit: wird die Kraft der Blutwelle in der Carotis immer mächtiger, überwiegt sie die in der Radialis bald sehr stark, wird Patient zu laut, lacht er, wird er sehr mobil, verliert er alle Ruhe, glänzen seine Augen, ist der Körper turgirt, ist das Gesicht roth, ist der Kopf warm und sind die Extremitäten kühl, schwatzt der Kranke lächerliches Zeug durcheinander — so ist der Melancholicus ein Wahnsinniger geworden. Wir müssen den Zustand bei einiger Bedeutung nicht dulden, indem sonst in dem erschlafften Gehirn, durch den arteriellen Einfluss sich gar rasch jene Metamorphosen ausbilden, welche einen Uebergang in Blödsinn nothwendig machen; wir behandeln den Kranken als Wahnsinnigen, aber nur gelinde: laue Halbbäder, kalte Umschläge über den Kopf und die Brust, bei excessiver Herzthätigkeit; Lavements, Auflösungen von *Nitrum purum* und Salzen in Wasser, innerlich; Wassertrinken. Man wird in heftigen Fällen selbst Blutegel an die Nase setzen, die Blutfülle des Kopfs zu heben suchen; man fördert Menses, Blutflüsse *ex ano*. Aderlässe sind hier kaum je anwendbar; Narcotica, also Strammonium und Digitalis taugen gleichfalls nicht, indem solche Mittel das schwache Nervensystem gleich zu heftig angreifen: man reicht mit dem gelinderen Verfahren aus, nur muss der Arzt selbst mit Beharrlichkeit ausdauern und sich selten auf fremde Hülfe verlassen: gemächliche Aerzte werden überhaupt selten Verrückte heilen, denn Ausdauer ist hier das erste Requisit. Ich sagte oben, dass Patient strenge müsse von gütigen Personen beaufsichtigt werden; in den Momenten, wo das arterielle Leben erwacht, wo der Blutdrang zum Kopf heftig wird, wo das schwache Gehirn in Wahnsinns-Aufregung verfällt, da einigt sich der Muth, letzterem Zustande eigen, mit der Angst der Melancholie und die Verzweiflung, momentan erkräftigt durch den Wahnsinnsmuth, greift zum Selbstmord oder wird Anderen verderblich — S. V. 30; — darum gilt es, dass wir Sorge tragen! — dass wir, wenn wir Richter sind, nicht leicht an Strenge unsere Freude finden und in der Criminalgesetzgebung nie vergessen, die Lehre der Liebe, die aus einer so tiefen Kenntniss der menschlichen Natur hervorging, so hochzuachten, als wir dazu durchaus verpflichtet sind. —

4. Behandlung des Kranken im Zeitraum der Abnahme.

Wenn unter den begonnenen Krisen die Genesung langsam fortschreitet, ohne heftige Erscheinungen, so ist das am besten und wir haben nur zu machen, dass nichts die Krisen störe und somit die fortschreitende Besserung verhindere; — wenn wir bemerken, dass manche kritische Erscheinungen sehr träge eintreten, z. B. Hautausdünstung, Blutflüsse u. s. w.

so müssen wir auf die oft bezeichnete Weise, gelinde nachhelfen. Was endlich

5. die Behandlung im Zeitraum der Reconvalescenz oder Genesung betrifft, der auch das Stadium der Krisen heisst, weil hier die Krisen meist kräftiger sich entwickeln, manche erst eintreten, so bleibt die Kurmethode dieselbe und zeigt keine Abweichungen. Je reiner der Fall von Melancholie ausgesprochen war, je mehr haben wir die kritischen Erscheinungen am Unterleib zu beachten z. B. reichliche Sedes, Schleimbrechen, trüben Urin u. s. w. Hat die Krankheit ihren Verlauf möglichst regelmässig gehalten, wurde nicht störend eingegriffen, siegte die Heilkraft der Natur, geleitet von guter ärztlicher Hand, so ist Patient genesen; es ist indess leider nur zu wahr, dass die vollständig ausgebildeten Fälle, der oft so bedeutenden organischen Misstände halber, selten geheilt werden, aber hier ist es schon werthvoll, dass die Kunst so hohe Leiden doch lindern kann. Der Genesene, selbst der blos Gebesserte, befindet sich oft neu belebt, wenn er Reisen gemacht und in der Fremde sich einige Zeit verweilte; man versäumt dies Mittel nicht, wo es anzuwenden ist. Auch Bäder, Hautreibungen, eine thätige Lebensweise, würden nie dürfen vernachlässigt werden; eine etwas kräftige Diät, Wein, sagen zu, aber nur in mässigem Gebrauch und wo möglich sey fortan die Umgebung heiter und man entferne möglichst den Kummer, Verdruss, Sorgen — es ist leider ein schlimmer Umstand, dass der Arzt die Verhältnisse des von ihm Genesenen nicht in seiner Gewalt hat und sind diese Verhältnisse keine guten, so ist es namentlich in Anstalten rathsam, wenn der Arzt die mit ihm zufriedenen, ihn liebenden Genesenen beredet, möglichst lange aus freier Wahl im Hause zu bleiben — Zwang hier und es folgt leicht ein Recidiv.

Ueber den Blödsinn nach Melancholie, im folgenden Kapitel. Indem dieses 17. Cap. sich genau an Cap. 9 und Cap. 10. anschliesst, so hilft das eine das andere verdeutlichen, eine zu genaue Aufnahme der Angaben in den 2 letzteren Kapiteln, in dieses, würde eine überflüssige und ermüdende Weitläuftigkeit zur Folge gehabt haben. —

Cap. 18.

Aerztliche Behandlung des secundären Blödsinns.

Der primäre, angeborene Blödsinn ist nicht heilbar und weil er also ausser den Grenzen der Kunst liegt, so kann von einer ärztlichen Behandlung in Bezug auf Heilung auch nicht die Rede seyn. Der secundäre Blödsinn, in seinen mindern Graden oft noch heilbar, entsteht in Folge mancher acuten Zustände, wie wir oben gesehen haben und namentlich am öftersten, in Folge von Wahnsinn und von Melancholie. Blödsinn ist diejenige Krankheit des Gehirnorgans, wo in Folge materieller, oben bezeichneter Hindernisse, die organische Hirnfunction herabgesetzt und alienirt ist und in Folge dessen ist das geistige Leben unterdrückt, und das mehr oder minder, je nach dem Grade des krankhaften Hirnzustandes.

Wir wollen die Zustände nach der Anleitung in Cap. 7. und Cap. 9. in wenigen Worten noch einmal andeuten: erfolgt nach einem Anfall von Wahnsinn keine Genesung, so folgt ein chronischer Zustand von geistiger Alienation, für den wir im Allgemeinen den Namen „Blödsinn“ gebrauchen: sind die organischen Hindernisse, welche die organische Function des Gehirns und die in ihr basirende Intellectualität demnächst hindern und trüben, nur unbedeutend, transitorisch, innerhalb der Grenzen der Kunst gelegen, so ist

1) der Blödsinn heilbar, und dagegen ist

2) der Blödsinn nicht heilbar, je tiefer begründet die organischen Hindernisse erscheinen und Kunsthülfe und Naturbestrebungen vereiteln. —

Ich habe die verschiedenen Blödsinns-Zustände unter die folgenden Abtheilungen zu stellen versucht:

1. Totaler Blödsinn tritt ein, wenn der Schädel selbst verletzt ist — d. h. sich abflacht, verengt; im Hirn sind starke Verwachsungen, Wasser u. s. w.

2. Die organischen Anomalieen sind nicht so bedeutend und doch ist der Blödsinn gross — Patient war stets dumm gewesen, ungebildet, ohne Erziehung und das ist schlimm!

3. Der Blödsinn ist nur gelinde; eine Schwäche, eine Lähmung des geistigen Lebens ist mehr da, als blödsinniger Stumpfsinn. Hier ist das Gehirn in Folge des dagewesenen heftigen arteriellen Blutdrangs, erweicht; hilft die Natur nicht, so erfolgt nach oft nur leichten Recidiven, totaler Blödsinn, indem das Hirn zu zähe, zu hart wird.

4. Der Blödsinn ist ziemlich bedeutend, wo nicht selten eine fortdauernde arterielle Blutfülle im Kopf weilt und das Gehirn über die Maassen turgirt und expandirt bleibt; nur zu oft ist da, wo der Wahnsinn sich Jahre lang hinschleppte, hier eine bedeutende Erweiterung der Blutgefässe vorhanden, selbst in der Marksubstanz — S. V. 10. — Der Mensch, früher oft schon geneigt, Possen zu treiben oder auch nur lustig zu seyn, erscheint nun oft äusserst lächerlich: man nennt ihn einen Narren, seinen Zustand Narrheit oder *Moria*. Wird man es noch billigen, dass der zufällige Hang zum Lächerlichen, dazu benutzt ist, diese sogenannte Moria als so bedeutend hervorzuheben? —

5. Der Grad von Blödsinn ist ziemlich bedeutend und Patient zeigt eine lebhafte Erinnerung für Eindrücke, die einst heftig auf ihn einwirkten, oft seinen Wahnsinnsanfall formiren halfen. Nun erinnert Patient sich oft nur dessen, das ihn einst so heftig ergriff — sonst weiss er nichts mehr: das wäre also Blödsinn mit fixen Ideen. War es Recht, dass man so vielen Werth auf fixe Ideen legte? — was nützt das Reden von Monomanieen? — es schadet nur, indem man sich um die Ursachen des Zustandes dann meist nicht bemüht.

Wird ein Melancholicus nicht genesen, so erfolgt gleichfalls ein chronischer Zustand, Patient wird blödsinnig. Dieser Blödsinn ist verschieden, nemlich:

1) War der melancholische Zustand gemischt mit eintretenden Wahnsinnszufällen, so erfolgen Aenderungen im Gehirn wie in Folge von Wahnsinn und der folgende Blödsinn zeigt sich fast wie dort.

2) Ohne Wahnsinnsanfälle verfällt der Melancholicus in eine totale geistige Schwäche, indem Patient andauernd in der Höhe der Melancholie verharrt, und so bis zum Tode

verbleibt; der starke venöse Einfluss und das gesteigerte Leben der Bauchnerven hatten hier das Hirnleben paralysirt und endlich erschlafft, erweicht das Gehirn und zeigt nach dem Tode organische Wandlungen, oft und meist solche, wie wir sie hinreichend bezeichnet haben: Hectic, Phthisis, Hydropes, Decubitus — bringen oder vermitteln den Tod, meist nach langen Leiden, indem das Leben des Gehirns, wenn es auch schwach nur besteht, doch meist sehr langsam entweicht; der Tod vom Gehirn aus, erfolgt meist langsam, wie das schon Bichat gezeigt hat. — Gebrauch der Narcotica fördert Decubitus. — Was nun den Blödsinn nach Melancholie ferner betrifft, so ist derselbe:

a) um so eher heilbar, je unbedeutender die organischen Anomalieen im Gehirn sind, allein — schleichen sie hier nur langsamer heran, nach Wahnsinn rascher, so bleibt die Aussicht auf Genesung hier zweifelhafter; —

b) er ist um so unheilbarer, je tiefer organisch verletzt und paralysirt das Gehirn ist, und je bedeutendere Entartungen in der Brust, besonders aber im Unterleib entstanden sind und eine Normalität und gute Relation in und zwischen den Organen und den Systemen daher nicht weiter gestatten. —

Wir erinneren hier noch einmal, dass:

1) bei Blödsinn nach Melancholie, ein lächerliches Thun und Treiben, also Moria, nicht statt findet; eine trübe Stimmung bleibt hier immer vorherrschend und der psychische Einfluss des Bauchs bleibt andauernd: nur nach Wahnsinn folgt Narrheit.

2) Vorzugsweise zeigen Blödsinnige nach Melancholie, wie sie eine traurige oder traurig construirte Erinnerung aus dem früheren Leben festhalten und diese oft allein nur noch aussprechen: fixe Idee, oder gar Monomanie, aber ich glaube, dass man fortan solche Erscheinung als nur wenig bedeutend auffassen und mir zugeben werde, wie es durchaus eine Thorheit war, sogar Melancholie und fixe Idee für gleichbedeutende Begriffe zu nehmen — Cap. 9. S. 234. —

Nachdem wir diese kurze, allerdings mangelhafte, Uebersicht der blödsinnigen Zustände nach Melancholie und Wahnsinn recapitulirt haben, wollen wir dasjenige mittheilen, was, in soweit meine Erfahrungen bis jetzt reichen, hier in ärztlicher Hinsicht zu thun und zu leisten ist; — auch hier, ich bin davon fest überzeugt, wird eine fortgesetzte ärztliche Erfahrung uns in der Folge mit manchen Hülfsmitteln bekannt machen, die wir noch entbehren und so werden wir wahrscheinlich die Ueberzeugung erhalten, dass die Geisteskrankheiten in Rücksicht ihrer Heilbarkeit, überhaupt so bezwingbar sind, als andere chronische Uebelstände — ja, es scheint mir, dass eine spätere Zeit hier einst mehr leisten wird, als wir es jetzt für möglich halten.

Behandlung des in Folge von Wahnsinn entstandenen Blödsinns.

1) Höhere, nicht weiter heilbare Grade von Blödsinn erfolgen, wenn sich der Schädel verengert z. B. nach Substanzverlust in den Knochen, oder wenn bei der erschlafften Thätigkeit in Nerven und Arteriensystemen, kein hinreichender Blutdrang zum Kopf statt findet, das Gehirn erschlafft und collabirt und auch der Schädel, aus Mangel an Ernährung, sich zusammenzieht oder abflacht. Auch da, wo in Folge heftiger Congestionen das Gehirn rasch erweicht ist und dann zu zähe, fest und hart wurde, heilen wir den Blödsinn nicht mehr; und auch da ist hierzu keine Hoffnung mehr, wo die Verwachsungen, Verdickungen und sonstige Entartungen der Hirnhäute, einen hohen Grad erreichten; wo die Blutgefässe hart, wie knöchern wurden, ist auch keine Heilung möglich; so wie bei bedeutenden Wasseransammlungen in den Hirnhölen, bei bedeutenden und festen lymphatischen Ausschwitzungen unter der Arachnoidea und kurz bei allen Entartungen, die zu bedeutend und gleichsam inveterirt sind, nichts zu hoffen ist. Es gilt hier den Kranken zu pflegen, ihn zu schützen, ihn liebevoll zu behandeln und von Kurversuchen abzustehen, weil sie die Lage des Leidenden nicht bessern, wohl verschlimmern können. Gelingt es nicht, gelindere Grade von Blödsinn zu heilen, so gehen sie in die höheren Grade über; Patient erfreut sich so lange eines guten körperlichen Befindens, als die organische Activität seines Gehirns hinreichend stark bleibt, das vegetative Leben zu erhalten; sinkt die organische Function tiefer, so entwickeln sich in den Eingeweiden, besonders in denen der Brust, Zerrüttungen, Entartungen, der Blödsinnige wird nun körperlich leidender und sein Tod erfolgt hectisch, hydropisch u. s. w. Ehe es indess bis zum Tode kommt, wird die Pflege des Kranken oft sehr lästig: er lässt nicht selten bei Tage und Nacht den Urin unter sich gehn, er bekommt Durchfall und unbewusst hat er sich verunreinigt, oft wird die Hautausdünstung stinkend u. s. w. — in der That, wird so ein Kranker nicht wie ein Kind gepflegt, so wird seine Nähe oft sehr widrig und so sehen wir abermals, wie nöthig für Geisteskranke die Güte und die Liebe zu ihrer Pflege sind. —

Der nach Wahnsinn auch in den tiefsten Blödsinn verfallene Mensch, behält in der Regel die Disposition zu arteriellen Reizungen, so unbedeutend sie auch seyn mögen. Giebt man solchen Kranken recht kräftige reizende und roborirende Arzneien, so regt man sie auf, macht sie wild, laut und später steigert sich der Blödsinn; giebt man ihnen Narcotica anhaltend und in grossen Dosen, so wird die Cachexie gefördert, es lösen sich die Säfte mehr auf und wenn sie sich durchliegen, so erreicht der Decubitus eine fürchterliche Höhe — nur in solchen Subjecten kann derselbe so enorm werden. Auch hier ist die grösste Reinlichkeit nöthig, wo es doch oft nicht möglich ist, den übelen Geruch zu entfernen. —

2) Es sind die organischen Anomalieen nicht so bedeutend, aber der Leidende ist doch sehr blödsinnig. Hier ist es nun wohl der Fall, dass Patient immer dumm gewesen ist; er genoss nie Erziehung und Ausbildung, er wuchs in einer einsamen Gegend, auf dem Lande auf und war stets ängstlich und schüchtern aus jenen Ursachen. Nun kann man alte Menschen, wenn die 25 Jahre auch nur erst erreicht sind, nicht mehr erziehen, höchstens im Aeussern poliren und Letzteres geht auch hier nicht. Was man thun kann, ist dies: man muss die Lebensverhältnisse des Kranken erforschen und sich so in den Stand setzen — S. V. 22 und 31, an mehreren Orten, — die Folgen einer übelen Erziehung von den Folgen des Wahnsinnanfalls zu unterscheiden, da-

mit wir, ist der Blödsinnszustand nur klein, die Heilung nicht unmöglich halten. Ueberhaupt ist nicht genug daran zu erinnern, wie es Pflicht ist, die Folgen einer üblen Erziehung, nicht mit den Symptomen der Verrücktheit vermengen zu wollen und das ist wahrlich nöthig, indem der fein, anständig und delicat erzogene Mensch, wird er geisteskrank, sich weit besser benimmt, als der Mensch, wo die Erziehung vernachlässigt ist.

3) Der Blödsinn ist nur gelinde, eine Schwäche, eine Lähmung des geistigen Lebens ist mehr da, als blödsinniger Stumpfsinn. — Hier ist das Gehirn in Folge des dagewesenen heftigen arteriellen Blutdrangs erweicht; hilft die Natur nicht, so erfolgt nach oft nur leichten Recidiven, totaler Blödsinn, indem das Hirn zu zähe oder zu hart wird.

Dieser Zustand ist dem geübten Arzte nicht sehr verborgen: der Kranke, der lange an heftigen Congestionen zum Kopfe litt, ist stille, ruhig, hingebend, weichmüthig, weinerlich; er spricht keinen eigentlichen Unsinn, er sagt nichts; sein Aussehen ist blass, nirgendwo Turgor, Patient erscheint verfallen, sitzt gerne, er wankt im Gehen, der Appetit ist mässig, Durst fehlt und es ist Neigung zum Schlaf da; zu Zeiten gehen Urin und Sedes ab, ohne Wissen und Willen des Kranken. Im Frühjahr, im Sommer, selbst mitten im Winter bei roborirenden und reizenden Arzneien, bei Zwang zu Arbeiten, durch Hinderung des Schlafens und durch eine strenge Behandlung, wo Patient sehr oft sein Leid durch Seufzer zu erkennen giebt, da treten dann arterielle Aufregungen ein, in welchen man am besten das Missverhältniss zwischen Athemzügen und Pulsschlägen bemerken kann, so dass nicht selten erstere zu zahlreich gegen letztere werden, während Patient in seiner ruhigen Zeit oft zu langsam athmet, während die Pulse zu frequent sind.

Haben wir einen derartigen Zustand erkannt, so verfahren wir in dieser Art: Wir suchen auf die oft bezeichnete Weise die arteriellen Exacerbationen zu verhüten, wo dann die Natur Zeit gewinnt, ganz leise und langsam die erweichte Hirnsubstanz zu erkräftigen. Wir entziehen durch Aufenthalt in Nordzimmern den Kranken dem Wettereinfluss, wir lassen ihn baden, geben ihm mässig nahrhafte Speisen, wir reiben den Kopf mit gelinden spirituösen Essenzen ein, lassen den Kranken an *Eau de Cologne* riechen und geben seiner Neigung, Tabak zu schnupfen, nach d. h. er darf dies mässig thun und, was die Hauptsache ist, Patient darf so viel und so lange schlafen als er will, denn im Schlaf ruht das Hirn und der Schlaf ist für das Hirn das einzige Mittel zur Erholung, nachdem es so lange in höchster Unruhe bei den Wahnsinnszufällen gelebt hat. Dass ein so weichmüthiger Kranker über alle Maassen gütig und nachgiebig behandelt werden muss, das versteht sich von selbst, und geschieht das nicht, so hilft auch das beste Kuriren nicht; man sieht, wie wichtig der Wärterdienst in Anstalten ist und wie hier eine üble Wahl die guten Resultate hindern muss. —

4) Der Blödsinn ist ziemlich bedeutend, wo nicht selten eine fortdauernde arterielle Blutfülle im Kopf weilt und das Gehirn bedeutend turgirt und expandirt bleibt; nur zu oft ist, wo der Wahnsinn sich Jahre lang hinschleifte, hier eine bedeutende Erweiterung der Blutgefässe vorhanden, selbst in der Marksubstanz — S. V. 10. — Der Mensch, früher oft schon zu Possen u. s. w. geneigt, ist närrisch, hier ist die Moria u. s. w., wie oben gesagt ist.

Die Zustände, wo das Gehirn chronisch zu mächtig turgirt und im Schädel eingepresst ist, erkennt man an diesen Erscheinungen; der Puls bleibt voll, in den Carotiden überwiegt er oft und zwar bedeutend; sind die Kopfarterien erweitert, so ist die Veränderlichkeit des Pulses sehr auffallend, die Pulse steigen oft über 100 in der Minute, die Augen sind lebhaft, der Kopf ist oft angeschwollen, die Gesichtsfarbe ist blühend, Patient wird leicht verdriesslich; ein Verdruss, sowie reizende Arzneien und Wein regen ihn leicht auf, aber ohne Dauer; er spricht nicht lange über eine Sache, er wechselt gerne, ermüdet leicht, fühlt sich gleich angestrengt, will gerne lange, selbst am Tage schlafen und in manchen Fällen habe ich bemerkt, dass Patient über Druck im Kopf klagte, sich dann ängstlich und traurig zeigte, in seiner Rede stecken blieb und in gelindem Grade erstarrte, etwa in der Art eines cataleptischen Anfalls. Der Gang solcher Personen ist unsicher; da, wo die Kopfarterien sehr erweitert sind, sind diese Menschen oft wie berauscht, benehmen sich lächerlich und gehen wankend, ja straucheln und fallen und bleiben dann liegen, weil sie den Kopf gerne auflehnen; sitzen sie am Tisch, so legen sie auch den Kopf nieder, stützen ihn mit der Hand, als ob er zu schwer wäre. Der Kopf ist oft sehr warm, die Haare sind feucht; der Kopf dünstet stark aus und Nachtmützen und Kissenüberzüge werden bald gelb und schmutzig. Werden Wahnsinnige, den Indicationen zum Trotz, nicht kühlend behandelt, sondern kräftig mit Reizmitteln und sonst unpassend, so sehen wir diese Zustände meist als die Folgen. Erreicht der Turgor des Gehirns einen hohen Grad, so wird Patient um so wesenloser, wobei er dann wohl mit Gewalt seinen Kopf an harte Gegenstände so heftig anstösst, dass alle Mühe nöthig ist, üble Folgen zu verhüten; offenbar weilten hier heftige Kopfschmerzen. Die Sectionen zeigen hier, wenn Patient nach langem Kampfe endlich stirbt, die bedeutendsten Entartungen im Gehirn und so sah ich sehr dicke pacchionische Körper und strotzende, weite Gefässe in der *Dura mater*, welche den Schädel fast durchbohrt und letztere in denselben sich tief eingefurcht hatten.

Wollen wir, hinreichend zeitig zu Rath gezogen, hier helfen, so gilt der Grundsatz: „Milderung des gesteigerten Lebens im Innern des Schädels.“

Ist die Erweiterung der Blutgefässe bedeutend, so würde die Unterbindung einer oder beider Carotiden allein noch helfen können. Indem ich dies bedenkliche Heilmittel in Cap. 19. näher verhandle, so muss ich dorthin verweisen.

Ist die krankhafte Expansion des Gehirns mit kräftigen Pulsen vorhanden, ist namentlich die Carotis kräftig, so dient ein kleiner Aderlass und man repetirt das Blutlassen um so bestimmter, wenn es im Beginn der Krankheit überhaupt versäumt ist; je tiefer das Hirn- und Nervenleben gesunken sind, je sparsamer wird man die bedeutenderen Blutausleerungen verordnen. Oertliche Blutausleerungen sind hier ferner selten zu entbehren, daher Blutegel an den Kopf, namentlich an die Nase zu setzen sind, und man wiederholt diese Operation, man lässt den Kopf schröpfen. Stellen sich kritische Erscheinungen am Kopf ein, so muss man dieselben fördern, unterstützen und unterhalten z. B. vermehrte Rotzabsonderungen aus der Nase, schleimigten Ohrenfluss, Speichelfluss, Sedes, Schleimdurchfälle, Nasenbluten, Blutungen *ex ano*, ja — ich habe einen Fall beobachtet, wo Patient an Ohrenschleimfluss und Blutungen aus den Ohren litt und rein wahnsinnig wurde, sobald jene Ausflüsse stockten. —

Man giebt dem Kranken hinreichend zu essen, aber die Speisen müssen nicht nahrhaft seyn; man lässt Wasser trinken, verordnet Bäder und verhütet jede Aufregung des arteriösen Systems; und so gelingt es oft, das gesteigerte Leben im Innern des Schädels herabzusetzen.

Es giebt Mittel, die man auch empfohlen hat, doch ohne hinreichende Indication, nemlich Haarseile, Vesicatore und sogenannte Abzüge z. B. an den Waden, indem man Eiterungen hervorruft; sehen wir, in wie weit dieselben im Wahnsinn überhaupt anwendbar sind und so dann insbesondere hier, wo ihre Anwendung besonders indicirt scheint, da sie künstlich die Stelle von Abscessen einnehmen könnten, die da, wo sie eintreten, allerdings trefflich vom Hirn ableitend einwirken.

Will man solche künstliche Ableitungsmittel im Wahnsinn und so auch hier anwenden, so muss das arterielle Leben nicht zu bedeutend mehr vorherrschen und die Activität der Haut nicht zu kräftig seyn, denn ist das, so bringen Haarseile, Vesicatore u. s. w. fieberhafte Zustände hervor, das Blut wird nun heftiger zum Kopf getrieben und statt abzuleiten, wird das Gehirn desto blutreicher und desto mächtiger verletzt; Einreibungen der Autenrieth'schen Salbe scheinen hier in ihren Folgen am misslichsten zu seyn und erregt man durch dieselbe in solchen Zuständen Pusteln auf dem Kopf, so wird Patient fast tobsüchtig, es treten apoplexieartige Anfälle ein und der Ausgang in höhere Blödsinnsgrade ist unbedingt sicher. Man wird solche Ableitungsmittel also im Wahnsinn, und so auch hier nur dann anwenden, wenn zuvor Blutfülle, Reizbarkeit des Arteriensystems und eine zu lebhafte Thätigkeit der Haut hinreichend gemindert sind, und ebendeshalb mit solchen Mitteln in Blödsinnszuständen um so vorsichtiger seyn, weil in ihnen eine dreiste kühlende Behandlung nicht leicht stattfindet — man hier durch Diät, Bäder u. s. w. meist nur langsam und vorsichtig einschreiten darf. Ich sah in einem Falle sich Abscesse am Hals formiren, die bedeutend eiterten und den Zustand des Kranken besserten, obgleich Blutentleerungen früher versäumt waren; Schade, dass die Kunst selten ersetzt, was die Naturhülfe oft so herrlich zu Wege bringt. — Bessern Kranke dieser Art nur in etwas, so lässt man sie auf beiden Armen und selbst an den Füssen, lange Zeit Fontanellen von Seidelbast tragen, welche bedeutend Säfte ausleeren und wenig oder gar nicht reizend einwirken; ja, solche Manier zum Ableiten ist hier überhaupt die beste und sicherste. —

Ich bezeichnete oben unter den örtlichen Mitteln zum Blutausleeren des Kopfs — das Schröpfen desselben; wir meiden dasselbe, so lange uns Blutegel gute Dienste leisten, ist das nicht, so schreiten wir dazu, wo dann die Schröpfköpfe oft bedeutend Blut geben, aber es ist natürlich, dass wir zuvor Plethora und Blutdrang zum Kopf gemildert und gehoben haben — Cap. 19. —

5) Der Grad von Blödsinn ist ziemlich bedeutend und Patient zeigt eine lebhafte Erinnerung für Eindrücke, die einst heftig auf ihn einwirkten, oft seinen Wahnsinnsanfall formiren halfen. Nun erinnert sich Patient oft nur dessen, was ihn einst so heftig ergriff — er spricht es oft und vorzugsweise aus und da wäre ein Blödsinn mit fixen Ideen — siehe oben. —

War der Schrecken, der psychische Eindruck, welcher einst einwirkte, sehr heftig, so war die erste Folge tiefe melancholische Stille, Patient war wie gelähmt, bis späterhin oft unter klimatischen Einflüssen z. B. im Frühjahr, Sommer, ein Sturm im arteriellen System erwacht, das Gehirn ergriffen wird und nicht selten die Perioden des Wahnsinns nun rasch verlaufen und durch eine melancholische Periode in den Blödsinn übergehen, wo Patient stille, ängstlich, blöde in der Regel erscheint, wodurch sein Blödsinn sich bedeutender darstellt, als er es in Folge der weniger bedeutenden organischen Anomalieen im Gehirn seyn könnte. Wir bemerken in diesen Fällen keine Energie mehr im arteriellen System, und wenn irgend ein Umstand dieses System aufregt, so erscheint Patient in der Zeit der Hirnaufregung weit mehr besonnen, als in Zeit der Ruhe; wir müssen, um in dieser Hinsicht sicher zu seyn, selbst Versuche anstellen, nemlich: wir setzen im Frühjahr und Sommer einen solchen Kranken den Einflüssen der Temperatur aus und wird er aufgeregt und erscheint in den Aufregungen gescheiter, so ist das gut; im Herbst und im Winter da reichen wir solchem Kranken reizende Arzneien z. B. *Infusum Flor. Arnicae, Rad. Valerianae* u. s. w. oder lieber noch einige Gläser Wein, wir regen das Blutsystem künstlich auf, und freuen uns, wenn Patient sich nun gescheiter zeigt. Zeigt sich Patient, während ein kräftiger Andrang zum Gehirn stattfindet, gescheiter, so ist das Gehirn mehr erschlafft, gelähmt und wenig oder kaum durch organische Anomalieen gefährdet; zeigt sich der Kranke in den Aufregungen, selbst in kleineren, verrückter als in Zeit der Ruhe, so ist das ein Beweis, wie die organischen Missstände im Gehirn und in den Gehirnhäuten bedeutend sind — S. V. 30. — Die Richtigkeit dieser Thatsachen ist leicht zu beweisen; in der Ruhe mehr geistig erschlafft, nur für eine Reminiscenz noch geistig empfänglich, wird Patient gleich gescheiter, wenn das natürliche Reizmittel des Gehirns, das Arterienblut, diesem Organ reichlicher zuströmt, es kräftiger erregt und belebt; Patient wird dagegen gleich unter solchen Umständen verrückter, wenn die organischen Anomalieen so gross sind, dass sie eine gesteigerte Action des Gehirns hindern und die Steigerung durchaus eine unregelmässige Pulsation bedingt, welche bald in Erschlaffung übergeht, und hier sehen wir, wie der Blödsinnige im Zustande der Ruhe gescheiter ist, als im Zustande der arteriellen Aufregung. Wir sehen ein Aehnliches bei Lungenübeln und können hier also ähnliche diagnostische Versuche anstellen; es giebt Menschen, die in Zeit der Ruhe, wo sie sich nicht anstrengen, recht gut athmen können und die dann ohne Beschwerden und selbst anhaltend sprechen und sich selbst lebhaft unterhalten können. Machen solche Menschen Promenaden in raschem Schritt, so ermüden sie bald; sprechen sie dabei lebhaft, springen über einen Graben, kurz — strengen sie sich an, werden sie erhitzt, so werden sie asthmatisch, und die Lunge, welche in Zeiten der Ruhe gute Dienste thut, versagt dieselben bei Anstrengungen; wir dürfen auf Verwachsungen, sowie auf manche Uebelstände anderer Art in der Brust, jetzt aufmerksam werden.

Ist es nun der Fall, dass der Blödsinnige in der Aufregung sich mehr geistig frei zeigt, so werden wir von einem Heilmittel Gebrauch machen, das sich jetzt nützlich beweisst und das, wenn es ohne die höchste Vorsicht gebraucht wird, eine höchst verderbliche Arznei ist, die man deshalb nur anwenden soll, wenn man des Erfolgs fast bestimmt sicher seyn kann, und die da, wo sie leichthin angewandt wird, heftige Aufregungen, Hirnreizungen bis zur Entzündung, rasch erfolgende Hirnentartungen, höhere Grade von Blödsinn, selbst Schlagflüsse, Lähmungen und beschleunigten Tod zur Folge hat; ich meine hier die Einreibungen der Autenrieth'schen Salbe auf den Kopf, bis derselbe mit Pusteln bedeckt ist, und sie besteht, wie bekannt, aus *Tartarus stibiatus* und *Axungia porcina recens* in verschiedenen Dosen der Zusammensetzung z. B. ʒi des Ersteren auf v bis vi ℥ Fett. Wenn ihre Anwendung indicirt ist, so braucht kein erfahrener Arzt das Mittel im Frühjahr und Sommer, denn der Einfluss auf das Arteriensystem ist bedeutend und wir können dessen Exaltationen in jenen Jahreszeiten am wenigsten beherrschen; im Herbst und Winter ist die Zeit der Anwendung, wo wir das Arteriensystem dann lieber künstlich aufregen, um ein Moderiren dieser Aufregungen desto besser in unserer Gewalt zu haben.

Methode der Einreibungen:

Man lässt die Haare des Kopfs abrasiren und nun zweimal im Tage die Salbe über den Vorderkopf einreiben, so, dass man möglichst die Stirne verschont und den Hinterkopf durchaus, daher also die Einreibungen nur in der Gegend des Cerebrums — S. V. 30. und S. V. 33. §. 7., — oder des grossen Gehirns stattfinden müssen. Die einzureibende Salbe wird auf einen weichen ledernen Handschuh, der die Hand des Einreibenden bedeckt, gestrichen und nun reibt man ein, am ersten und zweiten Tag kräftig und dann immer gelinder, denn ohnedem leidet Patient fürchterliche Schmerzen, sobald die Haare anwachsen und die Haut sich röthet. Reibt man mit harten, gepolsterten Bällen ein, reibt man schonungslos stark, so gerathen die Kranken oft vor Schmerz in zitternde Bewegung, ihr Nervensystem wird ergriffen, sie werden fieberhaft, die Pustulation wird zu heftig, die folgende Aufregung zu gewaltig und die Resultate sind nur üble. — Also höchst sanft und gelinde wird verfahren, man stellt die Einreibungen ein, sobald man bemerkt, dass der Eindruck sich hinreichend ausspricht. Wir reichen dem Kranken jetzt reizende Infusen von Melisse, Mentha u. s. w.; wir reichen ein Glas Wein und geben eine kräftigere Diät. Während nun die Pusteln aufblühen, heben sich die Pulse und sobald wir merken, dass die Carotidenpulse überwiegend werden, so entfernen wir sogleich die reizenden Arzneien und lassen den Kranken, wenn er es will, sich in einem heitern, sonnigen, südlichen Zimmer zu Bette legen. Wird die Pustulation stark, wird der Kopf geschwollen, dick, treibt er auf, ist er heiss, roth, so werden sogleich Umschläge von Kamillen, Melissen oder *Species aromaticae* lauwarm aufgelegt und oft erneut. Ist der Blutdrang zum Kopf in etwas heftig, was ein Vergleich der Carotiden mit den Radialen zeigt, so lässt man den Kranken Wasser trinken, sorgt für hinreichende Sedes durch Salze und fördert die Excretionen der Haut und Nieren, indem man lauen Thee von Melissen, *Baccae Juniperi* u. s. w. reicht. Der Aufenthalt im Bette, das temperirt warme Zimmer — fördern die Excretionen trefflich. Fängt die Pustulation des Kopfs an abzunehmen, sinkt die Geschwulst, wird der Puls ruhiger, so erneut man den Gebrauch der reizenden Arzneien und sucht durch aromatische Umschläge und Gebrauch reizender Salben die Kopfeiterung einige Wochen und noch länger in Gang zu halten. Befindet sich Patient nach dieser Kur im Herbst leidlich gut, ist er nur in etwas freier, so wird die Procedur im Januar repetirt, so dass im Februar der Kreislauf dieser künstlichen Krankheit vollendet ist.

Wenn Patient im März, April, kurz im Frühjahr oder im folgenden Sommer sich in etwas aufgeregt zeigt, Blutdrang zum Kopf sich mehrt, so verordne man laue Bäder, halte den Leib frei, unterhalte alle Se- und Excretionen, und lasse den Kranken kühl und in nördlich gelegenen Zimmern wohnen; wäre es der Fall, dass sich starke arterielle Aufregungen einstellen, so würde eine Application von Blutegeln an die Nase, ausser Bädern, oft nöthig seyn.

Ist nun der Erfolg ein guter, so hat das künstlich gesteigerte Leben im Gehirn die Folge gehabt, dass die Anomalieen hierselbst sich minderten; Exsudate, Wasser in den Höhlen sind absorbirt, Verklebungen der Häute, lymphatische Gerinsel sind aufgelösst, Stockungen in den Gefässen geschmolzen u. s. w. — und nun erwacht Patient langsam. Unter einer liebevollen Pflege wird nun der Mensch im Verlauf der Zeit oft wieder hinreichend geistesgesund, um in der Gesellschaft leben zu können — eine unpassende Behandlung würde ihn für immer zu dem Bewohner einer Aufbewahrungs-Anstalt gemacht haben! — es ist gewiss, dass die psychiatrische Praxis eine schwierige ist und wir wundern uns nicht, wenn hier die Wahrheit so vielen Widerstand findet.

Behandlung des in Folge von Melancholie entstandenen Blödsinns.

Wenn Blödsinn eintritt nach Zuständen, wo die Melancholie am bedeutendsten vorherrschte, so ist die Stimmung vorherrschend eine trübe und *Moria* findet nicht statt; diese Kranken zeigen überhaupt das am meisten in ihrem geistigen Verhalten, was man so gewöhnlich fixe Ideen nennt und die man über ihren Werth in Anschlag gebracht hat. Wenn der Blödsinn in Folge arterieller Aufregungen entsteht, nach Zuständen von Melancholie mit Wahnsinn untermengt, so richtet sich die Heilbarkeit nach der grössern und geringeren Anomalie, die im Gehirn stattfindet und dann auch nach dem normalen oder abnormen Zustand der Brust-, besonders der Bauchorgane; je tiefer die Organe verletzt sind und eine je grössere Disharmonie zwischen den Systemen stattfindet, je bedeutender ist der Einfluss und je seltener ist eine Heilung möglich; schon deshalb, weil Melancholie langsamer als Wahnsinn verläuft, wird der Zustand hartnäckiger und die Heilung des Blödsinns schwieriger. Zustände von Blödsinn nach Melancholie, deren Ausbildung insbesondere den Wahnsinnsanfällen zuzuschreiben ist, wo das Hirn primär unter arterieller Prävalenz ergriffen wurde, werden wir im Allgemeinen so behandeln, als es oben gesagt, doch mit dem Unterschied, dass wir bei dem Daniederliegen des Arteriensystems eine reizende Behandlung meist kräftiger instituiren werden, daher auch in diesen Zuständen am ehesten von den Einreibungen der Autenrieth'schen Salbe in den Kopf Gebrauch zu machen ist.

Eine besondere Berücksichtigung scheint hier noch jener Zustand von Blödsinn zu verdienen, wo der Melancholicus, ohne Wahnsinnszufälle erlitten zu haben, in eine totale geistige Schwäche verfällt, wo er andauernd im Zustande der höchsten Ausbildung der Melancholie verweilt, meist bis zum Tode. In Folge eines nach Qualität und Quantität vorherrschenden Venenbluts, dem Zustande von *Atra bilis* der früheren Aerzte; sowie in Folge des gesteigerten Lebens des Bauch-Ganglien-Systems ist das Hirnleben erschlafft, unterdrückt und beherrscht. Entartet, erweicht, verhärtet das Gehirn; mindert von hier aus mehr und mehr der vitale Einfluss, so erfolgen oft die furchtbarsten Entartungen in Organen und Systemen; unter cachectischen Zuständen der verschiedensten Art endigt endlich ein Daseyn, das unbedingt zu unglücklich war, um übertroffen werden zu können.

Eine Aussicht auf Genesung ist um so weniger vorhanden, wenn alle früheren Hülfsleistungen bereits vergeblich waren und so werden wir uns meist begnügen müssen, den Kranken zu pflegen und zu schützen, dass er sich selbst kein Leid thue und kein Fremder ihn lieblos behandle. Wollen wir den Kranken ärztlich behandeln, wozu uns der Eintritt freierer Zeiten im geistigen Leben und der Mangel bedeutender Desorganisationen oft noch auffordert, so kann das Verfahren von demjenigen nicht abweichen, wie wir es in den höheren Zuständen von Melancholie überhaupt empfohlen haben.

Wir wollen in Bezug auf Blödsinnszustände noch im Allgemeinen folgende Mittheilungen machen:

Man hat uns erzählt, dass Verrückte oft so unempfindlich sind, so gegen Kälte; ich glaube, man wird solche Angaben jetzt zu würdigen wissen und also nicht mehr unbedingt annehmen. Auch grosse Dosen von Arzneien sollen sie nicht nur ertragen können, sie selbst nöthig haben; wie falsch das ist, wird man auch einsehen. In Folge der ihnen angedichteten Unempfindlichkeit scheint strenges Behandeln oder Rücksichtslosigkeit hier gleichfalls nicht zu schaden, aber auch das ist falsch, wie wir gesehen haben. Es ist allerdings wahr, dass man den Blödsinnigen nach Belieben behandeln kann und er klagt nicht, dies je weniger, je tiefer er gesunken ist, aber er sinkt immer tiefer, bald in's Grab, je mehr er unrichtig behandelt wurde. Man kann solchen Kranken allerdings die Arzneien in grossen Dosen anhaltend reichen, man wird aber, kann man sonst sehen, die Nachtheile schon merken und um nur an Eins zu erinnern, nach kräftigem und anhaltendem Gebrauch von Narcoticis eine rasche Zunahme der Cachexieen gewahren, besonders in Wunden vom Aufliegen, Decubitus u. s. w., wo nun die Zerstörung um sich greift, als ob Patient verfault wäre. Oft hilft sich die Natur, z. B. beim Gebrauch kräftiger excitirender oder roborirender Mittel erfolgen Durchfälle und gelinde Blutungen, zuweilen Erbrechen. Dass es bei einer Behandlung von Geisteskranken der besonderen Rücksichten bedarf, ist gewiss, aber sie alle deuten bestimmt auf eine zarte, gelinde Behandlung, und wir thun lieber nichts, als Mittel anwenden, deren Hülfe zweifelhaft ist oder die man uns blindlings empfohlen hat, wie das so häufig geschehen ist. Der ärztlichen Forschung ist hier ein Feld geblieben, dessen Ausdehnung durch diese meine Darstellung eher gezeigt, als begränzt ist.

Cap. 19.

Materia medica.

Diese *Materia medica* wird sich zumeist auf die hier empfohlenen Arzneimittel beschränken, aber auch manche andere bezeichnen, so solche, die sehr empfohlen und doch schädlich sind, wie ich beobachtete; ich werde auf frühere Arbeiten hinweisen, schon deshalb, weil ich dadurch der Nothwendigkeit überhoben werde, den einmal ausgesprochenen

Tadel wiederholen zu müssen, z. B. wenn von den Tollhaus-Maschinen die Rede ist. Der Zustand der Geisteskranken ist ein sehr individueller; hier ist mehr als in anderen Krankheiten das Gehirn betheiligt; das Nervensystem fungirt oft so unrichtig und dann mag in keiner anderen Krankheit die Disharmonie unter den Systemen so gross seyn, als eben in der Verrücktheit überhaupt.

Betrachten wir diese Verhältnisse, so können uns die vorhandenen Arzneimittellehren gar nicht oder nur dürftig genügen, und es bleibt die Aufgabe, eine eigene *Materia medica* für dieses *Genus morbi* zu schreiben. Das Wenige, was ich früher that, das, was ich hier gebe, sind nur schwache Versuche und es bleibt mir also auch hier vorbehalten, späterhin Besseres zu leisten, wenn, was mir lieber wäre, Andere nicht aushelfen.

A. Die inneren Arzneimittel.

Es scheint mir nicht überflüssig, hier die folgenden, aus der Darstellung des Ganzen entlehnten practischen Regeln auszusprechen, die wir stets mehr oder weniger zu beachten haben, wenn wir einem Geisteskranken innerliche Arzneimittel zu verordnen genöthigt sind. Muss man also innerliche Arzneien reichen, so gilt zu beachten:

1) Man untersuchte den Kranken und weiss, ob er primär oder secundär hirnkrank ist; ob eine von beiden Formen, also Wahnsinn oder Melancholie, für sich rein dasteht oder ob beide Zustände sich mischten und noch mischen.

2) Ist Wahnsinn da, so fragt es sich, ob er sich gleich oder aus der Melancholie entwickelte; und ist letztere Form da, ob sie primär eintrat oder ihr Wahnsinnszufälle vorangingen.

3) Ist Patient primär hirnkrank, so richten wir unsere Hülfsmittel zuerst auf den Hirnzustand, um Entartungen zu hindern, welche Blödsinn zur Folge haben; ist Patient secundär hirnkrank, so greifen unsere Arzneien zuerst die entfernten Ursachen an, suchen sie zu bezwingen und entfernen somit ihre Einflüsse, wodurch dann die geistige Allein- und Oberherrschaft des Gehirns am besten gesichert wird. Mi-

sehen sich Melancholie und Wahnsinn, so suchen wir mit den Arzneimitteln mehr allseitig einzuwirken.

4) Wir verwechseln die *Causa proxima* nicht mit den *Causis remotis*, die in allen Organen und Systemen weilen; wir unterscheiden organische Uebelstände, die vor der Krankheit da waren, von denen, die im Verlauf der Krankheit entstanden, und wenn wir

5) mit unseren Arzneien auf solche Uebelstände einwirken wollen, so wissen wir, ob sie heilbar sind oder nicht, wo wir im letzteren Falle lieber nichts thun, als Mittel reichen, die nicht helfen können und deshalb schaden müssen. — Wir werden organische Uebelstände ruhig unbeachtet lassen, deren Einfluss keiner ist oder ein geringer. —

6) Wir greifen mit den Arzneimitteln nie stürmisch und gewaltsam ein, weil wir sonst den Kranken ruiniren; langsam bildete sich das Uebel, nur einem gelinden Verfahren gelingt eine Rückbildung, namentlich in der zweiten Form. —

7) Die wichtigsten organischen Anomalieen in den Geisteskrankheiten sind die Disharmonieen unter den Systemen; Arterie und Vene, Blut- und Nervensystem, Athemzüge und Pulsschläge, Sanguification und Nutrition u. s. w. — leben hier oft in der offenbarsten Disharmonie, und es gilt die Aufgabe, solche Unordnung zu heben; Hypertrophie des Herzens, Lungentuberkeln, reizbare Leber, dicke Milz u. s. w. werden uns oft keine Sorgen erregen, wenn nur das Leben der Systeme normal bleibt, denn wir wissen, dass jene Zustände durch sich nie verrückt machen, und indem man sie nie als *Causa proxima* erkennt, wie das leider geschehen ist, ist man vor dem in den psychischen Krankheiten so äusserst verderblichen Missbrauch der inneren Arzneimittel beschützt.

Wir folgen in Betrachtung der Arzneimittel der alphabetischen Ordnung.

1) *Aether Aceti.*

Man gebraucht den Essigäther da, wo man flüchtig beleben und reizend einwirken will, ohne zu erhitzen; man setzt daher den Essigäther reizenden Infusen zu, z. B. *Infusum Menthae, Melissae* u. s. w. oder man verordnet 1 ʒ *Aether Aceti* auf 2 ℥ *Syrup. simpl.* und reicht, zuvor stark geschüttelt, davon Theelöffelweise. Dieses Mittel ist angezeigt in reizlosen Zuständen, wo das Hirnleben sehr daniederliegt, daher bei Melancholikern und manchen Blödsinnszuständen; selbst da, wo der Wahnsinnige nach heftigen Exaltationen sehr erschöpft ist und wo das arterielle Leben noch in etwas sich aufgeregt zeigt, wird der Aether, weil er mehr reizend auf das Nerven-, als auf das Blutsystem einwirkt, oft mit Nutzen gereicht werden. —

2) *Aloë.*

Man hat das *Extractum Aloës aquosum* auch in Geisteskrankheiten gereicht, um stockende Blutflüsse hervorzurufen z. B. Hämorrhoiden. In acuten und gereizten Zuständen, also im Wahnsinn passt dieses Mittel nicht, weil es reizt und erhitzend auf das Arteriensystem einwirkt, was eben zu meiden ist, damit nicht von Neuem das Blut mächtiger zum Gehirn dringe. Eher würde es in reizlosen Zuständen passen, daher bei venöser Prävalenz, also in der Melancholie, aber auch hier schadet es, wenn es reizend auf die Arterien eingreift, und man meidet es um so eher, jemehr der Zustand ein gemischter ist. Dieses Mittel, einst so universell gepriesen, hat in den psychischen Krankheiten nie etwas geleistet, soweit ich es beobachtet habe. Man gebraucht die Aloë wohl in Klystieren zu 2 bis 4 gr. täglich und steigt bis 10 — 12 gr.; durch diesen äusserlichen Gebrauch wird der zum Mastdarm fehlende Hämorrhoidal-Blutdrang dahin geleitet, und ist das gelungen, so setzt man Blutegel *ad anum* und die Hämorrhoiden werden fliessende. Ein solcher Gebrauch der Aloë soll nicht erhitzen und er würde sich also sehr empfehlen, da wir hier gesehen haben, wie ein Hämorrhoidalblutdrang nach oben, so oft die Ursache von organischen Entartungen ist. Ich habe diese Methode noch nicht in Anwendung setzen können; empfehle sie aber, weil ich vernahm, dass ein ausgezeichneter gelehrter Arzt sie anwandte. Ich bin auf diese Methode durch den practischen Arzt zu Bonn, Dr. H. Wolf aufmerksam gemacht, der sie in mehreren Fällen mit Glück anwandte.

3) *Ammonium muriaticum depuratum.*

Man gebraucht den Salmiac als ein auflösendes, expectorirendes und gelinde kühlendes Mittel, in gereizten Zuständen der Schleimhäute z. B. bei Lungencatarrhen, oft mit Zusatz von *Tart. stib.* — Ich reichte gerne 1 ʒ Salmiac, 1 gr. *Tart. stib.* auf 6 ℥ *Aq.* oder auch *Decoctum Althaeae.* In Fällen, wo der Husten stark ist, wurden 2 bis 4 gr. und mehrere *Extr. Hyoscyami* zugesetzt.

4) *Asa foetida.*

Man verordnet die *Tinctura Asae foetidae* tropfenweise in melancholischen Zuständen, bei Blähungen oder überhaupt, wo die Kranken es verrathen dass sie Gefühle von Schmerz, Pein und Angst in der Magengegend leiden. Wo die Tinctur zu reizend ist, giebt man lieber *Asa foetida* in Pillen, meist mit *Fel Tauri inspissatum* verbunden, nebst Zusatz von *Pulvis Rad. Rhei*; diese Pillen mindern die Bauchangst, entfernen Blähungen und fördern den Stuhlgang, wobei der Appetit steigt und Patient sich wohler fühlt. In gelinderen Graden von Melancholie leistet die *Asa foetida* in jener Verbindung um so bessere Dienste, wenn man zugleich Infusen von Melissa oder Mentha nehmen lässt, denen ich mit Erfolg die *Tinctura Castorei canadensis* zusetzte. In höheren Graden von Melancholie leisten solche Mittel oft wenig; in den Stadien der Nachlassung und Reconvalescenz wird man sie gerne und mit Nutzen in Anwendung setzen. —

5) *Arnicae Flores.*

Die *Flores Arnicae* wirken reizend, aufregend, belebend. Giebt man sie da, wo die Arteriellität vorherrscht, wo das Gehirn primär ergriffen ist, also im Wahnsinn, in den acuten Zeiträumen dieser Krankheit, so wirken sie zunächst ein auf das Arteriensystem und erregen neue Reizung desselben. Reicht man die Arnica dem secundär Hirnkranken, dem Melancholicus, der schon öftere arterielle Aufregungen erlebte, dessen Hirnleben nicht allein mehr durch Unterdrückung, sondern auch bereits schon in Folge arterieller Hirnreizungen alienirt ist, dann fördert Arnica solche Hirnreizungen, indem sie das Arterienleben aufregt, und fördert somit durchaus den Ausgang in Blödsinn. Es ist keine Indication denkbar, in deren Folge man die Arnica in den Zuständen arterieller Prävalenz hier und überhaupt reichen dürfte und thut man es, so folgt dieses: künstlich verharrt die Aufregung im Arteriensystem; künstlich beharrt die Neigung des arteriellen Blutdrangs zum Gehirn und die Blutgefässe werden endlich im Gehirn so erweitert, dass man bei der Section keine Gefässausspritzungen zum Vergleichen nöthig hat, ja, an solchen Gehirnen kann man die Angiologie des Gehirns am besten studiren — S. V. 30 — und wollte man, noch zeitig genug aufmerksam auf die Folgen, den entstandenen Nachtheil ausgleichen, wollte man den auf solche Gefässerweiterung basirenden Zustand von Blödsinn, meist als Moria sich aussprechend, heilen, so würde man, weil es uns an Mitteln zu einer Contraction der Gefässe ausserdem fehlt, zu der bedenklichen Operation einer Unterbindung der Carotiden schreiten müssen, nach welcher fortan nur die *Art. vertebrales* das Blut dem Kopf zuführen und nun vielleicht eine Zusammenziehung der Gefässe und dadurch Heilung des Wahnsinns erfolgen würde. — Unterhält man durch unzeitigen Gebrauch der Arnica die arterielle Aufregung lange, so werden das Gehirn, selbst die Nerven erweichen, Patient fällt in einen Zustand von Paralyse und wenn der Kranke nun dem Tode zueilt, trotz dem, dass man Excitantia und Roborantia in steigenden Dosen reicht, so wird man fortan wenigstens nicht weiter behaupten wollen, dass Wahnsinnige und Melancholiker die massivsten Arzneidosen ohne Nachtheil ertragen. Und was ich hier sagte, das passt auf alle Zustände, wo Hirnreizungen stattfinden; die Exsudationen sind oft die Resultate der durch Excitantia unterhaltenen Reizungen der Arachnoidea und so stirbt mancher Mensch als am Nervenfieber, der unter einer gelind kühlenden Behandlung bei Wassertrinken genesen wäre, und um so gewisser, weil gerade bei Hirnleiden die Natur vorzugsweise zu Krisen sich anstrengt, und wo es von Seiten des Arztes oft höchste Leistung ist, dieselben nicht zu stören, sondern zu unterhalten; Pinel und Heinroth haben sich hier eben so treffend als geistreich ausgesprochen. Will man die Arnica als ein reizendes und belebendes Mittel anwenden, sie reichen in Schwäche des Unterleibs, im Durchfall, kurz in Zuständen, wo sie nur je gelobt ist, so müssen die Anlage zu arteriellen Aufregungen, zu Blutdrang zum Kopf, zu entzündlicher Reizung von Hirn und Nerven, und also der entzündliche, acute Zustand verschwunden seyn; man kann Arnica nur reichen, wenn Patient dem Blödsinn zueilt; im Blödsinn selbst, wenn Hirn und Nerven in Lähmung verfielen und man durch Aufreizung von Blut- und Nerven-System, im gesammten Organismus und besonders im Gehirn, eine wohlthätige Revolution dadurch zu bewirken hofft. —Ist die Vegetation der verschiedenen Organe nicht zu bedeutend verletzt, sind z. B. im Herzen, in den Lungen und in anderen Organen, aber namentlich im Gehirn, noch keine bedeutenden Entartungen entstanden, so vermag eine arterielle Aufregung auf das Hirnleben oft bedeutend einzuwirken; so sehen wir, wie z. B. im Frühjahr u. s. w. arterielle Aufregungen heilend, unter guter Leitung, auf Melancholiker einwirken. Wir gebrauchen daher auch die Arnica, z. B. zu 1 bis 2 3 der Blumen, ausser anderen Mitteln, zuweilen in jenen Zuständen, wo wir die Autenrieth'sche Salbe in den Kopf einreiben. Arnica und andere Reizmittel dürfen nie anhaltend und in grossen Dosen gereicht werden; ausser den bezeichneten übeln Folgen sehen wir sonst oft raschen Wechsel der Stadien und selbst Blödsinnige mit vorwaltend kräftigem Arteriensystem fallen dadurch von Neuem in das Delirium, in die *Acme morbi.* —

6) *Aqua Amygdalarum amararum Ph. B.*

Man reicht die *Aqua Amygd. amar.* in der Absicht, durch dasselbe eine krankhaft erhöhte Sensibilität des Nervensystems, oder wie man auch wohl sagt, eine erhöhte Reizbarkeit des gesammten Hirn- und Nervensystems herabzusetzen oder zu mindern, und so reicht man denn wohl, dergleichen zu bewirken, Dosen, die durch Dauer der Anwendung zuletzt keine unbedeutenden bleiben. Wie zahlreich die Erfahrungen sind, die ich hier machen musste, so stimmen alle darin überein, dass die Wirkung der *Aqua Amygdalarum amararum* keine gute ist und man zufrieden seyn kann, wenn nur das Mittel nicht geschadet hat.

Reicht man dieses Mittel dem primär Hirnkranken, dessen Gehirn und Nervensystem sich sehr gereizt darstellen, so nimmt kein Bittermandelwasser dieses gesteigerte Leben fort, denn es findet seine Ursache in der nach Qualität und oft auch nach Quantität vorherrschenden Prävalenz des Arterienbluts, und will man diese durch ein Mittel solcher Art entfernen, so muss man dasselbe so kräftig reichen, bis Patient gelähmt wird — und das ist nicht gut; wollen wir herabstimmend einwirken, so haben wir nach gehöriger Vorbereitung hier gelindere Mittel und meiden mit Nutzen die heftige Blausäure und ihre Präparate.

Wirkt das in Rede stehende Mittel ein, wird Patient ruhig, so wird er ruhig in blödsinniger Manier und nach Maassgabe, dass das Arterienleben zurücktritt, wird die Venosität überwiegend und das Venenblut übt nun seinen lähmenden Einfluss auf Hirn und Nerven aus; Patient verfällt in melancholische Apathie, und man hat also die Form Wahnsinn umgewandelt in die Form Melancholie. Will man das gesunkene Leben des Kranken wieder aufrichten, reicht nun Excitantia und Roborantia, dann folgen meist heftige arterielle Aufregungen und in ihnen wird das Gehirn oft so tief verletzt, dass Patient dann meist völlig blödsinnig wird. — Reicht man das Mittel in kleineren, aber repetirten Dosen, so nützt es auch nichts, aber schadet wohl; es alienirt das Leben des Magens, und die Folge ist, dass das Stadium der Apathie desto tiefer unter den Zeichen einer gesunkenen Reproduction sich offenbart, wo deren Bekämpfung mit den verschiedensten Mitteln meist vergebens ist. — In der Melancholie, wo das Leben der Bauchganglien und Nerven so gesteigert ist, dass die Sensationen im Unterleib eine bedeutende Höhe erreichen und das Leben des Gehirns theils antagonistisch, theils in Folge des venösen Einflusses unterdrückt wurde, hat man, um das hochgesteigerte Leben der Bauchganglien und Nerven herabzusetzen, sehr die *Aqua Amygd. amar.* empfohlen (ebenso die Narcotica), aber es nützt nichts, schadet vielmehr, wie gezeigt ist; es fördert in der Melancholie die Venosität, besonders im Unterleib, daher hier das Nervenleben noch perverser wird und Patient durch tiefere Grade von Melancholie in Blödsinn überschreitet. — Das Bittermandelwasser gleicht keine Disharmonie zwischen den Systemen aus, aber es fördert sie und ich muss den Gebrauch dieses Mittels in den Geisteskrankheiten so lange verwerfen, bis ich überzeugt bin, dass es der individuellen Oeconomie des Organismus der Verrückten nicht absolut feindlich ist, sondern unter Umständen nützlich. — Es scheint, dass man die Blausäure lieber äusserlich anwenden sollte und dass sie äusserlich gebraucht gut einwirkt, das bezeugt Richter in einer Uebersicht, in seiner Therapie B. X; ich selbst habe hier keine Erfahrungen, was ich sehr bedauere, denn das so kräftige Heilmittel muss hier noch geprüft werden; die Individualität des Verrückten verlangt das, denn die Blausäure bleibt in der *Aqua Amygdalarum amararum* verdünnt, doch immer dasselbe Mittel.

Die Blausäure, sagt man, stimme die Sensibilität in den irritabeln Organen herab und mindere dadurch den Oxydationsprocess bedeutend; es erfolge eigene Wirkung auf das vegetative Leben; das Mittel verzögere den gesammten Process der Assimilation und beschränke die Bildung aus dem Flüssigen in's Feste. Bei ihrem anhaltenden Gebrauche mindern sich Esslust, Verdauung und Aufnahme des plastischen Stoffes in das Blut, wodurch dieses flüssiger, ärmer an Cruor und Faserstoff wird, während der Process der Fluidisirung sich steigert und die Secretionen von Haut, Nieren, Drüsen und serösen Häuten hervortreten; man sehe Richter, Therapie B. X. S. 281, und wenn es S. 202 heisst, dass Blausäure sich gut mit Gefäss-Erethismus vertrage, selbst mit Fieber und Entzündung, da sie nur die Wirkungen des Nervensystems unterdrücke, die Circulation fast gar nicht afficire — ? ? — und das Hirn kaum eher ergreife, bevor sie nicht die Faser gelähmt, so sehen wir schon nach solchen Angaben, wie ich mit Recht den Gebrauch der Blausäure in den psychischen Krankheiten tadle. Es ist allerdings richtig, dass wir in psychischen Krankheiten ein gesteigertes Nervenleben, so ein gesteigertes und krankes Leben des Bauchnervensystems, gerne herabstimmen wollen, aber wir wählen dazu keine Mittel, deren Eigenschaften so heftig sind; wir wählen gelindere Heilwege, und wenn die, welche ich angab und gewiss gelinde sind, nicht hinreichen, so wird man schon andere finden, ohne zu so heftigen Mitteln schreiten zu müssen.

7) *Angusturae Cortex.*

Die Rinde der Angustura wirkt reizend, roborirend, und ist in Wechselfiebern, in asthenischen Fieberzuständen empfohlen, dann auch bei asthenischen Zuständen der Baucheingeweide, z. B. bei schlechter Verdauung, in Hysterie, in Hypochondrie u. s. w. Wendet man dieses Mittel an, in der Absicht, eine gesunkene Reproduction zu heben, so leistet es da nichts, wo bereits ein lähmungsartiger Zustand im Gehirn und Nerven eintrat, während, wenn man es ohne Rücksicht auf die zwei Hauptformen, auf Stadien und Ausgänge reicht, besonders dann, wenn nur eine noch leise Kraft zu nervös-arteriellen Aufregungen übrig blieb, neue Hirnreizungen eintreten und die Kranken dem Blödsinn anheimfallen. Angustura, China und alle Roborantia überhaupt sind hier für uns kaum brauchbar; sie alle leisten darin das Meiste, dass sie Recidive machen, den kranken Zustand in die Länge ziehen, ja — der Reconvalescent wird durch solche Mittel sogar plötzlich wieder in die *Acme morbi* geworfen, er wird tobsüchtig und man wundert sich, wenn man solche Kuren beobachtet hat, nicht weiter darüber, dass es Leute giebt, welche Tobsucht für eine generische Krankheitsform halten. Man soll Verrückten nie Roborantia geben, dadurch ihre Reproduction zu heben, wenn das Hirn bereits erlahmte, wenn der vitale Einfluss von dort aus mehr und mehr niedersinkt, wenn Nerven- und Blutleben nicht harmoniren — da helfen Roborantia nicht; sie sind überhaupt der Individualität der Verrückten nicht zusagend und je ungeübter die Hand ist, welche sie reicht, je tödtlicher ist ihr Einfluss. —

8) *Artemisiae vulgaris Radix.*

Dieses Mittel, eines der ältesten Heilmittel gegen Epilepsie ist in letzterer Krankheit in neuerer Zeit abermals sehr gelobt. In dem Journal von Gräfe und Walther, B. VI. Heft 2. 1824. S. 358 macht Dr. E. Gräfe Fälle bekannt, wo die Artemisia in der Epilepsie nützlich war. Dr. Burdach brachte das alte Mittel besonders wieder in Anregung; ich habe in Hufeland's Journal B. 65. No. 3. S. 63 u. s. w. auch Erfahrungen über die Artemisia als Antiepilepticum ausgesprochen, die dem Mittel nicht ungünstig sind.

Ist es ausgemacht, dass zwischen Epilepsie und Verrücktheit Verwandtschaft stattfindet, so ist es auch wahrscheinlich, dass wir in der letzteren Krankheit die Artemisia nicht ohne Nutzen werden brauchen können. Auch hier fand ich Hindernisse, Erfahrungen machen zu können und nur einmal gewann ich unbedeutende Resultate, nemlich: Ein junger, vollsaftiger Mensch litt so heftig an Epilepsie, dass er nach den Anfällen sich fast rein wahnsinnig zeigte. — Ich reichte dem Kranken das Artemisia-Pulver und nun blieben seine Anfälle reichlich 8 Tage aus, wo sie dann mit bedeutender Heftigkeit wiederkehrten und Patient, bei furchtbarem Blutdrang zum Gehirn, heftig tobte — allein Patient wurde durchaus ungebührlich behandelt und so hat diese Thatsache keinen Werth, doch war Patient acht Tage lang weder verrückt noch epileptisch und so kam ich auf die Idee, hier die Artemisia anzuführen, dass auch andere Aerzte sie als ein Heilmittel in psychischen Krankheiten prüfen mögen. — Mir scheint es, dass man die Artemisia da anwenden müsste, wo das Gehirn mehr secundär leidet, wenig noch idiopathisch ergriffen ist, wo das Entzündliche und Gereizte fehlt oder durch kühlende Behandlung entfernt wurde. Sollte die Artemisia reizend einwirken, wo man das nicht wünscht, so reiche man sie in kleinen Dosen 2mal täglich, zu 10 gr. und setze einige gr. *Nitrum purum* hinzu; man steigere die Gaben langsam und gebe endlich 1 bis 2 ʒ im Tage. Nicht unwahrscheinlich, dass die Artemisia wohlthätig auf die erkrankten Ganglien und Nerven des Unterleibs einwirken möchte; das Mittel ist ein gelindes; Versuche, von einer tüchtigen Hand geleitet, geben vielleicht gute Resultate und sie sind um so wünschenswerther, weil Blausäure, Narcotica u. s. w. in der genannten Beziehung verwerflich sind. — Versuche mit Heilmitteln, die in Spitälern im Grossen angestellt sind, sind bekanntlich ohne Nutzen; bei solchen Versuchen muss man ganz *en detail* bleiben und durchaus motivirt verfahren, damit die Resultate sich als reelle ausweisen können. —

9) Brausepulver.

Das Brausepulver, bestehend aus *Magnesia carbonica* und *Sal essentiale Tartari*, ist ein gelinde kühlendes, auflösendes und, reichlich genommen, in etwas abführendes Mittel, das man möglichst rasch nehmen lässt; am besten trokken, wo es mit Wasser herabgeschluckt wird, was nach einigen Versuchen schon gelingt, wenn Patient sonst dazu noch fähig ist. Wahnsinnigen, deren Blutleben aufgeregt ist, bekommt das Mittel gut, indem die Kohlensäure die Nerven beruhigt. Wir reichen ihnen deshalb auch kohlensauere Wässer z B. die Brunnen von Selters und von Roisdorf, denen wir 1 bis 2 Loth Bittersalz auf das Maass Wasser zusetzen, um stärker auf den Stuhlgang zu wirken. —

10) **Blausäure.**

Dieses Mittel ist in den psychischen Krankheiten nicht brauchbar; wir haben das Nöthige unter *Aqua Amygdalurum amararum* erwähnt. —

11) ***Baccae Juniperi* und *Diuretica* überhaupt.**

Wir brauchen Diuretica da, wo Hydropes eintreten und richten um so weniger etwas aus, je cachectischer der Zustand ist und je tiefer Hirn- und Nervenleben daniederliegen. *Baccae Juniperi* lassen wir als Thee trinken, den Urin zu fördern, wenn wir die Einreibung der Autenrieth'schen Salbe in den Kopf indicirt finden; Amelung empfiehlt hier die Squilla als Diureticum. Je gereizter der Zustand ist, also bei Wahnsinnigen, jemehr empfehlen sich die kühlenden Diuretica, daher namentlich die Salze in keinen Gaben. Die Digitalis ist ob ihrer narcotischen Eigenschaften stets ein Mittel, das man bei Verrückten nur mit Vorsicht oder lieber gar nicht als Diureticum anwenden wird.

12) ***Belladonna* — überhaupt *Narcotica*.**

Die Belladonna, deren betäubende Kraft und lähmender Einfluss auf Hirn und Nerven bekannt sind, hat man in Wahnsinn und Melancholie, sowie in den Ausgangszuständen, gereicht, aber — in welcher Absicht man sie auch reichte, ich kann nur sagen, wie ich nie davon Nutzen gesehen habe, und somit kann ich den Gebrauch eines so heftigen Mittels nicht anpreisen. Belladonna bewirkt ein frohes Phantasieren mit dummen Lachen, sagt Orfila. Reicht man das Mittel nur in etwas anhaltend und kräftig, um eine Wirkung zu sehen, so wirkt es zerrüttend auf die Nerven ein, macht das Blut dünn und schwarz, wo es sich im Innern, so im Gehirn anhäuft und mithin missliche Folgen hat, die wir gewiss nicht künstlich hervorrufen wollen. Was den Hyoscyamus betrifft, so reicht man das Kraut und das Extract bei Husten, mit *Nitrum purum*, mit Salmiac u. s. w., wie oben No. 3. gesagt ist. Als ein schlafmachendes Mittel hilft er nicht; reicht man ihn bis zur narcotischen Einwirkung, so betäubt er und das schadet; fehlt Schlaf, so suche man die Ursachen auf, und indem man die *Sordes primarum viarum*, den Blutdrang zum Kopf u. s. w. entfernt, wird ein gesunder

Schlaf sich schon einstellen. — Unter den narcotischen Mitteln gebrauchen wir mit Vorsicht zuweilen die Digitalis und Strammonium, wovon unten bei Digitalis noch näher die Rede ist, während im Allgemeinen die Narcotica ebenso gut als die Blausäure und das Bittermandelwasser solche Arzneistoffe sind, welche namentlich in grossen Gaben gereicht, der Individualität der Geisteskranken nur feindlich sind. Reicht man Narcotica kräftig oder anhaltend, so zerrütten, lähmen sie das Nervensystem; sie greifen das gastrische System zunächst feindlich an, alieniren das Leben des Bauchnervensystems vorzugsweise und secundär erfolgt eine Unterdrückung des Arteriensystems, das schwarze Blut wird vorherrschend und dünn, aufgelösst. Das Blut häuft sich im Innern des Organismus an — genug, man wird mit solchen Mitteln leicht schaden können, und es war misslich, dass man ihren Gebrauch so allgemein empfohlen hat, da wir sie meist entbehren können, wenn wir bis jetzt den momentanen und vorsichtigen Gebrauch von Strammonium und Digitalis ausnehmen.

13) *Calomel* und überhaupt *Mercurialia.*

Calomel brauchen wir als Purganz, wo man kräftig und ohne stark zu reizen einwirken muss; die Mercurialia überhaupt, namentlich der Sublimat, sind der Individualität der Verrückten nachtheilig, indem sie die Verdauung zerrütten, das Bauchnervensystem besonders afficiren, die Säfte auflösen und Cachexieen fördern. Ich habe Wahnsinnige und Melancholiker beobachtet, welche wahrscheinlich in früherer Zeit an syphilitischen Zuständen gelitten hatten, aber noch keinen Fall näher beachten können, wo zur Zeit der geistigen Alienation venerische Uebelstände sich vorfanden. In solchen Fällen würde man, wie es scheint, innerlich das Calomel als ein gelindes Mittel am besten reichen und sich im Allgemeinen auf eine äussere Application der Mercurial-Präparate möglichst beschränken müssen, letzteres namentlich bei Melancholikern, deren Bauchnervensystem ohnehin zerrüttet ist. Wir lesen so viele Berichte von nichtmercuriellen Kuren syphilitischer Kranken und schliessen daraus mit Recht, dass es Zustände der Art giebt, die theils ohne, theils mit Mercur geheilt werden müssen. — Ist uns der Unterschied erst bekannt, so werden wir, wo möglich nichtmercurielle Kuren bei solchen Verrückten vorziehen, wo Syphilis stattfindet. Personen, die oft und kräftig mit Mercur behandelt wurden, zeigen sich im späteren Leben oft bis zur Melancholie verstimmt, oft ist dies ein Loos der kräftigsten Menschen; ein gar zu dreister Gebrauch des Mercur ist immer ein Wagniss und weniger mag ein früher überstandenes venerisches Uebel als eine plumpe Mercurialkur unter den Ursachen dastehen, welche den späteren Ausbruch, namentlich von Melancholie begünstigen. —

14) Croton-Oel.

Ich sah das Croton-Oel in Gaben zu 2, 4 bis 6 Tropfen täglich bei *Obstructio alvina* reichen, allein oder mit anderen Mitteln z. B. *Radix Rhei* verbunden, wonach der tief melancholische Kranke doch nur sparsamen Stuhlgang bekam und überhaupt leidender wurde. Für den erschlafften, unthätigen, bei dem höchst anomalen Ganglien- und Nervenleben des Unterleibs, dem Zustande der Lähmung sich hinneigenden Darmkanal der Melancholiker, ist *Oleum Crotonis* ein Mittel, das durch seine heftig reizende Einwirkung den Uebergang in Lähmung nur fördert. Dr. Bergmann hat darauf aufmerksam gemacht, dass die Anomalieen im Darmkanal so bedeutend unter dem Einfluss des Nervensystems stehen; man wird keine Störung des Bauchnervenlebens durch heftige Arzneien fördern wollen, um den übeln Einfluss desselben nicht zu steigern. — Bei dem floriden, arteriellen Zustande des Wahnsinnigen; wenn überhaupt Hämorrhoidalzustand da ist, Blutfülle des Unterleibs, wenn die Gefässe des Darmkanals mit Blut erfüllt sind, die Schleimhaut gereizt ist, wirkt das als Purganz gereichte Croton-Oel so reizend, als nur möglich, und man darf unter solchen Umständen selbst entzündliche Reizung fürchten. — Allemal wird bei solcher Behandlung mit Croton-Oel der Darmkanal trocken; die reizende Einwirkung dieses Mittels unterdrückt die Absonderung auf der inneren Fläche des Darmkanals, und die Obstruction wird oft so gesteigert, dass Patient nun selbst Tage lang keine Stuhlausleerungen mehr bekommt. Sein Puls wird unter diesen Umständen stets bewegter, das Blut steigt mächtiger zum Kopf, das Gehirn wird tiefer verletzt und der Blödsinn wird um so sicherer folgen; — und so scheint es, dass wir in den Zuständen der Geisteskranken so lange dieses Mittel entbehren, bis das Gegentheil, also dessen Nutzen, erwiesen ist.

Richter — Therapie B. X. S. 246 uff., hat über *Oleum Crotonis* eine gute Zusammenstellung gegeben; nach Short soll schon ½ Tropfen Sedes erregen; nach Berliner Beobachtungen soll 1 Tropfen 12 bis 18 Sedes bewirken und nur ⅛ Tropfen werde mit Sicherheit gereicht und wirke gelinde purgirend. Hufeland empfiehlt 1 Tropfen Croton-Oel auf 1 ℥ Mohnöl, was fast wie Ricinusöl wirkt und 1 Esslöffel voll wird als Dosis gereicht. Die Engländer reichen grosse Dosen, welche die Bewohner eines feuchten nnd nebeligten Landes vielleicht gut ertragen, aber den Deutschen schädlich sind. Brandes räth in Hufeland's Journal B. 57. St. 1. p. 120, im Gebrauch des Croton-Oel zur Vorsicht. Man hat zwar das Croton auch bei Andrang des Bluts zum Kopf empfohlen, aber hier giebt es passendere Heilwege; will man Croton anwenden, so wird sich die Hufeland'sche Composition am besten empfehlen. — Bei reizlosen und sonst gelinden Zuständen passt Croton-Oel noch am ersten. —

15) Campher.

Der Campher wirkt reizend und erhitzend; man lobt ihn in asthenischen Zuständen und überhaupt möglichst reichlich, so denn auch im Wahnsinn. Versteht man unter Wahnsinn jenen aufgeregten, arteriellen Zustand, wo das Hirn gereizt ist und das oft bis zur Entzündlichkeit, so schadet solch' ein erhitzendes Mittel, indem es Nerven und Arteriensystem aufregt, und in grossen Dosen gereicht, macht es den Kranken fieberhaft, steigert das Wahnsinns-Delirium, und folgt nun Ruhe, ein Stadium der Apathie, so ist es desto bedeutender in Folge der künstlichen Ueberreizung und der daraus resultirenden tieferen Zerrüttung von Hirn und Nerven. — Reicht man den Campher-Essig, so ist die Einwirkung gelinder als bei Campher in Pulver, doch immer noch nachtheilig. —

Auch in der Melancholie sah ich vom Campher keinen besonderen Nutzen; gleichfalls fehlte der Nutzen in den Blödsinns-Zuständen, und somit halte ich den Campher so lange für entbehrlich, bis das Gegentheil, seine Nützlichkeit erwiesen ist. —

Der Campher ist ferner kein Mittel, womit wir eine lebhafte Geschlechtslust und eine reichliche Samenabsonderung hemmen können; ich habe im Verlauf dieser Schrift andere Mittel bezeichnet. Bei überwiegendem Geschlechtstrieb herrscht oft das Cerebellum vor, dahin bringen die *Arteriae vertebrales* oft sehr reichlich das Blut, das Leben der Bauchnerven ist gesteigert, es herrscht Blutfülle im Bauche vor, die Samenarterien sind sehr weit, die Phantasie ist mit üppigen Bildern erfüllt, eine kräftige Jugend ist da — S. V. 30 und S. V. 33, §. 7; — was soll da wohl der Campher? — er regt nur auf und es ist oft glücklich, wenn er ohne Nachtheil ertragen wird. Man hat, wenn ich nicht irre, den Campher auch im sogenannten Kindbetter-Wahnsinn empfohlen; da es nun aber keine eigenthümliche Krankheit giebt, die als *Mania puerperalis* sich speciell ausspräche, so kann es auch kein Specificum hier geben, und wird eine Wöchnerin verrückt, so sucht man hier wie anderswo die Ursachen auf und verfährt nach allgemeinen Grundsätzen.

16) *Chinae Cortex* und *Chininum sulphuricum*.

In Ansehung von China, Cascarilla u. s. w. gilt das, was oben unter Angustura gesagt ist. Werden Geisteskranke von einer *Febris intermittens* befallen, muss man das Fieber entfernen, weil der Kopf u. s. w. sehr angegriffen werden, so sind überhaupt folgende Umstände hier im Allgemeinen zu beachten:

a) Man gebe nie eher Chinin, bis der Unterleib rein ist und sonstige schädliche Ursachen entfernt sind; ein Wechselfieber befällt nie den wirklich Wahnsinnigen oder primär Hirnkranken, sondern es erscheint nur in der zweiten Form und in allen Zuständen, welche sich dieser nähern. Bei periodischem oder intermittirendem Wahnsinn kann ein Wechselfieber in der geistesfreien Zeit eintreten, wo man nicht sagen kann, dass ein Wahnsinniger an *Febris intermittens* leide; wo Wechselfieber zu Hause sind, ist der Wahnsinn nicht vorherrschend.

b) Ist das Fieber nicht zu heftig, so lasse man es möglichst lange Zeit verlaufen, denn die Individualität eines

Melancholikers erhält in dem Wechselfieber wohl eine Aenderung zum Besseren.

c) Werden im Paroxysmus die Congestionen zum Kopf gar zu heftig, wird der Zustand des Gehirns sehr bedroht, so wird allerdings ein Entfernen des Fiebers nothwendig.

d) Wenn man melancholische Kranke vor Feuchtigkeit, Zug, vor rohen Arbeiten, vor Erkältungen u. s. w. bewahrt, so sind Wechselfieber seltene Erscheinungen.

Endlich muss man genau zusehen, ob der Gemüthskranke auch wohl an Wechselfieber leidet; sich hüten, ein *Simulacrum Intermittentis* für eine ächte *Intermittens* zu nehmen, nämlich:

1) Bei Melancholikern, oft selbst in den niederen Graden schon, liegt das Hautleben nicht selten tief danieder. Wird ein solcher Kranker den heftigen Erkältungen ausgesetzt und zwar oft und anhaltend, so erfolgt oft ein Fieber, welches mit Schaudern beginnt und Paroxysmen hält, die irregulär erscheinen. Reicht man nun China in kräftigen Dosen, so ist es merkwürdig, dass sich das *Simulacrum Intermittentis* desto deutlicher ausbildet und täuschen kann.

2) Ein Melancholicus wird in Folge heftiger Erkältungen fieberhaft, es erwacht die arterielle Seite des Blutsystems, das Blut dringt zum Kopf, Hirn und Hirnhäute werden gereizt und im Anfall des Fiebers delirirt Patient. Es ist merkwürdig, dass die Paroxysmen nachlassen und wiederkehren, wie ein Catarrhalfieber, und mit einem Frostanfall, fast stark wie ein Wechselfieber, oft eintreten. — Solcher Zustand kann anhaltend seyn und hält man ihn für eine Intermittens und reicht China, Chinin u. s. w., so wird Patient im Fieberanfall oft völlig rasend. —

Man wird also genau zusehen, bei Verrückten die Fieberzustände in Folge eines unterdrückten Hautlebens, bei Hirnreizung und in Folge von Erkältung u. s. w. nicht gar für Wechselfieber zu nehmen, und dann mit Angustura, Cascarilla, Chinin, China u. s. w. nicht den Ausgang in Blödsinn nothwendig machen wollen. — Es im Vorbeigehen zu sagen, so wird man Verrückten, die am Wechselfieber in der That leiden, nie die Arsenik-Tropfen reichen wollen, denn dieses so gefährliche Mittel ist hier rein feindlich. —

17) *Castorei Tinctura.*

Man gebrauche die wohlfeile *canadensis*, indem sie soviel leistet, als die theuere russische. Das Castoreum beruhigt die Nerven, es treibt die Blähungen und ist in melancholischen Zuständen oft sehr nützlich, wie das bereits bezeichnet ist und also hier nicht wiederholt werden darf. —

18) *Cuprum ammoniacale.*

Das *Cuprum ammoniacale* ist in der psychiatrischen Praxis rein entbehrlich; ich habe wenigstens davon nie einigen Nutzen gesehen und verweise hier auf S. V. 32, wo diese Behauptung mit Thatsachen belegt ist. —

19) *Calami aromatici Radix.*

Reizend, belebend, stärkend; nur in zu grossen Dosen erhitzend. Wenn der Zustand von Magen und Darmkanal der Melancholiker es fordert, wenn in der Reconvalescenz überhaupt stärkende Mittel gereicht werden sollen und müssen, so empfiehlt sich dieses einheimische Mittel in gelinder Gabe als Infusum, dem man Essigäther zusetzt, um belebend auf Hirn und Nerven, ohne zu erhitzen, einzuwirken. — Gebraucht man den Calamus in massiven Dosen, so ist er so schädlich als China, Angustura u. s. w.; der Calamus ist ein kräftiges Mittel, mit welchem der berühmte Dr. Horn Wechselfieber heilte, die der China widerstanden hatten. —

20) *Digitalis purpureae Herba;* und über *Tinctura Stramonii.*

Ueber die Anwendung der *Tinctura Stramonii,* sowie über die Anwendung der *Digitalis* mit *Tartarus stibiatus,* ist Cap. 16, wo von der Behandlung des Wahnsinns die Rede ist, ausführlich gesprochen. Wir erinnern in Rücksicht der *Tinctura Stramonii* an die Mittheilungen in Hufeland's Journal 1832, Heft 11 und 12; sowie in Ansehung der Digitalis an S. V. 30 und 32, wo speciell von Digitalis die Rede ist. Hier noch dieses: man hat die Digitalis zum Modemittel gemacht, sie also überschätzt; kann hier der Wirkungskreis der Digitalis nur beschränkt seyn, so wird sie uns deshalb eben am werthvollsten. Reicht man die Digitalis anhaltend und in grossen Dosen, so wird sie ein gefährliches Mittel; Erbrechen, Kraftlosigkeit, Purgiren, Entzündungen im Schlund, Magen, Darmkanal; Funkensehen, Augenverdüsterung — das sind die Folgen und noch mehr; sie lähmt das Nervensystem, es sinkt nun das Arterienleben, die Pulse intermittiren — genug, man wird einsehen, dass die Digitalis zur Vorsicht auffordert und ein Mittel nicht als unbedeutend betrachten, das da, wo es ohne strenge Rücksicht gebraucht wird wohl schadet, nie aber nützt. — Die Anpreisung der Digitalis in Herzkrankheiten hat Dr. Larrey in seiner chirurgischen Clinic B. 2. S. 238 u. s. w. gewürdigt; Amelung tadelt sie gleichfalls und er sah davon im passiven Aneurysma den Tod befördert — S. V. 30 und 32 — Ich trete solchen Erfahrungen, die durchaus richtig sind, bei und warne deshalb vor dem dreisten Gebrauch der Digitalis, welchen die unstatthafte Lehre von der psychischen Bedeutung der Organe, namentlich des Herzens, so unpassend in die Psychiatrie einführte — fast in Mode brachte. Dr. Fr. Amelung gebrauchte die *Tinctura Stramonii* zuerst nach dieser Bereitung:

R. *Seminis Daturae Stramonii* ℥ß.
Sp. Vini rectificati ℥iii.
Dig. p. aliq. dies saep. agitando.
col. et serva.

Später empfiehlt derselbe:

R. *Sem. Dat. Stramonii* ℥i.
Sp. vini rectificati ℥iii,

wovon täglich 10 — 15 bis 20 Tropfen zwei - bis dreimal und nicht öfter gereicht werden im Tage. Oben in Cap. 16. ist das Weitere bezeichnet. Siehe Hufeland's Journal der practischen Heilkunde 1828, Stück eilf, S. 75 und 76. Hufeland hat den vorsichtigen Gebrauch des Stramoniums in Geisteskrankheiten zuerst richtig gewürdigt. —

21) *Extracta amara.*

Gelinde bittere Extracte, *Extr. Cardui benedicti, Gentianae* u. s. w. reicht man mit Salzen, im Wasser aufgelösst, als gelinde stärkende, auflösende und abführende Mittel, in melancholischen Zuständen leichter Art; die bittern Extracte sind überhaupt da zu brauchen, wo man auch *Radix Calami aromatici* anwenden darf. —

22) Wohlriechende Essenzen, als Wasch- Belebungs- und Riechmittel.

Man gebraucht *Spiritus Lavendulae, Serpilli,* kölnisches Wasser zu den bezeichneten Zwecken; man gebraucht auch Salmiac-Spiritus unter Wasser gemischt, als Waschwasser und zum Riechen.

Sind die Kranken erschöpft, sind namentlich Melancholiker sehr finster, so sagt es oft trefflich zu, wenn man die trockne Haut mit wohlriechenden Wassern reiben lässt und ihnen Riechmittel, nicht zu kräftig, reicht, wodurch ihr stumpfes Hirn oft erweckt wird. Man kann mit Essig und selbst mit Spiritus in Wasser verdünnt, die Haut einreiben lassen, nur muss das recht tüchtig geschehen, im Sinne der Alten, sonst belebt man den Melancholiker nicht, sondern neckt und ärgert ihn, Patient fühlt sich nach zweckmässigen Einreibungen oft sehr wohl nnd es ist namentlich passend, diese Frictionen insbesondere in der Magengegend anzubringen. —

23) *Fel Tauri inspissatum.*

Das Nöthige ist bereits oben unter *Asa foetida* ausgesprochen.

24) *Gratiolae Radix.*

Ich habe die Gratiola in den verschiedensten Zuständen anwenden sehen, aber nie einen wohlthätigen Erfolg von diesem Mittel beobachtet. Ich habe die Gratiola in Verbindung mit Coloquinten, Rheum u. s. w. dennoch nichts leisten sehen, wenn ich davon eine nicht zu verkennende nachtheilige Einwirkung auf den Unterleib ausnehme. — Die Gratiola äussert ihre heftige Einwirkung besonders auf den Darmkanal, und so empfahl man sie in den Geisteskrankheiten als Purganz z. B. in Manie mit hartnäckiger *Obstructio alvina,* wobei ich bemerke, dass man hier Manie mit Melancholie übersezzen muss, denn meist in der Melancholie, wozu arterielle Aufregung oft genug tritt, ist das Extract der Gratiola empfohlen worden. — Dieses drastische Mittel soll insbesondere dazu dienen, bei Torpor des Darmkanals die Unreinigkeiten und den zähen Schleim auszuleeren, wozu hier indess gelindere Mittel nach den Umständen hinreichen z. B. *Hirudines ad anum* machen oft Sedes, wo der Darmkanal sehr blutreich und gereizt ist, dann haben wir Salze, Senna, Jalappe, Klystiere u. s. w. — Aeltere Aerzte, so Wier und Störk, lobten sie in der Wassersucht; Bergius und Erhardt loben sie gar im Wechselfieber. — Orfila ist diesem heftigen Mittel nicht günstig, das als Getränk und selbst nur in Lavements angewandt, Entzündungen der Eingeweide und selbst Tod bewirkt. —

Es ist doch in der That merkwürdig, dass man namentlich in den psychischen Krankheiten die heftigsten Arzneien empfohlen hat und sie auch hier giebt, wo sie am meisten schaden und nur scheinbar da am besten ertragen werden, wo Hirn und Nerven ob ihres gelähmten Zustandes nicht mehr reagiren; der geistlose, oft unterdrückte Kranke klagt nicht und so haben denn solche Mittel ungestört die beste Zeit zu wirken und die Mischung des Körpers so lange zu zersetzen, bis — die Form in Stücke fällt. So lange man nicht mit Gründen, welche das Wesen der Geisteskrankheiten strenge beachten, beweisen wird, dass heftige und giftige Arzneien nöthig sind und heilsam, so lange bleibt ihr Gebrauch rohe Empirie, die wir insbesondere als eine der Ursachen zu betrachten haben, welche die Heilungen von Geisteskranken vereiteln und selbst diese verrückter machen.

25) *Herba Melissae* und *Menthae pip.*

In der Therapie ist Hinreichendes über diese Mittel gesagt.

26) *Rad. Ipecacuanhae.*

Als Brechmittel angezeigt, wo wir sie gerne mit *Tart. stibiatus* verbunden reichen, damit nach dem Erbrechen reichliche Sedes eintreten, welche vom Kopf wieder ableiten, besonders im Wahnsinn.

27) Salze.

Die Salze gehören zu den Heilmitteln, welche der Individualität der psychisch Erkrankten sehr gut zusagen; es ist einleuchtend, dass ein zu kräftiger, zu anhaltender Gebrauch — nie nützen würde. Man gebraucht *Nitrum purum* als ein kühlendes Mittel in entzündlichen Zuständen, wo es, neben anderen Mitteln, den Turgor und die gesteigerte Plasticität des Bluts herabsetzt. So giebt man *Tartarus vitriolatus* als gelindes Resolvens, mit bitteren Extracten z. B. *Extr.*

Taraxaci u. s. w. verbunden, in melancholischen Zuständen; so nützt man, während heftige Mittel das Leben des Unterleibs nur zerrütten. Das *Sal mirabile Glauberi* dient da als kräftigeres Purganz, wo man den höheren Einfluss des *Tartarus stibiatus* gerne meidet, und das Glaubersalz ist in beiden Formen der Verrücktheit brauchbar. Wo das *Sal Glauberi* schon zu stark wirkt, da reiche man lieber *Sal amarum*, denn es wirkt stets gelinder und passt also für den bauchkranken Melancholiker. Das Kochsalz sah ich in Bädern reichlich anwenden, aber ohne Nutzen; hier gilt es, besser zu forschen. Den *Cremor Tartari* kann man überhaupt als Purganz gebrauchen; des besseren Geschmacks wegen zieht man ihn dem Glaubersalz vor, doch wirkt er gelinder, er macht bei mässigen Gaben meist nur 1 bis 2 Sedes, während Glaubersalz leicht zu reichlich abführt. *Spiritus Mindereri* versagt seine Dienste dosto sicherer, jemehr das Hautleben in Folge eines gelähmten Nervensystems daniederliegt. Man muss bei dem Gebrauch von Salzen nie ihre erschlaffende Einwirkung vergessen, die um so eher eintritt, jemehr das Leben der Nerven alienirt ist und dadurch eine Neigung zur Entmischung der organischen Masse vorherrscht. — Gerne entwikkelt sich beim Gebrauch von Salzen, selbst in kleinen Dosen, Luft im Magen und Darmkanal, daher man die Salze zuweilen gerne in einem schwachen *Infusum Menthae etc.* verordnet oder auch Essigäther zu Zeiten verabreicht, denn Luftansammlungen im Magen und Darmkanal dürfen wir nicht dulden, weil dadurch die Angst des Melancholikers sich steigert und bei dem Wahnsinnigen dadurch der Blutdrang zum Kopf gefördert wird. —

28) Opium.

Nach meinen Erfahrungen ist Opium in psychischen Krankheiten nicht anwendbar: bei dem Melancholiker mehrt es die Bauchangst, denn es verstopft und hierdurch und durch seinen aufregenden Einfluss auf das Arteriensystem, treibt es das Blut zum Kopf und bringt eine Exaltation hervor, welche das organische Hirnleben tiefer verletzt und den Ausgang in Blödsinn fördert. Reicht man Opium in Wahnsinnszuständen, so regt es das arteriöse System oft plötzlich und heftig auf, und der blos unruhige Kranke wird jetzt laut und endlich wild bis zur Raserei, denn das Blut strömt kräftiger zum Gehirn und gerade solche Wirkung des Opiums ist ja eben so durchaus nachtheilig. Ich sah eine wahnsinnige und aufgeregte Frau — S. V. 32, — die lange nicht geschlafen hatte, nach Opium rein toll und rasend werden. Opium treibt das Blut am heftigsten zum Kopf; Wein thut es auch, doch minder heftig, als der Opium; die Moxa auf den Schädel gesetzt, wirkt um so gefährlicher, je arterieller der Zustand ist und mit Recht tadelt Dr. Larrey ein Verfahren, dass nur als Sonnenstich einwirkt, daher die Moxa absolut zu verwerfen ist. Alle diese Mittel, die so schädlich sind bei übeler Anwendung, werden an Schädlichkeit übertroffen, indem man die Brechweinsteinsalbe bei Wahnsinnigen in den Kopf einreibt, während der Blutdrang zum Gehirn stark ist, daher in den frühern Stadien der Krankheit: Patient wird zuweilen nicht oder nur kurze Zeit toben, und leichtlich von Schlagfluss ergriffen werden.

29) *Pilulae Jalapinae.*

Als ein kräftigeres Purgans haben wir die Jalappe zuweilen in Anwendung zu setzen, wenn gelindere Methoden und Mittel nichts ausrichten. Zu empfehlen sind die *Pilulae Jalapae Pharm. Borussicae*, nemlich:

R.: *Saponis Jalapini partes tres.*
Rad. Jalapae pulv. partem unam.
M. *ut f. mas. pilularis ex qua formentur pilulae pond. gr.* ii. —

Man gibt solche Pillen zu 5, 6 bis 10 *pro dosi*, man steigt, verhütet aber gewohnt werden. —

30) *Radix Rhei.*

Ich sah die Rhabarber in allen Zuständen anwenden, aber stets ohne Nutzen, wenn ich das eine ausnehme, wo sie als Zusatz zu Pillen aus *Asa foetida* und *Fel Tauri*, verordnet ist als gelindes Förderungsmittel der Thätigkeit des Darmkanals. —

Die Rhabarber ist den meisten Kranken, des Geschmacks wegen, höchst zuwider und diesen Umstand benutze ich, das Folgende zu sagen: Zeigt ein Geisteskranker gegen den Geschmack oder gegen die Form irgend einer Arznei, seinen Widerwillen, so giebt man möglichst nach, solche Güte gehört mit zur psychischen Cur, denn wird ein Kranker mit Gewalt zum Einnehmen von Arzneien gezwungen, so nützen sie nichts und schaden nur. Ausländische Arzneien schmecken häufig schlechter als einheimische — man hält sich an letztere daher möglichst lange. Man giebt z. B. dem Kranken, der keine Pillen schlucken kann, Mixturen u. s. w.

31) *Sennae Folia.*

Man braucht das *Pulvis Fol. Sennae s. stip.* als Purgans, mit oder ohne Zusatz von Salzen, blähungstreibenden Mitteln u. s. w. da, wo der erschlaffende Einfluss von Salzen zu meiden ist und man die Jalappe zu kräftig findet. — Statt der Pulver gebraucht man auch das *Infusum Sennae compositum Pharm. Borussicae.* —

32) *Species aromaticae.*

Man setzt, zur Belebung der Haut, zur Stärkung des melancholischen Kranken, den Bädern aromatische Kräuter zu, wie Majoran, Chamomillen, Melisse u. s. w. Sehr zu loben sind hier die *Species aromaticae Pharm. Boruss.:* R., *Hbae Majoranae, Rorismarini, Serpilli, Thymi, Florum Lavendulae Singulorum uncias duas, Caryophyllorum unciam unam. Minutim concisa et a pulvere depurata misceantur.* Auch die *Sapo aromaticus pro Balneis,* empfiehlt sich als belebend für die Haut und für das Nervensystem. —

33) Schwefel.

Man meidet den Gebrauch des Schwefels, denn er belästigt gerne den Magen, was in melancholischen Zuständen nachtheilig ist.

34) Sabina.

Die Sabina, in verschiedenen Manieren und in den verschiedensten Zuständen angewandt, förderte nie die Menses und ich kann nur sagen, dass das Mittel nicht weiter geschadet hat.

35) *Tartarus stibiatus.*

In der Therapie des Wahnsinns, Cap. 16, sowie hier unter *Digitalis, Ipecacuanha* und Salzen, war bereits von *Tartarus stibiatus* die Rede; hier werden wir noch das Folgende zu bemerken haben: Von der äusseren Anwendung ist unter den äusseren und chirurgischen Mitteln die Rede; es fragt sich, ob da, wo das Hautleben sehr tief daniederliegt, nicht auch Waschungen nützen würden; denen gelinde Gaben von Brechweinstein zugesetzt sind, z. B. wenn Patient sich den heftigsten Erkältungen aussetzte, was dem Melancholiker eben die übelsten Folgen in Bezug auf sein Hautleben bringt.

Der innere Gebrauch des Brechweinsteins in den psychischen Krankheiten ist durchaus beliebt, beliebter noch als die Digitalis, und es ist kein Zustand denkbar, in welchem ich nicht den Brechweinstein hätte anwenden sehn; — es scheint, als sey das Wort „Verrücktheit", häufig die Indication allein zur Anwendung des *Tartarus stibiatus* und das ist doch durchaus unrichtig, daher wir jetzt sehen, ob nicht bessere Indicationen zu stellen sind — wir haben sie Cap. 16. bereits genannt, wo wir die Methode der Anwendung der Digitalis in Verbindung mit Brechweinstein aussprachen und hier ist noch dieses zu sagen: In der zweiten Form der Verrücktheit sind oft Emetica angezeigt, wo Ipecacuanha dient, der man Brechweinstein zusetzt, um auf den Stuhlgang und also ableitend vom Kopf einzuwirken; — bei primären Hirnkranken braucht man seltener Brechmittel und zum purgiren dienen gelindere Salze. Bei Wahnsinnigen und Melancholikern bedenkt man sich wohl, ehe man die so ohne Umstände belobten Ekelkuren durch Brechweinstein, anwendet: sie zerrütten den Magen, sie steigern und alieniren das Leben der Bauchganglien und Nerven nur oft zu bedeutend; man sieht nach solchen Ekelkuren die Mucosa von Magen und Darmkanal erkranken, grosse Neigung zu Luft- oder Winderzeugung in Magen und Darmkanal eintreten, die *Plethora venosa abdominalis* steigert sich, es entwickeln sich Congestionen zum Kopf und — wir sehen; dass weder der Wahnsinnige noch der Melancholische mit Vortheil den Ekelkuren zu unterwerfen sind, daher wir sie meiden und zum Wenigsten nicht nach dem leichtfertigen Grundsatz: *Ut aliquid fecisse videatur,* anwenden. Gehen Zustände von Wahnsinn und Melancholie in Blödsinn und somit oft in lähmungsartige Zustände über, so erregt der Brechweinstein allerdings nur in grossen Dosen noch Erbrechen, aber hier wirken alle Arzneien nur in grossen Dosen. Kann man nun sagen, dass: „Irre grosse Arzneidosen" vertragen können? — durchaus nicht, das ist falsch und um gut zu sprechen, muss man sagen, dass grosse Arzneidosen, selbst Gifte, von Gelähmten am besten in soweit ertragen werden, als der nachtheilige Einfluss nicht sogleich ins Auge fällt; — ich habe eine solche Menge von Geisteskranken beobachtet und so mit Vorliebe, Geduld und Ausdauer, dass man mir es glauben darf, wenn ich versichere, dass wir mit grossen Arzneidosen à la Brown immer nur schaden können, nützen nie, daher wir solche Kuren meiden.

36) Taback.

Die Mode des Tabackrauchens hat in unserer Zeit sehr zugenommen; es wäre Unrecht, wollte man sich derselben widersetzen, denn: Mode ist der für nützlich gehaltene Gebrauch des nicht Nothwendigen im Leben, und gegen ein solches Argument streitet man nicht. Wahnsinnige und Melancholiker wollen keinen Taback rauchen; solche, die genesen, sich bessern und selbst Blödsinnige in den leichteren Graden, wollen rauchen und man muss das dulden, man erlaubt es mässig und reicht guten Taback, um die narcotische und übele Einwirkung des schlechten Tabacks zu vermeiden, was man namentlich in Anstalten für die arme Klasse berücksichtigen soll, denn arm oder reich, der schlechte Taback taugt nicht. Melancholische Personen und alle die, welche sich in ihrem Verhalten der zweiten Form nähern, daher auch Wahnsinnige in der Reconvalescenz und in den Zeiträumen der Apathie, lieben oft starke Gerüche, weshalb die aromatischen Kräuter, Seifen, Tincturen u. s. w. so wohlthätig zum Einreiben sind und sie lieben es, Prisen zu nehmen, wo man dann einen guten Schnupftaback durchaus erlauben muss, indem derselbe, sowie Gerüche überhaupt, belebend auf das erlahmte Hirn einwirken und den Kranken erheitern, so dass derselbe für eine Priese oft recht dankbar ist — ein leidenschaftlicher Hang zum Prisen ist oft eine übele Gewohnheit, die hier aber meist auf Schwäche des Gehirns beruht. Will man dem Kranken zum Prisen keinen gewöhnlichen Schnupftaback reichen, weil seine Mischung nicht gut ist, so reiche man das sehr gute *Pulvis sternutatorius Pharm. Boruss.*, nemlich:

R., *Hbae Majoranae pulveratae uncias tres.*
Mari veri,
Florum Convallariae majalis,
Radicis Iridis florentinae, Singulorum pulveratorum unciam unam.

M. D.

Wenn solche melancholische, apathische Personen — niesen, so werden sie oft für einige Zeit sehr heiter und besonnen. —

37) *Valerianae sylvestris Radix.*

Dieses treffliche, einheimische Heilmittel, wirkt flüchtig, reizend und wir reichen es zu 1 bis 3 ʒ auf 6 bis 7 ℥ Infusum da, wo wir belebend und stärkend auf das Nervensystem einwirken wollen, wir setzen *Aether Aceti* u. s. w. hinzu, zuweilen *Tinctura Castorei canadensis.* Manchem Kranken ist der Geschmack zuwieder; der Einfluss eines beliebten Arztes macht den Kranken schon nachgiebig und ich glaube beobachtet zu haben, dass da, wo das Mittel gut zusagt, Patient sich mit dem übelen Geschmack des Mittels bald versöhnt.

Nehmen wir Zustände einer entzündlichen Hirnreizung und heftiger arterieller Aufregungen aus, so hat die Valeriane um so weniger *Contraindicantia,* als sie nicht aufregend auf das Blutsystem, mehr direct auf die Nerven, einwirkt und wenn sie in der That das Blut aufregt, so hat man entweder die oben bezeichneten Ausnahmen ihres Gebrauchs nicht beachtet oder zu grosse, zu massive Dosen gereicht. — Glaubt man in den Stadien der Reconvalescenz, in Zeit der zunehmenden Besserung zu stärkenden Mitteln greifen zu müssen, will man *Radix Calami aromatici* anwenden, so bereite man den Gebrauch durch die Valeriana vor und in gelinden Gaben: erhitzt die Valeriana, so schaden Roborantia durchaus und Aufregungen des arteriösen Systems, nebst Congestionen zum Kopf, sind zum Nachtheil des Kranken jetzt bestimmt zu erwarten. Ueber Wein endlich sprachen wir Cap. 16. und 17. so wie Cap. 3. Liter. c., das Hirnreichende, um dahin weisen zu dürfen. —

Diese Darstellung über den innern Gebrauch der Arzneimittel in den psychischen Krankheiten, ist gewiss eine unvollkommene; ich bin überzeugt, dass eine fortschreitende Beobachtung hier das Bessere sogleich geben wird, wenn man nur nach fest und bestimmt ausgesprochenen Ansichten über das Wesen der Geisteskrankheiten dabei verfahren wird, weil ohnedem jede Therapie rein unbestimmt und schwankend bleiben muss. Wir haben hier Mittel gelobt, andere wieder getadelt; es scheint, dass wir danach die nicht Bezeichneten in etwas beurtheilen können und so schien uns eine ausgedehntere Exposition überflüssig zu seyn.

B. Die äusseren Arzneien, mit Inbegriff der chirurgischen Hülfsmittel.

Wir verbinden hier die Angaben über äussere Arzneimittel, mit den chirurgischen, weil letztere in dieser Krankheitsform nur mehr zufällig in Anwendung kommen können. Ob chirurgische Operationen bei Geisteskranken mit Aussicht auf guten Erfolg zu machen sind, ob Verletzungen gut oder nicht gut genesen und ob wir künstliche Wunden z. B. durch Haarseile, Vesicatore u. s. w. erregen dürfen, das dependirt von dem Zustande und so gilt im Allgemeinen, dass je tiefer Hirn und Nervenleben gesunken sind und jemehr sich eine Entmischung der Säfte demnächst einstellte, Wunden, durch Operationen, Verletzungen oder sonst künstlich erregt, desto schwieriger heilen und man hat daher solche Verhältnisse wohl zu beachten. — Bei der Anwendung von äusserlichen Arzneimitteln werden wir im Einzelnen das Nöthige aussprechen und bemerken hier noch, dass wir

1) in Wahnsinnsfällen, wo das Hautleben oft so thätig ist, nicht ohne Rücksichten auf die Haut einwirken, indem z. B. durch Vesicatore, Fontanellen u. s. w. heftige Rosen eintreten d. h. entzündliche Zustände der Haut, die wir gerne vermeiden, weil wir die Activität dieses Organs nicht gerne steigern.

2) in der Melancholie, wo das Hautleben daniederliegt, wirken wir stets mit Nutzen ein, indem wir die Thätigkeit der Haut steigern. —

Gehen wir jetzt zu den speciellen Darstellungen über, wobei wir auf S. V. 12, 16 und 26, inbesondere hinweisen:

1) Aderlass.

Man stellt Aderlässe am Arm und am Fuss an; an anderen Venen, oder selbst an Arterien z. B. an der Temporalis, das ist in dieser Krankheitsreihe wohl entbehrlich. Man verordnet Aderlass, wenn

a) entzündliche Reizung oder selbst Entzündung eines Organs vorhanden ist, und
b) wenn in Folge von Congestion ein Theil z. B. der Kopf, von Blut sehr stark überfüllt ist, bei allgemeiner Plethora, oder um
c) bei vorhandener Plethora, die Zustände zu hindern, welche sub a und b bezeichnet sind, sowie wir
d) auch Aderlass oft verordnen, um eine nach Qualität und Quantität vorherrschende Venosität zu mindern.

Fehlt Plethora und gelingt es durch ableitende Mittel z. B. Halbbäder, kalte Kopfumschläge u. s. w. den Blutdrang zum Hirn zu mindern, so dass entzündliche Reizung und örtliche Blutfülle entfernt wurden; oder gelang das, indem man durch Stramonium oder Digitalis vermittelst der Nerven, das Blut beruhigte, so meidet man Aderlass. Also wir meiden Aderlass, wenn

a) Blutmangel vorhanden, und
b) wenn nur in einem Körpertheile locale Blutfülle da ist, so im Kopf u. s. w., wo wir daher durch andere geeignete Mittel es versuchen müssen, die unregelmässige Vertheilung des Blutes, wieder in eine regelmässige umzuwandeln.—

Im Wahnsinn unterscheidet man eine Anhäufung des Bluts im Kopf, eine *Plethora capitis* ohne allgemeine Plethora, von der wahren und allgemeinen Plethora durch diese Erscheinungen:

1) Ist wahre Plethora da, so mag der Blutdrang zum Kopf noch so heftig seyn, immer doch werden die Carotiden die übrigen Arterien, namentlich die Radiales, nicht total überwiegen und in den letzteren bleibt stets eine gewisse Fülle und Kraft. In der Melancholie, wo man die Pulse oft kaum fühlt und das Blut in den inneren Theilen weilt, ist die Ple-

thora oft sehr bedeutend und Aderlass bessert den Zustand sehr oft. —

2) Ist im Wahnsinn keine wahre Plethora da, findet blos ein vermehrter Drang des Bluts zum Schädel statt, ist also das oft nicht reichlich vorhandene Blut nach oben getrieben — Zustände, die selbst durch Sectionen bewiesen sind — so finden wir hier:

a) dicke, volle, oft enorm ausgedehnte und strangartig hart anzufühlende Carotiden, während

b) die Radialen klein, leer, matt und oft so wenig zu fühlen sind, dass daher das Ueberwiegen der Carotiden desto mächtiger sich ausspricht.

c) Hände, Arme, Beine und Füsse sind kühl und oft kalt und blau, je bedeutender in ihnen der Mangel an Arterienblut wird; man sieht die Haut rauh und trocken werden an den kalten Extremitäten, wir sehen, dass

d) da, wo bei Mangel an Blutfülle das Blut anhaltend nach oben dringt, oft Kopf und Hals hypertrophiren, der Kopf glüht und heiss ist, während die kalten Extremitäten abmagern.

Man wird in solchen Fällen die Circulation reguliren, aber nicht zu Ader lassen, denn es gilt hier, die Ursachen der ungeregelten Circulation zu entfernen; es ist letzteres beim Wahnsinn überhaupt eine nothwendige Pflicht, denn gerne meidet man ein reichliches und repetirtes Blutlassen: Arterienblut ist dem Hirn das einzige Reiz- und Belebungsmittel und eine dreiste Verschwendung desselben wird die Ursache von Blödsinn in seinen verschiedenen Formen, daher Aerzte, die den Wahnsinnigen vorzugsweise mit Blutlassen behandeln, nie heilen werden. Ist bei dem Wahnsinnigen eine Hirnreizung da, so denke man nie gleich an Aderlass und wittere Entzündung der Hirnhäute; es ist unglaublich, welchen Widerstand das Gehirn feindlichen Einflüssen entgegenstellt und Bäder, Umschläge, Digitalis u. s. w. führen oft zum Zweck, entfernen die Hirnreizung und genesen ohne Aderlass, welcher, ohne gute Indication instituirt; gar zu sehr schadet; — und sind die serösen und fibrösen Hirnhäute auch tief entzündlich gereizt, mit blossem Aderlass kommt man allein nie zum Zweck, während durch topische Blutausleerung und Ableitungen, oft rasch und sicher geholfen wird.

Man hat Aderlass bei Wahnsinnigen natürlich zu verordnen, wenn sich Entzündungen z. B. der Leber, Lunge u. s. w. einfinden, was indess nicht häufig statt findet, und erfolgen solche Entzündungen, so mildert und bessert der Wahnsinn, weil das Blut vom Kopfe ab und dem kranken Organ zugeleitet wird. So beobachtete Trioën eine *Peripneumonia levi mania judicata* — Cap. 7. oben, — offenbar, weil das Blut von den Lungen ab und dem Kopfe zugeführt wurde und so sehen wir, kann Aderlass nicht entbehrt werden, da er eine Art Krisis in Manie hindert, wobei es indess noch weiterer Hülfsleistungen bedarf. Dass eine durch Qualität und Quantität ausgesprochene Venosität und Anhäufung des schwarzen Bluts in den Cavitäten, oft Aderlass fordert, erinnern wir wiederholt, weil dadurch das Lähmende für Hirn und Nerven entfernt wird und nun der wohlthätige arterielle Einfluss auflebt. Wo ein Schlagfluss bei Wahnsinn droht, wird man Blut lassen — wo eine *Indicatio vitalis* statt findet, ist Aderlass selbst dann nicht zu unterlassen, wenn man auch darnach Eintritt von Blödsinn zu erwarten hat. Es hält schwer, die genauesten Angaben für und gegen Aderlass zu geben, man könnte über die Indicationen und Gegenanzeigen hier ein Buch schreiben und würde auch immer dann noch dem Scharfsinn des Arztes das Meiste überlassen müssen.

2) Abzüge, künstliche.

Man hat beobachtet, dass Wahnsinnige nach Abscessen und Melancholiker nach Blutgeschwüren u. s. w. genesen sind, indem jene das Blut vom Hirn ableiteten und Blutfülle sammt Plasticität des Bluts minderten; Blutgeschwüre, die mit dem erwachenden Hautleben eintraten, das Blut reinigten, die *Atra bilis* oder schwarze Galle d. h. die *Venositas nimia* also entfernten und nun die Melancholie hier, dort der Wahnsinn ein Ende nahmen. In der Absicht, durch Kunst da zu helfen, wo die Natur nicht helfen kann, hat man nun künstliche Abzüge empfohlen, und sie sind nützlich, wenn man sie geschickt gebraucht, aber sie schaden gar gewaltig in einer ungeschickten Hand. Ich begreife unter Abzügen die folgenden Mittel: a) Fontanellen von Erbsen; b) Fontanellen von

Seidelbast; c) Haarseile; d) Blasenpflaster; e) Einreibungen von Brechweinsteinsalbe in die Magengegend u. s. w. und f) *Emplastrum e Tartaro stibiato.*

Da, wie gezeigt ist, Wunden schwierig, oft gar nicht heilen, je tiefer Hirn- und Nervenleben sanken, der Blödsinn unter cachectischen Erscheinungen sehr zunimmt, so versteht es sich, dass hier Abzüge nicht passen, sowie auch nur zu wahr ist, dass künstliche Abzüge weniger leisten, als jene Naturbestrebungen, denen wir sie nachbilden, und das ist natürlich, was die Natur thut, ist oft Krise, das Resultat innerer Operationen; was wir thun, ist anders, denn wir machen Krisen und hoffen, dass jene Operationen ihnen dann nachfolgen.

a) Fontanellen mit Erbsen.

Man macht, nicht durch Einschnitte, sondern durch reizende Salben, Vesicatore u. s. w. auf beiden Armen, oft nur auf einem, Fontanellen, die mit Erbsen unterhalten werden; oft ist gut wenn man sie auch an die Füsse setzt, im Falle dass man sehr kräftig einwirken will. Abzüge der Art passen nur bei reizloser Haut, also bei Melancholikern; man setzt sie gerne im Beginn des Frühjahrs, der Zeit, wo die Haut des Melancholikers sich belebt und wo Blutgeschwüre gerne eintreten. Sie eitern, man muss die Eiterung zu fördern suchen und auf solche Weise die Blutgeschwüre künstlich nachahmen. Setzt man solche Fontanellen bei dem Wahnsinnigen, wo die Haut meist so lebhaft fungirt, so wird die Haut noch mehr gereizt, rosenartige Entzündungen treten ein, der Puls wird bewegt, das Blut dringt mehr zum Kopf und Patient wird meist schlimmer, während oft eine Eiterung nie oder nur unvollständig eintritt. —

b) Fontanellen von Seidelbast.

Bei Wahnsinnigen, in der Intermission, Reconvalescenz und in der Genesung, legt man Fontanellen von Seidelbast auf einen oder beide Arme, die man täglich 2mal verbindet und so am besten Eiterung hindert, während bedeutende lymphatische Ausschwitzungen, namentlich im Frühjahr und Sommer, die Compressen und Bandagen feucht erhalten. Diese Ausleerungen mindern die Plasticität des Bluts und die Plethora, leiten vom Kopfe ab und hindern neue Anfälle von Wahnsinn. Auf die schlaffe Haut von Melancholikern wirkt der Seidelbast nicht genug. Man macht die Wunden mit Vesicator, schneidet die entstandene Blase ab und legt nun Seidelbast auf; man hält Stückchen Seidelbast in einer Tasse vorräthig, die 2 Theile Wasser und 1 Theil Bieressig enthält. Legt man den Seidelbast in scharfen Essig allein, so reizt, entzündet er die Haut und der seröse Ausfluss kommt nicht zu Stande. —

c) Haarseile.

Man hat Haarseile in den Nacken zu legen empfohlen. Wenn man keinen Anstand nimmt, dieses der Vieharzneikunde entlehnte Mittel, bei geisteskranken Menschen anzuwenden, so gelten diese Verhältnisse, nemlich:

a) bei zarten Menschen überhaupt, besonders bei Frauen, taugt das rohe Mittel nicht;

b) braucht man es da, wo die Arteriellität vorherrscht, also da, wo der Zustand dem Wahnsinn zunächst steht, so irritirt ein Haarseil den Puls und das Blut treibt zum Kopf — *omnis irritatio attrahit* — daher der halb Blödsinnige wieder laut wird und eine nachfolgende Eiterung mindert nie die Folgen der ersten Aufregung;

c) setzt man dem Wahnsinnigen ein Haarseil, wo das Blut noch zum Kopf tendirt, so wird er von Neuem deliriren;

d) Melancholikern wird ein Haarseil eher zusagen, d. h. wenn keine Neigung zu arteriellen Aufregungen da ist; indess — wir reichen hier mit Fontanellen von Erbsen aus und meiden ein Mittel, das so lästig und eckelhaft für den Kranken ist;

e) in Zuständen von Blödsinn nach Melancholie und Wahnsinn, wo die Anomalie im Gehirn nicht bedeutend und Patient ganz reizlos ist, da werden Haarseile passen, aber — ich gestehe, dass ich ein so derbes Mittel nicht rühmen kann, da wir mit gelinderen ausreichen und ich von demselben nie einen Erfolg sah, der auch nur in etwas der Grösse und Widerlichkeit solcher Curart entsprochen hätte, die zuweilen selbst psychisch mit Nachtheil einwirkt, weil Patient sich durch dieselbe beleidigt fühlt, schon oft um des Geruchs willen, der im Sommer kaum zu meiden ist.

d) Blasenpflaster.

Blasenpflaster, um durch selbige ableitend vom Kopf zu wirken, braucht man bei Wahnsinnigen nur mit Vorsicht, weil sie die lebhaft fungirende Haut leicht zu bedeutend reizen, rosenartige Entzündung erregen, den Puls beweglicher machen und die Unregelmässigkeit in der Circulation, daher die Congestionen zum Kopf vermehren. Bei Melancholikern, wo keine Empfindlichkeit der Haut stattfindet, sowie in Blödsinnszuständen, wo das Arteriensystem nicht mehr leicht beweglich ist, wird man Blasenpflaster als ableitende Mittel, sowie als Reizmittel für die Haut, eher mit Nutzen anwenden können. Wo bei Geisteskranken überhaupt Plethora vorhanden ist, sind Blasenpflaster, sowie ähnliche Mittel, welche reizend auf die Haut einwirken, contraindicirt.

Da die Epilepsie und Geisteskrankheiten unbedingt nahe verwandt sind, so muss ich hier, wie S. V. 12 auch geschehen ist, ein Citat aus dem „Arzt", einer Zeitschrift des berühmten Dr. Unzer, wiederholen. Daselbst, Hamburg 1762, theilt Unzer Folgendes mit, was mir von Interesse zu seyn scheint: In den Hannöverschen nützlichen Sammlungen von 1756 erzählt ein Dr. F. G. M. Seite 1267 das folgende Factum: Am 15. September 1756 wurde ich zu einem 8jährigen Knaben gerufen, der seit 2½ Jahren an der Epilepsie litt, welche so zugenommen hatte, dass Patient in 24 Stunden jetzt 20 Anfälle erlitt. Ich fand den Knaben ganz dumm, sprachlos, gleichsam gelähmt. Bei diesen Umständen erinnerte ich mich, dass Panarolus in seinen *Observat.* 30. pag. 129 die blasenziehenden Mittel aus des Septalius *Animadvers. medic. Lib. VI. animadv.* 55. sehr gerühmt und ihren Nutzen fast in einem gleichen Falle selbst erfahren habe. Ich folgte dem Rath, liess die Haare auf der Kronnath des Kopfs abscheeren und ein Vesicator, fasst wie eine flache Hand gross, auflegen. Erst nach 3 Tagen entstand eine Blase. Nun fing Patient an, sich heftig zu erbrechen und Sedes zu bekommen, welche verhärtete und schwarze Unreinigkeiten entleerten. Patient kam nicht allein zu sich, sondern konnte gehen nnd sprechen.

Wenn eine solche Erfahrung über die Wirkung der Vesicatore in der Masse der Literatur vergessen ist, so ist es gewiss gut, wenn wir solche Beobachtung der Alt-Vorderen erneuern, denn es scheint, als ob in Fällen, wo die Einreibung der Autenrieth'schen Salbe in den Kopf zu kräftig ist, man vielleicht von den Blasenpflastern früheren Gebrauch machen könnte, indem die Einwirkung zwar eine gleiche, aber eine gelindere ist. Die hier noch fehlenden Erfahrungen wird die Beobachtung mit der Zeit unbedingt nachliefern.

e) Einreibungen von Brechweinsteinsalbe.

Man macht, um kräftig abzuleiten, Wunden und Eiterungen an die Waden durch Vesicatore; auch durch Einreibungen von der ebengenannten Salbe kann das geschehen, sowie man dieselbe auch in die Magengegend einreibt bis zur Pustulation, theils um abzuleiten, theils um kranke Gefühle hieselbst zu entfernen. Nach solchen Proceduren wurden Wahnsinnige stets nur aufgeregter; Melancholische wurden krank und leidend — die Behandelten klagten und jammerten, aber nie erfolgte ein in irgend einer Weise günstiges Resultat; es ist ausgemacht, dass heftige Curmethoden und Heilmittel in einer Krankheitsreihe nie nützen, die langsam meist sich heranbildet, langsam also auch durch Natur und Kunst rückgebildet werden will, selbst da, wo sie anscheinend rasch eintrat.

f) *Emplastrum e Tartaro stibiato.*

Man gebrauchte in Siegburg einigemal hiezu:

R. *Tart. stib.* ℈i.
Empl. adhaesivi ℨiii.
M. D. S.

Dr. Niemann in Merseburg empfiehlt:

R. *Empl. Resinae Pini* ℥i.
Resinae Pini ℥ß.
Terebinth. Venetae ℨiii.
Liquef. admisce:
Tartari stibiati ℨiß.
M. D. S.

Die Wahl hier mag gleichgültig seyn — das Einfachste kann uns genügen.

Man legt ein solches Pflaster auf Hautstellen, wo die Kranken, solche die mehr oder minder in die Reihe der Melancholiker gehören, über Schmerzen, peinigende, beängstigende Gefühle und Pulsationen klagen, was meistens in der Magengegend und zuweilen an anderen Theilen des Bauchs, selbst auf der Brust der Fall ist und wo wir die Ursache in dem alienirten Gemeingefühl zu suchen haben. Ich habe hier nie einen guten Erfolg von einiger Bedeutung gesehen und empfehle also das Mittel nicht. — Besser benutzt man ein solches Pflaster, indem man es bald hier bald dort applicirt, um das so tief gesunkene Hautleben melancholischer Personen in etwas zu erregen, wobei indess eine tüchtige Unterstützung durch andere Heilmittel nicht fehlen darf, besonders da, wo die Unthätigkeit der Haut sehr bedeutend wurde. Man lässt das Pflaster so lange liegen, bis die Haut roth wird und kleine Knötchen sich erheben, allenfalls einige Feuchtigkeit aus der bedeckt gewesenen Hautstelle hervordringt, und nun wechselt man die Applicationsstelle. —

3) Blutegel.

Man applicirt die Blutegel *ad anum*, an die Nase und hinter die Ohren. — Wir verordnen Blutegel da, wo

1) entweder örtliche entzündliche Reizungen nicht durch allgemeines Blutlassen zu heben sind, oder wo ob Mangel an Plethora, Aderlass nicht angezeigt ist, daher also — nach Umständen nach oder ohne Aderlass — um Entzündungen und entzündliche Reizungen zu heben, die nach der Erfahrung den topischen Blutentleerungen am besten wichen z. B. entzündliche Reizung der serösen und fibrösen Hirnhäute, wo man Blutegel an die Nase und hinter die Ohren setzt. Man wiederholt diese Operation so oft, als der Erfolg sich günstig zeigt, was meist nach der 2. oder 3. Application der Fall erst ist, wenn der Kopf sehr blutreich war.

2) Bei entzündlicher Reizung der Mucosa in der Nase, den Stirn- und Backenhöhlen, des Gehörgangs, des äusseren Ohrs und des Ohrknorpels, des Zahnfleisches bei kritischer und heftiger Salivation, da sind Blutegel durchaus nicht zu

versäumen; — lassen wir die localen Entzündungen der Mucosa sich steigern, so werden leicht die Hirnhäute ergriffen.

Wir wenden Blutegel an, um aus einzelnen Organen oder aus einzelnen Cavitäten z. B. Kopf und Unterleib eine zu bedeutende Blutfülle zu entleeren. So setzen wir *Hirudines ad anum*, wo *Plethora abdominalis* oder Hämorrhoidalzustand vorhanden ist; wir gebrauchen sie bei Obstruction der Menstruation, unterdrücktem Hämorrhoidalfluss, wenn die Heftigkeit der Erscheinungen nicht zuvor Aderlass fordert, auch gleich und dann ohne den letzteren. — Blutegel bei Entzündung der Mucosa des Darmkanals sind oft das beste und einzige Purganz. —

Man wird da, wo Aderlass angezeigt ist, diesen nie durch eine reichliche Application von Blutegeln ersetzen wollen z. B. indem man ein oder zwei Dutzend Blutegel anwendet; ein solches Verfahren ersetzt nie einen angezeigten Aderlass. Blutegel entleeren eine topische Blutfülle, namentlich eine topische Blutfülle in serösen, fibrösen, mucösen Häuten und in schlaffen, gefässreichen Organen am besten und bestimmtesten, denn sie entleeren das Blut aus den feinsten Gefässen, und daher nützen sie auch in den Knorpelentzündungen, denn unterscheidet man in dem Knorpel auch keine Blutgefässe, so bringt doch das aushauchende System weisse Säfte dahin und die Gefässe desselben communiciren mit den nahen Pulsadern, so dass also Blut in die Knorpel eindringen kann — Bichat, Anatomie B. 2. Abthl. 1. S. 102 bis 106 und hier besonders S. 102 — S. V. 13. — Man kann durch Blutegel keinen Aderlass ersetzen, weil Aderlass besonders die Plasticität des Bluts zu mindern vermag, was Blutegel kaum oder nur wenig thun. Aderlass wirkt sehr deprimirend auf die Nerven ein — Blutegel nicht. —

Wollen wir durch Application von Blutegeln eine topische Blutfülle eines Organs vermindern, so wird das nur mit dauerndem Erfolg gelingen, wenn wir die Ursachen entfernen, in deren Folge das Blut irgend einem Organe zu kräftig zuströmt z. B. zum Kopf; nichts nützen topische Entleerungen, wenn wir die Ursachen nicht zugleich entfernen, welche eine örtliche Plethora gleich wieder hervorrufen. Man suche also die Ursachen auf z. B. *Obstructio alvina*, Reizung der Mucosa im Magen und Darmkanal, eine unthätige Haut, zu grosse Thätigkeit des Herzens, ein zu sensibles Nervensystem u. s. w.; indem man zugleich solche *Causae occasionales* beschwichtigt, wird das Resultat der topischen Blutentleerungen desto erfolgreicher seyn. —

In Fällen, wo der Blutdrang zum Kopf lange da war, wo er nicht mit Umsicht beachtet ist, wo man am Ende den Kranken sogar mit excitirenden und roborirenden Mitteln behandelt hat, da sind die Blutgefässe des Kopfs, selbst die Carotiden sind oft hier erweitert und in solchen Erweiterungen liegt nun oft die Ursache, der Reiz, welcher das Blut zum Kopf lenkt und da helfen denn topische Blutentleerungen auch oft nichts; in solchen Fällen, so scheint es, würde man selbst auf eine Unterbindung der Carotiden sinnen müssen, in soweit eine solche Operation überhaupt zulässig ist. —

4) Bäder.

Die Bäder sind ein sehr treffliches Heilmittel, welches man bei Behandlung von Geisteskranken nicht gut entbehren kann; indess, so ausgedehnt und gross ist ihr Nutzen nicht, als man wohl behauptet hat, der Nutzen ist mehr beschränkt, aber ebendeshalb auch soviel sicherer und ich werde ihren Gebrauch, nachdem ich mich näher unterrichtet habe, jetzt bestimmter aussprechen, als dies früher — S. V. 12 — geschehen ist. Wir gebrauchen einfache Wasserbäder, die in Anstalten an der Südseite errichtet werden müssen; Locale nach Nord und Osten oder gewölbte Locale zu Bädern taugen nichts. In die einfachen Wasserbäder kann man nach den Umständen reizende und andere Ingredienzen thun z. B. um belebend auf die Haut und im Allgemeinen u. s. w. einwirken zu wollen; wenn es möglich ist, so benutze man im Sommer strömende Flüsse und Bäche als Bäder, indem man einfache Badelocale anlegt; solche Bäder in lebenden, strömenden Gewässern sind die besten; so nützen künstliche Salzbäder nichts, aber Seebäder sind den zu Wahnsinn Disponirten zuträglich, namentlich an den Küsten der Nord- und Ostsee. — Die Benutzung der sogenannten Mineral- oder Heilquellen z. B. Wiesbaden, Ems, Carlsbad, Pyrmont u. s. w. meiden wir, weil sie kaum nutzen und Geisteskranke nicht gut leben in Orten, wo oft ein so grosser Zusammenfluss von Menschen ist; —

man hat in dieser Krankheitsreihe solche Bäder auch glücklicherweise nicht sehr bedeutend herausgestrichen und das war gut.

Wir sprechen hier also vorzugsweise von einfachen Wasserbädern und handeln sie ab nach der Applicationsweise derselben.

a) Sturzbäder.

Der Gebrauch der Sturzbäder in den psychischen Krankheiten ist sehr reichlich belobt und es wäre auch Unrecht, diese Manier des Badens tadeln zu wollen, nur versteht es sich, dass wir die Sturzbäder allein da anwenden dürfen, wo sie ganz bestimmt indicirt sind, weil sie ohnedem als ein heftig einwirkendes Mittel, nur schaden und so ist es ausgemacht, dass man von diesem gewaltsamen Mittel keinen Gebrauch macht nach dem Grundsatz: *ut aliquid fecisse videatur.* — Man lässt täglich 10, 20 und höchstens 30 Eimer Wasser auf den Kopf des Kranken giessen und nicht mehr, denn wo z. B. mit 30 nichts ausgerichtet wird, helfen 100 Eimer voll gar nichts. Es ist nicht einerlei, ob man das Wasser aus einer gewissen Höhe auf den Kranken ausgiesst oder ob man es mit einem Stoss oder Ruck, gleichsam mit Gewalt, auf den Kopf des Kranken ausstürzt — dieses Stürzen, dieses mit Kraft unterstützte Ausgiessen, macht die Einwirkung heftiger, eingreifender und also auch bedeutender. Wir werden Sturzbäder gebrauchen im Wahnsinn, wenn

1) ein kräftiger und auch nur leise vermehrter Blutdrang zum Kopf, nicht mehr vorhanden ist; wenn
2) das Hirnleben in Folge der früheren Aufregungen erlahmt ist, unter venöser Blutfülle im Schädel.

Wir werden also Sturzbäder

3) im Allgemeinen nur in reizlosen Zuständen bei beginnendem Blödsinn anwenden, und sie
4) meiden, so lange das Arterienleben sehr lebhaft ist, so lange active Congestionen zum Kopf stattfinden und Hirn und Hirnhäute entzündlich gereizt sind, welche Zustände die so heftige Einwirkung der Sturzbäder nur mehrt.
5) Melancholiker ertragen Sturzbäder als Belebungsmittel für Hirn und Haut mit Nutzen, wenn man die Gefahr

einer oft selbst im Sommer unvermeidlichen Erkältung zu verhüten weiss. Solche Personen, die leicht sich erkälten, sowie ferner

6) nervenschwache Menschen, Lungenkranke und Weiber ertragen keine Sturzbäder und eben so wenig solche, welche zu entzündlich gereizten Zuständen der Mucosa im Magen und Darmkanal geneigt sind, denn hier erfolgen oft heftige Entzündungen der Mucosa, die in Pocken und Geschwüre übergehen.

Einreibungen der Brechweinsteinsalbe in den Kopf, bis zur Bildung von Pusteln; Application von Blasenpflaster auf den Kopf und Sturzbäder auf den Kopf sind drei Curmethoden, die sich in soweit verwandt sind, als sie durch Einfluss auf Blut und Nerven so ziemlich direct auf das Gehirn einwirken. — Sturzbäder wirken rasch, plötzlich, vorübergehend ein, daher man dieselben auch anhaltend gebrauchen muss; sie regen auf und beleben, daher sie nur in den mehr chronischen Zuständen dienen; wer mit Sturzbädern eine entzündliche Irritation von Hirn und von Hirnhäuten aufheben, entfernen will, der muss sie lange, reichlich und höchst kräftig appliciren lassen und zwar so lange, bis in Folge der künstlich gesteigerten arteriellen Aufregungen ein lähmungsartiger Zustand des Gehirns eintritt, wo dann aber die Sturzbäder so schädlich sind als Blausäure, Narcotica u. s. w. Wo man so leichtfertig mit Sturzbädern verfährt, da gehen auch leise Zustände von Wahnsinn, die von selbst würden geheilt seyn, in Blödsinn über, denn man unterdrückt das Blut-, Nerven- und Hirnleben; man hindert Krisen, man beachtet keine entfernten Ursachen und also schadet man; wer nicht mit Sturzbädern umzugehen weiss, der lasse sie lieber fort und halte sich an die gelinderen Mittel um so mehr, weil Sturzbäder von guten Aerzten auch überhaupt nicht sehr oft indicirt gefunden werden können. So bedenklich der Gebrauch von *Digitalis*, Brechweinstein, Autenrieth'scher Salbe und Sturzbädern in den psychischen Krankheiten ist, so sind, es ist traurig! — diese heftigen Mittel doch fast Scharwenzel-Mittel geworden und das ist nicht gut.

b) Douche-Bäder.

Man applicirt Strahldouchen auf den Kopf, oder lässt

einen Wasserstrahl von oben herabfallen, alles das in der Absicht, auf das Gehirn reizend einzuwirken; auch Tropfbäder gehören hierhin, sowie Regenbäder, deren belebende Einwirkung auf die Haut besonders in Anregung kommt. Im Grunde sind die Douchebäder das, was die Sturzbäder sind, nur sind sie minder kräftig und man wird sie daher eher anwenden können, ohne sich einen besonders grossen Vortheil davon versprechen zu dürfen. In blödsinnigen, apathischen Zuständen passen sie; in den erethischen Zuständen, im Wahnsinn schaden Douchen, regen auf und verschlimmern. — Wenn man Strahldouchen durch ein Druck- oder Presswerk und aus einem Schlauch applicirt, so wird man nicht zu stark pumpen wollen und nicht auf Brust oder Bauch den Strahl appliciren, weil das höchst schmerzhaft ist; und ebendeshalb sollen in Anstalten die Douchen nie von Domestiquen gegeben werden, oder die Hausärzte müssen zugegen seyn. In Anstalten, wo man die Kranken straft, wird man gewiss keine Strafdouchen verordnen, denn es heisst, dass die böse spanische Inquisition gerade die Douche als Foltermittel erfunden und benützt hat und wo könnte man das nachahmen wollen? — Regenbäder passen auch durchaus nur in reizlosen Zuständen der Haut; die Idee, als ob man durch Strahldouche auf das Kreuz, den Geschlechtstrieb ermässigen könne, ist falsch und ich kann hier jetzt das Factum mittheilen, welches das Gegentheil zeigt; ein junger, kräftiger, blühender Mensch erhielt Douchen ins Kreuz, später Regenbäder. Dem jungen Menschen machte dieses Verfahren grosse Freude, denn er fühlte sich danach stets kräftiger, lustiger und üppiger, so dass ein entgegengesetztes Resultat die Folge war.

c) Ganze Bäder.

Man gebraucht laue ganze Bäder, sie beruhigen Blut- und Nervensystem, reguliren die Circulation, heben ein gesunkenes und moderiren ein zu thätiges Hautleben.

Kalte, sogar eiskalte Bäder à la Brown, sind nicht zu statuiren und es ist eine Grausamkeit, eine Schmach, wenn man arme Geisteskranke in eiskalte Bäder wirft, denn das geht nicht ohne Gewalt zu oder Patient sey rein sinnlos. In Melancholie schaden kalte Bäder, im Wahnsinn auch, doch wohl minder; kalte Bäder treiben das Blut aus der Peripherie in die inneren Theile und hier stockt es desto mehr, je öfter man die Kur repetirt; das Blut wird venös, häuft sich besonders im Gehirn an und wenn Patient apoplectisch wird und nicht stirbt, so wird er gewiss blödsinnig — wir werden kalte Bäder also menagiren! — Für Melancholiker und Wahnsinnige gebrauchen wir laue Bäder, keine warmen, letztere am wenigsten da, wo das Blutsystem sehr beweglich ist; ein zu warmes Bad bringt zu grossen Turgor des ganzen Körpers hervor, expandirt das Blut zu sehr, treibt es stärker zum Kopf und Patient ist nach dem Bade wahnsinniger als früher; also halten laue Bäder in allem den Vorzug. — Das ganz kalte Bad möchte wohl nur in jenen Fällen dienen, wo der Wahnsinnige eine innere furchtbare Hitze hat, und wo nicht blos das Gehirn, selbst Nerven und sogar das Arteriensystem eine entzündliche Reizung leiden und dergleichen mag nicht so ganz selten seyn — S. V. 25, — aber recht oft verkannt werden; hier möchten eiskalte Bäder, rasch angewandt, am meisten nützen können. Man lese hier die Angaben von Proreymond, über die Wirkung der kalten Bäder in der Hirnwuth — Sammlung auserl. Abhandl. St. 3. S. 88 bis 89. Leipzig 1774. Wenn Wahnsinnige das Wasser suchen, so suchen sie es, ihre Hitze dadurch zu lindern und wenn Melancholiker den Trieb zeigen, sich ins Wasser zu stürzen, so geschieht das aus Angst, aus Furcht vor den Qualen ihrer Angst und theils in Zeiten, wo sich Wahnsinnsexaltation einstellt und die Melancholie weicht — hier gilt Aufsicht oder es folgt Selbstmord. — Im Sommer benutzt man Flussbäder oder doch fliessende Wässer, Bäche. —

d) Halbbäder.

Die Halbbäder sind ein treffliches Mittel und wir werden in den meisten Fällen mit ganzen und halben Bädern ausreichen. Man benützt die Halbbäder zuerst als blosse Fussbäder, um vom Kopf abzuleiten, allein sie nützen selten etwas; besser setzt man den Kranken bis an die Hüften, lieber bis über den Bauch in eine Badewanne, so dass die Brust und obern Theile frei bleiben. Das Wasser muss so warm seyn, als nöthig ist, um in den mit Wasser bedeckten Theilen einen ziemlich vermehrten Turgor hervorzubringen, und man muss den Kranken bereden, Hände und Arme auch in das laue Wasser zu stecken. Man hängt um den Hals des Kranken einen Mantel von Wachsleinwand, der zugleich die Badewanne bedeckt. Nun giesst man auf den Kopf des Kranken langsam kaltes Wasser, legt auf denselben kalte, nasse Tücher und macht so den Kopf möglichst kalt. — Auf solche Weise gelingt es oft, hartnäckigen Drang des Bluts zum Kopf zu mindern, heftige Hirnaufregungen zu beschwichtigen und die Circulation zu reguliren; es ist natürlich, dass wir kein anderes Hülfsmittel hierbei versäumen, aber ein solches Verfahren nützt schon oft dadurch, dass wir vor Uebermaass im Gebrauch von Aderlass, Blutegel, Digitalis u. s. w. bewahrt werden.

Wir continuiren häufig den Gebrauch der kalten Kopfumschläge nach dem Bade; diese kalten Kopfumschläge kühlen den Kopf, mildern den Blutdrang und dienen desto mehr, je deutlicher die Reizungen in Entzündungen im Innern des Schädels übergehen. —

Dass man die schlaffe Haut der Melancholiker im lauen Bade reibe, dass man hier aromatische Species, wohlriechende Seifen u. s. w. anwendet, brauche ich nicht zu wiederholen, indem das Nöthige gesagt ist und es hier im Uebrigen der speciellen Vorschriften auch nicht weiter bedarf. —

5) Unterbindung der Carotiden.

Ich habe diese Operation als ein Heilmittel in Vorschlag gebracht, aber dasselbe der Prüfung erfahrener Aerzte, wie Rust, v. Gräfe, Horn, Walther u. s. w. unterworfen, indem ich mein Urtheil für unzureichend halte, weil mir Erfahrungen fehlen und blosse Theorie hilft nicht. —

Eine Unterbindung einer oder beider Carotiden — S. V. 26 — würde sich in chronischen Zuständen von Hirnexaltation, im Wahnsinn also, dann nützlich erweisen müssen, wenn die Blutgefässe des Kopfs dauernd erweitert sind und es auf keine Weise gelingen will, den Zustand des Kranken zu beschwichtigen. Eine Unterbindung der Carotiden würde natürlich den Drang des Bluts zum Kopf durchaus vermindern, während durch die stattfindende Erweiterung der Kopfgefässe die Verbindung der Zweige von *Carotis cerebralis* und Vertebral-Arterie sosehr erleichtert ist, dass das fortan nur durch die Vertebralen zum Kopf strömende Blut die Blutgefässe alle — hinreichend versehen würde, aber doch nur so mässig, dass Patient fortan von seiner Exaltation gebessert bliebe. Kann inzwischen practische Erfahrung nur das gute Facit auf solche Rechnung geben, so wollen wir diese theoretische Ansicht weiter besprechen und diese Excursion wird man mir schon zu Gnte halten! —

Gelungene Unterbindungen der Carotiden bei Thieren können nur bedingten Werth haben; wir müssen zusehen, welche Resultate diese Operation bei Menschen hatte. Diese Operation ist bei Menschen schon oft gemacht — S. V. 26; — in Deutschland haben von Gräfe und von Walther sie zuerst angestellt. Ich habe l. c. mehrere Fälle adcitirt, in denen man die Carotiden unterband; in dem einen geschah es mit Glück wegen einer Geschwulst am Kopf; in einem zweiten Falle war der Ausgang nicht glücklich; der dritte Fall ist ein gelungener; der vierte Fall gleichfalls; im fünften Falle fand auch ein Gelingen statt — genug, man muss aus einer Summe von Erfahrungen abstrahiren, ob die Operation zulässig ist und es scheint, als wäre das der Fall. — Folgende Grundsätze möchten in Bezug auf diese Curmethode geltend seyn:

Man macht sie in der Absicht, eine chronische, durchaus sonst nicht mehr heilbare Erweiterung der Kopfblutgefässe zu mindern oder zu heilen, indem man eine oder zwei Kopfschlagadern unwegsam macht.

Wir berücksichtigen:

1) Es ist durch mehrere Thatsachen erwiesen, dass man eine oder beide Carotiden unterbinden kann, ohne dass deshalb nothwendig der Tod folgt.

2) Sollen beide Carotiden unterbunden werden, so macht man die zweite Operation erst einige Zeit nach der ersten, damit unterdessen die Circulation im Kopf sich die neueren Wege besser bahne.

3) Durch allgemeine und locale Blutentziehungen vor der Operation wäre Plethora zu mindern.

4) Nach der Operation sich einstellende Kopfsymptome z. B. entzündliche, muss man strenge beachten.

5) Die Operation scheint nur für jüngere und kräftige Subjecte zu passen; sie passt nur bei arteriellen Subjecten.
6) Bei dyscrasischen alten und venösen Subjecten passt sie nicht.
7) Ist das Hirn erweicht oder sonst bedeutend entartet, so kann von einer solchen Curmethode auch nicht die Rede seyn.
8) Man würde eine solche Operation nur machen dürfen,
   a) wenn auf keine gelindere Weise dem anhaltenden arteriellen Blutdrange zum Kopf ein Ende zu machen wäre; man also
   b) überzeugt ist, nur durch die Operation die Blutgefässerweiterung im Schädel heilen zu können.
   c) Hat Patient noch Zeiten von Besinnung, so hat man seine Einwilligung dann zu fragen.
9) Man muss auch nach der Operation jede Ursache entfernen, welche den Drang des Bluts zum Kopf fördert und erneuert; lägen solche Ursachen ausser den Grenzen der Kunst, so würde das übel seyn, aber die Operation nicht ganz contraindiciren. — Anlage zum Schlagfluss würde der Operation nicht entgegenstehen; genug — es ist hier nur eine Anregung gegeben, nur eine Idee, über deren Werth man entscheiden wird, und die ich lieber verworfen sähe, als dass sie die Ursache würde, wodurch auch nur ein Mensch zu Schaden käme und ein solcher Wunsch ist hier um so gerechter, weil es leider nur zu wahr ist, dass in keinem Zweig der Arzneikunde die Therapie motivloser ausgeübt wird, als eben in der Psychiatrie, die ja noch heute selbst von Aerzten genommen wird, als gehöre sie in das unermessliche Gebiet des blos speculativen Wissens, da sie doch gerade umgekehrt eine, aber schwierige, Erfahrungswissenschaft allein sein kann. —

6) Füttern von Geisteskranken.

Manche Kranke wollen nicht essen noch trinken; man füttert sie, was leicht ist, wenn sie es zugeben. Weigern sie sich, so muss man oft Zwang anwenden und dann füttert man durch den Mund oder durch die Nase, indem man durch letztere eine elastische Röhre einbringt, die durch den

Schlund bis in den Magen reicht und durch die man Suppen eingiesst, indem an dem oberen Ende ein Trichter befestigt ist.

Die Ursachen, weshalb manche Geisteskranke nichts zu sich nehmen wollen, sind sehr verschieden und wenn man sich die Mühe giebt, diese Ursachen zu finden, so hat es mit dem Verhungern oder dem Verdursten eben nicht grosse Noth. Untersuchen wir diese Ursachen:

1) Melancholische und auch blödsinnige Personen wollen nicht essen, blos aus Eigensinn oder es schmeckt ihnen das Gereichte nicht; man lasse das Essen nur stehen, man gebe etwas Besseres oder gebe den Kranken nur Gelegenheit, dass sie sich heimlich etwas zu Gute thun können, und sie thun es, wo man den Schein annimmt, als merke man nichts; ich habe eine Kranke gekannt, die ganz zufrieden war, wenn man ihr heimliches Essen übersah, denn diese Person schien in ihrer fingirten Enthaltsamkeit von Speisen etwas Heiliges, Erhabenes zu finden — genug, sie ass heimlich und erregte den ärgsten Scandal, wenn man sie füttern wollte.

2) Manche Menschen essen wenig, nervöse Menschen z. B. und so darf man das wenige Essen recht oft ohne Sorgen dulden.

3) Es giebt Fälle, wo Sordes, Blähungen da sind und den Appetit nehmen; es giebt Fälle von chronisch-entzündlicher Reizung der Mucosa im Magen und Darmkanal, wo ebenso wenig, wie oft bei Hämorrhoidalzustand, Hunger stattfindet. Heilt und entfernt man diese und andere Uebelstände, so kommt der Appetit schon zurück, und der früher eine Vergiftung fürchtende Kranke isst tüchtig. —

4) Sehr aufgeregte Wahnsinnige essen oft nicht, weil sie rein verwirrt sind; solche Zustände sind ohne Dauer und der Appetit kehrt dann bald zurück. —

5) Tiefe Melancholiker essen nicht, weil sie überhaupt rein wie sinn- und wesenlos sind; hier muss man füttern.

6) Sehr apathische Blödsinnige essen auch oft nicht, sie denken nicht, sie fühlen ihren Appetit nicht, aber sie essen tüchtig, wenn man sie füttert.

7) Der Blödsinn erreicht endlich eine solche Höhe, dass man auch die Nutrition sinkt, die Functionen erlahmen, so

auch die des Magens und der dem Tode zueilende Patient will nicht essen, weil das Bedürfniss fehlt, aber man labt ihn und nährt ihn gelinde, denn eine Anfüllung des Magens würde sein Ende fördern.

8) Manche essen nicht, weil sie nicht schlingen können, indem der Schlund u. s. w. langsam erlahmt, und hier meidet man natürlich das Füttern, denn es ist nur Quälerei.

Man hat zwei Methoden des Fütterns:

1) Durch die Nase, eine Methode, die man wohl nur selten benutzen darf, indem man auf gelindere Weise schon fertig wird und wenn man auch da, wo Schlund und Magen den Dienst versagen, Speisen in den Magen bringt; was nutzt das? — Das Einbringen der Röhre ist eine fatale Quälerei; ist die Nase enge, der Rachen enge, sind irgendwo Geschwülste, so fehlen die Verletzungen nicht, es folgen oft üble Nasengeschwüre, man ist vor Verletzungen von Schlund und Magen nicht sicher — man meidet also diese Röhren bestens, die in England wahrscheinlich recht nützlich sind, deutschen Kranken aber so ziemlich entbehrlich seyn möchten. —

2) Man füttert durch den Mund und das ist der rechte Weg! — Eine Person, welche die Gunst des Kranken besitzt, wird mit dem Füttern am besten reüssiren; man füttert langsam und mit einem hölzernen Löffel. Thut es Noth, was bei gütiger Behandlung selten ist, den Mund zu öffnen, so wird man einen etwas breiten und dicken Span von weichem Holz gebrauchen, aber kein Eisen, z. B. keine Hausschlüssel, oder man stösst die Zähne aus und verletzt den Mund. Ein Arzt, der gütig ist ohne schlaff zu seyn — es ist unglaublich, welche Macht er auf Geisteskranke ausübt; die Kranken werden nicht selten essen, ohne allen Appetit, er muss es nur wünschen und es bleibt ausgemacht, dass ein Arzt von guter Gemüthsart die erste Arznei ist, welche heilend auf Geisteskranke einwirken wird. —

7) *Lavements.*

Wenn es erwiesen ist, und nur die Unerfahrenheit ist es die hier leugnend eintritt, dass die *Causa proxima* aller Geisteskrankheiten ihren Sitz im Gehirn hat, so ist es auch erwiesen, dass die *Causae remotae* in allen Theilen des Körpers weilen und also auch im Unterleib; ja, die *Causae remotae* weilen so oft, so kräftig und häufig im Bauch, dass man diese entfernten Ursachen sogar mit der *Causa proxima* vermischte und den Bauch fast zum Sitz der Seele machte. Bei Geisteskranken, namentlich bei Melancholikern, ist der Unterleib meist sehr leidend; Unreinigkeiten oder *Sordes primarum viarum*, die *Plethora venosa abdominalis* oder Hämorrhoidalzustand oder *Atra bilis* der Alten, entzündlich gereizter Zustand der Mucosa im Magen und Darmkanal, Erweiterungen des Darmkanals, eine krankhafte Ueberfüllung der Milz mit schwarzem Blut, erweiterte Bauchvenen, Fülle von schwarzem Blute in denselben, gereizter Zustand der Leber und viele andere anomale Zustände des Unterleibs können häufig vorhanden seyn und sind es. — Es ist oft der Fall, dass die Natur kritische Ablagerungen auf den Darmkanal macht, es häufen sich Sordes hier an und endlich ist auch oft gut, wenn wir der Natur behülflich sind, durch Ablagerungen auf den Darmkanal, wohlthätige Entscheidungen zu Wege zu bringen. — In dieser Beziehung sind Lavements oder Klystiere von Wichtigkeit, zu welcher Behandlungsweise wir bei Dr. Kämpf und bei Dr. Nicolai — dessen Recepte und Kurarten B. 5. Jena 1794. S. 1 bis 173, eine genügende Anweisung finden und eine sehr reiche Literatur, auf die ich l. c. hinweisen muss. Nicolai hat S. 113, 115, 116 und 118 vier Fälle von geistiger Alienation mitgetheilt, wo die Genesung durch Lavements erfolgt ist, und wohl gestehe ich, dass nach meiner Ueberzeugung diese Methode das Trefflichste leistet.

Es ist zu bedauern, dass man heute von dieser Methode nur selten Gebrauch macht und die Klystiere meist nur braucht, um ein- oder einigemal Sedes zu Wege zu bringen.

In den gereitzt-entzündlichen Zuständen der Mucosa des Darmkanals, die wir bei Verrückten auch dann recht oft finden, wenn wir Broussai'sche Ansichten zu würdigen wissen, sind Blutegel *ad anum* Anfangs angezeigt, und sie fördern oft Sedes, wenn die heftigsten Purgantia z. B. Crotonöl durch gesteigerte Reizung des Darmkanals selbst die *Obstructio alvina* förderten. — Sind Blutegel hinreichend applicirt, so verordnet man täglich 2 bis 3 einfache Klystiere und nun erfolgen reichliche Stuhlausleerungen von harten, schwarzen

Unreinigkeiten, die sich endlich als schleimigte Ausleerungen zeigen, welche oft mit Blut vermischt sind. Waren Congestionen zum Kopf da, so nehmen sie jetzt oft ein Ende; die *Plethora venosa abdominalis* wird in anderen Fällen beendigt und der gleiche, consensuelle Zustand im Kopf mindert gleichfalls. Die bei Nicolai l. c. angegebenen Kräuter-, Essig- und anderen Klystiere sind in der That in gar vielen chronischen Zuständen vortrefflich und es ist offenbar ein fataler Nachklang des Brownianismus, wenn man jetzt nur noch selten von dieser zwar langsam, aber sicher und unschädlich wirkenden Heilmethode einen nur zu sparsamen Gebrauch macht, da doch die Aerzte einer frühern Zeit durch solche und andere gelinde Heilversuche, in chronischen Krankheiten oft die glücklichsten Resultate erzielten.

8) *Moxa*.

Die Moxa und das diesem kräftigen Mittel verwandte Glüheisen sind in den Geisteskrankheiten als zu heftig eingreifend nicht nur nicht brauchbar, weil sie nichts nützen, sondern weil sie auch schaden; ich habe Blödsinnige hinreichend gesehen, bei denen jene verwerflichen Mittel angewandt sind. In Krankheiten, die sich meist langsam herausbilden, müssen heftige Mittel immer schaden. Esquirol verwirft die Moxa und will sie nur da gebrauchen, wo Zeichen der Lähmung eintreten. Unter allen Aerzten hat Dr. Larrey die Moxa, in Rücksicht auf Geisteskrankheiten, am besten gewürdigt; die Moxa, sagt Larrey, bringt eine tiefe Entzündung und folgende starke Eiterung zuweilen hervor; die meisten Schriftsteller, sagt er weiter, geben an, dass man die Moxa auf alle Theile des menschlichen Körpers setzen könne, aber, was uns hier zunächst nur angeht, so hat man davon die ganze Oberfläche des Schädels, welche blos mit Haut bedeckt ist, auszunehmen, indem hier die Moxa und noch mehr das *Cauterium actuale* wegen der grossen Nähe der Hirnhäute, traurige Zufälle veranlassen können. Aus 2 Beobachtungen des Dr. de Haen wird die Gefahr einer Anwendung der Moxa auf den Kopf schon erwiesen und in B. 2. der *Oeuvres posthumes* von Pouteau wird S. 44. gesagt, dass auf solche Weise der Tod des berühmten Baudelocque wahrscheinlich befördert wurde. — Larrey bezeichnet auf einer Tafel die Applicationsstellen der Moxa, wo der Schädel und selbst das Rückgrad nicht bezeichnet sind, letzteres nur am Halse — Chirurg. Klinik von Larrey, B. 2. S. 316. — Genug, wir brauchen weder hier die Moxa, noch das Glüheisen und folgen nicht dem Beispiele der Empfehler solcher Mittel, deren Gründe auch nicht im Mindesten solche sind, dass sie sich das Zutrauen eines Arztes erwerben können. Es stehen das Glüheisen und die Moxa mit dem Sonnenstich fast in einer Reihe. —

9) Schröpfen.

Man verordnet das Schröpfen, um topische Blutausleerungen zu Wege zu bringen und namentlich da, wo man durch den Reiz, den das Schröpfen in der Haut erregt, auf letztere belebend einwirken will. — Durch die Application von einem Dutzend blutiger Schröpfköpfe auf den abgeschorenen Schädel kann man sehr rasch und kräftig das Blut aus dem Kopf ausleeren, aber das wird natürlich nur nützlich seyn, wenn man zugleich die Ursachen entfernte, welche den Andrang einer vermehrten Blutmenge zum Kopf bewirken und zuvor Plethora minderte. Wenn man die letzteren Rücksichten unbeachtet lässt, so ist die durch Schröpfköpfe entleerte Blutmenge oft ungeheuer stark; in einem Falle beobachtete ich, dass während des enormen Blutens der Kopf heiss wurde, die Carotiden stets kräftiger überwiegend wurden und der Erfolg kein guter war. Wo man Aderlass und Blutegel zur rechten Zeit anwendet, wird in Wahnsinnsfällen der Gebrauch von Schröpfköpfen auf den Kopf kaum dienlich seyn; bei Melancholikern nachdem entsprechend auf den Bauch eingewirkt ist, möchten Schröpfköpfe auf den Schädel bei starker venöser Blutfülle des Kopfs eher nützlich seyn können. —

10) Einreibung der Autenrieth'schen Salbe in den Schädel bis zur Pockenbildung.

Ich habe die Anzeigen zur Anwendung dieses Mittels und die Art des Verfahrens bereits Cap. 18., No. 5 u. s. w. angegeben; Cap. 19. unter *Flores Arnicae, Baccae Juniperi, Tartarus stibiatus*, Blasenpflaster und Sturzbäder u. s. w. war so hinreichend die Rede von dieser Methode, dass eine erneute Exposition überflüssig wäre. Wir wollen nur noch die folgenden Bemerkungen aussprechen:

Amelung sagt in Hufeland's Journal St. 9. 1829. S. 60 uff., dass wenn die Verrücktheit chronisch wird und alle fieberhaften Symptome schwinden, wenn das Uebel sich durch materielle Aenderungen des Gehirns und seiner Häute organisch fixirt hat, so habe man von der Einreibung der Brechweinsteinsalbe in den Schädel noch Vieles zu erwarten. Im Octoberheft desselben Journals 1828 hat Dr. Oegg das Glüheisen sehr gelobt, aber Amelung zeigt aus Gründen, dass die Brechweinsteinsalbe den Vorzug verdiene, das Glüheisen nur schade. So ist der Sonnenstich eine Ursache des Wahnsinns, und — man wagt es, auf den Scheitel den stärksten Hitzegrad anzuwenden!! — wahrlich, es ist unbegreiflich, auf welche Irrwege die blosse Theorie führt und ohne dass man es einsieht! — Wie schon bemerkt ist, muss man in manchen Fällen die Wirkung des Autenrieth'schen Mittels durch innere Arzneien unterstützen. Ich gebe hier nach Amelung l. c. die folgenden weiteren Andeutungen; die Resorption und Aufnahme des Brechweinsteins in die Säftemasse und seine Einwirkung auf den Gesammt-Organismus kommt hier noch in Betracht, wie dies der nach Anwendung der Brechweinsteinsalbe erregte fieberhafte Zustand und die Vermehrung der Secretionen beweisen, welche einer wahren Krise ähnlich, gewiss höchst wichtig sind und diesem Mittel einen bedeutenden Einfluss zu Wege bringen. Während der Einwirkung der Salbe findet man die Zunge oft dick belegt, den Appetit sehr vermindert, um die durch das Mittel erhöhte innere Aufsaugung und vermehrte Secretionsthätigkeit zu unterstützen, dienen wohl kleine und wiederholte Gaben von Calomel und Squilla u. s. w. Ich glaube im Verlaufe dieser Schrift so ziemlich Alles gesagt zu haben, was auf das in Rede stehende Mittel nur Bezug hat; man wird hoffentlich nichts von Bedeutung vermissen.

11) Behandlung äusserer Verletzungen, von Brüchen u. s. w.

Bei oberflächlichen Wunden und Excoriationen der Haut, durch Stossen, Prügel, Fallen u. s. w. habe ich gefunden, dass eine Salbe aus R. *Ung. Basilic.* ℥i *Cerati Saturni* ʒii —

nicht rasch, aber desto sicherer die wunden Stellen heilt und austrocknet; je schlaffer die Haut und Muskeln des Kranken sind, jemehr eilt man, kleine Verletzungen zu entfernen, die einmal gross geworden, oft nicht wieder heilen wollen. Wenn Geisteskranke bereits cachectisch wurden, bei hohem Grade von Blödsinn, wo die Vegetation tief daniedersank, da ist es schlimm, wenn solche Menschen sich wund liegen oder verletzen und gerade bei solchen, wo überdem Blausäure, auch noch so verdünnt, und Narcotica reichlich gereicht sind, da wird der Decubitus oft so enorm und scheusslich, dass ein arges Krebsgeschwür kaum damit zu vergleichen ist, ja, es ist hier Verwandtes vorhanden. — Was man auch innerlich geben mag — Wein, China u. s. w. und äusserlich anwendet, alles ist umsonst, denn das Zerfliessen der festen Theile ist nicht weiter zu hemmen. Man kann nur Kränze und Kissen brauchen, Druck zu mindern; es ist ein Glück, dass solche paralysirte Menschen ihre Leiden in der Regel nicht zu heftig empfinden; auch hier ist die *Alma mater* reich an Erbarmen; sie nimmt das Gefühl, wo das Maass des Unglücks zu gross wird. — Freiwillig entstandene Abscesse bei Wahnsinnigen und Blutgeschwüre bei Melancholikern sind Krisen, die wir sorgfältig beachten; Umschläge von *Species aromat. Ph. Boruss.* sind hier sehr trefflich. — Man muss namentlich bei blödsinnigen Kranken immer nachsehen, ob sich nicht Geschwüre u. s. w. einfinden, indem sie oft selbst nichts aussagen, und so giebt es Fälle, wo ein solcher Kranker die Schmerzen kaum fühlt, welche ein Panaritium doch erregt; passt man nicht gehörig auf, so muss der Finger amputirt werden. Fussgeschwüre heilen bei tiefen Blödsinnigen schlecht und sie werden oft sehr bedeutend, wenn der stumpfe Kranke nicht auf das sorgfältigste beachtet wird. Wenn wilde Wahnsinnige aus Fenstern, von Mauern u. s. w. herabspringen, so erfolgen Knochenbrüche z. B. am Arm oder Bein u. s. w. Die chirurgische Behandlung ist die gewöhnliche, allein es ist schwierig, ein meist so unruhiges Subject in einer ruhigen Lage zu erhalten und dann ist es auch schlimm, dass wegen der arteriellen Präponderanz, eine grosse Neigung zu heftigen Entzündungen und späteren Suppurationen vorhanden ist. Dass Patient ruhig werde, dass man Entzündung und Eiterung der fracturirten Theile abhalte, giebt es nur ein Mittel: Blutentleerungen und zwar allgemeine, nie örtliche durch Blutegel; man muss hier oft mehr kühlend einwirken, als für eine gute Conservation und Herstellung des normalen Hirnlebens passend ist, aber der Drang eines gegenwärtigen heftigen Leidens verbietet oft die Rücksichten auf Zustände, welche für den Augenblick entfernter liegen. — Bei tiefen Melancholikern habe ich keine Fracturen beobachtet; unbedingt wird man hier mehr reizend verfahren müssen. — Wenn Verrückte sehr stark und angestrengt arbeiten müssen, so entstehen zuweilen Hernien, meist Leistenbrüche, oder es ist der Fall, dass vorhandene Leistenbrüche oder andere Brüche sich sehr verschlimmern, weshalb man sorgfältig aufpassen und für gute Bruchbandagen sorgen muss. Es ist merkwürdig, dass je tiefer das Hirnleben im Blödsinn herabgesetzt ist, sich die Einklemmungen von Brüchen desto seltener einfinden — indess, Vorsicht bleibt sehr rathsam. Leistenbrüche u. s. w. wirken, wenn Bandagen versäumt werden, auf Magen und Nerven des Unterleibs sehr nachtheilig ein, weshalb dann melancholische Personen sich auch um desto verstimmter und leidender zeigen, so dass gute Bruchbänder hier wahre Heilmittel sind. Ueberhaupt ist eine Untersuchung von Geisteskranken oft nöthig, um äussere Schäden zu entdecken und üble Folgen zu verhüten. Bei Entzündungen der Ohren bei Wahnsinnigen braucht man Blutegel und aromatische Umschläge — S. V. No. 13. —

12) Ueber die Beschaffenheit der Luft in den Zimmern.

Wahnsinnige, deren Arterienleben und Haut- und Lungenathmung oft so gesteigert sind, bedürfen nicht der stets erneuten Luft, daher es nicht schadet, wenn die Luft eines Zimmers durch den Aufenthalt mehrerer Menschen an Reinheit verloren; im Frühjahr und Sommer wohnen solche Kranke am besten nach Osten und Norden, weshalb Gebäude mit vier Flügel, in deren Mitte ein Hof ist, besser zu Anstalten sich eignen, als lange, schmale, moderne Häuser, welche kaum einen Unterschied in der Zimmerwahl gestatten und meist gar nicht. In der heissen Jahreszeit wohnen Wahnsinnige selbst dann in gewölbten Zimmern nach Norden oder Osten besonders

ders so lange gut, als eine electrische Spannung der Atmosphäre vorhanden ist. Melancholiker bedürfen der oft erneuten, reinen, frischen Luft entschieden und sie wohnen am besten nach Süden, in hohen, sonnigen und geräumigen Zimmern. Es wäre nicht unwahrscheinlich, dass man durch Entwicklung von Lebensluft in dem Zimmer eines Melancholicus sehr mit Vortheil auf dessen Athmung und Blutsystem einwirken würde; es fragt sich, ob wir durch aromatische Substanzen nicht nützen könnten, durch Arzneien in Dampfgestalt und so z. B. im Wahnsinn durch narcotische Dämpfe, welche nicht so nachtheilig einfliessen würden, als Narcotica in Substanz. — Bei krampfhaften Asthma lässt man *Hba. Hyoscyami* rauchen — es beruhigt, mildert und so gälte es, die Probe zu machen, inwieweit man hier mit Vortheil auf die Nerven einwirken könnte. Indem ich hier von Versuchen spreche, die erst zu machen sind, habe ich

13) Ueber Einreibungen von Arzneistoffen in die Haut —

auch keine Thatsachen zu geben, sondern nur zu erinnern, dass so manche Arzneien der Individualität der Geisteskranken leicht nachtheilig werden z. B. Narcotica, weshalb eine äussere Application zu erproben wäre.

C. Diät und Regimen.

Diät und Regimen sind für Geisteskranke so bedeutend, dass ihre Nichtbeachtung jede andere und die beste Hülfe vereitelt, daher sie in der *Materia medica* abgehandelt werden müssen. —

1) Speisen und Getränke.

In den ersten Stadien, namentlich in Zeiten der ausgebildeten Krankheit müssen die Speisen und Getränke, welche man Wahnsinnigen reicht, nicht reizend erhitzend seyn, sondern mehr kühlend. Man meidet alles, was bläht; was den Stuhlgang verhält, während das Entgegengesetzte mehr zusagt. Weil Wahnsinnige so häufig keinen Durst zeigen, wenig trinken, so reicht man gerne Suppen, aber diese dürfen um so weniger nahrhaft seyn, jemehr bei Patienten eine Neigung zu Sanguification und Samenbildung vorhanden ist. Geht der Zustand in die Genesung über, so reicht man dem Genesenden die Speisen wieder mehr und mehr so, als er es in gesunden Tagen gewohnt war, man erlaubt wieder eine mehr nährende und reizende Diät und lässt wieder Kaffee, Wein oder Bier geniessen, insofern keine grosse Neigung zu Blut- und Samenbereitung es hindern, sowie Personen, die sich körperlich nicht angestrengt beschäftigen, schon deshalb eine magere Diät nicht zu bald aufgeben. Suppen, abgekochte und nicht blähende Gemüse, Kartoffeln, gestoftes Obst oder Compot passen in den Zeiten der Aufregung, Fleisch weniger — dies erlaubt man später. Melancholikern reicht man in der Regel kräftigere Speisen, als Wahnsinnigen; Salz, Senf, selbst zuweilen Pfeffer, entzieht man ihnen nicht bei Fleischspeisen, weil solche einheimische und gelinde Gewürze dem unthätigen Magen zusagen und wenn man hier überhaupt sehr darauf zu achten hat, dass Magen und Darmkanal rein seyen, so meidet man das, was den Stuhl verhält und reicht gerne solche Speisen, die ihn fördern. — Wenn man in Zuständen des ausgebildeten Wahnsinns fette Speisen, selbst mit Butter bereitete, als zu nahrhafte meidet, so meidet man fettes Essen auch beim Melancholicus, weil der Magen schwer verdaut und man Sodebrennen, Uebligkeit und Sordes dadurch erregt; es ist aber ausgemacht, dass wenn der Melancholicus sich den Magen auch nur leise verdirbt, sein übler Zustand sogleich zunimmt und wenn auch beim Wahnsinnigen, namentlich in Zeiten steigender Besserung, der Magen leidet, so verschlimmert sich alsbald der Zustand und das Gehirn wird von Neuem afficirt.

In Absicht der Speisen bedarf es keiner besonderen Angaben, da man sich hier nach der Landessitte am besten richtet, weil das Gebräuchliche meist zusagt. Mehlspeisen, Kuchen und Backwerk sind im Allgemeinen als unverdaulich zu meiden und deshalb nur ausnahmsweise zu geben.

Wenn ein Blödsinniger gesund ist, so bedarf es für ihn hier keiner weitern Vorschriften; ist er leidend, cachectisch u. s. w., so wird man danach seine Diät zu reguliren haben.

In Ländern, wo es vorherrschend die Sitte ist, zu Abend Salat zu essen, mit oder ohne Kartoffeln und angemengt mit

Butter- und Essig-Sauce oder mit Baumöl und Essig, da reiche man solche Speise häufig, sie erfrischt, bläht nicht sehr, führt ab und wird gerne genossen, was ich in Anstalten gesehen habe. Von Salat-Freunden hörte ich behaupten, dass sie nach Salatgenuss stets am besten schlafen; solche Angabe mag immer richtig seyn.

Trinken Wahnsinnige in der acuten Periode ihres Zustandes nur Wasser, so versagt man nach Umständen dem Melancholiker den Wein nicht, weissen, seltener rothen; das bekommt oft gut, belebt den Magen und macht Appetit. —

2) Hunger-Kuren.

Man hat, wenigstens in früherer Zeit, durch Hunger-Kuren sogar die Tobsucht, d. h. den Wahnsinn, wenn er auf der *Acme morbi* ist, heilen wollen, und das ist ebenso nachtheilig als grausam; Pinel hat uns gesagt, dass Hunger einst selbst Reconvalescenten rasend machte.

Das Schädliche der Hungerkur im Wahnsinn ist einleuchtend; der Magen dazu bestimmt, Speisen aufzunehmen und diese zu verdauen, verwendet zu solcher Thätigkeit einen gewissen Antheil an Lebenskraft, dessen Consumption eben durch den Act der Verdauung nöthig ist, wenn die Gesundheit bestehen soll. Entzieht man dem Magen die Speisen zu stark und lange, so wird die ohnehin krankhaft gesteigerte Thätigkeit des Gehirns beim Wahnsinnigen gleich gesteigert und während der Magen angegriffen, leidend, selbst bis zum Entzündlichen gereizt wird, erscheint hier eine neue Ursache des vermehrten arteriellen Blutdrangs zum Kopf und — wirkliche Hungerkuren sind mithin gar nicht brauchbar.

Ein anderes ist es, dem lebhaften Appetit nicht genügen wollen, die Portionen beschränken! — wir thun das

1) beim Wahnsinn, wenn wir sehen, dass nur durch eine beschränkte Diät die Plethora, die Samenbereitung und überhaupt die zu reichliche Säftebereitung zu mindern ist; indem wir auf solche Weise die Quelle zu stopfen suchen, denn Aderlass und andere Mittel sind hier theils nicht hinreichend und theils gefährlich in zu öfteren Repetitionen.

Nun gilt es aber, dass wir dem Wahnsinnigen nicht dadurch seine Diät beschränken, indem wir gar zu kleine Portionen reichen, das ist nicht gut; wenn der Magen des Kranken zu leer bleibt, so wird derselbe krank, es folgen die ebengenannten Erscheinungen oder Patient wird in einen Zustand von Hinfälligkeit gerathen, der auf Hirn und Nerven zerrüttend einwirkt; wir müssen anders verfahren: der oft sosehr hungrige Kranke muss Portionen erhalten, welche den Magen gehörig anfüllen, ihn thätig erhalten, aber die Speisen sollen mager seyn, daher reicht man abgekochtes, mageres Gemüse, Kartoffeln in Wasser abgekocht, mit etwas Butter dazu und gehörige Portionen Weissbrod, Patient trinkt Wasser, er muss reichlich Sedes haben und möglichst in Ruhe leben, nichts arbeiten, denn eben Arbeit macht Hunger.

2) Bei Melancholikern hat man um só seltener an Beschränkung der Diät zu denken, je bedeutender der Zustand ist; in den gelinderen Graden von Melancholie wird man indess da, wo der Magen leidend und unrein ist, theils leichte, magere Speisen geben und selbst kleine Portionen, ja — es werden sich Fälle finden, wo man zu Gunsten des Magens ein- oder einigemal sogar fasten lässt, —

3) Haben Wahnsinn und Melancholie ihre Stadien durchgemacht, wurde Patient mehr oder minder blödsinnig, so gilt es, den Zustand des Kranken, besonders den seines Magens nie ausser Acht zu lassen und danach wird man denn die Grösse und die Kleinheit der Portionen und die Qualität der Speisen ordnen. Endlich fragt es sich

4) ob wir ein Fasten, ein Vermindern der Portionen oder das Versagen einer Lieblingsspeise, namentlich in Anstalten, nicht als ein Correctionsmittel anwenden können? — Verwerfe ich natürlich ein Strafen, ein Züchtigen von Geisteskranken, so leugne ich nicht, dass Unarten, Eigensinn, selbst Böswilligkeit sich bemerkbar machen. Ein beliebter Arzt, ein Freund seiner Kranken; ein Arzt, der in Liebe zu leiten vermag und das Talent besitzt, seinen Willen, berechnet auf das Wohl der Kranken, so durchzusetzen, dass Güte die Herrschaft freundlich macht, der ist mit Strafmandaten nicht belästigt und wohl mag es da in einzelnen Fällen gestattet seyn, ein Fasten als Strafe im Nothfall zu verordnen.

Man kann blödsinnige Personen sehr lange fasten lassen, sie magern ab, werden bleich, gelb u. s. w. und sie klagen nicht, aber ihr Zustand wird schlimmer und es ist eine Unwahrheit, wenn gesagt ist, dass solche Menschen den Hunger lange Zeit ohne Nachtheil ertragen können; was wahr ist, ist dies: sie klagen nicht, weil ihnen der Verstand fehlt und sie reiben sich zeitig auf. —

3) Bekleidung der Kranken und Bedekkung derselben.

Man richtet sich nach den Hauptformen der Verrücktheit.

1) Wahnsinnige. In den Zuständen der Aufregung darf die Bekleidung leicht seyn, die Kranken fühlen sich heiss und man hält sie im Zimmer. Sind die Extremitäten kalt, so sorgt man für Wärme, während oft der heisse Kopf mit kalten Umschlägen bedeckt ist. Ist der Zustand des Kranken gelinde, ist er Reconvalescent, geht er in's Freie, so ist die Bekleidung stets von Tuch; von Sommerkleidung kann in unserem Klima nicht die Rede seyn, weil der Witterungswechsel zu häufig ist.

2) Melancholiker. In allen Formen dieses Zustandes, in den leichteren und höheren Graden, ist die Kleidung von Tuch, stets warm und wir suchen durch eine gleichmässige Kleidung es zu hindern, dass nicht in Folge von Temperaturwechsel das Leben des hier ohnehin so unthätigen Hautorgans noch tiefer leidend werde. Bei Wahnsinnigen und Melancholikern muss man vor allem für gute Fussbekleidung sorgen; hier gilt vor Allem bei Wahnsinnigen die Regel, dass zu Nutzen der Gesundheit der Kopf kalt und der Fuss warm zu halten sey. Wenn man die Kranken recht fleissig in's Freie wandern lässt, wenn die Wege feucht und selbst nass sind, so sorge man für Wechsel der Schuhe oder Stiefel und Strümpfe; Schuhzeug mit dicken Nägeln taugt nicht, theils ist es zu schwer und theils fallen die Nägel aus der Sohle, welche nun ein Sieb wird und das Wasser die Füsse durchnässen lässt — solche Kleinigkeiten hindern oft eine Genesung.

3) Bedeckung der Kranken. Der Schlaf ist nicht blos eine grosse Wohlthat in diesem Leben, ein Stärkungsmittel zur Ausdauer — er ist mehr, er ist eine Krise oft in vielen Krankheiten und so schreitet die Genesung namentlich bei Wahnsinnigen oft desto rascher vorwärts, je tiefer, fester und mithin erquickender der Schlaf ist. Für Gesunde, mehr

noch für Kranke und so auch namentlich für Geisteskranke, sind die Anstalten zum Schlafen, mithin von einer entschiedenen Wichtigkeit. Was die Bettstellen betrifft, so verweise ich auf S. V. 29; wir sprechen hier von einem weniger berührten Gegenstand. —

a) Wahnsinnige mögen auf Matratzen ruhen und mit leichten Decken bedeckt seyn, aber, wird es kalt, sind die Zimmer kühl, so gebe man die hinreichend warme Bedeckung, denn wird Patient in der Nacht kalt, so dringt das Blut zum Kopf; er wird träumen und wird der Blutdrang stärker, so wird er wach, dann laut, wild, er stört seine Umgebung auf und ihm und Anderen ist die Wohlthat versagt, die der feste Schlaf gewährt. Leidet Patient kalte Füsse, so dienen wollene Strümpfe, Wolldecken und Federkissen.

b) Melancholiker schlafen am besten auf Federbetten und unter warmen Decken; man richtet sich nach der Gewohnheit der Kranken und wird finden, dass sie des Nachts, wie am Tage, die Wärme lieben. Solche Patienten schlafen im Winter in erwärmten Zimmern.

c) Blödsinnige bedürfen bei Tage, namentlich bei Nacht, um so mehr der Wärme durch Kleider und Decken, je tiefer sie leidend und geistlos sind.

d) Unreine Kranke, die Urin und Sedes unter sich gehen lassen, schlafen auf Moosmatratzen, die mit Wachsleinwand bedeckt sind; sie verlangen, als meist sehr leidende Menschen, warme Bedeckung oder warme Schlafzimmer. Solche Menschen auf Stroh zu betten oder in Stroh zu stecken, wie Vieh, das ist abscheulich und heute in civilisirten Ländern abgeschafft, weil der vernünftige Mensch in seinem Bruder, welcher den Verstand verlor, sich selbst nicht mehr erniedrigen will. Solche unreine Menschen sind in Anstalten wahrhaft lästig und wer Anstalten kennen lernen will, der mache ja eine Visite daselbst, kurz vor dem Aufstehen der Kranken, und er wird sich überzeugen, dass da, wo man alles für die Kranken thun will, die Kosten schon nicht geringe seyn können und mir dann gerne zugeben, dass man — S. V. 29 — besser thut, das

Geld zum Nutzen der Kranken und nicht für unnütze Pracht und Ostentation zu benutzen.

4) Diätetische Regulirung von Schlaf und Wachen.

Wir sprachen von den Schlafapparaten; in Ansehung der Regulirung von Schlaf und Wachen, haben wir dagegen die folgenden Bemerkungen zu geben, Resultate von Erfahrungen, die gemacht sind, um hier möglichst zu bestimmten Regeln zu gelangen. — In Rücksicht der Regulirung von Schlaf und Wachen bei Geisteskranken haben wir uns abermals an die vorhandene Form der Geisteskrankheit zu halten, indem hier der Wahnsinnige und Melancholische verschieden zu behandeln sind; wir haben oben, wo „über die Beschaffenheit der Luft in den Zimmern" gesprochen ist, gesagt, dass die modernen Plane zu Anstalten nicht gut sind, hier Gebäude in 4 Flügel gebaut besser sind, und — nun müssen wir abermals den neusten Ansichten entgegentreten und sagen, dass strenge Hausordnungen, *les lois rigoureusement executés*, nicht mehr werth sind, als Maschinen zum Strafen; die Hausordnung, die gut ist, giebt nach und weicht den Umständen, die wir zum Heil des Kranken nie versäumen dürfen. In Anstalten mithin existirt keine Hausordnung, welche eine bestimmte Stunde angiebt, wo die Kranken aufstehen sollen; in Anstalten und in der Privatpraxis folgt hier der Arzt den Befehlen der Natur, deren Diener er ist, und nicht er, sondern die Natur hat zu bestimmen, ob ein Geisteskranker früh oder spät zu Bette gehen soll, ob er früh oder spät am Morgen aufstehen soll, und ob es überhaupt gut ist oder nicht, dass ein Kranker lange oder nicht lange Zeit schlafe.

1) Wahnsinn. Im Stadium der Vorboten, dem der Zunahme fehlt der Schlaf nach Maassgabe, wie heftig der Zustand ist oder nicht; in der *Acme morbi* wacht Patient anhaltend, so lange nämlich, als der Zustand von Tobsucht dauert, und wenn es nun der Arzt nicht vermag, die Tobsucht zu entfernen, wenn durch hitzige Arzneimittel, durch Maschiniren und unzarte Behandlung überhaupt, der Zustand extendirt wird, so ist das Wachen auch anhaltend, Patient reibt sich mehr und mehr auf, das Hirn wird stets tiefer ergriffen und ein Ausgang in Blödsinn ist unvermeidlich. Ich

habe, weil ich den Werth des Schlafs hier kenne, deshalb so oft in dieser Schrift den Gegenstand angeregt; hier sprechen wir blos über die Regulirung des Schlafs. Man erweckt Neigung zum Schlaf, man befähigt den Kranken zum schlafen, wenn man seinen Zustand rationell behandelt und beginnt nun Patient zu schlafen, so benutzen wir alle Mittel, den Schlaf zu begünstigen; das Zimmer nach der Himmelsrichtung, welche die Jahreszeit gebietet, z. B. im Sommer, ein nördliches Zimmer; Ruhe und Stille in der Umgebung; in Anstalten muss man das Thürenschlagen und feste Auftreten auf Dielen und Treppen nicht leiden, wo es also nie zu dulden ist, dass die Dienstleute wie Pferde auftreten; das Lager, das Bette, die Bedeckung müssen dem Zustande entsprechend seyn; Patient muss nicht mit leerem Magen zu Bette gehen; es muss etwas zum Trinken, Thee oder Wasser, da seyn, wenn Patient Durst bekommt, es muss kein Nachtlicht in der Nähe fehlen und ein Aufwärter muss zu Hülfsleistungen gleich bereit seyn; man muss nie dulden, dass Patient zu Bette gehe, bevor nicht Sedes da waren. — Gegen Abend hindert man, dass der meist so lebhafte Kranke nicht Gelegenheit zu Unterhaltungen finde, sein Wärter sey einsilbig, stelle sich schläfrig, die unvermeidliche lange Weile und die dem Kranken ausgesprochene Versicherung, dass ein zeitiges zu Bette gehen ihm nützlich sey, wird den Hang zum langen Aufbleiben in der Regel entfernen und in Anstalten hilft hier selbst die einzuführende Gewohnheit des frühen Schlafengehens. Kann und will Patient nicht frühe einschlafen und zu Bette gehen, so muss man nachgeben, das giebt sich am ersten, je nachsichtiger und gütiger man zu seyn weiss und jemehr dem Kranken die Freundschaft seines Arztes werthvoll ist. Am Morgen lässt man den Kranken nach Belieben schlafen, man erlaubt ihm gerne einen Mittagsschlaf und duldet das reichliche Schlafen in der Zeit der Abnahme und in der Reconvalescenz sehr gerne, denn desto besser ruht das Gehirn, desto sicherer ist die Genesung, und man kann sicher seyn, dass von dem Augenblick an, wo die Genesung den Grad erreicht hat, dessen sie fähig ist, der Hang zum Schlafen von selbst ein Ende nimmt.

In einzelnen, nicht häufigen Fällen wird man den Hang

zum schlafen nicht begünstigen, sondern ihn entfernen, indem man heilend einwirkt; man muss, was sich von selbst versteht, die Neigung zum gesunden Schlaf von einer kranken Schlafsucht unterscheiden und das ist meist nicht schwierig, nämlich:

a) ist der Schlaf natürlich, ein Naturbedürfniss, eine Krise, so ist die Temperatur des Kranken gleichmässig vertheilt, der Kopf ist nicht heiss, Puls und Herzschlag sind ruhig und man findet, was wichtig ist, dass die Carotiden die Radialen an Kraft und Fülle nur soviel überwiegen, als dies normal ist, also es harmoniren beide Pulse.

b) Der Schlaf ist unnatürlich, krankhaft, wenn Patient nicht hinreichend oft erwacht, nicht im wachen Zustande munter ist; er hat nicht Hunger noch Durst, es fehlen Sedes hartnäckig, Patient lässt im Wachen den Kopf hängen und ihn im Schlaf seitwärts liegen, die Muskeln werden schlaff, auf dem Kopf und besonders auf der Stirne perlen Schweisstropfen, die Hände schwitzen; die Temperatur ist nicht gleichmässig, die Extremitäten sind kühl, der Kopf ist zu warm, die Pulse und der Herzschlag sind zu kräftig und zu beschleunigt, und die Carotis ist mehr oder minder, oft sehr kräftig überwiegend. Solche Zustände, wo der Schlaf sich als ein bedenklicher Zustand ausweisst, treten meist ein, wenn die *Acme morbi*, die Tobsucht heftig war, falsch behandelt ist, wenn man die bis zur Entzündung der Hirnhäute gesteigerte Hirnreizung nicht gut beachtete; und hier ist es der Fall, dass die serösen Häute wässerichte und lymphatische Exsudationen machen. Diese Ausschwitzungen sammeln sich in den Hirnhöhlen und unter der Arachnoidea; haben sie einen gewissen Grad an Quantität erreicht, so üben sie Druck auf das Gehirn aus und jemehr der Druck zunimmt, jemehr stockt und mindert die Pulsation des Gehirns, Patient wird immer geistloser und stumpfer; hier ist Betäubung und man wird also diese nicht mit gesundem Schlaf verwechseln wollen und können. Meist sind solche Fälle unheilbar; hier gilt das Alte: „*Principiis obsta, sero medicina paratur.*“

2) **Melancholie.** In den verschiedenen Zeiträumen dieser Krankheit ist die Neigung zum Schlaf nicht gross und in den gemischten Zuständen fehlt der Schlaf um so mehr, je bedeutender die arteriellen Exaltationen sind, welche sich einstellen. Das Leben des Melancholikers ist herabgesetzt, er lebt nur leise, nicht mit Aufregung, hier ist also auch kein tiefer Schlaf möglich, der nur da möglich ist, wo dazu das Bedürfniss durch Aufregung und dieser nothwendig folgenden Ermüdung gesetzt ist. Melancholiker schlafen meist leise, träumen, sind halb wachend, der Schlaf erquickt, belebt nicht und es gilt hier, den leidenden Zustand zu heben, damit ein gesunder Schlaf möglich werde. Melancholiker sind träge und von Rechtswegen, denn ihr erlahmtes, deprimirtes Gehirn und ihr unthätiges Nervensystem begünstigen keine Muscular-Actionen; es fehlt ihnen das Gefühl der Behaglichkeit, der Kraft, sie fühlen sich matt und leidend, und sind Beides. Schon die Gefühle der Angst, welche den Patienten belästigen, hindern einen gesunden Schlaf, und wenn man am Morgen einen Melancholiker anschaut, so sieht er nie aus, wie durch Schlaf erquickt, er sieht matt aus, er ist es auch; wenn der Melancholiker kräftige Speisen und Wein genossen hat, so sieht er immer wohler aus, als am Morgen nach dem Aufstehen. Patienten dieser Art, schüchtern, ängstlich, bange, menschenscheu, einsam — würden ohne Umstände meist im Bette verharren, nicht aus Hang zum Schlaf, nur aus Scheu — und das duldet man nicht, man lässt sie zu bestimmten Zeiten zu Bette gehen und aufstehen, und hier ist es der Fall, wo wir möglichst Sorge tragen, dass Bewegungen und körperliche Thätigkeit stattfinden. Wenn bei Kranken dieser Art die organischen Entartungen steigen; wenn ihr Zustand ausser den Grenzen der Kunst liegt, wenn alle Hoffnung einer Genesung verloren ist, erst dann wird es Pflicht, dass wir uns dem Wunsche eines solchen Menschen auch in Hinsicht seines Hanges zum Betteliegen fügen; oft ist dies hier das Letzte, was wir einem solchen Unglücklichen an Güte und Liebe angedeihen lassen können und wir thun das gerne, weil wir nicht tyrannisch verfahren können.

In Bezug auf Diät und Regimen wollen wir noch die folgenden Wahrheiten aussprechen, welche immer gültig sind, mögen wir nun einen Geisteskranken in einer Anstalt oder in der Privat-Praxis ärztlich behandeln.

In Rücksicht auf Diät und Regimen soll der Arzt im Ganzen keine eiserne Strenge zeigen, weil Kranke und deren Wärter nur zu leicht und gerne sich hier Sünden zu Schulden kommen lassen und bleiben diese ohne auffallend nachtheilige Folgen, so hat der Arzt an seinem Ansehen eingebüsst und, was hier so nachtheilig ist, die geistige Oberherrschaft verloren. So deprimirt, so unthätig das Gehirn des Melancholikers ist, er ist in gar vielen Fällen hinreichend gescheit, seine Umgebung taxiren zu können, und der Wahnsinnige, der Exaltirte, nimmt selten Anstand, seinen Witz und oft recht beissenden Spott, auszusprechen und das Eine und Andere hat der Arzt zu meiden; ich habe interessante Erfahrungen gemacht, die ich hier nicht mittheilen kann, weil der Ort unpassend wäre. — Genug, in Ansehung von Diät und Regimen ist man so lange nicht strenge, als die Wünsche des Kranken nicht durchaus schädlich und ihm selbst nachtheilig sind; der Arzt hütet sich, dass er nicht das, was seiner Individualität zusagt, als allgemeine Regel geltend machen will, und er meidet es, seinen Geschmack nicht Anderen als den besten schildern zu wollen oder Andere gar danach zu regeln. In der Privatpraxis macht ein Arzt sich hierdurch blos lächerlich; ein Arzt an Anstalten wird mit solchen Eigenschaften höchst schädlich, weil er die Macht hat, seine Ideen zu realisiren, und gewiss — gerade da, wo ein Mensch kann was er will, gerade da muss er am wenigsten wollen und Güte und Liebe als seine vorherrschenden Eigenschaften herausstellen.

D. Leibliches und geistiges Arbeiten.

Das leibliche und geistige Arbeiten, als Heilmittel in den psychischen Krankheiten betrachtet, ist äusserst verschieden beurtheilt; ohne uns auf Discussionen einzulassen, wollen wir den Gegenstand so darstellen, wie das mit unseren Erfahrungen im Einklag steht. —

Da, wo man Arbeiten als Heilmittel verordnet, wird man auch auf Stand und Bildung in Hinsicht der Wahl körperlicher

Arbeiten zu achten haben, und dies gilt namentlich in Anstalten, wo der Eine spaden, schnaufeln muss, während der Andere Promenaden macht oder sich ruht. Man wird auch zuweilen schiebkarren lassen, aber solche Arbeit besonders nur in der Ebene gestatten, weil eine solche bergan zu sehr angreift und Bruchkranken, sowie überhaupt, nicht zuträglich ist, indem Geisteskranke mehr oder minder Alle an inneren Uebelständen leiden. In der Mittagszeit des Sommers wird nie gearbeitet, kurz nie in heisser Jahreszeit; treten die Anfälle von Wahnsinn oder die Recidive meist im Frühjahr und im Sommer ein, so menagirt man hier das Arbeiten und für Melancholiker achtet man hier den Herbst und verfährt lieber so, wie es reichlich bezeichnet ist. Dem Winde besonders dem Zugwinde an Hügeln, dem Regen setzt man keine Kranken aus, denen man ein Arbeiten verordnet hat, und namentlich dürfen solche Menschen sich nicht der Hitze auf Terassen, zur Seite hoher und die Hitze auffangender und verdoppelnder Mauern, unter Anstrengungen aussetzen oder sie recidiviren oft so rasch, als ob sie ein Sonnenstich betroffen hätte. Ich habe über geistige und körperliche Arbeiten der Verrückten schon oft gesprochen — S. V. 14 und S. V. 29 besonders; — ich wüsste hier nichts Anderes zu sagen und muss daher, weil wir den Gegenstand in dieser *Materia medica* nicht umgehen können, die bereits ausgesprochenen Ansichten wiederholt darlegen, was man um so mehr billigen wird, indem Alles anzuwenden ist, hier den gefährlichen Missbrauch zu verhüten.

Man hat, vielleicht von Frankreich aus, das *Loi d'un travail mécanique rigoureusement exécuté* — dringend als ein nützliches Gesetz in der Behandlung der Geisteskranken empfohlen, was doch absolut unrichtig ist, und indem es mit den unseligen Ansichten eines Brown harmonirt, seine Entstehung solchen Erfahrungen verdankt, die durchaus einseitig sind; man hat gesehen, dass stumpf- und fast blödsinnige Menschen von derbem Körperbau, wie man sie in den flachen, tiefen Landschaften findet z. B. in den Niederlanden u. s. w., und die der zweiten Form angehören und die unbeachtet in Folge arterieller Aufregungen rasch blödsinnig wurden, recht tüchtig wie Lastvieh arbeiten können. Solche Beobachtung hat genügt, man hat nicht geforscht, ob nicht das Antreiben zur Arbeit eben den Blödsinn gefördert — man war zufrieden mit der Kunde, dass der Einzelne genesen ist und so wurde das Arbeiten ein Specificum, dessen Güte wir bestreiten, wenn es gleich richtig, dass diese Kurmethode für den Arzt sehr gemächlich ist; gewiss gemächlich, denn es ist leicht, solche Arznei Hunderten von Kranken zu verordnen und ich tadle das, weil ich keinen Nutzen sehe; in den wenigsten Fällen zeigt sich Arbeit als Heilmittel und in den meisten Fällen nur in soweit, als Arbeit zerstreut, die Zeit vertreibt und dem Kranken das Ennuyiren erspart, was dann allerdings schon Etwas ist, aber nicht genug für uneingeschränktes Beloben.

Wenn Dr. Görgen in Wien, im Geiste der von ihm ausgesprochenen gütigen Gesinnungen, die Kranken nach Bedürfniss, Neigung und Bildung beschäftigt wissen will, so ist es besser, wenn wir auch hier das Schwankende und Unbestimmte möglichst entfernen, dagegen feste und bestimmte Grundsätze aufsuchen, denn das Arbeiten der Kranken ist für sie allein als Arznei zu betrachten; das Arbeiten, wie es auch stattfinden möge, muss in der Reihe der Arzneien verbleiben, welche heilen sollen, indem jeder andere Zweck eine Verletzung der Humanität wäre, auf welche denn doch die unglücklichsten Menschen stets den höchsten Anspruch haben, und den Verrückten betrachte ich als den Unglücklichsten, weil eine Existenz unter Verlust der Vernunft das denkbar höchste Unglück ist; sollte Jemand soweit verirren, dass er irgend ein anderes Unglück für höher achtet, dann ist seine leidenschaftliche Unbesonnenheit der Grenze bereits nahe gerückt, wo es mit dem Verstande zu Ende geht.

Um über das Arbeiten zu bestimmen, sieht man zuerst zu, ob Patient ein primär oder secundär Hirnkranker ist, also ob das arterielle oder venöse Blutleben prävaliren, ob Patient wahnsinnig oder melancholisch ist. Ist das Gehirn durch vermehrten arteriellen Blutdrang anhaltend oder nur zu Zeiten mit Arterienblut erfüllt, gereizt, dem entzündlichen Zustande nahe; sind Herz und Arterien leicht reizbar, sind die Kopfblutgefässe erweitert, drohen sie auch nur Erweiterung, sind Anomalieen in den Hirnhäuten da, sehen wir überhaupt, dass die *Causae remotae* der verschiedensten Art noch obwalten und in eine Concurrenz leicht treten, wo die *Causa proxima* erwacht oder verschlimmert wird, dann verbieten wir alle und jede Arbeit, lassen den Kranken in Ruhe gewähren, isoliren ihn wo es nöthig ist und wirken ärztlich ein, seinen Zustand zu verbessern. Es ist eine Thatsache, dass in den meisten Fällen wo der Wahnsinn ausbricht und schon während des oft verkannten *Stadium prodromorum*, diese Menschen alle Beschäftigungen weigern oder Sachen thun, die ihrer beginnenden Exaltation mehr entsprechend sind, wo man sie sichern muss. Ihr öfterer Hang zum Ruhen ist ein Naturbefehl der das Hirn schützen will, und es wird uns nicht in den Sinn kommen, solche Leute durch eine harte Körperarbeit activ zu machen und durch das Maschiniren: Drehen, durch Strenge und Strafen jene Activität zu erzwingen! — Thun wir dergleichen, was ist die Folge? — Der acute, heftige Zustand bricht desto eher los oder erneuert sich; ist es heisses Wetter, ist die Atmosphäre electrisch gespannt, so wird der schädliche Einfluss noch bedeutender und unbeschreiblich rasch tritt unter den erzwungenen Anstrengungen eine Aenderung im Hirnleben ein, es wird paralysirt und der scheinbar ruhig gewordene und für gebessert genommene Kranke sinkt in Blödsinn, wobei man sich über solche Erfolge schon beruhigte, da man den Blödsinn nicht als Folge betrachtete, sondern als *Morbus sui generis* und wie falsch das ist, haben wir bewiesen.

Wenn man bei dem unter dem Arbeiten in solcher Weise beruhigten Kranken die Pulse fühlt, so ist selbst in grosser Hitze die Pulsfrequenz nicht vermehrt; die Welle in der Carotis, zwar meist langsam, erscheint aber höchst voll und pulsirt das Gehirn selbst nicht frequent, so ist jede einzelne Pulsation desselben kräftig und gross, wie die einzelne Blutwelle und ungestört agirt das Arterienblut als Auflösungsmittel für die Hirnmasse, dieselbe erweicht, wird später zähe — und lasse man nun auch solchen Menschen alle Arzneien in grossen Massen verschlingen, sie restauriren das Gehirn nie mehr und die Intellectualität bleibt verloren. —

Müssen solche arterielle Menschen arbeiten, namentlich im warmen Sommer, der ohnehin als die Zeit des Ausbruchs primärer Hirnaffection verdächtig ist, so steigern sich die Kraft und die Plasticität des Bluts oft enorm, und solches Blut wird desto geeigneter zum Auflösungsmittel der Hirnmasse und Ursache organischer Entartungen, welche meist für immer die Normalität der organischen Hirnfunctionen vernichten. Sehen wir, dass ein mechanisches Arbeiten in jenen Zuständen fast der höchste Grad des „Maschinirens" ist, jenes Gebrauchs von Maschinen, die man fälschlich als psychische Heilmittel ausgegeben hat, dann werden wir das Arbeiten bei dem primären oder arteriellen Hirnkranken, dem Wahnsinnigen, so zu schätzen wissen, als der Werth solchen Verfahrens es fordert und daraus abnehmen, was wir von den anempfohlenen grossen Parks, den Meierhöfen, Oeconomieen und Fabriken als Ingredienzen einer Anstalt, zu halten haben, und es wird uns einleuchten, dass wir dergleichen entbehren können, insofern man es nur benutzen will, in demselben die Panacee „tüchtiges Arbeiten", spenden zu wollen.

Fragen wir nun weiter, ob Wahnsinnige sich auch geistig beschäftigen sollen? — so ist die Antwort leicht.

Das Denken ist eine Action, wobei das Blut zum Kopf gedrängt wird; wer viel, lange, ernstlich und eifrig mit dem Kopfe arbeitet, bekommt zuletzt Kopfschmerzen, und man kennt Fälle, wo nach anhaltenden und angestrengten Kopfarbeiten nicht unbedeutende Zustände von Hirnaufregungen eintraten; und soll man nun solche hirnkranke Menschen studiren lassen? — Sie gar dazu antreiben? — Wahrlich, das wäre mehr als unpassend; Ruhe, dass das Gehirn nicht verletzt werde, gilt hier als das erste Heilmittel, und wenn der Kranke von selbst sich mit Studien beschäftigen will, so kann man das meist schon dulden, denn seine Unruhe hindert Ausdauer und sehen wir, dass er mehr ausdauert als gut ist, so fehlt es uns nicht an Mitteln, um unbemerkt das Schädliche zu entfernen. — Bei dem

Melancholiker, dem Geisteskranken der zweiten Form, wo das Gehirn secundär leidet unter venöser Prävalenz, da wird Folgendes gelten: In Fällen, wo bei Kranken der ersten Form sich nach den ersten gereizten oder mehr oder minder entzündlichen Stadien ein *Stadium melancholicum* einfindet, da erholt sich das Gehirn von den heftigen Actionen die es erlitten, und dass hier die Ruhe durchaus gefórdert werden muss und Arbeit ein Gift ist, wird Jedem einleuchtend seyn. —

Wenn bei Melancholikern das Gehirn primär ergriffen zu werden droht, wenn das schon oft der Fall war; wenn arterielle Aufregungen leicht eintreten, die das Hirn stets tiefer verletzen, so entfernt man das Arbeiten, denn man wird nicht künstlich das sinkende Hirnleben noch tiefer herabsetzen wollen, und wenn man in Ländern, wo die melancholische Form vorherrscht, nicht bemerkt hat, dass auch nur gelinde arterielle Exacerbationen durch grobes Arbeiten gefördert sind und in ihnen der Blödsinn, so bedenke man nur blos, wie selten hier die Heilungen sind und man wird ein Mittel beschränken, das nur sehr bedingt nützlich ist. —

Schauen wir also gut zu, so sehen wir, dass beide Formen der Verrücktheit alles leibliche und geistige Arbeiten nicht besonders begünstigen, denn es mehrt in der Regel die Summe der schädlichen Ursachen und ist nachtheilig; ein ohne alle Rücksicht erzwungenes Arbeiten ist eine Kurmethode, die so weise ist, als wenn man einen Lungenkranken zwingen will, Bravour-Arien zu singen, um ihn damit von der Lungensucht zu heilen. Es versteht sich übrigens von selbst, dass es allerdings Fälle giebt, in welchen man mit Erfolg ein geistiges und leibliches Arbeiten verordnen muss; wir werden ein geistiges und ein leibliches Arbeiten anwenden:

1) In melancholischen Zuständen, wo das Gehirn nicht primär ergriffen ist, damit nicht bedroht ist, Patient also nicht verrückt erscheint, blos einfach melancholisch. —

2) Wenn die Kranken von beiden Formen, Wahnsinnige und Melancholische, in der Besserung fortschreiten und nun, wie das bei der arbeitenden Klasse meist der Fall ist, die Arbeitslust erwacht, da gestattet man ein mässiges Arbeiten — ich sage ein mässiges, nicht starkes, nicht anhaltend, nicht den ganzen Tag, nicht in der Mittagshitze oder es treten Recidive ein. Wenn bei Wahnsinnigen der Blutdrang zum Gehirn auch nur gelinde zu stark stattfindet, sie aber lustig, fast tanzend der Arbeit zulaufen, so wird Ruhe vor Allem zu verordnen seyn.

3) Unterleibskranke, in hohem Grade, fast bis zur Verrücktheit exaltirte, Hypochondristen, die mögen mässig ar-

beiten, so gut wie die einfachen Melancholiker — und solche Personen gerathen auch nicht selten in Anstalten; sowie denn alle diese Angaben sich mehr auf Kranke in Anstalten beziehen, als solche die in der Privatpraxis behandelt werden, indem man hier wohl nicht leicht ein schweres uud hartes Arbeiten verordnen wird, so dass der Missbrauch in Anstalten nur weilt.

4) Man kann alle Jene arbeiten lassen, wo die Krankheit ihren Kreislauf vollendete und eine Krise in den unheilbaren Blödsinn stattfand, aber auch hier bleibt alle Aufsicht nöthig, weil der in Folge von Wahnsinn blödsinnig gewordene Mensch nicht selten zu entzündlichen Hirnaufregungen geneigt bleibt und man sich hüten muss, einen solchen ohnehin traurigen Zustand nicht bis zum höchsten zu verschlimmern. Fungirt das Gehirn eines Blödsinnigen noch hinreichend das organische oder vegetative Leben kräftig zu erhalten, so mag Patient arbeiten, aber man stellt das Arbeiten ein, wenn auch das vegetative Leben mindert und Cachexieen unter organischen Entartungen sich einstellen. Dass man endlich in Anstalten genesene Personen an die Arbeit stellen darf, ist einleuchtend, allein man wird sie doch lieber entlassen wollen, weil man Unzufriedenheit mit dem Aufenthalt, ein drohendes Heimweh u. s. w. verhüten muss und damit drohende Recidive. Da, wo nun Arbeit und körperliche Anstrengungen nicht passen und selbst schädlich sind, kann es an Mitteln zu kleinen Beschäftigungen nicht fehlen; man behandle die Männer nur wie die Weiber, bei denen man, ohne sich um solche Inconsequenz zu mühen, nie ein kräftiges Arbeiten belobte; man lasse die Leute in Gärten und Höfen sich ergehen, man lasse sie gewähren, sie amusiren sich schon, man erlaube es ihnen gerne, dass sie Spiele z. B. Karten u. s. w. sich wählen, manche Tabak rauchen und die Sache macht sich um so mehr, da hier selbst der Müssiggang als ein Amusement und als Arbeit gelten darf. —

In Fällen, wo das Gehirn keineswegs primär ergriffen ist und auch sobald nicht bedroht erscheint, wo es erst nach und nach tiefer in den Kreis der Anomalieen einzudringen droht, wo das Gemeingefühl im Unterleib stets deutlicher hervortretend, das Hirnleben seiner normalen geistigen Alleinherrschaft zu berauben droht, da wird ein mässiges Arbeiten, wie gesagt, sehr wohlthätig einwirken. Die Circulation mehrt sich dadurch, wird normaler, kräftiger, die Arterie tritt mit der Vene in das Gleichgewicht, die Verdauung lebt auf, die Reproduction steigt und drohende Cachexie verschwindet; alle Functionen erhalten neuen Aufschwung, die Ausscheidungen werden natürlich, Trägheit und Schlafsucht weichen und hier ist es, wo bei anderen Heilmitteln das Arbeiten nicht selten einen Ausbruch der verrückten Melancholie hindert, aber es ist unrichtig, wenn solche Beobachtung nur speciell anwendbar, als allgemeine Regel statuirt wurde. Solche arbeitsbedürftige Menschen mögen auch studiren, denken und das wird ihr erlahmtes Hirn beleben und aufmuntern. — Wenn man den Nutzen von Anstrengungen in Bezug auf Geisteskranke übertrieben hat, so liegt die Ursache in dem Umstande, dass die Aerzte sich nicht um eigene Erfahrungen bemühten, sondern gar bei Philosophen Rath holten, obgleich der berühmte Pinel dafür warnte und so sehen wir, dass auch das Beste schädlich werden kann; so sagt Plato, dass „den Leib zu ermüden, damit der Geist Ruhe habe, die Arbeit und Anstrengung als der erste und von Gott ursprünglich bestimmte Zweck“ dastehen, und sprach hier Plato für Gesunde, so mag er Recht haben, aber es ist ein Unglück und ein arger Missgriff, wenn man solche Lehre nun sogar auf leidende und kranke Menschen anwenden wollte, denn Kranke und Leidende sind alle Geisteskranken, und es ist unbegreiflich, wie man das jemals hat leugnen können und was eben so arg ist, dass man solche Wahrheit zwar einsah, aber nun mit den Kranken verfuhr, als ob sie gesund wären und kräftig wie Zug- und wie Lastvieh — eine Meinung, welche der leidige Brown auf die Autorität eines schottischen Bauers recht in Cours brachte.

E. Die psychische Behandlung.

Bei der psychischen Behandlung der Geisteskranken berücksichtigen wir den Kranken

1) nach dem Standpunkt seiner Erziehung, seiner Bildung, seiner Sitten und überhaupt seiner Meinungen; wir

sind als Aerzte hier möglichst nachgiebig, denn wir haben uns um weiter nichts zu bekümmern, als um Genesung der Kranken; was hier dem Geistlichen und dem Juristen gehört, das respectiren wir, unterstützen aber gerne — dagegen verbitten wir uns von Seiten der nichtärztlichen Facultäten alle amtlichen Eingriffe.

2) Wir leiden nicht, dass man Geisteskranke für Sünder und Verbrecher halte; Subjecte der letzten Categorie gehören nicht in unseren Wirkungskreis.

Die psychische Behandlung zerfällt in eine 1) ächte und in eine 2) falsche.

1) Die ächte psychische Kur. Zu ihr gehören:
   a) gütige, liebevolle Behandlung von Seiten des Arztes; er ist der Freund, Rathgeber, Schutz seiner Kranken und indem er durch Freude spenden, sich Allen angenehm macht, wird er so oft strenge seyn, als Strenge zum Wohl des Kranken erforderlich ist.
   b) Einwirkung würdiger Geistlicher, von dem Augenblick an, wo Patient zur Besinnung zurückkehrt.
   c) Die Justizbehörde wacht strenge über das Wohl des Kranken und sichert demselben seine politischen und bürgerlichen Rechte vor Willkühr.
   d) Die Medicinalbehörden beaufsichtigen die Art und Weise der ärztlichen Behandlung in Anstalten, dass Reelles und Gutes geleistet werde.
   e) Zwangsstühle und Zwangswesten, sowie Reinlichkeit, als psychische Heilmittel.
   f) Verhütung von Selbstmord. —

2) Die falsche psychische Kur. Hierhin gehören:
   a) Ein übertrieben und zur Unzeit angeordnetes geistiges und leibliches Arbeiten; und
   b) eine unpassende, strenge Behandlung, durch
      1) unfreundliche Begegnung, steten Tadel, ewige Ermahnungen u. s. w.
      2) Durch Maschinen.

Alle diese Gegenstände habe ich in meinen frühern, sehr zerstreut abgedruckten Arbeiten schon reichlich behandelt, so

z. B. S. V. No. 9, 14, 18, 19, 22, 27, 28, 29, 30, 31, 32; es scheint mir nöthig, dass ich zur Vollständigkeit dieser Schrift und selbst zu Gunsten der Bequemlichkeit ihres Gebrauchs aus allen jenen Mittheilungen das Nöthige in möglichster Kürze erneut ausspreche.

Ad 1) Es giebt immer noch Menschen, die an Hexen, Zauberei, Anthun, Besprechen, das böse Gesicht, an Augen aufsetzen und manchen anderen Unsinn der Art glauben, weil ihnen das in der Erziehung beigebracht ist. Werden solche Menschen verrückt, genesen sie, so werden wir, gehörig mit dem Kranken vertraut, ihn nicht ob solcher Ideen für verrückt halten wollen, wir wollen den Menschen der Art von seinem Unsinn nicht reinigen, weil der in Irrthümern erwachsene Mensch diese für Wahrheiten halten muss; wer hier gescheitere Ideen einpflanzen will, der behagt sich in dem unnützen *Verberare lapides*, was in einer *Materia medica* zum Glück keine Stelle fand. Und also wir nehmen Dummheiten, sonderbare Ideen, Folgen einer üblen Erziehung, für das was sie sind und hüten uns, sie als Symptome von Verrücktheit anzusehen, denn hüten wir uns hier nicht, so erkennen wir jenen Dichter für eine competente Autorität, der da behauptet hat, dass die ganze Welt ein Tollhaus sey, und — das ist nicht wahr! —

Ad 2) Wer Sünde und Geisteskrankheit für identisch hält, der besuche eine Anstalt von Geisteskranken und das Arsenal von Toulon und lese zuvor, was hier der treffliche S c h u b e r t gesagt hat und was ich S. V. 30 citirte; wer dann noch glaubt, dass Geisteskrankheit und Sünde Eins seyen, der ist entweder böse oder unwissend, und sein Name werde ausgestrichen aus der Reihe der psychischen Aerzte, denn ein solcher liebt die Menschheit, aber insultirt sie nicht! —

In Bezug auf die ächte oder richtige psychische Behandlung wollen wir zu den einzelnen Abtheilungen die folgenden Bemerkungen machen:

Ad a) Der Arzt für Geisteskranke — S. V. 29 — muss eine allgemeine Bildung besitzen, er muss Welt haben und mit Leuten aus allen Ständen umzugehen wissen, denn mit allen kommt er in Berührung; ist doch kein Stand vor geistigen Alienationen sicher, und wie nahe tritt er mit seinen sonderbaren Kranken nicht in Berührung? — sie geben sich ganz wie sie sind, da schwindet fast jede Verstellung, und indem sie so oft für längere oder kürzere Zeiträume aus ihren Wahngebilden erwachen, zeigen sie sich so, wie sie in ihren gesunden Tagen waren, und so, wie sie in ihrem Zustande wechseln, muss der Arzt in seinem Benehmen wechseln und sein Benehmen dient wieder als Regel für seine Umgebung, die mit ihm zum Dienst der Kranken, namentlich in einer Anstalt, berufen ist.

Vermag der Arzt mit entschiedenem Takt — seine nothwendigste Eigenschaft, fast seine Haupttugend — aufzutreten unter den Geisteskranken, sich so ganz den individuellen Verhältnissen der Einzelnen anzupassen, dann gewinnt er ein ungeheueres Uebergewicht über seine Kranken; ja, dieses Uebergewicht wird zuletzt eine Gewohnheit, eine Nothwendigkeit eines Krankenhauses für Geisteskranke, sie pflanzt sich selbst mündlich unter den Kranken und selbst den Dienstleuten fort und der also seit dem Verlauf einiger Jahre geliebte, geehrte und respectirte, aber nicht gefürchtete und nicht gehasste Arzt darf sich endlich auch gegen die anmassendsten Kranken dreist und derb benehmen und man zürnt ihm nicht; seine Individualität ist und bleibt den Kranken eine angenehme; er selbst aber wird für solche Opfer immer nur den höchsten Dank in dem Glücke eines schönen Bewusstseyns finden und auch hierin allen Trost, wenn Gemeinheit und Neid ihn verletzen wollen. —

Aerzte für Geisteskranke müssen, mit Chaptal zu reden, das heilige Gefühl des Mitleids und den Sinn für practisches, allein ächtes Christenthum, durch Wohlthätigseyn — in ihrer Brust tragen, und von solchen Gesinnungen müssen alle Personen durchdrungen seyn, welche von Seiten einer Regierung zum Dienst bei Geisteskranken berufen werden, denn eine grenzenlose Barmherzigkeit üben, practisch nämlich, gelingt nur dem, welchem solche Gottesgabe von Geburt zu Theil ward, weil Kunst sie nimmer hervorruft, wohl aber Schwätzer und Heuchler macht; — nur der Arzt, der so ist, wie Chaptal will, nur der wird die hier so nothwendige

Forderung **Walther's** erfüllen; er wird zuerst und vor Allem das Interesse des Kranken berücksichtigen, diesem das seinige und jedes Andere unterordnen; des Kranken Gesundheit ist ihm das höchste Gesetz.

Ad b) Sobald ein Geisteskranker soweit genesen ist, dass er zum Selbstbewusstseyn zurückkehrt, sobald wird der Einfluss eines Geistlichen nöthig und werthvoll, und das um so mehr, je tiefer der religiöse Sinn dem Genesenen inwohnt und je würdiger, je umsichtiger und je gewandter der Geistliche zu influiren weiss, weshalb es denn auch nöthig ist, dass man Männer von reifem Alter berufe, weil nur solche die Welt erprobt haben und dadurch Lebenserfahrung sammelten, die sie vorzugsweise geeignet macht, auf Geisteskranke einzuwirken; junge Geistliche werden selten auf Geisteskranke einwirken — es scheint, als ob Geisteskranke von Geistlichen und Aerzten die am meisten ehren, welche in den Lebensjahren bereits vorgeschritten sind und wir sehen ein, dass hier Richtiges ist. Es giebt sogar Fälle, wo Menschen die mehr oder minder blödsinnig sind, in Folge der genossenen Erziehung für einen Geistlichen noch hohe Achtung zeigen, die sie allen Anderen weigern; es giebt Fälle, wo ganz entschieden verrückte Personen nur Geistlichen gehorchen und wo das ist, da wird der Arzt sich mit Dank einer Unterstützung des Geistlichen erfreuen; ich habe einen Blödsinnigen gekannt, dessen vegetatives Leben stets tiefer sank und der sehr langsam hinstarb; Patient verschmähte alle Nahrung, denn sein erlahmender Magen hatte keine Bedürfnisse mehr, aber er ass und trank, wenn der Geistliche es gebot. — Die Meinung, dass man durch religiöse Einwirkung geradezu einen Geisteskranken heilen könne, ist unstatthaft und findet bei keinem Gebildeten weiteren Eingang — S. V. 29. —

Ad c) Es giebt in Anstalten namentlich sehr oft Kranke, welche über ihren Aufenthalt in solchen Instituten bitter klagen, welche die Landesregierung ungerecht nennen und behaupten, dass sie gesund seyen, mindestens nicht für Anstalten geeignete Personen, dass man aus Bosheit, aus Intriguen u. s. w. sie für verrückt erklärt habe u. s. w. Solcher Leute wegen und überhaupt deshalb, dass der wohlthätige Zweck von Anstalten nicht verfehlt werde, man Genesene oder ungeeignete Personen überhaupt nicht zu lange einbehalte, soll die Justizbehörde möglichst oft die Anstalt besuchen, sich mit den Kranken und Bewohnern der Anstalt bekannt machen, so dass jeder Missbrauch möglichst verhindert werde. Die Aerzte einer Anstalt gewinnen hierdurch in ihrem moralischen Einfluss, denn die Kranken überzeugen sich nun doch in etwas, dass die Aerzte sie nicht eingesperrt halten; wenn der Geistliche, dann die Justizbeamten dem Kranken, der es in der That ist, sagen, dass er krank sey, so schwindet mindestens in einzelnen Fällen die üble Idee, dass man ihn als Verbrecher eingesperrt halte, wie denn die Aerzte durch ihre Güte alles thun, eine solche nachtheilige Idee nicht aufkommen zu lassen.

Ad d) Der Einfluss eines Medicinalcollegiums auf Anstalten ist nöthig, damit die gute psychische und ärztliche Behandlung dauernd in Ausübung bleibe und kein nachtheiliger und einseitiger Schlendrian einreisse, welcher gute Resultate hindert. Sind die Aerzte einer Anstalt von Amtswegen, Mitglieder des Collegiums — S. V. 29 — so fällt alles Beleidigende einer solchen Controlle fort und die Einrichtung fördert das Beste der Kranken. —

Ad e) Bei den Behandlungen mancher Kranken, namentlich solcher, die in Tobsuchtsanfällen nicht zu bändigen sind, die sich böse, drohend, gefährlich u. s. w. zeigen, da wird man zu Zeiten den gepolsterten Zwangsstuhl und die Zwangsjacke in Gebrauch ziehen müssen. Man braucht solche Gegenstände nur so selten als möglich, entfernt ihren Gebrauch gleich, wenn Patient beruhigt ist; nur dann, wenn man jene Stühle und Westen schonungslos jeden Augenblick braucht und sie Monate lang anwendet, so dass sie Wärterdienste leisten, dann heisst das Maschiniren und ist eine Barbarei, welche das beaufsichtigende Medicinalcollegium nie dulden wird, weil sie gar zu abscheulich und schändlich ist. —

Man hat auch Reinlichkeit als psychisches Heilmittel gelobt, was es auch ist, insofern Unflath und Schmutz die Genesung eines Geisteskranken meist hindern. In Anstalten gilt dies:

1) Das Haus sey stets rein, aber man meide nasses

Scheuern und mache nicht durch künstliche Feuchtigkeit und Zugwind, dass der Geisteskranke stets elender werde.

2) Man sorge für reine Kleider, für öfteren Wechsel der Wäsche; meidet man rohes und übertriebenes Arbeiten, so bleiben die Kleider auch am besten reinlich.

3) Man wechsle gleich die Anzüge, wenn Patient durchnässt ist z. B. sich mit Urin und Sedes verunreinigt; man sorge ja für trocknes Bettzeug der unreinen Kranken; man gebe trockne Fussbekleidung nach der Arbeit u. s. w.

4) Man sorge für reine Luft durch Oeffnen der Fenster, doch ohne Zug zu machen; da, wo viele Menschen schlafen, athmen, kurz wohnen, da riecht es leicht übel; da, wo unreine Kranke schlafen, riecht es des Morgens oft scheusslich und man hat gewiss für gute Luft zu sorgen, aber so, dass die Kranken nicht erkältet werden; man lasse sie meist in den Betten bleiben, bis Gänge und Wohnzimmer gereinigt und letztere im Winter durchwärmt sind — erst später revidirt man die Schlafzimmer. Es ist namentlich im Winter in den Anstalten nöthig, die Kranken am Morgen vor Kälte zu beschützen; indem man im Winter spät aufsteht, wird in Anstalten bedeutend an Feuer und Licht erspart und die Kranken haben namentlich nichts zu versäumen. —

Ad f) In Anstalten hat man Selbstmord zu fürchten, wenn ein Genesener melancholisch wird z. B. aus Heimweh, sowie denn Melancholiker überhaupt, allein zum Selbstmord hinneigen und man wird nicht vergessen wollen, dass oft die sanguinischsten Menschen plötzlich nach kurz zuvor gezeigter Lustigkeit, tiefsinnig werden. In Angst befangen, ein stetes Attribut aller Grade von Melancholie, wird Patient in dem Augenblicke zum Selbstmörder, wo eine arterielle Reizung des Gehirns sich einstellt und der Muth, die Exaltation des Wahnsinns, sich plötzlich mit der Angst der Melancholie verbindet, wo dann ein Aufruhr der Gefühle entsteht, ein Sturm, in welchem das Lebensschiff zertrümmert wird. Je heimlicher, je versteckter, je trostloser solche Menschen werden, je stärker sie das Unglück ihrer Existenz beklagen — jemehr passe man auf, man gebrauche selbst die Zwangsjacke und hebe den Zustand, der meist zu heftig ist, um Dauer haben zu können.

In Bezug auf eine falsche oder unrichtige psychische Behandlungsweise bemerken wir

Ad a) das geistige und leibliche Arbeiten hat man in die Reihe der psychischen Heilmittel gestellt; haben wir dasselbe oben gewürdigt, so bedarf es hier der weiteren Andeutungen nicht mehr.

Ad b) Eine unpassende, strenge Behandlung ist als schädlich durchaus zu verwerfen, wie das aus dieser ganzen Darstellung mit Evidenz einleuchtet; hier gilt *in specie* noch

Ad 1) dass wenn durch unfreundliche Begegnung, steten Tadel, ewige Ermahnungen u. s. w. die Kranken molestirt werden, so giebt es keine unglücklicheren Geschöpfe in der Welt, denn wie der Arzt werden nun Dienstleute und das ganze zum Dienst einer Anstalt berufene Personal die Kranken unaufhörlich tadeln und chikaniren; der Kranke, hat er noch einen Funken von Verstand, verzweifelt und fällt in Blödsinn, wenn nicht Selbstmord früher eine solche Existenz grauser Art zu Ende führt. Ich muss hier auf frühere Capitel dieser Schrift, sowie überhaupt auf frühere Arbeiten hindeuten, wo ich passender als hier den Gegenstand entwickeln konnte — S. V. 29. —

Ad 2) Die psychische Behandlung durch Maschinen, das Maschiniren, ist nun vollends ganz abscheulich und weiter nichts, als eine modernisirte Barbarei — es ist die Behandlung der Geisteskranken in den alten Tollhäusern, neu zugestutzt und alt barbarisch und unnütz; — für Ketten und Banden hat man Stricke d. h. Foltern; für Prügel hat man Drillen und Zwangsstühle in Wärterdiensten — genug, was ich hier schon sagte — S. V. 29 — das ist hinreichend und ich würde es für unpassend halten, Sachen der Art näher detailliren zu wollen in einer Schrift, welche nur in dem humansten Verfahren das Richtige sieht. —

F. Benutzung climatischer Einflüsse, Reisen, Bäder u. s. w.

In Rücksicht der Benutzung climatischer Einflüsse war oft z. B. Cap. 3. die Rede; wir erinnern mithin nur noch einmal, dass man da, wo es thunlich ist, Melancholikern in hohen und trocknen, sowie südlicheren, dagegen Wahnsinnigen in tiefen, feuchten und nebeligten Ländern einen Aufenthalt verschaffen soll und ihn nach dem Erfolg zu extendiren hat. — Anstalten in hohen und niedrigen Landstrichen wird man wählen, je nach der Form, woran Patient leidet; wir erinnern, dass der Arzt hier Manches thun kann, hier mit Vortheil einzuwirken vermag, und ich kenne Anstalten, wo man mit kleiner Mühe für Wahnsinnige und Melancholiker die Vortheile der climatischen Einflüsse benutzen könnte und um nur eines zu erinnern, so gewähren Anstalten in alten Klöstern und Schlössern mit vier Flügeln schon den Vortheil, dass man Sommer- und Winterzimmer hat, man kann die Zimmer nach den Jahreszeiten und nach der Witterung benutzen, welche Vortheile die modernen Häuser nicht gewähren.

Der Aufenthalt in Bädern verspricht keine Vortheile, aber zu empfehlen ist das Reisen in Fällen, wo namentlich eine Genesung von Melancholie erfolgt ist, wo grosser Verdruss und Leiden von Bedeutung als Mitursachen einwirkten und wo der Anblick einer grossartigen Natur und Kunst, sowie der rasche Wechsel der Gegenstände oft dem Becher gleichen, welcher aus dem Fluss Lethe ein glückliches Vergessen trinken lässt.

Cap. 20.

Schlussworte zum Ganzen.

Ich habe, wie es mir bis jetzt so scheinen will, keinen Gegenstand von einiger Bedeutung hier übergangen, wohl alle habe ich mindestens berührt und wenn nicht hierin so verfahren ist, als gut wäre, so muss in der Folge das Fehlende ersetzt, das Unrichtige entfernt und das Bessere zugefügt werden. Dass hier Vieles besser, anders seyn könnte und selbst müsste, als es ist, das fühle ich nun schon, wo ich noch schreibe; aber, wie sonderbar! — ich kann mich sogar selbst tadeln und doch fehlt mir die Gabe, das Bessere zu thun! —

ich setze den Fall, dass es Mehrere giebt, denen es wie mir geht, das wäre mir sogar lieb; ich fände dann freundliche Richter!

Zum Schluss dieser Schrift erlaube ich mir noch Einiges an Citaten, Bemerkungen und Reflexionen mitzutheilen, was auf die psychische Heilkunde mehr oder weniger Beziehung hat, und von Einfluss und Werth ist. —

Wenn Geisteskranke glücklich geheilt werden sollen, so kann nur ein recht tüchtiger practischer Arzt helfen; die Häuser, also Anstalten als solche, sind mehr Nebensachen; ein tüchtiger Arzt ist die Seele der Anstalt, sagt Dr. Heinroth; und Dr. Clarus sagt: „ein tüchtiger Arzt ist nöthig, kostbare Einrichtungen sind entbehrlich" — kann man Anderes behaupten?

Man hat in keinem Zweige der practischen Heilkunde mehr speculirt und theoretisirt, als eben in der Psychiatrie und nun ist gerade doch die Psychiatrie der Zweig der Medicin, in Ansehung dessen man am wenigsten blos theoretisiren soll — allein man zog das gemächliche Theoretisiren vor, übersah den Caelius Aurelianus, den Aretaeus und so manchen anderen guten Alten, und nannte Aerzte, die in *Re psychica* practisch forschten, sogar Materialisten, was zum Glück nicht mehr gefährlich ist. Der oft so wunderliche Paracelsus hat hier Etwas gesagt, was ich — S. V. 33 — noch einmal nachsprechen muss, indem es gar schön ist.

„Speculiren ohne Erfahrenheit und Naturbeobachtung heisst Phantasiren, und phantasiren erzeugt Phantasten, keine Physiker noch Philosophen. Die Wissenschaft muss einen gründlichen Bau gewähren und also geführt werden, dass sie in den Ohren töne wie der Fall des Rheins — demnach ist die rechte Theoretik aus der Practik d. h. aus der wirklichen Erfahrung und richtigen Naturforschung abzuleiten; nicht aber umgekehrt die Practik nach einer selbst erdachten, phantastischen und eigensinnigen Theorie zu modeln."

Paracelsus aber spricht hier wahr, besonders für Psychiatrie und wir sehen, wie solche richtige Ansichten schon deshalb erfreulich sind, weil danach die Literatur der Psychiatrie so beschränkt wird, dass der Arzt den Muth zum Studiren dieser Wissenschaft gewinnen muss.

Auch ebenso wahr als erfreulich und erleichternd für das Studium der Psychiatrie ist der Ausspruch des Paracelsus über die ausländische Medicin; wir sehen, dass wir hier nur sparsam und mit Auswahl des Ausländischen bedürfen und uns selbst hierbei für Irrungen hüten müssen.“ „Uebrigens aber, so heisst es nämlich bei Paracelsus, ist zu wissen, dass jedes Land seine eigenthümlichen Krankheiten und Heilmittel erzeugt, also auch jedes seinen eigenthümlichen Arzt und sein eigenthümliches Heilverfahren erfordert. Darum kann z. B. der rheinländische Arzt nicht am Nil erzogen werden, oder der nilische Arzt an der Donau. Zwar ist es auch dem deutschen Arzt nützlich zu wissen, was Krankheiten und Heilmittel bei den Griechen, Arabern, Sarazenen und Welschen — Engländern, Franzosen und Amerikanern — theils vor Zeiten waren, theils noch sind, aber sein Hauptaugenmerk muss doch immer sein Vaterland und sein eigenes Zeitalter seyn, darinnen er geboren ist und wirken soll. Darum muss er nicht auf griechische und arabische — engländische und französische — Weise einen Deutschen, noch nach der Vorschrift eines Alten, einen Zeitgenossen, ohne Berücksichtigung der Zeit und des Ortunterschiedes, arzneien und behandeln wollen. — Das Berufen auf die Autorität der Alten, der griechischen und arabischen u. s. w. Aerzte, ist oft nur ein subtiles Ausreden, denn wer nicht helfen kann auf deutsch, der disputirt über die Krankheit griechisch oder arabisch, oder wohl gar indisch und calcuttisch, nicht zu vergessen französisch, lieber oft noch englisch.“ —

Und ist das heute anders? — gar nicht und es ist in der Psychiatrie wahrhaft eine Kunst, durch französische und englische Uebersetzungen sich durchzuwinden und das wenige Gute von dem Ueberfluss des Ueberflüssigen zu trennen. —

Und wie gut und trefflich hat nicht Paracelsus für die ächte psychische Kur und für die Pflicht des Arztes nur in Liebe zu walten, gesprochen. „Für den ächten Frommen, heisst es, ist keine Wahl, sondern was ihm der Geist Gottes thun heisst und auch hilft, das thut er schlechthin aus freigefasstem Willen und aus Liebe zum Guten. Der rechte freie und im Guten befestigte Wille ist der, welcher auch in der Versuchung Probe hält; hingegen sich überreden lassen zum

Bösen, gegen die eigene bessere Erkenntniss und das Gewissen ist der Anfang unverantwortlicher Unsinnigkeit; — so verfallen psychische Aerzte der Unsinnigkeit, wenn sie der bessern eigenen Erkenntniss nicht folgen, sie gar nicht suchen, selbst bei besserem Wissen verleugnen, fremden und ausländischen Redereien folgen und sie sind dann und bleiben Getheilte, werden nie Ganze und ihr Dienst bei den Kranken wird nie ein Gottesdienst.

Ich habe — S. V. 33. §. 10. — die Ansichten über das Wesen der Geisteskrankheiten mitgetheilt; eine Ansicht trennt Leib und Seele nicht, sondern hält sie für Eins, was schon aus dem Grunde unstatthaft wird, weil es nicht möglich ist den Beweis zu geben und umsonst waren hier alle Bestrebungen, sind es und werden es bleiben, daher es nicht unpassend seyn kann, wenn wir eine derartige alte Ansicht in das Gedächtniss rufen, indem wir dadurch recht bequem eine ganze Nachkommenschaft derselben kennen lernen. Johannes Baptista van Helmont sagt, „dass der Lebensgeist nicht in der Natur erzeugt werde, sondern ursprünglich Gottes unmittelbare Schöpfung sey; ohne Lebensgeist d. h. ohne empfindende Seele wäre die Masse des Leibes für sich todt. Der Lebensgeist aber wird aus dem Blute gebildet, der Chylus und Chymus werden nämlich in der Leber zuvörderst zu Cruor, und dieses rohe Blut oder Venenblut, dann im Herzen als dem Brunnenquell des Lebens zu wahrem Blut gemacht, und aus diesem durch Verdünnung der Lebensgeist abgesondert; von da steigt dieser aus dem Blut erzeugte Geist nun in die Kammern, *Sinus* oder *Stomachos* des Gehirns empor, wo er verschiedene characteristische Eigenschaften annimmt, so dass er bewegend wird im Rückenmarke, sehend in der Werkstätte des Gesichts u. s. w. Wenn nun der Lebensgeist durch die Aorta in den Kopf steigt, so sammelt er sich zuvörderst in Mitten des Gehirns in ein einziges Behältniss, zerfliesst und vertheilt sich aber von da aus in feiner Dunstgestalt in verschiedene Hirnkammern und Fächer zum Behuf der vornehmsten Vermögen ,als nämlich der Phantasie, des Urtheils und des Gedächtnisses, und von diesen besonderen Kammern aus abermal weiter an die Mündungen der Nerven, welche im Gehirn ihren Ursprung haben, so dass der den Geschmack ausübende Nerve zur Zunge, der nicht schmeckende, sondern tastende, in die Fingerenden u. s. w. getrieben werden; indem nämlich der wesentlich identische Geist überall die besondere Eigenschaft der Organe annimmt, in die er eingeht. Der Lebensgeist, dem Weingeist nahe verwandt, erscheint stets nur als Gas, was man z. B. in der Ohnmacht sieht, wo Farbe, Völle des Fleisches u. s. w. sich gleich verlieren, es flieht der Geist davon, vergessend aller seiner Verrichtungen und der ihm anbefohlenen Haushaltung, denn er lässt sich nicht zu Tropfen verdichten, weil er durch Verdünnung aus dem Blute geworden ist.“ — Und ist das Gesagte nicht fast dasselbe, was so oft wiederholt ist? — Gewiss, wer auf solche und ähnliche Arten die Psychiatrie cultiviren will, der irrt sich. Seit dem Beginn dieses Jahrhunderts ist viel für Psychiatrie gethan, aber ohne bedeutenden Erfolg und wir stehen da, wo es heisst „helfen, Kranke genesen“, nicht viel höher, als Caelius Aurelianus und Aretaeus, deren Schriften, wenn ich vielleicht Pinel ausnehme, von Anderen kaum beachtet sind. Aus lauter Gelehrsamkeit — S. V. 33. §. 10 u. s. w. — kam man auf zwei Theorieen, deren Einfluss ein Fortschreiten hinderte, die nur verwirrten und eine Literatur schufen, welche nur wenig von Werth ist, und die Schöpfer solcher Lehren sind zu beklagen, denn was hätte nicht werden können, hätten sie den rechten Weg gesucht! — Diese schädlichen Theorieen sind: „Die Seele wird selbst verrückt und Verrücktheit und Sünde stehen gleich.“ Aus solcher Theorie konnte für die Psychiatrie nichts nützliches hervorgehen, aber wohl renovirte und erzeugte sie Strafen, Maschinen und sie vergass sich so weit, dass sie die Religion in eine Apothekerbüchse steckte und sie nun nicht als das Heiligste des Menschen betrachtete, sondern als ein Medicament, sowie Rhabarber und Sturzbäder, und ohne Umstände zu machen, wurde das eine wie das andere applicirt. Was wird die Nachwelt hierzu einst sagen? — in der That, es ist wahr, die Sache ist doch etwas zu arg! — Die andere Theorie, welche das Fortschreiten der Psychiatrie aufhielt, ist die „der crassen Somatiker“ jener Gelehrten, welche zwar nur den Leib allein in den Geisteskrankheiten krank werden lassen, aber nun wollen, man solle ein krankes Organ suchen, dieses heilen und damit sey

Patient genesen, denn der ganze Leib ist Seelenorgan. Hier ist so eine Art Philosophie von Spinoza; der ganze Mensch lebt in seiner Seele, er sitzt in derselben und so ist hier so etwas Gemischtes, was an das „Einsseyn“ von Seele und Leib erinnert. Diese grasse Theorie überhebt uns aller physiologischer, selbst anatomischer u. s. w. Studien und begünstigt den übermässigsten Gebrauch von Arzneien, die nur à la Locher zu gebrauchen sind und so ist es natürlich, dass für eine reelle Praxis gar keine Ausbeute stattfand, was man schon oft und von Rechtswegen beklagt hat.

Ist nun in solchen hemmenden Ursachen die Theorie der psychischen Krankheiten nicht gefördert und die Praxis eher verschlimmert als verbessert, so leugnen wir anderen Theils nicht, dass dennoch eben aus solchen Irrungen wieder Erspriessliches durch Anregung zum Bessern hervorging und es haben Mehrere hier Werthvolles geleistet, was ich weiter nicht bezeichne, indem ich hier keine Geschichte schreibe.

Wenn Caelius Aurelianus und Aretaeus unter den Alten unbedingt diejenigen sind, welche für Theorie und Praxis der Psychiatrie das Meiste geleistet haben; wenn es durchaus nöthig ist, dass wir das Studium dieser und anderer alter Schriftsteller, welche jenen geistesverwandt sind, erneuern müssen, so erblicken wir fast in unseren Tagen einen Arzt, der im Geiste jener Alten thätig war und wie sie eine Behandlung der Geisteskranken in Liebe und Güte, aber ohne Schlaffheit lobte und selbst mit Glück ausübte; und dieser Arzt ist Philipp Pinel, der neben manchem Schiefen des Schönen und Wahren soviel sagt, dass wir ihn recht oft den bessern Landsleuten an die Seite stellen dürfen und so will ich denn, um auch nach Pinel den hohen Werth und die Nothwendigkeit einer guten, ächten psychischen Behandlung zu beweisen, die hier bezüglichsten Stellen mittheilen, welche die Ansichten und Erfahrungen dieses würdigen Arztes aussprechen; ich betrachte diese kurze Darstellung als eine Weihe dem Andenken eines Caelius Aurelianus, Aretaeus und Pinel — dargebracht.

Philipp Pinel, Arzt an der Salpetriere zu Paris, zerbrach die Ketten, in welchen die Geisteskranken bis dahin gefangen lagen und er war es, der zuerst die mittelaltrige und barbarische Behandlung in einer Zeit aufhob, die reich an Gräuel war und wo Pinel's Handlungen im Geiste ächtreligiöser Gesinnungen um so herrlicher hervorstrahlen und so hell, dass nach meiner Ueberzeugung in Frankreich wenige Männer existirten, die ob so grosser Reinheit zu den Motiven ihrer Handlungen, sosehr als es Pinel verdient, auf den Dank ihres Vaterlandes Ansprüche zu machen haben. —

Die bekannte Schrift Pinel's, philosophisch-medicinische Abhandlung über Geisteskrankheiten; deutsch von Dr. Wagner. Wien 1801 — enthält, neben Manchem, was sehr zu berichtigen ist, soviel des Guten, dass wir daraus das mittheilen wollen, was unserem Zwecke entsprechend ist.

Pinel vindicirt vorerst dem Caelius Aurelianus die gute Art einer psychischen Behandlung, und will nicht, dass man die Ehre den neuern, nicht englischen Aerzten ertheile und das ist richtig, da die Wahrheit uns in Allem theuer seyn muss; und wenn Pinel es bedauert, dass jene Grundsätze eines C. Aurelianus nicht weiter entwickelt sind, so hoffen wir, dass Pinel selbst für immer ein solches Bedauern möge unnöthig gemacht haben. Auch den Aretaeus würdigt Pinel recht gut.

Die Freude nach ihren verschiedenen Graden hat sehr ausgezeichnete Wirkungen auf die animalische Oeconomie und sie wirkt auf das Nervensystem und Gefässsystem wie ein Reizmittel. Wenn sie mässig ist, so hebt sie die Energie der Herz- und Pulsschläge; die verschiedenen Ab- und Aussonderungen werden dadurch vermehrt, es entsteht ein Zuwachs an Thätigkeit und Stärke, das Auge wird glänzender, das Gesicht belebter, die Functionen des Magens und Darmkanals werden thätiger und kräftiger. Wer also die Freude zu spenden weiss, der wird die unzähligen Vortheile bei der Behandlung der chronischen Kranken nicht übersehen können; daher wirken Musik, angenehme Gesellschaft, Reisen u. s. w. so mit Vortheil; sollen Krankenhäuser für Geisteskranke Alles leisten, was selbst in der Privatpraxis nicht zu leisten ist, indem man auch deshalb Anstalten einrichtete, um das Vollkommene zu realisiren, so ist es Recht, wenn man verlangt, dass die Aerzte daselbst jene Arznei spenden sollen, weil sie sonst unnütz und schädlich sind.

Mitten unter Geisteskranken leben, ihre Charactere, ihre Neigungen und Abneigungen studiren, bei Tag und Nacht; sie in den verschiedenen Jahreszeiten beobachten; die Kunst erlernen, sie ohne Gewalt zu leiten, ihnen Aufwallungen und Murren ersparen, die Geschicklichkeit der Leitung durch Wohlwollen, gebieterische Miene und selbst Gewalt, wenn Sanftmuth nicht hinreicht, alles das muss einsichtsvolle und eifrige Menschen mit den Details einer guten Behandlungsweise bekannt machen, wovon Aerzte nichts wissen, die blos vorübergehende Besuche machen oder nur so gelegentlich solche Kranke sehen oder gar keine, sage ich, und nun dennoch als Meister auftreten und belehren wollen; was kann das nützen? — Practische Erfahrung und Wissenschaft müssen sich einigen, sagt Pinel mit Recht, wenn die Psychiatrie gefördert werden soll und jene beiden getrennt, so fehlt die Ausbeute zum Guten.

Den dogmatischen Ton des Doctors, des Stubengelehrten meint Pinel, gab ich auf; öftere Besuche, oft stundenlang fortgesetzt, halfen mir dazu, mit den Ausschweifungen, dem Geschrei, und mit den heftigsten Ausbrüchen der Wahnsinnigen vertraut zu werden. So und auf andere Weisen ergab sich Pinel in Geduld dem Dienst der Kranken und der Segen seines Andenkens wird in den Folgen seines Handelns noch nachhallen, wenn auch leider der gezeigte Weg meist so verlassen blieb. — Cap. 3. lit. c. S. 134. —

Der Arzt, in den Anstalten nicht derjenige, welcher direct zu strafen hat, gewinnt, da seine Bemühungen nur Heilung der Uebel zum Zweck haben, die gute Meinung der Geisteskranken; es müssten denn solche seyn, die ganz von Sinnen wären. Die Erfahrung hat mich gelehrt, mich ihnen mit Sicherheit und mit dem grössten Vertrauen zu nähern und nie hat dies Benehmen eine unangenehme Folge gehabt. Aerzte, die von ihren Kranken misshandelt werden, sind gewiss durch ihr Betragen selbst daran schuld.

Wie viele Mittel wurden nicht gegen die mächtigen, manchmal unüberwindlichen, Hindernisse angewendet, welche das hohe Misstrauen und die wilde Misanthropie mancher Geisteskranken uns in den Weg legen, indem sie gegen Alles, was sich nähert, auf ihrer Hut sind. Pinel meint die hier gebrauchten barbarischen Mittel: Ketten, Prügel u. s. w.; und Pinel hat nun da, wo solche Hindernisse überwunden wurden, nicht civilisirte oder modernisirte psychische Heilmittel, also nicht Stricke, Drillen, nicht Douchen oder Straf-Sturzbäder gebraucht — durchaus nicht, Pinel hat blos und allein durch den Ton von Aufrichtigkeit, durch äusserste Einfalt und durch den Ausdruck des grössten Wohlwollens in seinem ganzen Benehmen, die Misanthropie besiegt. —

Eine Schrift über Geisteskrankheiten muss, sagt Pinel, mit Freimuth aus reiner Menschenliebe geschrieben seyn. —

Es giebt wenige Zweige der Medicin, welche wegen der häufigen Berührungspunkte und Beziehungen mit der Moralphilosophie und der Geschichte des menschlichen Verstandes, so wichtig wären, als die Geisteskrankheiten; noch weniger Gegenstände giebt es aber, bei denen so viele Vorurtheile zu berichtigen sind, so viele Irrthümer zu zerstören. Dass auch noch heute solche Bemerkungen richtig sind, ist nur zu gewiss — ja in mancher Beziehung sind sie noch richtiger, als da, wo Pinel geschrieben hat. —

Die Geschicklichkeit des Arztes in Behandlung der Geisteskranken besteht nicht in dem ausschliesslichen Gebrauch von Medicamenten. Die Medicamente hier sind so verschieden, dass ihr Spenden ebendeshalb am schwierigsten wird und nur Aerzte werden damit vertraut werden, die lange in practischer Thätigkeit lebten und unbedingt steht der Vervollkommnung der Psychiatrie nichts sosehr im Wege, als die Idee, dass tief studirte Gelehrte die besten Irrenärzte seyen und das ist doch rein unmöglich.

Es ist viel leichter zu compiliren, als selbst zu beobachten; viel leichter, unnütze Theorieen als bewährte Thatsachen aufzustellen. Eine Menge Schriftsteller aus älterer und neuerer Zeit haben es in jener Art getrieben; man hat ohne Unterlass über Geisteskrankheiten geschrieben, um sich in einer unfruchtbaren Schulsprache mit leeren Wiederholungen zu befassen.

Eine unglückliche Erfahrung hat nur zu gut in Bicètre gelehrt, dass der Mangel an Nahrung die Geisteskrankheit verschlimmert und verlängert, sogar den Tod herbeiführt.

Die grosse Empfindlichkeit, welche überhaupt Wahnsinnige zeigen — aber auch Melancholiker — und sie alle für Kummer und überhaupt heftige Leidenschaften empfänglich macht, begünstigt bei solchen Personen gewiss die Recidive. Aber dies ist nur eine Ursache mehr diese Leidenschaften nach dem Rathe der Weisen zu überwinden zu streben und hier den Personen solcher Art beistehen, ist besser als Compositionen von tonischen und antispasmodischen Mitteln reichen; wir beachten alles das, was nöthig ist: den Eintritt des Frühjahrs u. s. w.

Welche seltene Eigenschaften, welcher Eifer, welche Urtheilskraft, welch' eine glückliche Mischung von Ehrfurcht gebietender Festigkeit und von Mitleid und Herzlichkeit — wird nicht erfordert, um das widerspenstige, widersinnige und oft so aufwallende, so wilde Betragen der Geisteskranken zu leiten, ohne dass man sich ein anderes Recht über sie anmassen dürfte, als das Recht, sie zu bedauern! — Was kann aber in einem Hospital genützt werden, wo der Arzt mehr Werth legt auf sein Ansehn, seine Oberherrschaft, statt die Heilung der Geisteskranken zum Ziel seines Strebens allein zu machen.

Ich kann nach einer genauen Beobachtung von zwei Jahren bezeugen, dass die Maximen der reinsten Menschenliebe bei der Behandlung der Geisteskranken, im Bicètre herrschten; dass die Dienstleute unter keinem Vorwand, selbst nicht als Repressalien, Hand an die Kranken legen, dass die Zwangsweste und die auf einige Zeit verordnete Einsperrung — die einzigen Strafen sind, die man auferlegt; und dass in den Fällen, wo weder Gelindigkeit noch eine imposante Zurüstung zu ihrer Bezähmung etwas fruchtet, manchmal eine gut ersonnene List eine unverhoffte Kur bewirkt. Wer sich überzeugen will, wie sehr Pinel in seinen moralischen und ärztlichen Bestrebungen bereits wieder obsolet wurde, der lese nur, was ich S. V. 29 mitgetheilt; gewiss, der Unterschied ist so ungeheuer, dass man nach meiner Ueberzeugung durch recht bündige Gesetze den erneuten Unfug abschaffen muss, oder es wird nie an Recidiven in die alten Tollhaus-Proceduren fehlen.

Man kann ohne Zweifel in Irrenanstalten eine scheinbare Ordnung erhalten durch willkührliches Einsperren und überhaupt durch barbarische Behandlung, aber das ist die Ruhe des Grabes und Todes; gewiss, wohin Patient durch den Blödsinn als ihn vermittelnd hineilt. Man erlaubt den Kranken alle nur in etwas mögliche Freiheit, richtet die Beschränkung nach dem Grade der Krankheit ein, verhütet jede Rohheit der Dienstboten und indem man somit alle Milde über das unglückliche Daseyn der Geisteskranken verbreitet, verscheuchen wir oft ihre Krankheit, mindern wenigstens deren Heftigkeit. Uebles Betragen, Feindseligkeiten, sagt Pinel, kann man in der Regel den Geisteskranken so wenig anrechnen, als man Recht hat, sich über den Stoss eines Steins zu erzürnen, der durch seine eigene Schwere abwärts getrieben wird. Im Uebrigen steht fest, dass derjenige, welcher den Kranken nicht neckt, von ihm nichts Böses zu erwarten hat; ich weiss selbst einen Fall, wo ein böser Wärter einen Wahnsinnigen gegen eine Person aufhetzte, doch umsonst; der Kranke beleidigte diese Person nicht, denn sie hatte ihm nie Leids gethan und doch hatte eben dieser Kranke kurz zuvor eine andere Person roh behandelt, aber er hasste dieselbe.

Ich glaube, sagt Pinel l. c. S. 112, durch Beispiele hinreichend gezeigt zu haben, dass die moralische Behandlung der Geisteskranken eine der wichtigsten Theile der psychiatrischen Doctrinen ist, und wenn Pinel ferner meint, dass man nicht in England zuerst den Werth einer richtigen moralischen Behandlung erneut hervorhob, sondern dass seinem Vaterlande Frankreich hier die Ehre gebühre, so ist das Alles wahr und richtig. Sehr schön ist es, dass Pinel so ohne Umstände die Verdienste des Verwalters von Bicètre hervorhebt; er ist nicht eitel, er lässt Fremden, was nicht sein ist und darum steht er desto höher in unseren Augen. Pinel gesteht, was ihm die Alten waren, so Caelius Aurelianus und Aretaeus; und wir gestehen gerne, dass wir die Schriften jener Männer für solche halten, die unter die Zahl der

Besten gehören, welche jemals über Psychiatrie geschrieben sind; schon der Geist des Wohlwollens, der in ihnen weht, macht sie für uns ehrwürdig und werthvoll. Und ist das nicht richtig? — nicht nöthig?

Es existirt kein Zustand, es giebt keine Lebenslage, die trauriger wäre als die, wo die Vernunft mehr oder weniger getrübt ist und verloren ging, und solche Zustände sind in tausend Nuancirungen vorhanden und beeinträchtigen den, der in ihren Bereich gekommen ist.

Sind wir vernünftig, so wird das Leben, wie es auch drücken mag, in Frieden getragen, denn Vernunft ist Religion und in ihr liegt Trost, was auch kommen mag — es schreckt uns nicht. Unglücklich und hülflos ist also besonders nur der Geisteskranke, und vielleicht wird selbst die Ahnung, dass auch das Verbrechen in vielen Fällen nur das Resultat geistiger Schwachheit und Alienation ist, in der Folge durchaus bestätigt; — aber, was gewiss ist, wir sollen und müssen bei Geisteskranken nur in liebevoller Güte walten und in dieser eine hohe Stufe wissenschaftlicher Ausbildung erkennen, da ohnedem unser Wirken und unser Dienst bei den Kranken ohne Früchte bleiben wird; wir sind sonst und bleiben, mit Paracelsus zu reden, Getheilte und unser Dienst bei dem Kranken wird nie ein Gottesdienst. —

Gedruckt in der Reimer'schen Buchdruckerei in Grimma.

FSC
www.fsc.org
MIX
Papier | Fördert gute Waldnutzung
FSC® C083411

Kolibri 360 GmbH
Ferdinand-Jühlke-Straße 7
99095 Erfurt, Deutschland
produktsicherheit@kolibri360.de